血液病诊断及疗效标准

第 4 版

主　编　沈　悌　赵永强
副主编　周道斌　李　剑

科学出版社
北　京

内 容 简 介

本书在第 3 版的基础上做了全面修订，汇集了 116 种常见血液病的国内外诊断及疗效标准，并由近 70 位血液病学知名专家结合多年临床经验和体会，对诊断和疗效标准做了评论与诠释，以帮助读者在临床工作中更好地理解和运用各项标准。

本书语言精练，内容权威、实用，可供血液科医生、研究生参考。

图书在版编目（CIP）数据

血液病诊断及疗效标准 / 沈悌，赵永强主编. —4 版. —北京：科学出版社，2018.4

ISBN 978-7-03-056925-7

Ⅰ. ①血… Ⅱ. ①沈… ②赵… Ⅲ. ①血液病-诊疗-标准 Ⅳ. ①R552-65

中国版本图书馆 CIP 数据核字（2018）第 049301 号

责任编辑：沈红芬 / 责任校对：彭珍珍

责任印制：赵 博 / 封面设计：黄华斌

科学出版社 出版

北京东黄城根北街 16 号

邮政编码：100717

http://www.sciencep.com

北京市金木堂数码科技有限公司印刷

科学出版社发行 各地新华书店经销

*

1991 年 1 月第 一 版 由天津科学技术出版社出版

2018 年 4 月第 四 版 开本：787×1092 1/16

2025 年 9 月第十六次印刷 印张：22 1/4

字数：500 000

定价：98.00 元

（如有印装质量问题，我社负责调换）

编写人员

主　编　沈　悌　赵永强

副主编　周道斌　李　剑

编　者　（按姓氏汉语拼音排序）

安　刚　中国医学科学院血液病医院（血液学研究所）
卞寿庚　中国医学科学院血液病医院（血液学研究所）
蔡华聪　中国医学科学院北京协和医院
曹欣欣　中国医学科学院北京协和医院
陈　苗　中国医学科学院北京协和医院
陈珊珊　北京大学人民医院
段明辉　中国医学科学院北京协和医院
范　磊　南京医科大学第一附属医院/江苏省人民医院
高春记　中国人民解放军总医院
韩　冰　中国医学科学院北京协和医院
韩　潇　中国医学科学院北京协和医院
侯　明　山东大学齐鲁医院
胡　豫　华中科技大学同济医学院附属协和医院
胡建达　福建医科大学附属协和医院
胡文青　北京大学国际医院
华宝来　江苏省苏北人民医院
黄慧强　中山大学附属肿瘤医院
黄晓军　北京大学人民医院
江　滨　北京大学人民医院
江　浩　北京大学人民医院
姜文奇　中山大学附属肿瘤医院
克晓燕　北京大学第三医院
赖永榕　广西医科大学第一附属医院
李　剑　中国医学科学院北京协和医院
李建勇　南京医科大学第一附属医院/江苏省人民医院
李津婴　海军军医大学附属长海医院
李莉娟　兰州大学第二医院
李蓉生　中国医学科学院北京协和医院
林凤茹　河北医科大学第二医院
林果为　复旦大学附属华山医院
刘容容　广西医科大学第一附属医院

刘跃华　中国医学科学院北京协和医院
马　兰　北京大学国际医院
梅　恒　华中科技大学同济医学院附属协和医院
秘营昌　中国医学科学院血液病医院（血液学研究所）
邱录贵　中国医学科学院血液病医院（血液学研究所）
任汉云　北京大学第一医院
阮长耿　苏州大学附属第一医院
邵宗鸿　天津医科大学总医院
沈　悌　中国医学科学院北京协和医院
田　磊　北京大学第三医院
王　婷　天津医科大学总医院
王　昭　首都医科大学附属北京友谊医院
王建祥　中国医学科学院血液病医院（血液学研究所）
王书杰　中国医学科学院北京协和医院
王学锋　上海交通大学医学院附属瑞金医院
王兆钺　苏州大学附属第一医院
肖　娟　中国医学科学院北京协和医院
肖志坚　中国医学科学院血液病医院（血液学研究所）
徐　卫　南京医科大学第一附属医院/江苏省人民医院
杨　婷　福建医科大学附属协和医院
杨仁池　中国医学科学院血液病医院（血液学研究所）
姚尔固　河北医科大学第二医院
余自强　苏州大学附属第一医院
张　磊　中国医学科学院血液病医院（血液学研究所）
张　薇　中国医学科学院北京协和医院
张　炎　中国医学科学院北京协和医院
张伯龙　哈尔滨市第一医院血液病肿瘤研究所
张凤奎　中国医学科学院血液病医院（血液学研究所）
张连生　兰州大学第二医院
赵维莅　上海交通大学医学院附属瑞金医院
赵永强　中国医学科学院北京协和医院
周道斌　中国医学科学院北京协和医院
周剑峰　华中科技大学同济医学院附属同济医院
朱　军　北京大学肿瘤医院
朱铁楠　中国医学科学院北京协和医院
邹德慧　中国医学科学院血液病医院（血液学研究所）

秘书（兼）　曹欣欣

第1版序言

新中国成立四十年，特别是党的十一届三中全会以来，我国血液学工作迅速发展，队伍不断发展壮大，各省、自治区、直辖市相继建立了临床和实验研究基地，血液病的诊断、治疗水平有了显著提高，临床、科研和教学都做出了许多成绩。但是，作为血液学进一步发展的前提和基础，血液病的诊断和治疗工作，从全国范围看，发展还不平衡，同国际上相比还有不少差距。这一点应引起我们的足够重视。

为了进一步适应医疗、科研、教学以及国内外交流的需要，中华医学会血液学会常委会讨论决定：将一些主要血液病的诊断和疗效标准加以确定、统一和推广，并委托北京协和医院血液科主任、中华血液学会副主任委员张之南教授主持组织全国著名血液学专家编写《血液病诊断及疗效标准》一书，由《中华血液学杂志》编辑部负责组稿、整理和定稿。这本书的出版无疑将大大促进并提高我国血液病的诊断和治疗等临床及科研成果工作水平，推动血液学工作的国际、国内交流，从长远看，也将为我国血液病的登记统计和流行病学调查奠定可靠的科学基础。

由于时间短促，编写内容未能更广泛地征求意见，其中一些标准和提法难免有不妥之处，希望全国同道们在临床实践中加以验证和修订，多多提出宝贵意见和批评。通过群众性评议，这些标准将会不断完善，使之更加全面、准确，以适合我国的实际情况，有利于今后全国性血液病的诊断和疗效标准的制定和推广。

最后，谨代表中华医学会血液学会和我国血液学工作者向主编和参加编写的全体专家们以及《中华血液学杂志》编辑部的同志们致谢，并希今后给予关怀和支持。

中华医学会血液学会主任委员

《中华血液学杂志》总编辑

陈文杰

1990年5月于天津

第4版前言

本书的第3版于2008年发行，距今整整十年！

在这十年中，血液病的诊断与疗效标准都发生了很大的变化：

1. 随着自然科学与工程技术急速发展，检查疾病的方法、手段不断更新换代，检查结果越来越精准。例如，荧光原位杂交弥补了染色体检查的不足；基因测序更多地发现基因突变；免疫表型细致地区分了血液细胞的来源与类型。影像学方面，PET-CT提供了病理学检查之外另一个判断良、恶性病变的有效工具，非常有利于某些血液肿瘤的疗效观察。利用这些新兴的方法与技术所得到的结果丰富了疾病的诊断依据，使得诊断标准不断更新。当然，传统的显微镜技术、化学分析、染色体检查等还不能完全被替代，更不能忽略病史与物理检查在血液病诊断中的重要地位。

2. 在“精准医学”的潮流下，借助于疾病研究的步步深入，对某些疾病的认识越来越细致。发现同一种疾病会有不同的微观特征，可能与疾病的进展或预后相关，这一现象导致疾病的诊断中出现越来越多的亚型与分期。如果亚型的区分关系到患者的治疗决策或具体处置方案，毫无疑问，应予重视，但过度追求细化，反而会使得临床应用困难，增加医生工作负担，患者并未获益。例如，2016年WHO将恶性淋巴瘤区分出80余个亚型，一方面代表了医学在这一领域的进步，另一方面也引发不少学者对过细分型的必要性存留疑问。我们在本次再版时仅选择了恶性淋巴瘤常见的16种亚型作了重点介绍，尚希读者谅解。

3. 血液病治疗上的进步有日益加快的趋势，尤其是靶向药物的研发及其临床应用经验的积累，引起了疾病疗效标准的不断更新。最具代表性的例子就是慢性粒细胞白血病（CML）。自从2001年第一个TKI抑制剂伊马替尼上市，明显改变了CML的治疗对策和患者的预后，随之而来的是该病的疗效判定标准屡屡更新。2017年欧、美国家已采用Q-PCR的检测结果作为CML病情监测及是否需要更换药物的主要依据。

4. 在第4版中我们增补了几种疾病，如获得性血友病A，增加了几种新发现或新界定的血液系统疾病，如单克隆B淋巴细胞增多症、Erdheim-Chester病等，同时删除了个别罕见的病种。这样做是否妥当，愿听取各位同道意见。

5. 由于近十年中国的经济实力不断增强，临床医学水平和生命科学研究逐步提高，我们的血液病诊断水平已接近或赶上国际标准，虽然与发达国家仍有差距。在本书的前三版中曾经考虑到这种差别，遂分别介绍了同一种疾病的国内诊断标准和国外诊断标准，以利于临床应用。时至今日，我们已经有能力按照国际标准的要求去进行诊断，因此部分疾病的诊断就不再区分国内与国外标准。但是，毕竟中国的患者在人种、生活环境、生活习惯、人文历史等方面与其他国家有所不同，某些国际标准并不适用于中国。希望在今后的数十年中，中国的血液学工作者能够在国际上制定疾病诊断和疗效标准时有越来越多的发言权，这也是我们的各位前辈期待的将来。而本书特别开辟的“评论”一栏，正是为达到这一目标所做的尝试与努力。

本书的再版是为了实现前三版主编张之南教授的遗愿，希望我们的工作没有辜负他的嘱托。

本书的再版得到了各位作者的大力支持，他们有些是经验丰富的资深前辈，有些是崭露头角的年轻人，更多的是当前血液学界的骨干精英。谨代表编辑人员向他们表示真挚的感谢。

需要强调，第 4 版是在前三版的基础上修订、补充而成，出于各种原因，第 4 版的作者较之前有不少变动，尤其是邀请了国内指南或共识的执笔专家编写相应章节，特此向所有参加过本书编写的各位同仁致谢！

最后，当然要感谢关心本书再版的各位读者、同道，无论新朋旧友，望大家不吝指教！

中国医学科学院
北京协和医学院　北京协和医院
沈　悌　赵永强
2018 年元月

第3版前言

血液病诊断及疗效标准的制定，有利于不同单位间资料的汇总和比较，也便于国内外的交流，有重要意义。根据医疗、教学、科研及国内外交流的需要，国内同道希望将一些主要血液病的诊断及疗效标准加以确定和统一。为此，1989年11月，中华医学会血液学会常务委员会（扩大）会议决定，责成《中华血液学杂志》编辑部编辑一本手册，供血液学工作者、医学生和其他医务人员参考。随后经积极筹划，于1990年2月，组织全国35位有丰富经验和专长的临床血液学家，参阅了大量国内外资料，结合自己的经验和体会，写出了比较准确和实用的诊断及疗效标准。许多作者于完稿后，曾就近邀请有关专家审阅；随后，编辑组又邀请杨崇礼、杨天楹、李家增教授对全部稿件进行复审讨论，最后由主编总审并定稿。该届中华医学会血液学会主任委员、《中华血液学杂志》总编辑陈文杰教授为本书作序，于1991年1月出版。令编者欣慰的是，该书出版以来深受欢迎，不少单位用作培养专业人员的学习材料，并在临床和研究工作中引用。根据血液学的新进展，1998年又对该书进行修订再版。再版过程中，绝大部分内容仍由第一版作者自行增补修改，并经过几位专家审阅，其后编辑小组又请杨天楹、单渊东、汪月增、储榆林、李蓉生、虞积仁、王良绪、武永吉等教授再次复审，由主编、副主编终审定稿。

第2版以来，对血液病的认识又有不少新进展。一些实验检查的准确性和特异性更强，对确定诊断具有更大的帮助，对疾病的进程有进一步了解，过去不能治疗或很难改变自然进程的疾病疗效也能有所改善，这些都应在诊断和疗效标准中有所反映。特别是世界卫生组织（WHO）的一个工作组于2001年公布了造血及淋巴组织肿瘤WHO分类，这是全球50多位血液病理学家在1994年欧美淋巴瘤分类修订方案（REAL）的基础上讨论扩充共同制定，又经全球40多位临床肿瘤学家和血液学家组成的临床顾问组讨论认可的。经过6年的反复论证，认为WHO分类中疾病实体之间的界限清晰，诊断的可重复性高，可以被多数学者接受。目前，欧美等国家的众多血液和肿瘤工作者已经采纳。近几年，国内对此也曾进行过讨论，多数认为分类更加合理，可以认同，但所需细胞遗传学和分子标志物的检查在我国尚未普及，影响推广应用；少数人认为过于繁琐。为了讨论WHO分类和本书修订问题，北京协和医院血液科邀请不同地区的血液学家和病理学家，于2003年11月在北京香山开会交流意见，并请有关专家为本书撰写相关篇章。

本书所用名词均以全国自然科学名词审定委员会公布的《医学名词》（1989年版）为准，未包括在内者则参考《英汉医学词汇》（1978年版）及《中国医学百科全书·血液病学》（郁知非主编，1985）。计量单位以《法定计量单位在医学上的应用》（中华医学会杂志社编辑部编，1991，第2版）刊登的我国统一法定计量单位为准。本书由多位作者参与编写，在内容的繁简、编排形式等方面都很难完全一致，审定时只要内容符合要求，便未做大的改动。

第3版的编写体例仍按前两版，简要说明如下：

1. 关于诊断标准

（1）国内标准尽量采用近期全国会议通过的；无专门会议讨论者，则由撰写人参考国内外资料，自拟标准。对会议通过者，除为了使词义更明确而做个别字的修改外，均按原文抄录。若在会议讨论的基础上，或增或减，以期使之更加完善，则视为作者自拟标准，供读者参考。

（2）国外标准首选国际会议通过者；若无国际通用标准，则选区域性或某国或某权威单位制定的标准；无上述来源时，则由作者参考近期文献中大宗病例分析采用的标准，根据个人理解，加以归纳。

（3）一个疾病的诊断标准理应国内外一致，但目前的实际情况是：有些疾病的国外诊断标准要求较多的实验室检查结果，虽有利于鉴别诊断，但现时在国内尚难推广，需考虑在当前国内条件下多数单位如何确定诊断。此外，我国血液学家对某些疾病还有自己的独到认识和观点，不一定与国外标准完全一致。故本书并列国内、外标准以便参照比较，完全一致者则不复述。

（4）制定诊断标准时面临的一个重要问题是数字界限，例如血红蛋白低于多少定为贫血，球形红细胞多到什么程度为增多，骨髓瘤的骨髓象中浆细胞百分数应大于多少，反应性浆细胞增多的骨髓中浆细胞数如何才属增多等等。这些问题的解决大都有赖于细致的正常人调查和大宗病例的观察分析。此外，还应了解影响数值的诸多因素，诊断疾病尚需参考其他临床表现。要有个数字界限，但又不能拘泥于此。在更多深入调查研究之后，现有的这些数字界限可能重新规定。

（5）不同疾病的相关标准尽量保持一致，但有时不同作者各执一说，且皆言之有理，目前不易划一，此种情况只能暂按各自原意保留，等待条件成熟时再统一。

（6）在本书中，对一些疾病可能列举了国内外不只一种诊断标准，引用本书时，应明确说明根据哪一种标准。若做了某些改动，也应注明。

2. 关于疗效标准

（1）许多疾病没有公认的疗效标准，多数是作者参考有关资料自己拟定的。若国内外均无专门会议讨论，作者根据国内及国外文献制定者，则不分国内外标准。疗效标准有些是针对某种治疗有效、无效划分，有些则按整个病情进步与否分级，还有的是依转归判断，不同疾病可有不同的评价角度，本书未强求统一。

（2）个别病症原有其他部门或单位为特定目的而制定的疗效标准，本书从临床血液学角度出发，不一定都遵照这些标准。

（3）制定疗效标准同样有个数字界限问题，例如血红蛋白增加多少算有意义，慢性淋巴细胞白血病完全缓解时外周血及骨髓中淋巴细胞应减至多少等等。像制定诊断标准一样，制定疗效标准需有数字界限，但这种界限毕竟是人为规定的，需参照其他资料灵活对待，现时的规定是否恰当，也有待实践考验。评判疗效最重要的是随访追查，要有一定的观察期，才能得知病情是否稳定、疗效是否巩固，更不可轻信一次化验结果。

（4）过去有些疾病很难取得完全缓解或疾病的进程改善，然而，随着医疗技术的进步，一些病已能达到完全缓解，甚至根治。治疗的进步也应在疗效的分级上有所反映。

3. 关于“评论”

“评论”是撰稿人对所列出的标准的说明和讨论，为本书较受欢迎的特色部分，反映作者对该疾病的认识水平和实际经验，有助于读者对诊断、疗效标准的理解和把握；评论中也包括国内外标准的比较，对已有的标准提出改进意见，对今后如何修订提出建议。第 3 版对“评论”做了进一步的充实。对本次修正时内容改变的原因、应用中可能出现的问题和掌握尺度、国内外所订标准的差别和原因、目前推荐的标准和更严格的标准之间的差距、近似疾病或亚型之间容易忽略的差别，以及现时存在的问题和今后解决方向等，都尽量做了说明。

第 3 版增加了一些近年受到重视并有明确诊断特征的新病种。修订中注意汲取国内外对疾病的新认识和新的会议决定，除参考有关疾病的最新文献外，指定参考书为 Lee 等 *Wintrobe's Clinical Hematology* 第 10 版，1999；Williams 等 *Hematology* 第 7 版，2006；*Hoffman Hematology* 第 4 版，2005；Goldman 等 *Cecil Textbook of Medicine* 第 22 版，2005。只采纳新的而又得到公认的观点。为保持诊断和疗效标准的相对稳定，若无认识上的重要改变或新达成的共识，对原有标准原则上不做重大更动。但对初版问世以来在应用过程中发现的含糊不清、标准不严等处做了必要的修订或改动。

疾病的编排仍按传统习惯以疾病的主要表现为据，不是按照发病机制或起病部位，例如再生障碍性贫血是一种造血干细胞病，但编者仍将其置于有关红细胞疾病中。另外，同属血小板功能缺陷的几种病、易栓症包括的不同病，都分别以独立的疾病列出，以利查找。

需要强调的是，随着血液学的发展，对血液病的认识会不断深入，新的检测方法和诊断指标也将涌现，诊断和疗效标准必能日趋完善。本书虽经修订，仍望广大读者继续提出意见，也希望一些学术会议进一步讨论，使所定标准更加合理、完善和实用。

应该特别指出，在此次修订中，又纳入了一些国外新资料，例如扼要介绍了世界卫生组织关于造血和淋巴组织肿瘤的分类，希望有助于读者了解国外的新认识，有利于今后在学术上与国际接轨。但从我国的现有条件考虑，又面临一些需要解决的问题，譬如国内大多数医院对白血病和淋巴瘤的诊断、分型是靠形态学及少数细胞化学和免疫表型的检查所见，而 WHO 的分型则要求较多的免疫表型检查和细胞遗传学检查，目前在国内多数单位不能做到。面对国内条件与国际走势的矛盾，我国学者应该如何面对？编者的意见是：

（1）创造条件，积极争取参与 WHO 分类的应用研究和评议。

（2）诊断分型的目的是帮助判断预后和选择治疗方案。在检查手段不够的单位，白血病的诊断和分型仍可根据形态学、少数细胞化学和（或）少数免疫表型做出判断，至少应能确定白血病的诊断和细胞类型，在报告中需说明根据什么诊断分型标准和本例的诊断分型依据；淋巴瘤的诊断和分型亦如是，报告中也要说明诊断分型依据什么标准，以及本例诊断分型的依据。

（3）一个地区应有一个中心单位或全国有若干中心单位，条件齐备，经验丰富，能接受外单位及外地的标本，可以帮助检查条件不足的医院做出准确的诊断分型。

除白血病、淋巴瘤外，本书还涉及一些其他类似情况，如某种红细胞酶缺陷病、某些血小板功能异常所致出血等，诊断标准十分明确，但所需实验检查非一般医院所能开展；而且由于病例少见，一般医院也不会为了偶然见到的少数可疑病例而将有关检查作为常规，使试剂、仪器时时备齐、等待。这就要求临床医生在临床工作中能想到这些病，了解这些病的诊断标准和所需进行的检查，同时也要知道哪个单位能接收标本，帮助做出确诊。

在本次修订中各位作者不辞辛劳，为满足广大读者的迫切要求，齐心协力，完成了高水平的文稿，审稿人在百忙中认真审阅。科学出版社倍加努力，使本书能尽早与读者见面，在此一并致以深切谢意。

由于个别作者的原因，造成第 3 版编写时间过长，多次返修，延误了出版。为此，编者向作者和广大读者诚恳致歉。

中国医学科学院
中国协和医科大学　北京协和医院
张之南　沈　悌
2007 年 8 月于北京

目　　录

第一部分

红细胞疾病

一　贫　　血

【诊 断 标 准】

（一）国内诊断标准

1. 国内标准都按单位容积血液内血红蛋白（Hb）量低于正常参考值 95%可信区间的下限，作为贫血的诊断依据。综合国内报告，各家掌握 Hb 量的标准不同：男性成人以 Hb＜120g/L 或＜125g/L，女性成人以 Hb＜100g/L、＜105g/L 或＜110g/L，孕妇以 Hb＜100g/L、＜105g/L 或＜110g/L 作为贫血诊断标准。在海平面地区，多数掌握在男性成人以 Hb＜120g/L，女性成人（非妊娠）以 Hb＜110g/L，孕妇以 Hb＜100g/L 作为诊断标准。应用本书时，贫血的诊断及疗效标准应明确说明所采用的 Hb 界限值。

2. 国内划分贫血严重度的血红蛋白标准如下：Hb≤30g/L 为极重度，Hb 在 31～60g/L 为重度，Hb 在 61～90g/L 为中度，Hb＞90g/L 与低于正常参考值下限之间为轻度。也有采用 WHO 标准：Hb 在 100～109g/L 为轻度，Hb 在 70～99g/L 为中度，Hb 在 40～69g/L 为重度，Hb＜40g/L 为极重度。

3. 贫血的细胞形态学分类标准如表 1-1。

表 1-1　贫血的细胞形态学分类标准 [a]

类型	MCV（fl）	MCH（pg）	MCHC（g/L）
大细胞性贫血	＞100	＞34	320～360
正常细胞性贫血	80～100	27～34	320～360
单纯小细胞性贫血	＜80	＜27	320～360
小细胞低色素性贫血	＜80	＜27	＜320

a 以自动血细胞分析仪法为准。

4. 骨髓细胞形态学分类

（1）增生性贫血：骨髓增生活跃或明显活跃。

（2）巨幼细胞贫血：骨髓增生活跃或明显活跃，三系都有巨幼细胞的变化。

（3）增生低下性贫血：骨髓增生低下或重度低下。

（二）国外诊断标准

1. 国外掌握贫血诊断的 Hb 标准较统一，都以 1972 年 WHO 制定的诊断标准为准。在海平面地区，静脉血 Hb 低于以下水平可诊断为贫血：6 个月到 6 岁儿童 110g/L，6～14 岁儿童 120g/L，成年男性 130g/L，成年女性（非妊娠）120g/L，妊娠成年女性 110g/L。

2. 国外划分贫血严重度的 Hb 标准较统一，都以 WHO 标准为准：重度贫血 Hb＜70g/L，中度贫血 Hb 在 70～99g/L，轻度贫血 Hb 在 100～109g/L。

3. 贫血形态学分类的诊断标准如下：正常细胞性贫血 MCV 80～100fl，MCH 27～34pg，MCHC 320～360g/L；大细胞性贫血主要依据 MCV 超过 100fl 即可诊断；小细胞低色素性贫血 MCV＜80fl，MCH＜27pg，MCHC＜320g/L。

【疗效标准】

抗贫血治疗后，Hb 到底上升多少作为治疗有效标准，各家报告不同。一般认为至少 Hb 上升 15g/L 才能认为有效，上升 20g/L 以上比较可靠。贫血纠正标准应当是 Hb 恢复正常，停用抗贫血治疗药后能保持 Hb 正常水平至少要在 3 个月以上。痊愈标准视不同类型贫血而异，参见本书各条目。

【评 论】

（一）有关诊断标准

1. 为制定贫血的合理诊断标准，首先需要建立有代表性的健康人群，包括不同性别、年龄、民族和地区的 Hb 浓度的正常参考值。按照 WHO 规定，所测定的代表人群应当除外营养缺乏症患者，排除方法可以采用在该人群中预先补充营养素，如铁和叶酸，补充一个阶段后再测定血 Hb 浓度，或者应用实验室方法检出营养素缺乏者。美国第二次全国卫生与营养调查（NHANES Ⅱ）就是采用标准方法，应用 MCV、运铁蛋白饱和度及红细胞游离原卟啉为指标排除了可能异常者，所获得的正常参考值（表 1-2）。我国尚缺乏类似的普查资料。

表 1-2 美国 NHANES Ⅱ 全国普查所获得的 Hb 和 RBC 正常参考值[a]

性别	年龄（岁）	例数（人）	Hb（g/L）	RBC（$\times 10^{12}$/L）
男	12～14	278	140（120～160）	4.71（4.1～5.2）
	15～17	371	148（123～166）	4.92（4.2～5.6）
	18～44	2 195	153（132～173）	4.99（4.3～5.7）
	45～64	1 433	152（131～172）	4.91（4.2～5.6）
	65～74	884	149（126～174）	4.82（3.8～5.8）
女	12～14	299	134（115～150）	4.47（3.8～5.0）
	15～17	260	135（117～153）	4.48（3.9～5.1）
	18～44	1 999	135（117～155）	4.42（3.8～5.1）
	45～64	1 400	137（117～160）	4.47（3.8～5.3）
	65～74	974	138（117～161）	4.50（3.8～5.2）

a 中位数和 95%可信区间（见括号内）。

2. 选用某一血红蛋白值来划分有无贫血作为诊断标准，要做到非常合理是相当困难的。因为正常人群的血红蛋白分布曲线和贫血人群的血红蛋白分布曲线之间有重叠。正常人群血红蛋白呈正态分布曲线，因此可用平均数减去两个标准差作为正常值低限，低于正常值低限作为贫血诊断标准。按照上述原则，参考美国 NHANES Ⅱ 普查 Hb 资料，WHO

制定的贫血诊断标准基本上是合理的，但成年女性 95%可信区间的低限在 117g/L（见表 1-2），因此 WHO 标准对成年女性而言尚偏高。目前国内由于缺乏按 WHO 标准方法获得的 Hb 正常参考值，难以提出国内贫血诊断的合理标准。目前国内大多数医疗单位采用静脉血自动血细胞分析仪测定，从玉隆等报告的我国 14 个城市正常人群成人（18～60 岁）静脉血的参考范围（表 1-3），认为和 20 世纪 80 年代前用末梢血手工法测定的参考范围有明显差异。从玉隆等报告的参考范围已和香港地区及国外报道的参考范围十分相近，因此应用 WHO 标准作为国内贫血的诊断标准应当是合理的。我国首次制定的妊娠期铁缺乏和缺铁性贫血诊治指南均已采用 WHO 标准。事实上，Hb 正常值的个体差异较大，如某患者 1 周前 Hb155g/L，现 Hb 降低为 140g/L，虽在正常范围，但应认为有意义，因此判断该患者是否存在贫血，还需要有个体化的原则。

表 1-3 中国人群成人静脉血细胞分析参考范围[a]

性别	Hb 浓度（g/L）	RBC（$\times10^{12}$/L）	HCT（%）	MCV（fl）	MCH（pg）	HCHC（g/L）
男	151 （131～172）	4.91 （4.09～5.74）	44.8 （38.0～50.8）	91.2 （83.9～99.1）	30.8 （27.8～33.8）	335 （320～355）
女	129 （113～151）	4.26 （3.68～5.13）	38.9 （33.5～45.0）	91.3 （82.6～99.1）	30.2 （26.9～33.3）	325 （322～362）

a 自动血细胞分析仪测定的均值和 95%可信区间（见括号内）。

3. 对是否要建立老年人贫血的诊断标准，尚有不同看法。依据美国 NHANES 调查资料（见表 1-2），男性在 65 岁以后 Hb 的正常值较 65 岁以前为低，但女性无差异。其解释为：因老年男性雄激素分泌减少，造血功能减退；女性则于绝经后所受影响已不大。有的学者并不同意将老年人另立贫血诊断标准，认为对老年人仍应按成年人的标准诊断贫血，以免漏掉重要的疾病。也有采用 Hb＜110g/L 作为 65 岁以后老年人贫血的诊断标准，不分男女。

4. 建立合理的贫血诊断标准尚需注意测定方法的标准化。按 WHO 规定的标准方法，Hb 应采用周围静脉血高铁氰化法测定。此外，诊断贫血时尚需注意血浆容量的生理和病理变化，如妊娠后 3 个月、全身水肿、充血性心力衰竭、低蛋白血症及某些细胞因子的作用，因血浆容量增加，血液被稀释，Hb 量下降，可误认为贫血，称为稀释性假性贫血；血浆容量的丢失如失水、腹泻、呕吐、重度烧伤或大量使用利尿剂后血浆浓缩，Hb 量可上升，即使有贫血，测定值也可正常；急性大量失血，红细胞和血浆同时丢失，虽然红细胞丢失过多，但贫血可不明显。

（二）有关疗效标准

制定疗效标准须注意 Hb 值的个体变异，Hb 值一天之内早晚可有差异，但一般相差不超过 10g/L。女性月经前血浆量增加，Hb 量（g/L）会降低，每天相差可达 8～32g/L（平均 17.5g/L）。因此，在判断治疗效果时，至少要前后相差 15g/L 以上才有意义，最好相差 20g/L 以上作为疗效标准，比较可靠。

（林果为）

参考文献

陈灏珠，林果为，王吉耀. 2013. 实用内科学. 第14版. 北京：人民卫生出版社，2308-2314.

丛玉隆，金大鸣，王鸿利，等. 2003. 中国人群成人静脉血细胞分析参考范围调查. 中华医学杂志，83（14）：1201-1205.

林果为，欧阳仁荣，陈珊珊，等. 2013. 现代临床血液病学. 上海：复旦大学出版社，55-70.

张之南，郝玉书，赵永强，等. 2011. 血液病学. 第2版. 北京：人民卫生出版社，273-283.

中华医学会围产医学分会. 2014. 妊娠期铁缺乏和缺铁性贫血诊治指南. 中华围产医学杂志，17（7）：451-454.

Goldman L，Schafer AI. 2016. Goldman's Cecil Medicine. 25th ed. Vol 1. Philadelphia：Elsevier Saunders，1059-1068.

Ru Y，Pressman EK，Cooper EM，et al. 2016. Iron deficiency and anemia are prevalent in women with multiple gestations. Am J Clin Nutr，104：1052-1060.

Shander A，Goodnough LT，Javidroozi M，et al. 2014. Iron deficiency anemia—bridging the knowledge and practice gap. Transfusion Medicine Reviews，28：156-166.

WHO. 1972. Nutritional Anemias. Technical Report Series No. 503. Geneva，29.

二 小儿贫血

【诊断标准】

（一）国内诊断标准

中华儿科学会小儿血液学组于 1982 年在成都召开的小儿血液学学术会议讨论通过小儿贫血诊断标准，并于 1988 年 10 月经洛阳会议修改，于 2008 年杭州会再次讨论，修订的小儿贫血诊断标准如下。

1. 临床表现

（1）出现不同程度的贫血表现。

（2）小儿常有不活泼、易疲倦、厌食、烦躁等表现。

（3）贫血较重者，出现呼吸、脉率增快，活动后心悸和气促等。

2. 实验室检查　新生儿期 Hb＜145g/L 者为贫血。6 个月以下的婴儿因生理性贫血等因素，Hb 值变化较大，目前尚无统一的标准。建议 1～3 个月时 Hb＜90g/L、4～6 个月时 Hb＜100g/L 者为贫血。6 个月至不足 6 岁 Hb＜110g/L、6 岁至不足 14 岁 Hb＜120g/L 者为贫血。

以上都以海平面计，海拔每增高 100m，Hb 升高约 4%。

3. 小儿贫血的程度　Hb 90～119g/L（6 岁以上）、90～109g/L（6 岁以下），红细胞 3×10^{12}/L～4×10^{12}/L 为轻度贫血；Hb 60～89g/L，红细胞 2×10^{12}/L～3×10^{12}/L 为中度贫血；Hb 30～59g/L，红细胞 1×10^{12}/L～2×10^{12}/L 为重度贫血；Hb＜30g/L，红细胞＜1×10^{12}/L 为极重度贫血。

（二）国外诊断标准

综合近年国外资料，以 Hb 和/或血细胞比容（HCT）为指标。

1. 世界卫生组织（WHO）标准　6 月龄至 6 岁小儿 Hb＜110g/L，6～14 岁 Hb＜120g/L（均为海平面）。

2. 国际营养性贫血咨询组的标准（1985 年）　6 月龄至 10 岁，Hb＜110g/L；男性 11～14 岁，Hb＜120g/L，女性 11～14 岁，Hb＜115g/L；男性 15 岁以上，Hb＜130g/L，女性 15 岁以上，Hb＜120g/L。

【疗效标准】

（一）国内疗效标准

综合国内报告如下：

1. 有效　通过治疗临床症状明显好转，Hb 增高 20g/L 以上。

2. 痊愈

（1）有关临床症状完全消失。

（2）Hb 恢复正常，且保持正常达 3 个月以上。

（二）国外疗效标准

综合国外报告，其疗效标准痊愈如下：

1. 贫血引起的症状消失。

2. 血红蛋白恢复至相应年龄的正常水平。

【评　论】

（一）有关诊断标准

1. 界定贫血的阈值为 Hb 或 HCT 小于参考人群均值减 2 个标准差。Hb 和 HCT 的正常范围随年龄的不同而存在很大差异；因此在评估儿科贫血患者时采用根据年龄和性别校正的正常值尤为重要。此外，Hb 和 HCT 还存在种族差异，健康黑种人儿童的平均 Hb 较同龄且同性别的白种人儿童低 0.5g/dl。

2. 小儿 Hb 值与年龄、生长发育情况关系很大，尤其与婴儿的母亲怀孕情况、生产过程、婴儿成熟程度、生理性贫血等多种因素有关，很难确定其正常值，故世界卫生组织和世界营养咨询组等所定贫血标准均未公布＜6 个月婴儿的标准。全国小儿血液学组建议，国内暂用世界卫生组织的标准，并补充了 6 个月以下儿童的贫血诊断标准。

3. 世界卫生组织的标准中，年龄分组跨度大，14 岁前未分男女。国内外均有报告提示 11 岁或 12 岁以后男性 Hb 较女性高 5～10g/L。

4. 今后应注意调查民族和海拔高度对 Hb 的影响。

（二）有关疗效标准

贫血的病因繁多，其疗效亦各异，故分“有效”和“痊愈”二级有其实际意义。

（肖 娟）

参考文献

高举等. 2008. 儿童缺铁和缺铁性贫血防治建议. 中华儿科杂志，46（7）：502-504.
桂永浩，薛辛东. 2015. 儿科学. 第3版. 北京：人民卫生出版社，321-326.
诸福棠. 实用儿科学. 2015. 第8版. 北京：人民卫生出版社，1807-1820.
Gallagher PG. 2015. Nathan and Oski’s Hematology and Oncology of Infancy and Childhood. 8th ed. Philadelphia：Elsevier Saunders，52.
Means RT，Glader B. 2009. Wintrobe’s Clinical Hematology. 12th ed. Philadelphia：Lippincott Williams and Wilkins，Vol 1：784.

三 缺铁性贫血

【诊断标准】

（一）国内诊断标准

缺铁可分为三个阶段：储铁缺乏（iron depletion，ID）、缺铁性红细胞生成（iron deficient erythropoiesis，IDE）及缺铁性贫血（iron deficiency anemia，IDA）。1988年，洛阳全国小儿血液病学术会议通过了小儿缺铁性贫血的诊断标准，2014年中华医学会围产医学分会公布了妊娠期铁缺乏和缺铁性贫血诊治指南。以下为参考上述文件综合国内文献而成。

1. 缺铁性贫血的诊断标准

（1）小细胞低色素贫血：贫血的诊断标准按目前公认的诊断标准。MCV＜80fl，MCH＜27pg，MCHC＜0.32；红细胞形态可有明显低色素表现。

（2）有明确的缺铁病因和临床表现。

（3）血清（血浆）铁＜8.95μmol/L（50μg/dl），总铁结合力＞64.44μmol/L（360μg/dl）。

国内诊断缺铁的血清铁标准也有采用血清铁＜10.7μmol/L（60μg/dl），总铁结合力＞62.7μmol/L（350μg/dl）。

（4）运铁蛋白饱和度＜0.15。

（5）骨髓铁染色显示骨髓小粒可染铁消失，铁粒幼红细胞＜15%。

国内诊断缺铁的铁粒幼红细胞标准也有采用＜10%。

（6）红细胞游离原卟啉（FEP）＞0.9μmol/L（50μg/dl）（全血），或血液锌原卟啉（ZPP）＞0.96μmol/L（60μg/dl）（全血），或ZPP≥3.0μg/g Hb。

（7）血清铁蛋白（SF）＜14μg/L。

国内诊断缺铁的血清铁蛋白标准也有采用＜12μg/L、＜16μg/L或＜20μg/L。但一般主张将 SF＜12μg/L 作为储铁耗尽，＜20μg/L 表示储铁减少。诊断非单纯性缺铁，SF 的标准可以提高到＜60μg/L。

（8）血清可溶性运铁蛋白受体（sTfR）浓度＞26.5nmol/L（2.25mg/L）（R&D systems）。

（9）铁剂治疗有效。

符合第（1）条和（2）～（9）条中任何两条以上者，可诊断为缺铁性贫血。

2. 储铁缺乏的诊断标准（符合以下任何一条即可诊断）

（1）血清铁蛋白＜14μg/L。

（2）骨髓铁染色显示骨髓小粒可染铁消失。

3. 缺铁性红细胞生成的诊断标准　符合储铁缺乏的诊断标准，同时有以下任何一条符合者即可诊断。

（1）运铁蛋白饱和度＜0.15。

（2）红细胞游离原卟啉＞0.9μmol/L（50μg/dl）（全血），或血液锌原卟啉＞0.96μmol/L（60μg/dl）（全血），或 ZPP≥3.0μg/g Hb。

（3）骨髓铁染色显示骨髓小粒可染铁消失，铁粒幼红细胞＜15%。

（4）血清可溶性运铁蛋白受体（sTfR）浓度＞26.5nmol/L（2.25mg/L）（R&D systems）。

4. 非单纯性缺铁性贫血的诊断标准　具有合并症的缺铁性贫血，即缺铁性贫血患者同时合并有感染、炎症、肿瘤或肝脏疾病或慢性病贫血合并伴有缺铁，此时血清铁、总铁结合力、血清铁蛋白、FEP 及 ZPP 等铁参数因合并症的存在将受到影响，不能正确反映缺铁。非单纯性缺铁性贫血除应符合贫血的诊断标准外，尚应符合以下任何一条即可诊断。

（1）红细胞内碱性铁蛋白＜6.5ag/细胞。

（2）血清可溶性运铁蛋白受体（sTfR）浓度＞26.5nmol/L（2.25mg/L）（R&D systems）。

（3）骨髓铁染色显示骨髓小粒可染铁消失。

（4）铁剂治疗有效。

（二）国外诊断标准

国外诊断缺铁的标准大多按 WHO 制定的标准。

1. 血清铁＜8.95μmol/（50μg/dl）。

2. 运铁蛋白饱和度＜0.15。

3. 血清铁蛋白＜12μg/L。

4. 红细胞原卟啉＞1.26μmol/L（70μg/dl）。

国外对采用上述指标进行缺铁诊断时，所制定的标准也有不同的临界值（cut of point）。如有将血清铁蛋白＜10μg/L 作为确诊标准，10～20μg/L 作为疑似标准。也有将血清铁蛋白（SF）诊断 IDA 临界值小儿和成人分开，小儿＜10～20μg/L，成人＜15～30μg/L；如＜100μg/L，而＞15～30μg/L 可诊断为疑似 IDA。有炎症性疾病时可将血清铁蛋白标准定为＜50μg/L 或＜60μg/L。运铁蛋白饱和度也有定为＜0.16 作为缺铁性红细胞生成的指标。也有将诊断缺铁性红细胞生成的红细胞原卟啉的临界值定为 100μg/dl RBC。

5. 血清可溶性运铁蛋白受体浓度作为缺铁性红细胞生成的指标，其诊断标准定于＞8.5mg/L（ELISA 法）或＞2.2mg/L（R&D systems）。

6. 红细胞分布宽度（red cell distribution width，RDW）配合 MCV 诊断缺铁性贫血：

RDW≥0.14，MCV≤80fl。

7. 骨髓铁染色 IDA 期可染铁消失，IDE 期骨髓可染铁消失或微量；铁粒幼红细胞 IDA 和 IDE 期均<10%。

【疗效标准】

1. 铁剂治疗后 Hb 上升 15g/L 以上作为有效标准，上升 20g/L 以上更为可靠。

2. 治愈标准　须完全符合下述四条指标：

（1）临床症状完全消失。

（2）血红蛋白恢复正常。

（3）前述诊断缺铁的指标均恢复正常，特别是反映储存铁和红细胞内铁的指标，如血清铁蛋白、红细胞游离原卟啉（或血液锌原卟啉）、血清可溶性运铁蛋白受体等，即 SF≥50μg/L，FEP<0.9μmol/L（50μg/dl）（全血），ZPP<0. 96μmol/L（60μg/dl）（全血），sTfR≤2.25mg/L。

（4）缺铁的病因消除。

3. 铁剂治疗有效者，当 Hb 恢复正常后仍需治疗一阶段，以补充储存铁，何时可以停用铁剂，其标准建议为：SF 恢复到 50μg/L，FEP<0.9μmol/L（50μg/dl）（全血），ZPP<0.96μmol/L（60μg /dl）（全血），sTfR≤2.25mg/L。

【评　　论】

（一）关于诊断标准

1. 制定各项铁参数诊断缺铁的准确标准有一定困难，一般均采用和某一公认的诊断标准相比较的办法。Cook 等通过间接铁吸收试验或直接定量放血试验证明血清铁蛋白和体内储铁相关性极好，1μg/L 的 SF 相当于 8～21mg 的储铁。如将体内储铁量<100mg 作为储铁耗竭指标，则将诊断缺铁的 SF 定为 12μg/L 是合理的。通常认为，骨髓小粒可染铁消失是诊断缺铁的公认标准，采用此标准时必须骨髓涂片制作良好，富有骨髓小粒，铁染色才有意义。因此，其他铁参数的评价可和骨髓铁染色相比较，从而获得缺铁的合理的诊断标准。国内余氏采用骨髓可染铁消失作为缺铁诊断的“金标准”，认为 SF<14μg/L 作为诊断缺铁标准也是合理的。我们采用骨髓可染铁消失作为标准，应用 ROC 曲线分析方法，认为运铁蛋白饱和度<0.15 及红细胞碱性铁蛋白<6.5ag/细胞作为缺铁诊断标准也是合理的。至于骨髓铁染色作为诊断缺铁的金标准，多数作者以骨髓小粒可染铁消失作为缺铁诊断标准，但也有认为，骨髓小粒可染铁明显减少或消失可作为诊断标准，我们认为明显减少的含义应以铁染色反应“±”为标准。

2. 上述各项铁参数的诊断标准，应用于单纯性缺铁的诊断及人群中铁缺乏症的筛检是合适的。其实单纯性缺铁的诊断应用 SF 单项指标就已足够，SF 和储铁相关性很好，临床上除甲状腺功能减退症和维生素 C 缺乏症因干扰铁蛋白合成致降低外，SF 低于诊断标准，诊断 ID 可靠性极高，优于 MCV、ZPP、TS 等铁参数。但临床上情况比较复杂，不少缺铁性贫血并非单纯性，常合并各种感染、炎症、结缔组织病、肿瘤、肝病、慢性肾衰和酒精中毒等，即慢性病贫血合并缺铁或功能性缺铁。SF 系急性时相反应蛋白，极易受上述病理情况的影响而升高，因此在制定诊断标准时要考虑上述因素。我们在各种贫血病例中，以骨髓小粒可染铁消失作为诊断缺铁性贫血的“金标准”，来比较各项铁参数，应用 ROC 曲线分析方法所获得的最佳临界值，血清铁蛋白为 30μg/L，血液锌原卟啉为 14μg/g Hb，也就是说，临床上应用贫血病例进行鉴别诊断时，诊断缺铁的标准，SF 可以定为＜30μg/L，ZPP 可以定为＞1.6μmol/L（100μg/dl）。国外文献有将诊断缺铁的 SF 临界值提高到＜30μg/L，诊断 IDA 的灵敏度和特异度分别为 92%和 98%；对诊断慢性病合并缺铁的 SF 临界值认为可提高到 70～140μg/L，也有主张用 C 反应蛋白（CRP）和 SF 同时测定以排除炎症性疾病对 SF 的影响。因此，临床上应用于慢性病贫血合并缺铁或功能性缺铁诊断的铁参数应选择不易受上述病理因素影响的铁参数，如红细胞内碱性铁蛋白、血清可溶性运铁蛋白受体和网织红细胞血红蛋白含量测定（Ret-He）。我们应用 ROC 曲线下面积（AUC^{ROC}）来评价各项铁参数诊断缺铁性贫血的准确度，包括非单纯性缺铁性贫血，都是以 sTfR 最好，对慢性病贫血合并缺铁的诊断，具有较高的诊断价值，且不需要制定不同的诊断标准。以 sTfR＞26.5nmol/1.（2.25mg/L）作为缺铁诊断标准，准确度为 80%。我们应用骨髓小粒可染铁消失为金标准，发现以 SF＜60μg/L 联合红细胞碱性铁蛋白＜5ag/细胞诊断类风湿关节炎伴随缺铁性贫血的准确度可达 94%。sTfR 测定诊断妊娠期缺铁具有高度特异性，也是诊断功能性缺铁很好的指标，优于 SF。Ret-He 测定简便、快速、特异，不受炎症性疾病影响，以 29.00pg 为临界值，Ret-He 诊断 IDA 的灵敏度、特异性分别为 90.7%和 88.3%。

3. 诊断缺铁的参数种类很多，它们从各种不同侧面反映铁代谢的异常，为了提高铁缺乏症诊断的准确性，提高诊断试验诊断铁缺乏症的敏感度和特异度，宜应用联合试验的方法，平行试验提高了敏感度，系列试验提高了特异度。也就是，如采用两项以上铁参数测定异常作为缺铁的诊断标准，可以降低误诊率，减少假阳性结果。采用 sTfR/logSF 或 Ret-He+sTfR+SF 联合试验诊断慢性病贫血合并缺铁，其价值高于单项检验。

（二）关于疗效标准

口服铁剂有效者，网织红细胞在 5～10 天后达高峰，幅度为 0.05～0.1，与治疗前 Hb 成反比，以后逐渐下降；而 Hb 逐渐升高。Hb 升高速度与贫血严重度有关，贫血越严重，上升速率越快，一般治疗后 8 周达正常 Hb 水平；口服铁剂治疗后第 18 天，Hb 水平达到治疗前和正常 Hb 水平的中值。Ret-He 评估 IDA 治疗效果更快速，治疗后第 4 天即可观察到治疗效果。由于缺铁性贫血的补铁治疗目的不单是纠正贫血，而且要恢复正常铁储存量，血清铁蛋白可以反映储铁恢复情况，一般口服铁剂有效者，SF 升高要在第 4 周开始。FEP、ZPP 和 sTfR 可反映红细胞内铁恢复情况。因此，上述指标可监测红细胞内铁和储铁恢复，指标正常可作为停药依据。

（林果为）

参考文献

陈波斌，林果为，倪赞明，等. 1999. 似然比和受试者工作特征曲线在评价铁参数对铁缺乏症诊断中的应用. 中华医学杂志，79（2）：99.

陈波斌，林果为，倪赞明，等. 2000. 血清转蛋白受体和血清铁蛋白在鉴别慢性病贫血和缺铁性贫血价值的评价. 中华血液学杂志，21（1）：44.
黄一微，林果为，丁训杰，等. 1990. 红细胞碱性铁蛋白对贫血的诊断价值. 中华内科杂志，29：604.
李蓉生. 2004. 加强贫血的基础与临床研究. 中华血液学杂志，25（4）：193-194.
李小龙，陶洪群，王薇薇，等. 2015. 网织红细胞血红蛋白含量在缺铁性贫血诊断治疗中的价值. 中华血液学杂志，36（8）：695-697.
廖清奎. 1989. 小儿缺铁性贫血诊断标准和防治建议. 中华儿科杂志，27（3）：159.
林果为，黄一微，林佩娣，等. 1990. 四种常用铁参数对铁缺乏症诊断价值的评价. 中华血液学杂志，11（6）：282.
吴卫，刘定华，李蓉生，等. 2006. 北京地区健康成人网织红细胞中血红蛋白含量的正常参考值调查及临床意义. 中华血液学杂志，29（11）：775-776.
余润泉，蒋时旦，王德才，等. 1983. 血清铁蛋白测定的临床意义. 中华内科杂志，22：67.
张之南，郝玉书，赵永强，等. 2011. 血液病学（上册）. 第2版. 北京：人民卫生出版社，284-291.
中国儿童、孕妇、育龄妇女铁缺乏症流行病学调查协作组. 2004. 中国孕妇、育龄妇女铁缺乏症患病率调查. 中华血液学杂志，25（11）：653-657.
中华医学会围产医学分会. 2014. 妊娠期铁缺乏和缺铁性贫血诊治指南. 中华围产医学杂志，17（7）：451-454.
Cook JD，Finch CA. 1979. Assessing iron status of a population. Am J Clin Nutr，32；2115.
Goddard AF，James MW，Mclntyre AS，et al. 2011. Guidelines for the management of iron deficiency anemia. Gut，60：1309-1316.
Hoffman R，Benz EJ，Shattil SJ，et al. 2009. Hematology：Basic Principles and Practice. 5th ed. Philadelphia：Churchill Livingstone Elsevier，453-468.
Liu K，Kaffes AJ. 2012. Iron deficiency anemia：A review of diagnosis，investigation and management. European J of Gastroenterology & Hepatology，24（2）：109-116.
Pasricha SS，Flecknoe-Brown SC，Allen KJ，et al. 2010. Diagnosis and management of iron deficiency anemia：A clinical update. MJA，193（9）：525-532.
WHO. 1972. Nutritional Anemias. Technical Report Series No. 503，Geneva，29.

四　叶酸缺乏的巨幼细胞贫血

【诊 断 标 准】

（一）国内诊断标准

1. 临床表现

（1）贫血的症状。

（2）常伴消化道症状，如食欲缺乏、恶心、腹泻及腹胀等；舌质红、舌痛、舌乳头萎缩、表面光滑。

（3）可有轻度溶血表现，如皮肤、巩膜黄染。

2. 实验室检查

（1）大细胞性贫血。MCV＞100fl，多数红细胞呈大卵圆形，网织红细胞常减少。

（2）白细胞和血小板亦常减少。中性粒细胞核分叶过多(5 叶者＞5% 或 6 叶者＞1%)。

（3）骨髓增生明显活跃，红细胞系呈典型巨幼红细胞生成，巨幼红细胞＞10%。粒细胞系及巨核细胞系亦有巨型变，特别是晚幼粒细胞改变明显，核质疏松、肿胀。巨核细胞核分叶过多，血小板生成障碍。

（4）血清叶酸测定（化学发光法）＜4ng/ ml，红细胞叶酸测定（化学发光法）＜100ng/ ml。

具有临床表现的（1）伴或不伴（2）、（3）项，加上实验室检查（1）、（3）[或（2）] 及（4）项者，诊断为叶酸缺乏的巨幼细胞贫血。

（二）国外诊断标准

本病的临床表现及实验室检查与国内标准同。特殊检查方法有：

1. 血浆同型半胱氨酸（homocysteine，HCY）水平增高（正常为 5～15μmol/L）。

2. 血清甲基丙二酸（methylmelonic acid，MMA）水平正常（正常为 70～270nmol/L）。

表现为大细胞性贫血和 / 或全血细胞减少，伴中性粒细胞核分叶过多（5 叶者＞5% 或 6 叶者＞1%）及骨髓巨幼细胞改变，血清及红细胞叶酸降低，诊断为叶酸缺乏的巨幼细胞贫血。

【疗效标准】

（一）国内疗效标准

1. 有效

（1）临床：贫血及消化道症状消失。

（2）血象：血红蛋白、白细胞及血小板恢复正常，粒细胞核分叶过多及核肿胀等现象消失。

（3）骨髓象：粒细胞核肿胀、巨型变及红系巨型变消失，巨核细胞形态正常。

2. 无效　临床症状、血象及骨髓象无改变。

（二）国外疗效标准

一般认为下列表现为治疗有效：①临床症状改善；②血象及骨髓象恢复正常。

【评　论】

1. 巨幼细胞贫血骨髓原位溶血，可以出现胆红素轻度增高，以间接胆红素增高为主。

2. 同型半胱氨酸代谢同时受叶酸和维生素 B_{12} 影响，叶酸或者维生素 B_{12} 缺乏都可以使同型半胱氨酸水平增高。甲基丙二酸代谢不受叶酸影响，叶酸缺乏时其水平正常，维生素 B_{12} 缺乏时其增高。

3. 由于预防性叶酸摄入，已经使叶酸缺乏明显减少，但仍可见于吸收障碍、需求增加，以及药物和先天性代谢异常，需注意查找原因。

4. 血清叶酸易受叶酸摄入情况的影响，红细胞叶酸能更准确地反映组织内叶酸的状况，故在判断是否有叶酸缺乏时，必须同时测定血清及红细胞叶酸水平。

5. 补充叶酸，恢复造血会大量消耗维生素 B_{12}，建议同时补充维生素 B_{12}，避免维生素 B_{12} 缺乏导致的神经系统损害。

（陈　苗　李蓉生）

参考文献

伍先托，林果为，丁训杰. 1991. 营养性巨幼细胞贫血研究进展. 临床血液学杂志，（3）：115-117.

杨林花. 2015. 巨幼细胞贫血的诊断. 诊断学理论与实践，（5）：483-486.

Wickramasinghe SN. 2006. Diagnosis of megaloblastic anemias. Blood Reviews，20（6）：299-318.

五　维生素 B_{12} 缺乏的巨幼细胞贫血

【诊 断 标 准】

（一）国内诊断标准

1. 临床表现

（1）、（2）及（3）同“叶酸缺乏的巨幼细胞贫血”。

（4）神经系统症状，主要为脊髓后侧束变性，表现为下肢对称性深部感觉及震动觉消失，严重的可有平衡失调及步行障碍，亦可同时出现周围神经病变及精神抑郁。

2. 实验室检查

（1）、（2）及（3）同“叶酸缺乏的巨幼细胞贫血”。

（4）血清维生素 B_{12} 测定（化学发光法）$<$180pg/ ml。

血清维生素 $B_{12}$$<$180pg/ml，诊断为维生素 B_{12} 缺乏；若同时伴有贫血临床表现，伴或不伴消化道症状，加上实验室检查（1）及（2）［或（3）］项，诊断为维生素 B_{12} 缺乏的巨幼细胞贫血。

（二）国外诊断标准

诊断要点：临床表现、实验室检查与国内者同。特殊检查方法为：

1. 血清甲基丙二酸（methylmelonic acid，MMA）测定水平增高（正常人为 70～270nmol/L）。

2. 血浆同型半胱氨酸（homocysteine，HCY）水平增高（正常为 5～15μmol/ L）。

3. 诊断性治疗：维生素 B_{12} 肌内注射，4～6 天后网织红细胞上升，4 周时贫血或全血细胞减少恢复正常，诊断为维生素 B_{12} 缺乏。

具备上述特殊实验室检查中任意两项者，诊断为维生素 B_{12} 缺乏。如再加上贫血及骨髓血细胞巨型变，诊断为维生素 B_{12} 缺乏的巨幼细胞贫血。

【疗 效 标 准】

国内外疗效标准分别与叶酸缺乏的巨幼细胞贫血的国内外疗效标准同。

【评　　论】

1. 维生素 B_{12} 缺乏的神经系统症状与贫血可以不平行。

2. 患者可仅表现为贫血，也可伴有白细胞和血小板减少。血涂片中中性粒细胞核多分叶和 / 或大卵圆形红细胞为最常见表现。

3. 大红细胞不是诊断必须条件。维生素 B_{12} 和叶酸缺乏的患者可能合并缺铁，尤其是老年患者。缺铁可能使维生素 B_{12} 和叶酸缺乏的大细胞性贫血变为小细胞或者正细胞性贫血。

4. 维生素 B_{12} 缺乏的原因包括恶性贫血、胃部手术、肠道功能障碍、饮食摄入不足，以及维生素 B_{12} 转运或吸收的遗传性缺陷。

5. 血清总维生素 B_{12} 检测方便，但单独维生素 B_{12} 水平一项诊断价值有限。80%以上血清维生素 B_{12} 与结合咕啉（haptocorrin）相结合，并不是细胞摄取的活性形式，而且血清维生素 B_{12} 水平不能完全代表胞内维生素 B_{12} 水平，两者有时并不一致。因此，维生素 B_{12} 测定水平低并不一定存在维生素 B_{12} 缺乏，而维生素 B_{12} 功能严重缺乏时测定血清维生素 B_{12} 可能正常甚至增高。

6. 除了血清总维生素 B_{12} 水平测定，HCY 和 MMA 是判断维生素 B_{12} 状态的有用指标。如血清维生素 B_{12} 正常的老年人可能由于氧化应激出现功能性维生素 B_{12} 缺乏，可以通过血清 HCY 和 MMA 升高判断，而且补充维生素 B_{12} 有效。

7. 在补充叶酸或维生素 B_{12} 治疗 24 小时后，骨髓细胞的巨型变逐渐消失，到治疗 48 小时后已基本见不到骨髓细胞的巨型变。一般网织红细胞于补充叶酸或维生素 B_{12} 后 4～6 天开始上升，第 7～10 天达高峰，血红蛋白继之亦上升，1～2 个月恢复正常。

（陈　苗　李蓉生）

参 考 文 献

Green R，Datta MA. 2017. Megaloblastic anemias：Nutritional and other causes. Medical Clinics of North America，101（2）：297-317.

Hannibal L，Lysne V，Bjørke-Monsen A-L，et al. 2016. Biomarkers and algorithms for the diagnosis of vitamin B_{12} deficiency. Frontiers in Molecular Biosciences，3：27.

Wickramasinghe SN. 2006. Diagnosis of megaloblastic anemias. Blood Reviews，20（6）：299-318.

六　恶 性 贫 血

【诊 断 标 准】

（一）国内诊断标准

1. 临床表现

（1）贫血的症状。

（2）消化道症状。舌痛、舌色红、舌表面光滑。

（3）神经系统症状：典型的脊髓后侧束联合病变及周围神经病变。

2. 实验室检查

（1）大细胞性贫血，红细胞多数呈卵圆形，网织红细胞常减少。

（2）白细胞和血小板可减少，中性粒细胞核分叶过多（5 叶者＞5%，6 叶者＞1% ）。

（3）骨髓红系呈典型的巨幼红细胞生成，巨幼红细胞＞10%。粒细胞系及巨核细胞系亦有巨型改变。

（4）特殊检查

1）血清维生素 B_{12} 水平降低。

2）血清内因子抗体阳性。

具备上述临床表现的（1）、（2）及（3）一项以上，实验室检查的（1）、（2）及（3）项和特殊检查中的 1）、2）项者可诊断恶性贫血。

（二）国外诊断标准

1. 男性 Hb＜130g/L，女性 Hb＜120g/ L。

2. 维生素 B_{12} 缺乏相关的血液学表现：如大红细胞、网织红细胞减少、中性粒细胞核多分叶及骨髓巨幼样改变。

3. 维生素 B_{12} 缺乏的实验室证据。

4. 胃黏膜萎缩表现。

5. 内因子抗体（intrinsic factor antibody，IFA）阳性和 / 或胃壁细胞抗体（parietal cell antibody，PCA）阳性。

6. 脊髓病变、神经病变或认知功能障碍表现。

【疗 效 标 准】

国内外疗效标准同叶酸及维生素 B_{12} 缺乏的巨幼细胞贫血的国内外疗效标准。

【评　　论】

1. PA 患者容易合并缺铁，导致平均红细胞体积正常或减小，而不表现为大细胞。

2. 22%～35% 的 PA 患者血清 B_{12} 浓度可能假性升高，因为免疫酶法是采用内因子试剂与血清 B_{12} 竞争性结合来检测血清 B_{12} 浓度，内因子抗体会干扰检测。慢性粒细胞白血病、肝癌和其他恶性肿瘤患者，由于血浆 B_{12} 结合蛋白如结合咕啉增多，也可能导致血清 B_{12} 假性升高。

3. 血清甲基丙二酸（MMA）和血浆同型半胱氨酸（HCY）增高有辅助诊断价值。

4. 内因子抗体（IFA）在维生素 B_{12} 注射后检测可能出现假阳性。

5. 胃镜和活检并不常规建议用于慢性萎缩性胃炎（CAG）和 PA 的诊断。但是，PA 患者中胃肿瘤的发生率增加，因此 PA 患者仍建议行胃镜检查。

6. 缺乏 IFA 和 PCA 的维生素 B_{12} 缺乏巨幼细胞贫血患者，需要查找其他导致 B_{12} 缺乏的原因，不同原因的维生素 B_{12} 缺乏巨幼细胞贫血的替代补充治疗策略相同，但疗程有差异。PA 患者需要终身维生素 B_{12} 替代治疗。

7. 诊断 PA 不必常规行骨髓检查，除非患者为大细胞性贫血、网织红细胞减少但无维

生素 B_{12} 缺乏证据，如果骨髓提示巨幼细胞改变，推荐维生素 B_{12} 替代诊断性治疗。

8. 除了内因子途径，维生素 B_{12} 吸收还存在其他非受体介导机制，因此 IFA 使维生素 B_{12} 吸收明显减少，但并不是缺如。因此，除了肌内注射维生素 B_{12} 替代治疗，口服大剂量维生素 B_{12} 也有效。

（陈 苗 李蓉生）

参考文献

Bizzaro N，Antico A. 2014. Diagnosis and classification of pernicious anemia. Autoimmunity Reviews，13（4-5）：565.

Rojas Hernandez CM，Oo TH. 2015. Advances in mechanisms，diagnosis，and treatment of pernicious anemia. Discov Med，19（104）：159-168.

Toh BH. 2016. Pathophysiology and laboratory diagnosis of pernicious anemia. Immunologic Research，1-5.

七 慢性病贫血

【诊断标准】

（一）国内诊断标准

1. 临床表现

（1）贫血多为轻度至中度。

（2）常伴有慢性感染、炎症或肿瘤。

2. 实验室检查

（1）多为正细胞正色素性贫血，亦有 30%～50%为小细胞低色素性贫血，但 MCV 很少＜72fl。

（2）网织红细胞正常或下降。

（3）红细胞游离原卟啉（FEP）增多。

（4）血清铁（SI）及总铁结合力（TIBC）均低于正常，转铁蛋白饱和度（TS）正常或稍低（一般大于 15%）。血清铁蛋白（SF）水平高于正常。

（5）红细胞生成素（EPO）水平与贫血时应有的 EPO 水平相比是降低的。

（6）骨髓细胞铁染色提示红系细胞中铁粒减少，而在巨噬细胞内铁粒增多。

（二）国外诊断标准

临床表现及实验室检查与国内诊断标准相同。另外，可溶性转铁蛋白受体（sTfR）正常。

【疗效标准】

国内外均只有下列两种情况：

1. 有效 ①Hb 上升＞30g/L；②临床贫血症状改善。

2. 无效 血象及临床症状无改变。

【评 论】

1. 慢性病贫血的核心发病机制是铁利用障碍。慢性系统性疾病如肝病、肾病、内分泌疾病等，由于失血、营养不良、肾功能不全等其他原因造成的贫血，不属于慢性病贫血。

2. 临床上慢性病贫血的特点多为轻度至中度贫血，发病缓慢，进展不快，常伴有慢性感染（如结核）、炎症（类风湿关节炎、红斑狼疮）或肿瘤的相应症状，诊断慢性病贫血需先排除这些疾病本身造成的失血性、肾衰竭、感染及药物导致骨髓抑制或肿瘤侵犯骨髓引起的贫血。

3. 慢性病贫血（ACD）需与缺铁性贫血（IDA）鉴别。IDA 患者血清铁降低，总铁结合力增高，转铁蛋白饱和度明显降低（＜15%），血清铁蛋白降低。ACD 患者虽然血清铁浓度低，但总铁结合力低于正常，转铁蛋白饱和度正常或轻度下降，血清铁蛋白增高。IDA 患者血清 sTfR 增高，血清 sTfR 及 sTfR/logSF（sTfR 与 SF 对数的比值）可用来区别两者，sTfR/logSF 值＜1，ACD 可能性大；＞2，考虑铁缺乏，伴有或不伴有 ACD。

4. 慢性病贫血可能合并缺铁性贫血。在慢性病贫血患者中，总铁结合力＞360ng/L，运铁蛋白饱和度＜15%及 MCV＜80fl（但很少小于 72fl）者，应考虑同时合并缺铁，给予补铁以改善患者的一般状况。

5. 目前对慢性病贫血除治疗基础疾病及对症治疗外，用红细胞生成素补充治疗常可取得一定的疗效。

（陈 苗 李蓉生）

参考文献

李蓉生. 2011.慢性病贫血. 中华检验医学杂志，34（2）：190-192.

Raida L. 2005. Anemia of chronic disease. Blood，352（7）：1011-23.

Cançado RD，Chiattone CS. 2014. Anemia of chronic disease. Medical Clinics of North America，49（10）：920.

Madu AJ，Ughasoro M. 2016. Anemia of chronic disease：An in-depth review. Medical Principles & Practice International Journal of the Kuwait University Health Science Centre，26.

Nairz M，Theurl I，Wolf D，et al. 2016.Iron deficiency or anemia of inflammation：Differential diagnosis and mechanisms of anemia of inflammation. Wiener Medizinische Wochenschrift，166（13）：411-423.

八 再生障碍性贫血

【诊 断 标 准】

（一）国内诊断标准

1. 血象 全血细胞减少，网织红细胞减少，淋巴细胞比例增高。

2. 骨髓象

（1）骨髓穿刺：多部位（不同平面）骨髓增生减低或重度减低；小粒空虚，非造血细胞（淋巴细胞、网状细胞、浆细胞、肥大细胞等）比例增高；巨核细胞明显减少或缺如；红系、粒系细胞均明显减少。

（2）骨髓活检（髂骨）：全切片增生减低，造血组织减少，脂肪组织和/或非造血细胞增多，网硬蛋白不增加，无异常细胞。

3. 除外先天性和其他获得性、继发性骨髓衰竭症，如阵发性睡眠性血红蛋白尿症（PNH）、低增生骨髓异常综合征或白血病（MDS/AML）、自身抗体介导的全血细胞减少（包括免疫相关性全血细胞减少症 IRP 和 Evans 综合征）、急性造血功能停滞、骨髓纤维化、恶性淋巴瘤、严重的营养性贫血、分枝杆菌感染等。

根据上述诊断标准诊断为再生障碍性贫血（简称再障，AA）后，再进一步分为急性型或慢性型。

急性再障（亦称重型再障 I 型）诊断标准：

1. 临床表现　发病急，贫血呈进行性加剧，常伴有严重感染、出血。

2. 血象　除血红蛋白（Hb）下降较快外，需具备下列三项中的两项。

（1）网织红细胞＜1%，绝对值＜15×10^9/L。

（2）中性粒细胞（ANC）＜0.5×10^9/L 。

（3）血小板（PLT）＜20×10^9/L。

3. 骨髓象

（1）多部位（包括胸骨骨髓）增生减低，三系造血细胞明显减少，非造血细胞相对增多。

（2）骨髓小粒中非造血细胞相对增多。

慢性再障（包括非重型再障和重型再障 II 型）诊断标准：

1. 临床表现　发病较急性再障缓慢，贫血、感染、出血相对较轻。

2. 血象　Hb 下降速度较慢，网织红细胞、ANC 及 PLT 减低，但达不到急性再障的程度。

3. 骨髓象

（1）三系或两系减少，至少一个部位增生不良，如增生活跃，则淋巴细胞相对增多，巨核细胞明显减少。

（2）骨髓小粒中非造血细胞（如脂肪细胞等）增加。

4. 病程中如病情恶化，临床、血象及骨髓象与急性再障相同，则称重型再障 II 型。

（二）国外诊断标准

下文介绍英国血液学会推荐的再障诊断标准（2015）。

1. 诊断标准

（1）骨髓增生低下，除外骨髓侵犯及骨髓纤维化。

（2）至少满足以下血常规指标的 2 项（Camitta et al，1975）：Hb＜100g/L；PLT＜50×10^9/L；ANC＜1.5×10^9/L。这是诊断再障的必要条件。

（3）与下述疾病导致的全血细胞减少相鉴别：PNH 相关性疾病（如 AA/PNH 综合征）、低增生性 MDS/AML、 自身抗体介导的全血细胞减少、淋巴瘤、原发性骨髓纤维化、分枝杆菌感染、神经性厌食或长期饥饿、 原发免疫性血小板减少症、先天性再障、GATA2缺乏-MonoMac 综合征（分枝杆菌易感的单核细胞缺乏综合征）等。

2. 再障严重程度评判标准（Camitta et al，1975；Bacigalupo et al，1988）

（1）重型再障（severe AA，SAA）标准

1）骨髓细胞增生程度＜正常的 25%；如≥正常的 25%但＜50%，则残存的造血细胞应＜30%。

2）在第一条基础上，同时满足下述至少两条：①ANC＜0.5×10^9/L；②PLT＜20×10^9/L；③网织红细胞绝对值＜20×10^9/L。

（2）极重型再障（very severe AA，VSAA）标准：除满足 SAA 诊断标准外，若 ANC＜0.2×10^9/L，则诊断为极重型 AA。

（3）非重型 AA 诊断标准：未达到 SAA 及 VSAA 标准的再障。

【疗 效 标 准】

（一）国内疗效标准

1. 基本治愈　贫血和出血症状消失，Hb 达 120g/L（男性）或 110g/L（女性），ANC＞1.5×10^9/L，PLT＞100×10^9/L，随访 1 年以上未复发。

2. 缓解　贫血和出血症状消失，Hb 达 120g/L（男性）或 110g/L（女性），WBC 达 3.5×10^9/L 左右，PLT 也有一定程度增加，随访 3 个月病情稳定或继续进步。

3. 明显进步　贫血和出血症状明显好转，不输血，Hb 较治疗前 1 个月内常见值增长 30g/L 以上，并能维持 3 个月。

判定以上三项疗效标准者，均应 3 个月内不输血。

4. 无效　经充分治疗后，症状、血常规未达明显进步。

（二）国外疗效标准

1. IST 治疗再障疗效评价标准（Marsh et al，2009）

（1）SAA 疗效评价标准

1）无效：仍符合 SAA 诊断标准。

2）部分有效：脱离成分血输注，不再满足 SAA 诊断标准。

3）完全缓解：同时满足以下三个条件，即 Hb 达到与年龄、性别相符的正常值，ANC＞1.5×10^9/L，PLT＞150×10^9/L。

（2）非 SAA 疗效评价标准

1）无效：血象恶化或不能达到下述标准。

2）部分有效：满足下述之一。

A.脱离成分血输注（如既往输血依赖）。

B.至少一系血细胞恢复至正常水平或两倍增加。

C.任何一系血细胞基线水平上升：Hb 上升＞30g/L（如治疗前＜60g/L），ANC 上升＞0.5×10^9/L（如治疗前＜0.5×10^9/L），PLT 上升＞20×10^9/L（如治疗前＜20×10^9/L）。

3）完全缓解：同 SAA。

【评　　论】

（一）关于诊断标准

1. 国内外分型标准比较　国内分为急性再障和慢性再障，国外分为重型再障和非重型再障；国内分型除注意血象及骨髓象外，还注意临床表现，国外则仅注重实验室特征。国外的重型再障包括国内的急性再障和慢性再障中的病情恶化者（重型再障Ⅱ型），轻型再障则皆属国内慢性再障范畴。

2. 最新再障诊断标准仍强调进行多部位、不同层面的骨髓穿刺（包括胸骨）检查，避免骨髓“抽样误差”；淋巴细胞在再障患者及外周血及骨髓中相对较多；应除外自身抗体介导的全血细胞减少等。

（二）关于疗效标准

1. 由于种族、性别、年龄的不同，国内外应用的再障完全缓解标准略有差异，但基本符合各群体血常规正常值，因此推荐国内各临床机构采用国内标准。此外，国外疗效评价标准只体现达标即可，并未涉及维持时间长短，而国内标准则详细指出血象达标后需巩固的时间，临床掌握起来更方便。

2. 2015 年英国再障指南中提出了对 ATG 反应良好的指标（该指标也被中国再障共识引用）：①年龄小；②病情轻；③网织红细胞绝对值＞25×10^9/L 且淋巴细胞绝对值＞1.0×10^9/L；④染色体异常+8 或 del（13q）；⑤存在 PNH 克隆；⑥端粒长度虽不能预测血液学反应，但长端粒组免疫抑制治疗后总生存率高。

（三）关于再障克隆造血及克隆演变

早期回顾性研究发现，超过 50%的再障患者存在 PNH 克隆，经过免疫抑制治疗的再障患者 10 年后进展为 MDS 者约占 10%，进展为急性髓系白血病 AML 者约占 7%。随着新的实验技术（如高通量单核苷酸多态性法及测序法等）应用于临床检测，再障的克隆造血检出率明显提高。研究发现，再障患者突变检出率最高的基因为 PIGA，ASXL1，BCOR，DNMT3A，且发病时即可被检出。

目前有学者认为克隆造血不再作为区分再障与髓系恶性肿瘤的分水岭，而认为其是再障存在的普遍现象，可作为鉴别诊断及指导预后的指标，如出现 PIGA，6pUPD，BCOR/BCORL1 突变提示诊断获得性再障，上述突变克隆群稳定，对免疫抑制治疗反应好，预后良好；同样，有些细胞遗传学异常，如+8，del（13q），+6，+15，也支持获得性再障的诊断而非 MDS；另一些细胞遗传学改变则提示先天性骨髓衰竭症，如+1q，+3q 提示范科尼贫血，i（7q）或 7q CN-LOH 提示 Shwachman-Diamond 综合征，3q CN-LOH 提示先天性角化不良症等。DNMT3A，ASXL1，TP53，RUNX1 和 CSMD1 等克隆改变则与再障向 MDS/AML 转化、克隆群扩大相关，预后不良。7 号染色体结构和数量异常也提示预后差，高度向 MDS/AML 转化。也有学者认为再障为无异常克隆造血的骨髓衰竭，是 T 淋巴细胞产生过量淋巴因子凋亡骨髓所致，有异常克隆造血的骨髓衰竭应从再障“出局”。未来对克隆造血这一现象认识的逐步加深，将有助于深入地揭示此类疾病的本质。

（四）急性造血停滞

急性造血停滞（acute arrest of hemopoiesis）旧称“一过性再生障碍危象（transient aplastic crisis）”和“自限性再障”。病因现已明确，主要是人微小病毒 B19 感染引起，也有报道与肝炎病毒、EB 病毒感染有关，部分患者由氯霉素、苯妥英钠、秋水仙碱、磺胺等药物引起，少数患者原因不明。

最初，国外学者提出了溶血性贫血患儿的贫血危象，后改名为“再生障碍危象”，并定义其自然病程为：溶血过程中，轻度感染后的骨髓红系再生障碍，短期内恢复，并有反跳性红系过度增生。后来发现该病也可发生在非溶血性疾病患者或造血干细胞移植后，这属急性红系造血停滞。

现发现急性造血停滞可表现为骨髓粒、红、巨三系增生减低并导致不同程度的全血细胞减少或两系全血细胞减少，而后在支持治疗下短期内（4～6 周）疾病自然痊愈。

急性造血功能停滞特点如下：

1. 急性发生，全血细胞或两系血细胞减少，网织红细胞可低至 0。
2. 骨髓与再障相似，部分患者片尾可见巨大原始红细胞。
3. 病情自限性，在支持治疗下，4～6 周完全恢复。
4. 了解发病前的危险因素（感染和药物接触史等）对诊断有提示作用。
5. B19 微小病毒 DNA 检测阳性及相应的 IgM 型抗体增高，有辅助诊断意义。

值得注意的是，国内外都有文献报道在急性造血停滞恢复一段时间后复发或发生急性白血病，故对本病患者应做好随访，完善形态学、遗传学等检查，了解复发或“转白”的原因和机制。诊断儿童急性造血停滞时应特别注意与急性淋巴细胞白血病前期鉴别。

（王　婷　邵宗鸿）

参考文献

陈萍，宋善俊. 2016. 再生障碍性贫血诊断治疗专家共识解读. 临床内科杂志，33（10）.

再生障碍性贫血诊断与治疗中国专家共识（2017 年版）. 2017. 中华血液学杂志，38（1）.

Barone A，Lucarelli A，Onofrillo D，et al. 2015. Diagnosis and management of acquired aplastic anemia in childhood. Guidelines from the Marrow Failure Study Group of the Pediatric Haemato-Oncology Italian Association（AIEOP）. Blood Cells Mol Dis，55（1）：40-47.

Killick SB，Bown N，Cavenagh J，et al. 2016. Guidelines for the diagnosis and management of adult aplastic anaemia. Br J Haematol，172（2）：187-207.

Marsh JC，Ball SE，Cavenagh J，et al. 2009 . Guidelines for the diagnosis and management of aplastic anaemia. Br J Haematol，147（1）：43-70.

Miano M，Dufour C. 2015. The diagnosis and treatment of aplastic anemia：A review. Int J Hematol，101（6）：527-535.

Rovó A，Tichelli A，Dufour C. 2013. Diagnosis of acquired aplastic anemia. Bone Marrow Transplant，48（2）：162-167.

Seishi Ogawa. 2016. Clonal hematopoiesis in acquired aplastic anemia. Blood，128：337-347.

Stanley N，Olson TS，Babushok DV. 2017. Recent advances in understanding clonal haematopoiesis in aplastic anaemia. Br J Haematol，177（4）：509-525.
Williams DA，Bennett C，Bertuch A，et al. 2014 . Diagnosis and treatment of pediatric acquired aplastic anemia（AAA）: An initial survey of the North American Pediatric Aplastic Anemia Consortium（NAPAAC）. Pediatr Blood Cancer，61（5）：869-874.

九 范科尼贫血

范科尼贫血（Fanconi anemia）旧称先天性再生障碍性贫血，现归类为遗传性骨髓衰竭（inherited bone marrow failure），是一种遗传性造血干细胞异常性疾病，由基因突变引起。

【诊 断 标 准】

（一）国内诊断标准

1. 临床表现

（1）贫血的一般表现，无肝脾和淋巴结肿大，常见皮肤色素沉着，或片状棕色斑，可有出血倾向及感染。

（2）有先天畸形，如皮肤异常、骨骼畸形（拇指缺如或畸形，第一掌骨发育不全，尺骨和脚趾畸形等）、泌尿生殖系特别是肾畸形或先天性心脏病等。身材矮小，小头畸形，智力低下，眼、耳先天异常，先天性心脏病，肺间质病变等。

（3）可有家族史，10%～30%的患者父母为近亲结婚。

2. 实验室检查

（1）血象：常有贫血，多呈大细胞性。也可先有血小板减少或白细胞降低，最后呈全血细胞减少。少数病例可仅一系或两系细胞减少。网织红细胞计数显著减低。粒细胞内可见中毒颗粒。

（2）骨髓象：早期可有红细胞系增生和巨幼变，随着病情进展表现为骨髓增生不良，脂肪增多，淋巴细胞、浆细胞、组织嗜碱和组织细胞增多，类似再生障碍性贫血骨髓象。

（3）生化改变：约半数患儿出现氨基酸尿（多为脯氨酸尿），胎儿血红蛋白增多（5%～15%）。红细胞抗原持续存在（正常 2 岁前消失）。

（4）骨髓造血祖细胞培养：粒系及红系集落数量均减少。

（5）细胞遗传学检查：可见染色体断裂、缺失及染色单体互换、核内再复制、环形染色体畸变等染色体不稳定表现。淋巴细胞培养加入 DNA 交联剂如丝裂霉素 C、博来霉素等后，上述表现更为明显，可显示大量染色体断裂。

（6）迄今已有 16 个致病基因被克隆，分布在不同的染色体上，只有 B 型被定位在 X 染色体上，其余全在常染色体上。在这 15 个基因中，任何一个发生突变与缺失均可以其不同的亚型、不同的临床表现发病。

3. 诊断要点 范科尼贫血的诊断基于现病史、家族史、临床检查及实验室检测结果。如果患者淋巴细胞或皮肤成纤维细胞染色体断裂试验检测呈阳性，并从分子水平得到了证实，诊断即可成立。

对于染色体断裂试验阴性，而临床症状明显者，需进一步检测，如仍为阴性，考虑是否有其他综合征的可能性。

（二）国外诊断标准

1. 可能提示范科尼贫血的发现

（1）身体特征

1）身材矮小。

2）异常皮肤色素沉着，如浅褐色斑疹、色素减退。

3）骨骼异常，如拇指发育不全、第一掌骨发育不全。

4）小头畸形。

5）眼部异常。

6）泌尿生殖道畸形。

（2）实验室发现

1）大细胞性贫血。

2）胎儿血红蛋白升高（经常在贫血之前）。

3）血细胞减少（尤其是血小板减少、白细胞减少和重型粒细胞减少）。

（3）病理发现

1）进行性骨髓衰竭。

2）成人起病的再障。

3）骨髓增生异常综合征（MDS）。

4）急性髓细胞白血病（AML）。

5）早发的实体瘤（头颈部肿瘤、食管癌、阴道的鳞状细胞癌、宫颈癌和肝脏肿瘤）。

6）对放化疗的不寻常毒性反应。

2. 诊断的建立

（1）细胞遗传学检查（用双环氧丁烷或丝裂霉素 C）发现患者淋巴细胞或皮肤成纤维细胞染色体断裂试验阳性。

（2）查到已知的 16 个可导致常染色体隐性范科尼贫血的双等位基因突变，或导致常染色体显性范科尼贫血的 RAD51 的杂合突变，或导致性连锁的范科尼贫血的 FANCB 的半合子突变。

【疗 效 标 准】

详见再生障碍性贫血的疗效标准。

【评 论】

国际上对突变基因检测的策略是采取在染色体断裂测定阳性基础上，并且其互补亚型明确后，再利用分子遗传学技术测定。另外，首先选择其常见与可能的亚型检测也是突变基因检测的一个策略。

随着分子生物学的进展，对范科尼贫血的诊断已不再单纯根据临床表现（先天畸形）和一般实验室检查（血象检查），而向染色体变化和基因诊断发展，因而发现了既无贫血又无先天畸形的类型，加深了对本病的认识。目前认为，范科尼贫血是一种高度异质性的疾病或综合征，而且有一个发展过程，本病的细胞有多种生物学特点，但都不具特异性，在基因诊断未能普遍可行的情况下，当前最可信的实验诊断方法，仍是患者细胞经与DNA交联剂处理后形成染色体断裂的现象。借此确诊的患者中，37%无先天性畸形，31%无贫血，7%两者皆无，说明该法可检出一些非典型病例。只有血象和骨髓象异常而无先天性畸形者称 Estren-Dameshek 综合征。当然，也有些患者先有先天畸形，直到发生骨髓造血功能衰竭才能诊断；也有的患者有先天畸形及骨髓衰竭，但无染色体断裂现象者，进一步表明基因及表型的多样性。60%的患者骨髓细胞核型正常，34%有克隆性异常。分子遗传学检测的发展，进一步揭示了疾病的发病机制，也为分子诊断提供了依据。

在家族史中，主要询问患者家庭成员有无近亲结婚，是否有贫血史，形体发育畸形、智力发育障碍或肿瘤、单一或多个脏器功能异常的家族病史。

应注意，遇到儿童或青年患者表现为形体及智力发育障碍、不同程度的贫血、骨髓增殖异常、急性髓系白血病、多脏器及多系统受累或有实体肿瘤时，要考虑范科尼贫血的可能性。

（韩 冰）

参考文献

Mehta PA，Tolar J. 2016. Fanconi anemia//Pagon RA，Adam MP，Ardinger HH，et al，eds. GeneReviews［Internet］. Seattle（WA）：University of Washington，Seattle，1993-2017［updated 2016 Sep 22］.

Peffault de Latour R，Soulier J. 2016. How I treat MDS and AML in Fanconi anemia. Blood，127（24）：2971-2979.

Triemstra J，Pham A，Rhodes L，et al. 2015. A review of Fanconi anemia for the practicing pediatrician. Pediatr Ann，44（10）：444-445，448，450.

十 纯红细胞再生障碍

【诊断标准】

（一）国内诊断标准

纯红细胞再生障碍（pure red cell aplasia，PRCA）诊断标准根据文献及专家共识拟定如下。

1. 诊断标准

（1）临床表现

1）有贫血症状和体征，如心悸、气短、苍白等。

2）无出血和发热。

3）无肝脾大。

（2）实验室检查

1）血常规：血红蛋白（Hb）低于正常值（男性＜120g/L，女性＜110 g/L）；网织红细胞＜1%，绝对值减少。白细胞（WBC）及血小板（PLT）计数均在正常范围内（少数患者可有轻度 WBC 或 PLT 减少），白细胞分类正常，红细胞及血小板形态正常。

2）血细胞比容较正常减少。

3）红细胞平均体积（MCV）、红细胞平均血红蛋白量（MCH）、红细胞平均血红蛋白浓度（MCHC）在正常范围内。

4）骨髓象：骨髓红细胞系统各阶段显著低于正常值，幼红细胞应少于 5%，粒系及巨核系的各阶段在正常范围内。红系严重减少时，粒系的百分比相对增加，但各阶段比例正常。个别患者的巨核细胞可以增多。三系细胞无病态造血，罕有细胞遗传学异常，无髓外造血。

5）酸溶血实验（Hams 试验）及抗人球蛋白实验（Coombs 试验）阴性，尿含铁血黄素试验（尿 Rous 试验）阴性（频繁输血者 Rous 试验可阳性），无 PNH 克隆；血清铁、总铁结合力及铁蛋白可增加；有些患者 IgG 增加。

（3）部分患者有胸腺瘤。有些继发患者发病前有氯霉素或苯等接触史，有的患者合并恶性肿瘤或自身免疫性疾病（如系统性红斑狼疮）或其他血液病（如慢性淋巴细胞白血病）。

（4）先天性患者发病早，可伴畸形，父母常为近亲结婚。

PRCA 的诊断要点是血象及骨髓象红细胞系明显减少。其他各项检查是为了与其他贫血相鉴别。

2. 分型　PRCA 通常分为先天性和获得性两大类。在获得性项下，又有继发性及原发性两种。

（1）先天性纯红细胞再生障碍（Diamond-Blackfan 综合征）：多发生在一岁半以下小儿，可合并轻度畸形。

（2）获得性（后天性）纯红细胞再生障碍的病因及分类见表 10-1。

（二）国外诊断标准

根据文献材料，归纳如下。

1. 诊断标准

（1）临床表现：主要为贫血症状。无出血和发热。如为继发 PRCA 还会出现原发病的相关症状。

（2）实验室检查

1）血常规：PRCA 的贫血一般为正细胞正色素性贫血。网织红细胞绝对值＜10×10^9/L 或网织红细胞比例＜1%。WBC 计数及分类正常，PLT 计数正常。如果为某些感染导致的 PRCA，可能会出现 WBC 轻度减少和 PLT 轻度异常（升高或降低），淋巴细胞比例也可能轻度增高。

2）骨髓象：原发性获得性 PRCA（免疫机制介导的 PRCA）幼稚红细胞明显减少（幼稚红细胞＜1%或缺如），粒系、巨核系各阶段细胞比例形态正常。部分患者骨髓可见红系前体造血细胞但不超过 5%，可见巨大原红细胞，前体红细胞体积较大，有胞质空泡及伪足，可能与细小病毒 B19 感染相关。同时可见淋巴细胞比例增多、聚集，伴（或不伴）浆细胞增多，反映机体免疫活化。

表 10-1　获得性纯红细胞再生障碍的病因和分类

原发性	成人 T 细胞白血病-淋巴瘤病毒感染
特发性	EBV 感染
自身免疫性	肝炎病毒感染
白血病前期	腮腺炎病毒感染
继发性	CMV 感染
胸腺瘤	致不典型肺炎的各种病原微生物（冠状病毒、支原体、衣原体或军团菌等）感染
血液系统肿瘤	脑膜炎球菌感染
慢性淋巴细胞白血病	链球菌感染
大颗粒淋巴细胞白血病	利什曼原虫感染
非霍奇金淋巴瘤	慢性溶血性贫血
霍奇金淋巴瘤	结缔组织病
多发性骨髓瘤	甲状腺功能减退症
巨球蛋白血症	药物和化学品
慢性髓性白血病	妊娠
骨髓纤维化	严重肾衰竭
原发性血小板增多症	严重营养不良
急性淋巴细胞白血病	重组红细胞生成素（EPO）治疗产生 EPO 抗体
实体肿瘤	造血干细胞移植
病原微生物感染	放疗
细小病毒 B19 感染	
HIV 感染	

3）细胞遗传学检测：染色体核型检测除外以 PRCA 为早期表现的 MDS，T 细胞受体重排（TCR）检测应作为常规检测除外淋巴系统恶性增殖性疾病。如淋巴细胞或浆细胞比例增多，需确定其为多克隆性方能诊断为免疫机制介导的获得性 PRCA；如为单克隆性，则诊断为淋巴系统肿瘤性疾病继发的 PRCA。

4）细小病毒检测：所有 PRCA 患者均需进行细小病毒 B19 的检测，推荐采用聚合酶链反应（PCR）法。

5）影像学检测：如无明确病毒感染证据，也无继发性 PRCA 证据，还需行胸部 CT 检查除外胸腺瘤。

2. 分型　国外对本病有人分为急性（急性红系造血停滞）及慢性（获得性）者；有人分为先天性及获得性者。也有人将之分为四型：

Ⅰ型：血清中有 IgG 抑制物，直接作用于幼稚红细胞。

Ⅱ型：IgG 抑制物作用于循环中的红细胞生成素。

Ⅲ型：白血病前期的一种形式。

Ⅳ型：慢性淋巴细胞白血病的一种并发症。后两种实际上是其他血液病的一种表现，并非独立的 PRCA。

近期，国外又将各种情况下发生的 PRCA 进行归纳分类，如表 10-2 所示。

表 10-2 PRCA 的分类

先天性	急性淋巴细胞白血病
Diamond-Blackfan 贫血	实体瘤
获得性	胸腺瘤
原发性	胃癌
原发免疫性 PRCA（包括儿童期一过性幼红细胞减少症）	乳腺癌
原发性骨髓增生异常性 PRCA	胆管癌
继发性	肺癌
自身免疫性胶原血管病	甲状腺癌
系统性红斑狼疮	肾细胞癌
类风湿关节炎	无明确原发灶的肿瘤
炎性肠病	病毒感染
其他自身免疫机制	细小病毒 B19
ABO 血型不合的干细胞移植	HIV
坏疽性脓皮病	T 细胞白血病病毒
淋巴系统增殖性疾病	传染性单核细胞增多症
慢性淋巴细胞白血病	肝炎病毒甲、乙、丙、戊
大颗粒淋巴细胞白血病	巨细胞病毒
霍奇金病	细菌感染
非霍奇金淋巴瘤	C 组链球菌
血管免疫母细胞性淋巴结病	结核分枝杆菌
多发性骨髓瘤	细菌性脓毒症
华氏巨球蛋白血症	药物和毒物
Castleman 病	重组人红细胞生成素诱导的相关抗体介导性 PRCA
其他血液系统恶性肿瘤	其他药物相关
慢性粒细胞白血病	其他疾病
慢性粒单细胞白血病	怀孕
骨髓纤维化伴髓样化生	核黄素缺乏症
原发性血小板增多症	

资料修改自：Lipton et al。

【疗 效 标 准】

（一）国内获得性 PRCA 的疗效标准

1. 基本治愈　贫血症状消失，Hb 上升，男性达到 120g/L，女性达到 110g/L。WBC 及 PLT 计数正常。骨髓象恢复正常。停药随访 1 年以上无复发。

2. 缓解　症状消失。Hb 男性达到 120g/L，女性达到 110g/L。WBC 及 PLT 计数正常。骨髓象恢复正常。停药随访 3 个月稳定或继续进步。

3. 明显进步　症状好转，不输血。血红蛋白较治疗前增加 30g/L 以上，维持 3 个月不下降。

4. 无效　治疗后血红蛋白不增加，或增加不到 30g/L。

（二）国外疗效标准

国外文献一般均以血红蛋白恢复正常（120g/L）、骨髓象恢复正常为本病缓解标准。

【评　　论】

（一）有关诊断标准

本病属于罕见病，根据前述标准，诊断并不困难。但该病在病程中有时也会变化，少数患者可“转变”成 MDS 或急性白血病等。对此类病例需深究其为“MDS 误诊为 PRCA”抑或“PRCA 转为 MDS”。个别 MDS 患者以 PRCA 为最初表现，如 5 号染色体核型异常。儿童患者应注意与急性淋巴细胞白血病前期鉴别（该病通常先表现为“急性红系造血停滞”，2～3 个月后发生急性淋巴细胞白血病）。PRCA 还应注意与一般再障相鉴别，有报告指出，该病患者中 51%并发其他疾病。

EPO 相关 PRCA 有较为明确的发病机制及特殊的诊断标准：长期应用重组人 EPO（rhEPO）可导致患者体内产生抗 EPO 抗体，它既针对外源性 EPO，也针对内源性 EPO，最终导致红细胞生成障碍。其诊断标准为：①rhEPO 治疗 4 周以上，在 rhEPO 剂量不变或增加的情况下，突然出现血红蛋白每周下降 5～10g/L，或每周需要输注 1～2 个单位的红细胞才能维持血红蛋白水平；②网织红细胞绝对值＜10×109/L，而白细胞计数及血小板计数正常；③骨髓涂片可见红系严重增生不良，幼红细胞＜5%；④抗 EPO 抗体检测阳性。

（二）有关疗效标准

本病治疗过程中存在病情波动，部分患者血红蛋白上升后再次下降，实未缓解，所以定期随访及停药后追踪观察很重要。随访时间是评定疗效的重要条件之一，不可忽视。

（王　婷　邵宗鸿）

参 考 文 献

获得性纯红细胞再生障碍诊断与治疗. 2015. 中国专家共识（2015 年版）. 中华血液学杂志，36（5）.

Hirokawa M，Sawada K，Fujishima N，et al. 2015. PRCA Collaborative Study Group. Long-term outcome of patients with acquired chronic pure red cell aplasia（PRCA）following immunosuppressive therapy：A final report of the nationwide cohort study in 2004/2006 by the Japan PRCA collaborative study group. Br J Haematol，169（6）：879-886.

Means RT Jr. 2016. Pure red cell aplasia. Blood，128（21）：2504-2509.

Perkins SL. 2004. Pediatric red cell disorders and pure red cell aplasia. Am J Clin Pathol，122（Suppl）：S70-86.

Sawada K，Fujishima N，Hirokawa M. 2008. Acquired pure red cell aplasia：Updated review of treatment. Br J Haematol，142（4）：505-514.

十一　溶血性贫血

众所周知，正常红细胞发育成熟于骨髓。成熟红细胞自骨髓释放入血，行使功能直至衰老、破坏的寿命平均为 120 天。各种原因（红细胞外在因素和/或红细胞内在缺陷）使红细胞寿命缩短、提前破坏，由此引发的贫血称为溶血性贫血（hemolytic anemia，HA，简称溶贫）。

【诊 断 标 准】

（一）溶贫的三大特点

1. 贫血　其程度取决于红细胞寿命缩短的程度及骨髓代偿能力的有效性。在造血原料和造血因子充分的正常情况下，骨髓红系代偿增殖成熟的有效力可 3～10 倍于正常。因此，轻度溶血可无贫血，只有溶血，形态学表现为：骨髓中红系各期幼红细胞增多，粒/红比倒置，外周血网织红细胞增多，并可出现多染、点彩及豪-乔小体红细胞，甚至幼红/幼粒血象。

2. 黄疸　血中总胆红素增高[结合(直接)和未结合(间接)胆红素]，其浓度＞35μmol/L 时出现黄疸（巩膜、黏膜、皮肤黄染）。溶贫的黄疸以未结合胆红素增高为主，出现的早晚因溶血性疾病而异。血中总胆红素浓度在 17.0～34.0μmol/L，临床上无黄疸为隐性黄疸，34.0～85.0μmol/L 为轻度黄疸，85.0～170.0μmol/L 为中度黄疸，＞170.0μmol/L 为重度黄疸。溶贫患者多为轻中度黄疸。

3. 血清 LDH 水平升高，结合珠蛋白降低。

凡贫血者具备黄疸（以未结合胆红素增高为主）、骨髓红系增生、外周血网织红细胞增多，伴或不伴脾大，血清 LDH 水平升高，可确定为溶贫。

（二）溶贫分类

1. 按溶血机制分类

（1）红细胞膜缺陷：如遗传性球形红细胞增多症（HS)、遗传性椭圆形红细胞增多症（HE）等。

（2）红细胞酶缺陷：如葡萄糖-6-磷酸脱氢酶（G6PD）缺乏症、丙酮酸激酶（PK）缺乏症等。

（3）血红蛋白（Hb）合成缺陷或异常：如地中海贫血、异常 Hb 病等。

（4）复合型：如红细胞酶病并膜病或酶病并 Hb 病。

（5）后天获得性：有多种因素，如免疫性（温抗体型、冷抗体型、混合抗体型）；物理性（人工瓣膜置换、行军性 Hb 尿）；感染性（原虫、微生物、支原体）；化学性（药物、毒素等）；膜缺陷补体溶血敏感（阵发性睡眠性 Hb 尿症，PNH）。

2. 按红细胞形态学分类（表 11-1）

表 11-1　溶贫按红细胞形态学分类

类型	MCV（fl）	MCH（pg）	MCHC（g/L）
大细胞性	＞100	＞34	320～360
正细胞性	80～100	27～34	320～360
单纯小细胞性	＜80	＜27	320～360
小细胞低色素性	＜80	＜27	＜320

3. 按溶血主要场所的判断

（1）原位溶血：幼稚红细胞在骨髓中增殖发育成熟，正常情况下 15%～20%的幼红细胞不能成熟而在骨髓中凋亡称原位溶血。特征为黄疸轻甚至可以无，并发胆石症少，脾不大，外周血网织红细胞不增高，骨髓幼红细胞可增生但凋亡快。

（2）血管外溶血：成熟红细胞在单核-吞噬细胞系统破坏，特征为肝、脾大明显，尤以脾为甚，黄疸较重，发生胆系感染及胆石症较早，增高的胆红素以未结合（间接）胆红素为主，骨髓幼红细胞明显增生，外周血网织红细胞增高。

（3）血管内溶血：成熟红细胞在血管内循环血液中破坏，内容物 Hb 大量游离入血，与血液中结合珠蛋白结合至肝中降解清除。结合珠蛋白减低或耗尽。增高的胆红素以未结合胆红素为主，有 Hb 尿（尿色呈浓茶色、红葡萄酒样、醋样甚至酱油样），含铁血黄素尿。血管内溶血长期反复发作，久之，可伴发缺铁性贫血。

以上三大溶血场所常混合存在，以一种为主而已。

4.按严重程度分类　国内外均无溶贫严重度分类，可按国内贫血严重程度分级，溶贫诊断明确。

轻度：Hb＞90g/L 且低于正常参考值下限。

中度：Hb 60～90g/L。

重度：Hb 30～60g/L。

极重度：Hb＜30g/L。

（三）溶贫危象

溶贫病程中可因感染（细菌、病毒、原虫）、药物（解热止痛类、磺胺类、呋喃类、抗生素类等）或营养缺乏等突发大量红细胞破坏，红细胞和 Hb 急剧下降。危象有下列几种，以前三者常见。

1. 溶血危象　贫血加重，黄疸加深，脾大，可有触痛，骨髓红系增生，外周血网织红细胞增多，持续约 1 周，经治疗缓解或自行缓解。

2. 再障危象　特别是微小病毒 B19 感染所致。患者贫血加重，胆红素下降，网织红细胞减低或消失，骨髓增生减低，红系减少，出现巨大原始红细胞，不累及其他系血细胞为纯红再障危象。重者除红系受抑外，并累及粒-巨核系类似经典再生障碍性贫血，则为再障危象。患者还可伴发热、肌痛、皮疹、呕吐、腹泻等，可危及生命。经治疗 14 天左右缓解。

3. 巨幼细胞性危象　骨髓红系代偿性明显增生，有相对性叶酸缺乏，红系巨幼样变类似巨幼细胞性贫血。

4. 血液扣压危象　多发生在婴幼儿期，大量红细胞扣积于脾，患儿血容量剧降，心血管功能衰竭危及生命。

5. 疼痛危象（血管闭塞危象）　主要见于镰状红细胞病（HbS），患者由于血管闭塞涉及身体多部位（以脾、肺、肾、骨、泌尿生殖系统、内分泌系统、神经系统）表现为顽固性剧烈骨痛、胸腹痛、神志变化等。HbS 病主要流行于热带非洲黑种人，随国际交往频繁，人员流动/通婚，我国亦可见到 HbS 患者，值得注意。

（四）溶贫并发症

1. 胆石症溶贫　患者血中大量未结合胆红素在胆道通路（胆囊、胆总管、肝内胆管）中浓缩沉积形成胆色素性结石。结石大小、数量不定，甚至为泥沙样。如引起胆汁排泄不畅可致血中结合（直接）胆红素增高。遗传性溶贫患者发生胆石症早，多在 20 岁前，甚至在出生不久婴幼儿期。

2. 血色病溶贫　患者肠道吸收铁增加，加上输血和/或应用补血药更易发生体内储铁过多。每年接受输血 200～300ml/kg 相当于接受铁 5～10g，血管外溶血者易发生血色病。

铁代谢实验室检查示：血清铁升高＞180μg/dl，铁蛋白明显增高，＞500μg/L，多＞1000μg/L，转铁蛋白饱和度明显升高＞62%。

血色病铁过多主要累及肝、胰、心、性腺，因功能减退出现相应的临床表现；皮肤有色素沉着，呈古铜色。

（五）髓外造血

一般溶血病代偿性红系增生出现在骨髓。外周血中多能造血干细胞随血液流动于骨髓外组织出现造血灶，是一种红系代偿增生的造血方式。髓外造血多以肿块出现，常发生在椎体、肋骨旁，也可出现于实质器官，甚至浆膜腔内有渗液（胸水、腹水）。

【评　　论】

溶血性贫血可由多种疾病引起，机制复杂，实验室检查繁多，临床表现除溶贫外可伴多系统表现。治疗手段、疗效判断各异，常使医务工作者困惑。以下几点有助于诊治：

1. 详细询问病史（现病史、家族史），以确定遗传性或获得性溶贫。

2. 仔细分析红细胞参数，如 MCV、MCH、MCHC，如为小细胞低色素性溶贫，提示地中海贫血，采取 Hb 电泳；如 MCV 低、MCHC 高，提示遗传性球形红细胞增多症，可采用渗透脆性和孵育脆性试验。

3. 仔细观察外周血涂片红细胞形态，红细胞小、中心浅染区扩大并有靶形红细胞（＞10%），提示地中海贫血；红细胞小、中心浅染区深染或消失，提示遗传性球形红细胞增多症，首选治疗为脾切除；红细胞为卵圆形或雪茄样椭圆形，提示遗传性椭圆红细胞增多症，治疗可切脾；红细胞中心淡染区狭长状，提示遗传性口形红细胞增多症，治疗不宜切脾；红细胞呈气泡状，提示药物相关性溶贫、G6PD缺乏症。

4. 提高对溶贫的警惕，下列情况应除外溶贫：①黄疸型肝炎和/或胆石症的患儿；②无明显原因发生溶血危象或再障危象；③输血时血型确定困难；④自身免疫性溶血可作为风湿免疫病、淋巴增殖性疾病的首发表现，应定期或不定期进行这些疾病的检验；⑤迟发性溶血性输血反应；⑥下肢慢性顽固性皮炎和溃疡，尤以踝部为甚。

有关常见溶贫的各种疾病请参阅各论。

（姚尔固）

参考文献

李津婴，顾海慧，郑素娟，等. 2016. 溶血病因系统在遗传性溶血性贫血诊断和鉴别诊断中的应用. 中华血液学杂志，37（6）：512-516.

林凤茹，郭晓楠，任金海，等. 2010. 血液科临床备忘录. 第2版. 北京：人民军医出版社，1-5，44-60.

林果为，欧阳仁荣，陈姗姗，等. 2013. 现代临床血液病学. 上海：复旦大学出版社，417-553.

Beris P，Piecard V. 2015. Nonimmune hemolysis：Diagnotic considerations. Sem Hematol，52（4）：287-303.

十二　地中海贫血

【诊断标准】

（一）国内诊断标准

珠蛋白生成障碍性贫血（thalassemia）又称地中海贫血或海洋性贫血，简称地贫。现综合参考国际地中海贫血联盟（TIF）的最新诊断建议和近年文献并结合我国临床实践制定如下诊断标准。

1. β-地贫

（1）重型β-地贫

1）临床表现：出生后3～6个月开始发病，呈慢性进行性贫血，面色苍白，肝脾大，发育不良，常有轻度黄疸，症状随年龄增长而加重。长期重度贫血使骨髓代偿性增生导致骨骼变大、髓腔增宽；1岁后颅骨变形明显，表现为头颅增大，额部、顶部、枕部隆起，颧骨增高，鼻梁塌陷，两眼距增宽，上颌及牙齿前突，呈现特殊的地贫面容。反复输血及长期贫血导致肠道铁吸收过多可并发继发性铁过载，过多的铁沉积于心脏和其他部位如肝、胰腺、脑垂体等而引起脏器功能损害的相应症状，最严重的是心力衰竭，是患者死亡的主要原因之一。

2）实验室检查：①血液学改变：外周血Hb＜60g/L，呈小细胞低血色素性贫血（MCV、MCH、MCHC降低）；红细胞形态不一、大小不均，中央淡染区扩大，出现靶形红细胞（10%以上）和红细胞碎片；网织红细胞增多，外周血出现较多有核红细胞；脾功能亢进时，白细胞和血小板减少；红细胞脆性降低。②骨髓象：骨髓中红细胞系统增生明显活跃，以中、晚幼红细胞占多数，成熟红细胞改变与外周血相同。③血红蛋白电泳：首诊时 HbF 显著增高，可达 30%～90%，HbF 不增高应排除近期输血的影响，可在输血后 3 个月左右复查；HbA_2 多大于 4%。④基因型：多为 β-地贫纯合子或 β-地贫双重杂合子。

3）遗传学：父母均为 β-地贫杂合子。

符合上述条件者可做出临床诊断，进一步诊断需进行基因分析。可采用限制性内切酶片段长度多态性（RFLP）连锁分析、PCR-限制酶切法、PCR-ASO 点杂交、反向点杂交（RDB）和 DNA 测序等方法检测 β-珠蛋白基因缺陷的类型和位点。

（2）中间型 β-地贫

1）临床表现：患者出生时无症状，多在 2 岁后开始发病，随着年龄增长逐渐出现典型的临床特征，主要表现为轻至中度慢性贫血，患者 Hb 大多在 60～100g/L，在合并感染、妊娠或服氧化剂类药物时贫血可因溶血而明显加重，大部分患者有肝脾大。大部分患者无典型的地中海贫血面容，生长发育正常或稍迟缓，可长期存活；部分患者可存在继发性铁过载、高凝状态，易合并血栓、肺动脉高压等并发症；少部分患者可出现脚部溃疡、严重髓外造血致组织器官压迫等罕见并发症。

2）实验室检查：①血液学改变：外周血 Hb 60～100g/L，呈小细胞低色素性贫血（MCV、MCH、MCHC 降低），网织红细胞正常或增高，白细胞数多正常，血小板数常增高，脾功能亢进时白细胞、血小板数减少；红细胞脆性降低。②骨髓象：呈增生性贫血骨髓象，红细胞系统增生显著，以中、晚幼红细胞占多数，成熟红细胞改变与外周血相同。③血红蛋白电泳：患者 HbA 减少而 HbF、HbA_2 增多，HbA_2 多大于 4%，HbF 占 10%～50%；异常血红蛋白 E/β-地贫患者除 HbF、HbA_2 增多外，可出现 HbE。④基因型：可为 β-地贫纯合子、β-地贫双重杂合子、异常血红蛋白 E/β-地贫，也可是 β-地贫杂合子。

3）遗传学：父母一方或双方为 β-地贫；异常血红蛋白 E/β-地贫患者父母一方为 β-地贫，另一方为异常血红蛋白 E。

符合上述条件者可做出临床诊断，可采用 RFLP 连锁分析、PCR-限制酶切法、PCR-ASO 点杂交、RDB 和 DNA 测序等方法进一步分析基因缺陷的类型和位点。

（3）轻型 β-地贫

1）临床表现：多数患者无症状或有轻度贫血症状，少数有轻度贫血，面色较差，常感疲乏无力，但生长发育正常，骨骼无畸形，偶见轻度脾大。贫血可因感染、妊娠等情况加重，也可并发缺铁性贫血。

2）实验室检查：外周血 Hb 稍降低，但＞90g/L。红细胞轻度大小不均，呈小细胞低色素性（MCV＜79fl、MCH＜27pg），可有少量靶形红细胞，红细胞脆性降低。HbA2 ＞35%或正常。HbF 正常或轻度增加（不超过 5% ）。基因型为 β-地贫杂合子。

3）遗传学：父母至少一方为 β-地贫杂合子。

4）除外其他地贫和缺铁性贫血，符合上述条件者可做出临床诊断，进一步诊断需进行基因分析。

（4）静止型 β-地贫基因携带者

1）临床表现：无症状。

2）实验室检查：血红蛋白正常，MCV＜79fl，MCH＜27pg，红细胞脆性降低，网织红细胞正常；HbA_2＞35%或正常，HbF 正常或轻度增加（不超过 5%）。基因型为 β-地贫杂合子。

3）遗传学：父母至少一方为 β-地贫杂合子。

符合上述条件者可做出临床诊断，进一步诊断需进行基因分析。

2. α-地贫

（1）重型 α-地贫（Hb Bart 胎儿水肿综合征）

1）临床表现：Hb Bart 胎儿水肿综合征往往胎儿在妊娠 34～40 周成为死胎，流产或早产后胎儿绝大部分在数小时内死亡，流产及早产胎儿小，皮肤苍白，可有黄疸及皮肤出血点，全身水肿、体腔积液；肝脾大明显，心脏明显肥大，巨大胎盘，易碎裂，脐带常有水肿。孕妇可有妊娠高血压综合征。

2）实验室检查：Hb Bart 胎儿水肿综合征 Hb 在 30～100g/L。MCV 及 MCH、MCHC 显著降低，红细胞渗透脆性降低。血涂片可见红细胞大小不均、异形及靶形红细胞，可见有核红细胞，网状红细胞显著增多。血红蛋白电泳：Hb Bart ＞70%，少量 Hb Portland，可出现微量 HbH。基因型为 α-地贫纯合子。

3）遗传学：父母双方均为 α-地贫。

符合上述条件者可做出临床诊断，进一步诊断需进行基因分析。

（2）血红蛋白 H 病（中间型 α-地贫）

1）临床表现：HbH 病患者出生时与正常婴儿一样，未满 1 岁前多无贫血症状，以后随着年龄增长逐渐出现典型的 HbH 病特征，主要表现为轻至中度的慢性贫血（Hb 大多在 70～100g/L，但贫血严重时可在 30g/L 以下；少数患者血红蛋白可低于 60g/L 或高于 100g/L）。2/3 以上患者有肝脾大，轻度至中度黄疸；部分患者因长期贫血可出现明显的地中海贫血外貌、骨骼病变，生长发育迟缓。HbH 病患者可长期存活，合并感染、妊娠或服磺胺类药、氧化剂类药时可因溶血而贫血程度明显加重。

2）实验室检查：红细胞形态基本同重型 β-地贫所见。血涂片经煌焦油蓝染色后可见红细胞中含有灰蓝色、均匀、圆形的颗粒状 HbH 包涵体；骨髓中红细胞系统增生极度活跃，有核红细胞亦可见 HbH 包涵体；血红蛋白电泳出现 HbH 区带，HbH 成分占 5%～30%（个别患者 HbH 成分可小于 5%或高达 40%），也可出现少量 Hb Bart（出生时 Hb Bart 可达 15%以上）。基因型为 α-地贫 1 和 α-地贫 2 双重杂合子；α-地贫/HbCS。

3）遗传学：父母双方均为 α-地贫，或一方为 α-地贫、另一方为 HbCS。

符合上述条件者可做出临床诊断，进一步诊断需进行基因分析。

（3）轻型 α-地贫（标准型 α-地贫或特性，α-地贫 1）

1）临床表现：无症状或有轻度贫血症状，无肝脾大。

2）实验室检查：出生时 Hb Bart 可占 5%～15%，几个月后消失，红细胞有轻度形态改变，可见靶形红细胞，血红蛋白稍降低或正常，MCV＜79fl，MCH＜27pg，红细胞脆性降低。血红蛋白电泳正常，可检出 ζ 珠蛋白链。基因型为 α-地贫杂合子。

3）遗传学：父母一方或双方为 α-地贫。

除外其他地贫、缺铁性贫血和慢性疾病，符合上述条件可做出临床初步诊断，确定诊断需做基因分析。

（4）静止型 α-地贫基因携带者（静止型 α-地贫，α-地贫 2）：出生时 Hb Bart 为 1%～

2%，随后很快消失，无贫血，红细胞形态常正常（少部分可见 MCV＜79fl，MCH＜27pg），红细胞脆性试验阳性。血红蛋白电泳正常，基因型为 α-地贫杂合子，父母中至少一方为 α-地贫，确诊需做基因分析。

3. 遗传性胎儿血红蛋白持续存在综合征（HPFH）

（1）临床无症状。

（2）实验室检查：血象正常，红细胞内有高浓度的 HbF 持续存在至成年。血红蛋白电泳：杂合子者 HbF＞15%，纯合子者血红蛋白均为 HbF。酸洗脱试验示红细胞内均有 HbF，HbF 分布于全部红细胞中。基因检测为 HPFH 纯合子或杂合子。

（3）父或母为 HPFH 纯合子或杂合子。

（4）除外 δβ-地贫。

（二）国外诊断标准

近年来随着对地贫的分子和病理生理学机制的认识不断提高，国际上对地贫的分类及诊断有了进一步更新。目前依据临床表现，将地贫分为输血依赖性地贫（TD）和非输血依赖性地贫（NTDT）。TD 是指依赖输血的重型 β-地贫、重型α-地贫、重型 HbH 病、重型异常血红蛋白 E/β-地贫。NTDT 指一组不需要输血或者仅仅在感染、手术、妊娠、生长发育迟缓等特殊情况下，偶尔需要输血的地贫类型，包括不需要输血的地贫（α-地贫 1 及 2、轻型 β-地贫、HbCS/β-地贫），偶尔需要输血的地贫（轻度异常血红蛋白 E/β-地贫），需要间歇性输血的地贫（缺失性 HbH、中间型 β-地贫、中度异常血红蛋白 E/β-地贫）。由于 NTDT 基因变异种类繁多，临床症状变异性较大，且患者随着时间的推移会出现严重并发症，因此临床诊治难度大。

1. β-地贫

（1）重型 β-地贫

1）临床表现：与国内标准相同。

2）实验室检查：HbF 占 10%～90%，其他与国内标准相同。

3）遗传学：双亲均为 β-地贫。

4）珠蛋白链体外合成速率显示 β/α 降低至 0～0.3，基因分析可测知基因突变类型。

（2）中间型 β-地贫

1）临床表现：与国内标准相同。

2）实验室检查：与国内标准相同。

3）遗传学：父母均为 β-地贫。

4）珠蛋白链体外合成速率显示 β/α 降低，基因分析可测知基因突变类型。

（3）轻型 β-地贫（β-地贫特性）

1）临床表现：与国内标准相同。

2）实验室检查：与国内标准相同。

3）遗传学：父母一方或双方为 β-地贫。

4）基因分析：β-珠蛋白基因突变。

（4）静止型 β-地贫基因携带者

1）临床表现：与国内标准相同。

2）实验室检查：与国内标准相同。

3）遗传学：父母一方或双方为β-地贫。

4）基因分析：β-珠蛋白基因突变。

2. α-地贫

（1）血红蛋白 Bart 胎儿水肿综合征

1）临床表现：与国内标准相同。

2）实验室检查：与国内标准相同。

3）遗传学：胎儿双亲均为 α^0 珠蛋白基因携带者。

4）基因分析：α^0 基因的纯合子，一对染色体中 4 个 α 基因位点全部缺失，完全不能合成 α 链，基因型为（--/--），此种结合形成 γ_4。

（2）血红蛋白 H 病

1）临床表现：与国内标准相同。

2）实验室检查：与国内标准相同。

3）遗传学：父母均有 α-珠蛋白基因缺陷。

4）珠蛋白链合成速率测定 α/β 比值＜0 5，基因类型分析为（--/-α）、（--/$\alpha\alpha^T$）。

（3）轻型 α-地贫（α-地贫特性）

1）临床表现：与国内标准相同。

2）实验室检查：出生时 Hb Bart 成分占 2%～10%，但很快消失。红细胞有轻度形态改变，MCV 和 MCH 降低。可见靶形红细胞，血红蛋白稍降低或正常，血红蛋白电泳正常。

3）遗传学：父母双方或一方有 α-珠蛋白基因缺陷。

4）基因分析：基因型可为（--/αα）、（-α/-α）、（-α/$\alpha\alpha^T$）、（$\alpha\alpha^T$/$\alpha\alpha^T$）。

（4）静止型 α-地贫基因携带者

1）临床表现：无症状。

2）实验室检查：出生时 Hb Bart 成分占 1% ～ 2%，出生后很快消失，红细胞形态正常，血红蛋白正常，血红蛋白电泳正常。

3）遗传学：父母双方或一方有 α-珠蛋白基因缺陷。

4）基因分析：基因型可为（-α/ αα）、（$\alpha\alpha^T$ / αα）。

3. 遗传性胎儿血红蛋白持续存在综合征（HPFH）

（1）临床表现：无贫血，偶见脾大。

（2）实验室检：血象基本正常，HbF 增加。

（3）遗传学：纯合子 HbF 达 100%；杂合子 HbF＞10%。双亲中有本症突变基因携带者。

（4）$^G\gamma/^A\gamma$ 比率测定和基因分析异常。以上为黑种人型 HbF 持续存在的诊断标准（不含希腊型、肯尼亚型等）。

【疗效标准】

根据文献拟定如下疗效标准：

1. 临床治愈　治疗后血红蛋白达到或接近正常，达到或接近正常人生活质量，治疗结束后持续一年以上，并预期可长期不依赖输血生存。

2. 显效　治疗后血红蛋白上升≥30g/L，生活质量提高。β-地贫患者同时伴有不同程度的 HbF 含量升高，且继续治疗可维持 Hb 水平。

3. 有效　治疗后血红蛋白上升 5g/L 以上，但不到 30g/L，生活质量有所提高。β-地贫患者同时伴有不同程度的 HbF 含量升高。

4. 无效　治疗后血红蛋白上升不足 5g/L。

【评　论】

（一）关于诊断标准

人类 α、β-珠蛋白基因分别位于 16 号和 11 号染色体短臂上，不同类型地贫的发病机制具有一定的差异性。β-地贫多是由于 β-珠蛋白基因发生突变所致，根据 β-珠蛋白基因突变部位和类型不同，可分为两种类型：β-珠蛋白完全不能合成者称为 $β^0$ 地贫，β-珠蛋白尚能合成但合成量不足者称为 $β^+$地贫。α-地贫的基因异常多数是基因缺失所致，α-珠蛋白基因缺失数目多少与 α-珠蛋白链缺乏程度及临床表现严重性平行，但少数患者并无 α-珠蛋白基因缺失，而是由于 α-珠蛋白基因发生点突变或数个碱基缺失，引起 α-珠蛋白链缺乏。缺失两个 α-珠蛋白基因可导致 α-珠蛋白链合成完全受抑制，称为 $α^0$ 基因或 $α^1$ 基因；若缺失一个 α-珠蛋白基因则引起 α-珠蛋白链部分受抑制，合成减少，称为 $α^+$基因或 $α^2$ 基因。

地贫的诊断主要依据临床表现、血液学改变、遗传学检查和基因检测四个方面来确定。由于基因突变的类型不同，以及基因调控、蛋白表达及修饰水平等的差异，相同地贫基因类型患者的临床表型可能存在不同程度的差异。临床血液学改变，除了血液学常规检查外，血红蛋白电泳检查是诊断本病的必备条件；遗传学检查及基因检测有助于确诊地贫基因类型，可分为纯合子、杂合子及双重杂合子等；基因检测可采用 PCR 技术、等位基因特异的寡核苷酸探针斑点杂交、基因芯片技术及基因测序等方法进行。

目前国内外血液学专著中都以是否需要依赖定期输血和应用铁螯合剂治疗才能维持生命来界定 NTDT 和重型地贫。重型 β-地贫患者出生后 3～6 个月开始发病，Hb ＜60g/L，并需定期输血和应用铁螯合剂治疗维持生命；而 NTDT 患者发病年龄较晚，多在出生后 2～3 年发病，Hb 在 60～100g/L，可不依赖定期输血长期生存，目前国际上认同的 NTDT 患者输血治疗指征：①血红蛋白低于 70g/L；②血红蛋白减低的水平与脾增大的速度平行，脾大增长的速度＞3cm/年；③生长发育迟缓，如身材矮小、继发性性腺发育及骨龄发育异常；④运动耐量降低；⑤严重的骨骼改变和畸形；⑥怀孕；⑦感染；⑧其他与疾病相关的并发症，如心衰、肺动脉高压、血栓栓塞性疾病、下肢溃疡、病理性骨折等。对于 NTDT 患者，决定是否需要输血，何时开始规律地输血治疗是比较困难的。有学者提到部分临床表现偏重的 NTDT 患者若不定期输血，在进入青少年时期以后，血红蛋白将逐渐下降，出现肝脾大、心脏增大和地贫面容等表现，并需依赖定期输血。学者们认为这些患者应重新诊断为重型地贫，进行定期输血和铁螯合剂治疗。地贫患者经过足量输血和铁螯合剂维持治疗，不会出现肝脾大和颧骨隆起、眼距增宽、鼻梁低平等骨骼改变。

（二）关于疗效标准

地贫是一组遗传性疾病，国内外都没有明确的疗效标准。造血干细胞移植是目前唯一可以根治地贫的治疗方法。HLA 相合供者移植后无地贫生存达到 80%～90%，为治疗的首选。该治疗技术已使越来越多的重型β-地贫患者脱离输血依赖，长期生存。造血干细胞移植可纠正患者的血红蛋白水平，但不能纠正患者体细胞的地贫基因，因此称为临床治愈较为恰当。目前，已有一些药物及基因治疗也能提高患者的血红蛋白水平，维持患者不用输血或少输血状态，达到临床显效或有效水平。因此，有必要制定出疗效标准。

（刘容容　赖永榕）

参考文献

张俊武，龙桂芳. 2003. 血红蛋白与血红蛋白病. 南宁：广西科学技术出版社.

Higgs DR. 1993. α-Thalassemia//Higgs DR，Weatherall DJ，eds. The Hemoglobinopathies. Bailliere's Clinical Haematology. London：W B Saunders Company，6：117-150.

Taher AT，Musallam KM，Cappellini MD，et al. 2011. Optimal management of beta thalassaemia intermedia. Br J Haematol，152：512-523.

Usllam KM，Cappellini MD，Taher AT. 2013. Iron overload in beta-thalassemia intermedia：An emerging concern. Curr Opin Hematol，20（3）：187-192.

十三　遗传性球形红细胞增多症

【诊断标准】

（一）诊断依据

1. 临床表现

（1）贫血症状轻重不一，再生障碍危象或溶血危象时加重。

（2）黄疸，可呈间歇性。

（3）脾脏可轻至中度肿大，常有胆囊结石。

（4）半数以上病例有阳性家族史，多呈常染色体显性遗传。

2. 实验室检查

（1）多表现为小细胞高色素性贫血，红细胞 MCHC 增高；如同时存在叶酸缺乏，可表现为正细胞性贫血。

（2）具备溶血性贫血的实验室检查特点。

（3）血涂片可见胞体小、染色深、中心淡染区消失的小球形红细胞，数量可从 1% ～2%到 60% ～70%，大多在 10%以上（正常人<5% ）。但也有约 20%患者缺乏典型的球形红细胞。

（4）红细胞渗透脆性试验（OFT）：正常人开始溶血 0.42%～0.46%，完全溶血 0.28%～0.32%，本症多于 0.50%～0.75%开时溶血，0.40%完全溶血，如开始溶血在 0.50%以下，但高于对照管 0.08%以上亦有诊断意义。如常温下检验结果正常，经 24 小时温育后渗透脆性增加，开时溶血浓度较正常人对照高出 0.08%以上，亦可认为有诊断意义。

（5）酸化甘油溶血试验（AGLT）：通常以 AGLT50≤150 秒表示阳性。

（6）应用 SDS-聚丙烯酰胺凝胶电泳（PAGE）进行红细胞膜蛋白分析：部分病例可见收缩蛋白等膜骨架蛋白缺少。

（7）伊红-马来酰亚胺结合试验（EMA BT）：流式细胞仪检测红细胞 EMA 结合量减少。

（8）分子生物学技术：针对 SDS-PAGE 确定的膜蛋白缺陷类型的相应基因可使用直接测序方法检测突变。实时荧光定量 PCR 方法检测膜蛋白基因 mRNA 相对表达量，明确红细胞膜蛋白缺陷类型。

（9）基因检查以 ANKl 基因突变最为常见，其次为 SLC4A1 和 SPTB 基因。

（二）国内诊断标准

若外周血有较多小球形红细胞（＞10%），红细胞渗透脆性增加，有阳性家族史，无论有无症状，遗传性球形红细胞增多症（hereditary spherocytosis，HS）诊断可成立。若外周血有较多小球形红细胞，OF 增加，但家族史阴性，须除外免疫性溶血性贫血、不稳定血红蛋白病等原因产生的球形红细胞增多，方可确定诊断。若有阳性家族史，但外周血小球形红细胞不够多（＜10%），需做渗透脆性试验、酸化甘油溶血试验、流式细胞仪伊红-马来酰亚胺结合试验等加以证实）。若外周血小球形红细胞不够多，又无阳性家族史，则诊断本病需借助较多试验，包括红细胞膜蛋白组分分析和基因分析等，并需除外先天性非球形红细胞溶血性贫血等方可确诊。

（三）国外诊断标准

1. 诊断要点

（1）有家族史。

（2）有溶血性贫血表现，MCHC 增高，外周血细胞形态学检查可见球形红细胞。

（3）筛选试验如 OF、AGLT、EMA 结合试验阳性。

具备（1）和（2）可确诊 HS，不必进一步检查。如果诊断困难（如无家族史、OF 阴性），推荐行 EMA 结合试验。不典型病例可行 SDS-PAGE 试验分析红细胞膜蛋白缺失。

2. 分型　HS 根据疾病严重程度分型如表 13-1。

表 13-1　HS 根据疾病严重程度分型

分型	携带者	轻型	中型	重型
Hb（g/L）	正常	110～150	80～120	60～80
Ret（%）	＜3	3～6	＞6	＞10
Bil（μmol/l）	＜17	17～34	＞34	＞51
Sp（%）[a]	100	80～100	50～80	40～60
脾切除术	无指征	儿童及青少年期通常不需要	青春期前学龄儿童可能需要	有指征——尽量延迟至 6 岁后

a Sp.spectrin，红细胞膜收缩蛋白含量占正常人含量的百分比，该指标目前仅用于科研。正常人：（226±54×10^3）Sp 分子 / 个红细胞。

【疗效标准】

（一）国内疗效标准

1. 临床缓解 贫血及溶血症状消失，血红蛋白达到男性 120g/L、女性 110g/L 以上，网织红细胞降至 3%以下。随访 1 年以上无复发者。

2. 明显进步 溶血及贫血较前显著改善，血红蛋白保持在 70g/L 以上，网织红细胞降至 8%以下，不再输血，随访 1 年以上病情稳定者。

3. 无效 临床症状及血象未能达到明显进步标准。

4. 复发 指脾切除后有效，以后血象又恶化者。

（二）国外关于脾切除后的疗效标准

1. 完全缓解 脾切除后贫血及溶血症状消失，血红蛋白达 120g/L 以上，网织红细胞降至 3%以下，经随访观察血象保持稳定者。

2. 部分缓解 术后临床及血象较术前改善，但未达完全缓解标准者。

3. 无效 术后症状与血象无任何改善者。

4. 复发 部分病例于术后若干时间重复出现术前之贫血者。

【评 论】

（一）有关诊断标准

1. 诊断时的年龄 虽然 HS 的诊断通常是在儿童和青少年，它可以在任何年龄甚至老年时才诊断。

2. 家族史 约 75%的患者具有家族史。具有家族史和典型溶血表现，有球形红细胞，且抗球蛋白试验阴性的患者很容易诊断。阳性家族史对诊断颇为有利，对家系调查应持认真态度，不应仅根据病史判断，而应进一步对家庭成员进行体检，检查血常规、涂片、渗透脆性试验和酸化甘油溶血试验等，力求不漏诊。无家族史的患者尤其需注意与自身免疫性溶血性贫血（AIHA）鉴别，网织红细胞血红蛋白浓度（CHr）可协助鉴别。

3. 不典型 HS ①临床症状轻微；②外周血球形红细胞不多或形态不典型；③缺乏阳性家族史；④室温下渗透脆性试验增高不明显；⑤患者在再生障碍危象时来诊；⑥青年以后才出现症状或因故初次就诊者。则须了解各项检查的限度和可能出现假阳性、假阴性结果的原因，综合分析，审慎解释。诊断困难时，应增做 24 小时温育脆性试验、酸化甘油溶血试验等，以求发现红细胞渗透脆性增高的证据。仍不能明确诊断的患者应进一步行流式细胞仪伊红-马来酰亚胺结合试验、红细胞膜蛋白组分分析和基因分析等确定或排除。

4. 某些疾病外周血中也可见到球形红细胞，如先天性红细胞生成障碍性贫血、不稳定血红蛋白病、各种溶血伴脾功能亢进、G6PD 缺乏、中毒或氧应激状态、产气夹膜梭状芽孢杆菌败血症、蜘蛛/蜜蜂/蛇毒中毒、严重低磷血症、巴尔通体病和异型红细胞增多症等，应注意与 HS 鉴别。在新鲜血涂片中，除烧伤患者外，上述疾病的球形红细胞很少＞10%，可以此作为鉴别诊断的参考。HS 患者除球形红细胞外，其他的异型红细胞较少见。

5. MCHC 增高是 HS 典型表现，有研究发现新生儿 MCHC＞360g/L 诊断 HS 敏感性 82%，特异性可达 98%。OFT 敏感度较低，对新鲜血液样本的敏感度仅为 68%，因此不能据此排除 HS。酸化甘油溶血试验（AGLT）敏感性较高，可达 100%，特别适用于家系调查无症状亲属的初筛试验，但其特异性较低，需注意某些自身免疫性溶血性贫血、慢性肾衰竭、白血病和妊娠妇女可能出现假阳性结果。EMA 结合试验用流式细胞术检测红细胞 EMA 标记的荧光强度（反映特定跨膜蛋白的含量），其灵敏度和特异度均在 90%以上，但对锚蛋白缺陷患者检出率下降。EMA 标记流式细胞术结合 AGLT 是目前首推的诊断 HS 最敏感且特异度较高的试验组合。

（二）有关疗效标准

脾切除是治疗本症最主要的方法。90%以上的病例可以得到治愈，极少数患者在切脾后仅得到部分缓解或完全没有缓解，也有少数病例在手术后临床和血液学均改善，但经过若干时间、甚至十数年后又出现贫血，其复发的原因多由手术后残留副脾所致。近年来，随着外科手术技术及支持治疗的进步，脾切除围手术期并发症明显减少（＜1%），但需重视脾切除后终身严重感染，尤其是肺部感染风险增高。因此，主张严格掌握脾切除指征，尤指对婴幼儿患者。

国外作者提倡的切脾指征为：

（1）Hb≤80g/L，网织红细胞≥10%的重型 HS。

（2）Hb 如在 80～110g/L，网织红细胞为 8%～10%，具有以下一种情况者应考虑切脾：①贫血影响生活质量或体能活动；②贫血影响重要脏器功能；③发生髓外造血性肿块。

（3）年龄限制：如具备脾切除术手术指征，建议尽量 6 岁以上手术。尽量避免在 2 ～ 3 岁以下手术，对于反复发生再生障碍危象或依赖输血维持而必须切脾者，应予肺炎链球菌疫苗或预防性抗生素治疗。

推荐行腹腔镜脾切除术，脾部分切除术可能有益，但需要进一步随访研究。有症状的胆结石可在脾切除同时行胆囊切除。因症状性胆结石行胆囊切除术的同时，是否行脾切除有争议，同时行脾切除可以降低胆总管结石的风险，但增加了感染风险。

目前所制定的疗效标准均指脾切除后的效果，只是临床和血象的进步，对生成小球形红细胞的根本原因并未纠正。因此，切脾后外周血仍可见到小球形红细胞。

（陈　苗　韩　冰）

参考文献

廖林，林发全. 2014. 遗传性红细胞膜病及其实验室检查. 广东医学，（11）：1782-1784.

王继英，郑彬，赵玉平，等. 2015. 流式细胞术检测伊红-5′-马来酰亚胺标记红细胞在 80 例遗传性球形红细胞增多症中的诊断价值. 中华血液学杂志，36（7）：598-601.

Bolton-Maggs PH，Langer JC，Iolascon A，et al. 2012. Guidelines for the diagnosis and management of hereditary spherocytosis—2011 update. Br J Haematol，156（1）：37-49.

Da Costa L，Galimand J，Fenneteau O，et al. 2013. Hereditary spherocytosis，elliptocytosis，and other red cell membrane disorders. Blood Reviews，27（4）：167-178.

Farias MG. 2016. Advances in laboratory diagnosis of hereditary spherocytosis. Clin Chem Lab Med，pii：/j/cclm.

ahead-of-print/cclm-2016-0738/ cclm-2016-0738. xml. doi：10. 1515/cclm-2016-0738.

Gallagher PG. 2013. Abnormalities of the erythrocyte membrane. Pediatric Clinics of North America，60（6）：1349-1362.

King MJ，Zanella A. 2013. Hereditary red cell membrane disorders and laboratory diagnostic testing. International Journal of Laboratory Hematology，35（3）：237-243.

十四　遗传性椭圆形红细胞增多症

【诊断标准】

（一）国内诊断标准

1. 临床表现和分型

（1）隐匿型：无溶血及贫血表现。

（2）溶血代偿型：有溶血表现，但无贫血，可有轻度黄疸和脾大。

（3）溶血性贫血型：贫血、黄疸和脾大较显著，且在慢性溶血过程中可发生胆石症和再生障碍危象或溶血危象。

2. 实验室检查

（1）溶血性贫血表现，隐匿型可完全正常。

（2）典型表现为外周血涂片可见多数椭圆形红细胞，呈椭圆、棒状或卵圆形多种形态，占红细胞的25%以上（常在50%以上）。椭圆形红细胞的轴率（即短径/长径）均小于0.78。伴有少数异形红细胞或球形红细胞。

（3）少数兼有球形特征的椭圆形红细胞增多症，渗透脆性增高。

3. 其他　能排除珠蛋白生成障碍性贫血、缺铁性贫血、巨幼细胞性贫血、骨髓纤维化、骨髓增生异常综合征及丙酮酸激酶缺乏症等可伴有少数椭圆形红细胞的疾病。

4. 家族史　本病大多属常染色体显性遗传，多数患者有阳性家族史。

凡符合以上四项即可确诊。如无阳性家族史，椭圆形红细胞占50%以上者亦可诊断。

（二）国外诊断标准

1. 临床表现和分型

（1）良性遗传性椭圆形红细胞增多症（hereditary elliptocytosis，HE）：临床没有或有极轻微溶血，无贫血，多为杂合子。

（2）溶血性HE：又可分为5个亚型。

1）轻度溶血型：有溶血及轻度贫血。

2）偶发溶血型：只在感染或妊娠时溶血加重，出现贫血。

3）严重溶血型：为良性HE的纯合子，出生后即出现溶血，红细胞形态显著异常，可见多数红细胞碎片。

4）婴儿期溶血型：婴儿期有中重度溶血及贫血，随后改善或消失。

5）热敏感性异形红细胞增多症：红细胞对热敏感，遇热后易形成碎片，杂合子溶血轻，纯合子有严重溶血。呈常染色体隐性遗传，多见于黑种人。

2. 实验室检查

（1）血红蛋白可正常，或呈不同程度的正色素正细胞性贫血。

（2）外周血涂片可见大量椭圆形红细胞，数量在25%以上，棒状红细胞>10%。

（3）渗透脆性试验：良性HE基本正常，有些溶血性HE增高。

3. 其他　能排除缺铁性贫血、巨幼细胞性贫血、骨髓纤维化、珠蛋白生成障碍性贫血、丙酮酸激酶缺乏症等其他疾病。

4. 家族史　本症属常染色体显性或隐性遗传，患者多有阳性家族史。

凡符合以上四项即可确诊。仅有前三项符合者，若椭圆形红细胞在50%以上亦可诊断。

【疗 效 标 准】

国内外疗效标准均同HS。

【评　　论】

1. HE临床表现差异很大，分型亦颇复杂，除一般溶血证据外，红细胞渗透脆性多不增高。临床诊断主要根据外周血涂片所见，正常人可有1%～15%的椭圆形红细胞，诊断HE至少要在25%以上（一般患者可达50%以上）。若有阳性家族史则对诊断有利。特别是当血涂片中椭圆形红细胞<50%或细胞形态接近于卵圆形而椭圆形或棒状细胞很少时，更应重视家系调查，如发现有类似患者，诊断可成立。

2. 外周血涂片出现较多椭圆形红细胞是临床诊断本病的主要依据。正常人一般不超过5%，但也有极少数人达15%。因此，有的作者将椭圆形红细胞超过15%者视为有诊断意义。但许多作者仍将正常与异常的界限定在25%。

3. 关于本病的分型

（1）国外有根据临床表现分型者

1）隐匿型：无溶血表现。

2）溶血代偿型：有溶血，但无贫血。

3）溶血失代偿型：有溶血及贫血。

（2）有根据遗传方式及临床表现分型者

1）常染色体显性遗传：①轻型；②婴儿期轻溶血型；③偶发性轻溶血型；④纯合子严重溶血型；⑤伴球形红细胞增多的溶血型。

2）常染色体隐性遗传：口形细胞样椭圆形红细胞增多症（遗传性卵圆形红细胞增多症）。有依椭圆形细胞的形态分型者，例如：①普通型；②球形细胞样椭圆形细胞型；③口形细胞样椭圆形细胞（卵圆形细胞）型。

HE主要病变为膜骨架水平连接的蛋白异常，导致收缩蛋白二聚体之间连接异常，或收缩蛋白-肌动蛋白-4.1蛋白连接复合体异常等。基因突变主要位于α-收缩蛋白（SPTA1），β-收缩蛋白（SPTB），4.1蛋白基因或血型糖蛋白C/D（GPYC）。但不同的基因异常并无特征性临床表现来据此进行分型，且有一半以上患者未能确定膜缺陷之所在。

（陈　苗　韩　冰）

参 考 文 献

聂能，邵英起，施均，等. 2013. 遗传性椭圆形红细胞增多症五例临床分析. 中华血液学杂志，34（6）：540-541.

Da Costa L，Galimand J，Fenneteau O，et al. 2013. Hereditary spherocytosis，elliptocytosis，and other red cell membrane disorders. Blood Reviews，27（4）：167-178. E-Pub ahead of print 2013/05/15；doi：10. 1016/j. blre. 2013. 04. 003.

Gallagher PG . 2004. Hereditary elliptocytosis：Spectrin and protein 4. 1R. Seminars in Hematology，41（2）：142-164. E-Pub ahead of print 2004/04/09.

Gallagher PG. 2013. Abnormalities of the erythrocyte membrane. Pediatric clinics of North America，60（6）：1349-1362. E-Pub ahead of print 2013/11/19；doi：10. 1016/j. pcl. 2013. 09. 001.

King MJ，Zanella A. 2013. Hereditary red cell membrane disorders and laboratory diagnostic testing. International Journal of Laboratory Hematology，35（3）：237-243. E-Pub ahead of print 2013/03/14；doi：10. 1111/ijlh. 12070.

十五　遗传性口形红细胞增多症

【诊 断 标 准】

（一）国内诊断标准

1. 临床表现与 HS 相似，呈常染色体显性遗传，家族史多阳性。

2. 实验室检查

（1）有轻重不等的溶血性贫血实验室检查特点。

（2）具有诊断意义的典型表现，为外周血涂片可见红细胞中央苍白区呈一狭长条状的口形细胞（stomatocyte）。正常人此种细胞＜4%，如＞5%则视为病理性口形红细胞增多。

遗传性口形红细胞增多症（hereditary stomatocytosis）是由于红细胞膜对一价阳离子 Na^+和 K^+通透性改变，造成细胞内阳离子浓度和细胞容积的改变。根据口形红细胞内 Na^+、K^+浓度总量的多少可将此症分为以下三型：

1）干细胞型：又称遗传性干瘪红细胞增多征（dehydrated hereditary stomatocytosis or xerocytosis），是口形红细胞增多症中最常见的类型。因细胞内 Na^+堆积过多致 K^+（正常 110～125mmol/L）丢失过度，进而导致细胞内总阳离子量逐渐减少，最终细胞丢失相应量的水分以维持细胞内外渗透压平衡。红细胞球蛋白与膜收缩蛋白结合产生膜固有硬度，同时红细胞胞质黏度增加，降低了红细胞形变能力而寿命缩短。红细胞渗透脆性（OF）减低，MCHC 增高，主要在单核-吞噬细胞系统内破坏，将这种细胞置入低渗溶液可变成典型的口形。

2）水肿细胞型：也称遗传性细胞多水综合征（over hydrated hereditary stomatocytosis），即红细胞内 Na^+（正常 10～12mmol/ L）增加，K^+浓度降低，Na^+和 K^+总量增加。水分进入细胞，呈大细胞形态（MCV 值 110～150fl），细胞水肿，表现为口形。此型细胞渗透脆性增加，MCHC 下降（240～300 g/L），主要在脾内破坏。

3）其他：不属于上述两型，又称中间型综合征，OF 增高，发病机制不明。口形红细胞的数量与 Na^+流入胞内的程度并不相关，也与溶血的严重程度不相关。

3. 其他　除外 β-珠蛋白生成障碍性贫血、肝脏病、肌强直症、植物固醇血症，以及氯丙嗪、奎尼丁、长春碱治疗后，或铅中毒、酒精中毒等引起的口形红细胞增多。凡符合上述条件者即可诊断。

（二）国外诊断标准

1. 慢性溶血性贫血特点。

2. 红细胞内 Na^+和 K^+浓度异常。

3. 绝大多数呈常染色体显性遗传，极少数有隐性遗传特点。

4. 外周血涂片可见较多口形红细胞（超过 5%），有的患者可见靶形细胞。

5. 临床分型

（1）水肿细胞型。

（2）干细胞型。

（3）伴冷溶血型口形红细胞增多：红细胞在 4～8℃漏出大量 Na^+和 K^+，引起“假性高钾血症”，轻度溶血性贫血，MCV 和 MCHC 正常，出现口形红细胞。

（4）家族性假性高钾血症：红细胞在低于 37℃，通常为 8～10℃漏出 K^+，出现高钾血症和轻度溶血，也可能无溶血或口形红细胞。

凡符合前四项及第 5 项中四条之一者即可做出诊断。

【疗效标准】

本病目前无有效治疗方法。

【评　论】

1. 根据 Davidson（1977）的观察，在多种心、肺、肝、胆疾病，以及恶性肿瘤、结缔组织病可出现较多口形红细胞，有的可达 20% ～ 50%，因此，诊断口形红细胞增多，阳性家族史有助于诊断。

2. 血涂片中典型口形红细胞可能很少，导致诊断困难。

3. 有些患者的近亲外周血口形红细胞＞4%，可无溶血，无贫血。

4. 水肿型和干细胞型可能误诊为 CDA I，因为均表现为大细胞性贫血及溶血。网织红细胞数量和骨髓细胞形态学有助于鉴别诊断。

5. 干细胞型基因定位于 16q23—q24，16q24.2—qter，FAM38A（编码 PIEZO1 蛋白）。很多患者 PIEZO1 基因存在错义突变。另有一类患者中 Gardos 通道存在缺陷（KCNN4 基因），属于常染色体显性遗传。干细胞型常表现为轻至中度溶血性贫血。脾大及其他慢性溶血性标志不常见，一部分患者直至老年才可能出现症状。有些患者表现为假性高钾血症。许多患者可见铁过载，即使没有多次输血。

6. 水肿细胞型患者中发现 Rh-相关糖蛋白（RhAG）p.Ile61Arg 和 p.Phe65Ser 基因异常。Stomatin（人类红细胞膜整合蛋白）存在低表达或缺失，但目前尚未发现相关编码基因突变。此型口形红细胞数量通常明显多于干细胞型，表现为中重度溶血性贫血。

7. 伴冷溶血型口形红细胞增多型致病基因 SLC4A1 获得功能性突变将带 3 阴离子交换蛋白转变为阳离子转运蛋白。最严重的类型是由于 GLUT1 突变引起，可表现为明显的溶血，假性高钾血症和小儿神经综合征（通过血脑屏障的糖转运缺陷所致）。stomatin-缺陷伴冷溶血型口形红细胞增多症表现为精神发育迟滞、癫痫、白内障和重度肝大。红细胞在低温和缺乏 stomatin 情况下漏出大量阳离子。该类型与 SLC2A1 突变相关，引起糖转运和阳离子漏出两方面的异常。家族性假性高钾血症致病基因为 ABCB6，定位于 2q35—q36。

8. 干细胞型红细胞在脾外单核巨噬细胞破坏，切脾效果欠佳或无益，在一些患者易发生危及生命的血栓事件被视为切脾禁忌证。水肿细胞型目前切脾尚无文献报道，考虑到水肿细胞型往往口形红细胞更多，也有血栓事件风险，也被视为切脾禁忌证。

（陈　苗　韩　冰）

参考文献

陶元鋆. 1987. 遗传性口形红细胞增多症. 国外医学·输血及血液学分册，（3）：147.

Andolfo I，Russo R，Gambale A，et al. 2016. New Insights on hereditary erythrocyte membrane defects. Haematologica，101（11）.

Andolfo I，Russo R，Manna F，et al. 2015. Novel Gardos channel mutations linked to dehydrated hereditary stomatocytosis（xerocytosis）. Am J Hematol，90（10）：921-926. doi：10. 1002/ajh. 24117.

Da Costa L，Galimand J，Fenneteau O，et al. 2013. Hereditary spherocytosis，elliptocytosis，and other red cell membrane disorders. Blood Reviews，27（4）：167-178. E-pub ahead of print 2013/05/15; doi：10. 1016/j. blre. 2013. 04. 003.

Gallagher PG. 2015. Diagnosis and management of rare congenital nonimmune hemolytic disease. Hematology Am Soc Hematol Educ Program，2015：392-399. doi：10. 1182/asheducation-2015. 1. 392.

十六　阵发性睡眠性血红蛋白尿症

【诊断标准】

（一）国内诊断标准

1. PNH 的诊断

（1）临床表现符合 PNH

（2）实验室检查

1）Hams 试验、糖水试验、蛇毒因子溶血试验、尿潜血（或尿含铁血黄素）等项试验中符合下述任何一种情况。

A. 两项以上阳性

B. 一项阳性，但须具备下列条件：①两次以上阳性，或一次阳性，但操作正规、有阴性对照、结果可靠，即时重复仍阳性者。②有溶血的其他直接或间接证据，或有肯定的血红蛋白尿出现。③能除外其他溶血，特别是遗传性球形红细胞增多症、自身免疫性溶血性贫血、葡萄糖-6-磷酸脱氢酶（G6PD）缺乏症所致的溶血和阵发性冷性血红蛋白尿症等。

2）流式细胞术检测发现外周血中 CD55 或 CD59 阴性中性粒细胞或红细胞＞10%（5%～10%为可疑）。

若临床表现符合，实验室检查具备 1）项或 2）项者皆可诊断本病，而 1）、2）两项可以相互佐证。

2. 再障-PNH 综合征的诊断　再障-PNH 综合征包括下列 4 种情况：

（1）再障-PNH：指原有肯定的再障（而非未能诊断的 PNH 的早期表现）后转变为 PNH，而再障的表现已不存在。

（2）PNH-再障：指原有肯定的 PNH（而非下述的第 4 类）后转变为再障，而 PNH 的表现（包括实验室检查）已不存在。

（3）PNH 伴有再障特征：指临床及实验室检查均说明病情仍以 PNH 为主，但伴有一处或一处以上骨髓增生低下，巨核细胞减少，网织红细胞数不高等再障表现者。

（4）再障伴有 PNH 特征：指临床及实验室检查均说明病情仍以再障为主，但出现 PNH 异常血细胞（检测补体敏感的有关试验阳性，或用其他方法可检出 PNH 异常细胞）。

根据近年研究，实际可将 PNH 的分型简化为：

（1）溶血性 PNH：以频繁的或持续的溶血为主要表现，缺失 GPI 连接蛋白的细胞产生多。

（2）低增生性 PNH：以显著的全血细胞减少或骨髓增生低下为主要表现，正常的造血细胞增生不良。用流式细胞仪结合临床和骨髓检查即可作出分型。这种简单的分型方法对诊断和治疗都有一定的指导意义。

（二）国际工作组 PNH 临床分类（表 16-1）

根据临床表现和实验室检查结果，一旦怀疑 PNH，就可以直接根据外周血流式检测的糖化磷脂酰肌醇锚连蛋白（GPI-Aps）缺陷情况明确诊断。

国际 PNH 工作组（I-PIG）将 PNH 患者分为 3 类：

（1）经典型 PNH：该类患者有典型的溶血和血栓形成。

（2）合并其他骨髓衰竭性疾病：如再生障碍性贫血（AA）或骨髓增生异常综合征（MDS）。

（3）亚临床型 PNH：患者有微量 PNH 克隆，但没有溶血和血栓的实验室与临床证据。

表 16-1　国际工作组阵发性睡眠性血红蛋白尿症临床分类及各类别特征

分类	血管内溶血的速率	骨髓	流式细胞术
经典型	LDH 显著增高伴阵发性的血红蛋白尿	骨髓增生活跃伴红系造血旺盛或出现轻微形态异常	GPI-中性粒细胞＞50%
合并其他骨髓衰竭性疾病	轻度（常伴溶血的生化指标的微量异常）	同时伴有骨髓衰竭证据（再障或低危 MDS）	GPI-中性粒细胞＜10%
亚临床型	没有血管内溶血的临床或生化指标的异常	同时伴有骨髓衰竭的证据（再障或低危 MDS）	使用高敏感的流式细胞检测手段可见＜1%的 GPI-中性粒细胞

注：LDH.乳酸脱氢酶；MDS.骨髓增生异常综合征；GPI.糖化磷脂酰肌醇。

【疗效标准】

（一）国内疗效标准

根据2014年中国PNH专家共识：

（1）近期临床痊愈：1年无血红蛋白尿发作，不需输血，血象（包括网织红细胞）恢复正常。

（2）近期临床缓解：1年无血红蛋白尿，不需输血，血红蛋白恢复正常。

（3）近期明显进步：按观察前后的病情分级，凡血红蛋白发作频度、贫血严重程度、骨髓增生状况中任何一项进步两级者为明显进步。

（4）近期进步：病情分级中任何一项检查有进步者。

（5）无效：病情无变化或有恶化。

（6）疗效持续5年以上者可去除“近期”。

（二）国外疗效标准

国外没有统一的疗效标准，综合归纳近年文献大致如下：

（1）缓解：临床及实验室检查均无PNH表现，或临床已无本病表现，但实验室检查表明仍有PNH红细胞存在，属临床缓解。

（2）明显进步：不需输血，血红蛋白增长≥30g/L。

（3）进步：血红蛋白增长但不足30g/L，或血红蛋白能维持原水平，但所需输血间隔较前明显延长，或白细胞增加1×10^9/L，或血小板增加25×10^9/L。

（4）无效：病情无进步或有恶化。

【评论】

（一）关于PNH的诊断

1. 流式细胞术筛检PNH克隆的适应证

（1）以血红蛋白尿和/或血清游离血红蛋白增高为主要表现的血管内溶血。

（2）无法解释的溶血伴有铁缺乏、腹痛或食管痉挛、血栓栓塞、血小板减少和/或白细胞减少。

（3）Coombs试验（-）、未见红细胞裂片、非感染性溶血性贫血。

（4）不同寻常的血栓形成

1）非常见部位血栓形成：如肝静脉（Budd-Chiari综合征）、其他腹腔内静脉（门静脉、脾静脉等）、海绵窦、皮肤静脉。

2）伴有溶血征象的血栓形成。

3）伴有全血细胞减少的血栓形成。

（5）骨髓衰竭症

1）怀疑或确诊的再生障碍性贫血或低增生性贫血。

2）难治性血细胞减少伴一系发育异常。

3）不明原因的血细胞减少症。

2. 需常规随访 PNH 克隆的患者

（1）确诊 PNH 患者，应常规监测 PNH 克隆变化，若病情稳定，可每年监测一次；出现任何临床或血液学参数变化时应缩短监测间隔。

（2）出现溶血和血栓，若可靠的实验室检查未证实 PNH 克隆存在，则无需密切监测 PNH 克隆。

（二）PNH 临床表现分级

1. 贫血分级

极重度：Hb≤30g/L。

重度：Hb 31～60g/L。

中度：Hb 61～90g/L。

轻度：Hb ＞90g/L。

2. 血红蛋白尿分级

频发：≤2 个月发作一次。

偶发：＞2 个月发作一次。

不发：观察 2 年无发作（观察不足 2 年未发为暂不发）。

（三）PNH 时异常血细胞的检测和定量

PNH 异常血细胞膜上缺乏 GPI 锚连蛋白，可以用有关抗体结合流式细胞仪技术检测出缺乏这些膜蛋白的异常细胞。目前流式细胞仪检测 PNH 克隆已取代传统的 Hams 试验和糖水试验等，成为诊断 PNH 的金标准。一旦怀疑为 PNH，就可以直接根据外周血流式检测 GPI-Aps 缺陷情况进行明确。

由于 GPI-Aps 缺陷红细胞有可能被补体破坏，只检测红细胞表面 PNH 克隆会使结果不准确，因此同时检测红细胞和白细胞可予以避免。若只检测红细胞表面克隆，近期输血也会影响 PNH 克隆大小诊断，但 PNH 表型描述（如 PNH Ⅰ型、Ⅱ型及Ⅲ型各自百分比）需要对红细胞群进行分析。

（四）关于 Flaer 检测

Flaer 是 Alexa-488 标记的无活性气单胞菌溶素前体的变异体，它同野生型前气单胞菌溶素相似，可特异地结合于 GPI 锚连蛋白，该标记类似于荧光素，可在一定条件下被激发出荧光，可以通过流式细胞仪进行检测，区分 GPI^-和 GPI^+细胞，是诊断 PNH 更敏感、特异的方法。同传统的检测 CD55、CD59 相比，Flaer 对检测微小 PNH 克隆非常敏感，且不受输血和溶血的影响，对一些临床上高度怀疑，而 CD55、CD59 检测不能确诊的病例，可以结合 Flaer 检查获得明确诊断；应用 Flaer 分析方法诊断并监测 PNH 患者，可精确分出Ⅱ、Ⅲ型细胞，为判断病情轻重提供依据，有助于 PNH 患者疾病进展和疗效的判断；对于长期应用免疫抑制剂治疗的血细胞减少患者，尤其是 AA、MDS 等疾病，可监测其是否发生克隆性改变及早发现病情变化。

（五）关于PNH诊断的克隆大小标准

由于流式细胞仪检测技术的广泛应用及Flaer检测的开展，2011年开始的中国多中心PNH临床登记试验，已将中性粒细胞Flaer缺失≥1%作为PNH的入选标准。对其进一步分型可参照国际工作组阵发性睡眠性血红蛋白尿症临床分类（见表16-1）。高敏的流式细胞仪检测甚至可以检测到0.01%的PNH克隆，但目前仅应用于科学研究。

（六）关于不同血细胞PNH检测的意义

所有患者都应进行粒细胞PNH克隆的检测，证实诊断需要有粒细胞和单核细胞PNH克隆比例。常规红细胞的PNH克隆检测并非必需，因溶血和输血会大大减少PNH克隆，因此在常规检测中只检测红细胞是不够的。白细胞的检测可更好地反映PNH克隆的大小。但红细胞的检测依然是重要的，因为红细胞检测可测出PNH Ⅱ型细胞，同时比较同一患者红细胞和白细胞克隆的大小也具有重要的临床意义。

应避免报告中出现检测阳性或阴性的术语（如PNH检测阴性），以避免混乱。

（七）有关疗效标准

目前，除骨髓移植外还没有其他方法能够根除PNH的异常造血干细胞。现有的治疗只是为了减少溶血发作、促进骨髓造血、补充相对缺乏的造血物质等。一般来说，观察疗效的指标和判断疗效的标准应依治疗目的而定。但是有些临床表现（如贫血）可由多种因素所致，判断疗效时应注意多方面的影响。更重要的是评估疗效时要充分考虑病情的自然变化和波动，观察期要够长，国外有定为10周的，也有定为3个月以上的，国内定为1年以上更妥当。

（韩 冰）

参考文献

杜亚丽，龙章彪，庄俊玲，等. 2016. 阵发性睡眠性血红蛋白尿症血栓的初步研究. 中华血液学杂志，37（4）：318-323.

韩冰，汪玄，周道斌，等. 2006. Flaer检测阵发性睡眠性血红蛋白尿症. 基础医学与临床，26（11）：1244-1247.

中华医学会血液学分会红细胞疾病学组. 2013. 阵发性睡眠性血红蛋白尿症诊断与治疗中国专家共识. 中华血液学杂志，（3）34：276-279.

Dacie JV. 2016. Diagnosis and mechanism of hemolysis in chronic hemolytic anemia with nocturnal hemoglobinuria. Blood，127（4）：371.

Devalet B，Mullier F，Chatelain B，et al. 2015. Pathophysiology，diagnosis，and treatment of paroxysmal nocturnal hemoglobinuria：A review. Eur J Haematol，95（3）：190-198.

Du Y，Zhang Q，Han B. 2016. Genetic variants of C5 and polymorphisms of C3 in Chinese patients with paroxysmal nocturnal hemoglobinuria. Int J Lab Hematol，38（4）：e84-85.

Parker CJ. 2016. Update on the diagnosis and management of paroxysmal nocturnal hemoglobinuria. Hematology Am Soc Hematol Educ Program，（1）：208-216.

Schubert J，Röth A. 2015. Update on paroxysmal nocturnal haemoglobinuria：on the long way to understand the principles of the disease. Eur J Haematol，94（6）：464-473.

Yu F，Du Y，Han B. 2016 . A comparative analysis of clinical characteristics of patients with paroxysmal nocturnal hemoglobinuria between Asia and Europe/America. Int J Hematol，103（6）：649-654.

十七 葡萄糖-6-磷酸脱氢酶缺乏症

葡萄糖-6-磷酸脱氢酶（glucose-6-phosphate dehydrogenase，G6PD）缺乏症为X性染色体连锁遗传疾病，在遗传性红细胞酶病中总发病率居首位。根据临床表现和酶的残余活性，WHO将其分为五种类型，Ⅰ型表现为先天性非球形红细胞溶血性贫血（CNSHA），有慢性血管外溶血指征；其他类型平时无症状，残余酶活力在Ⅱ型、Ⅲ型、Ⅳ型和Ⅴ型分别为＜10%、10%～60%、60%～150%和＞150%。Ⅱ型至Ⅳ型在诱发因素作用下可发生急性血管内溶血，Ⅴ型有基因突变但始终无临床症状。临床上常根据溶血诱因将G6PD缺乏症分为CNSHA、新生儿黄疸、药物性溶血、感染性溶血和蚕豆病。临床分型法使得有G6PD缺乏症遗传背景的同一患者因溶血诱因不同而有多个诊断病名。无论何种病名，G6PD酶活力测定是G6PD缺乏症的确诊指标。G6PD酶活力缺乏合并有诊断提示，即可诊断G6PD缺乏症。对男性半合子和女性纯合子，G6PD 筛查试验阳性合并有诊断提示，也可确诊G6PD缺乏症。

【诊断标准】

（一）诊断提示

存在溶血诱因，如严重的新生儿黄疸，近日接触氧化性药物或试剂，近日接触蚕豆及蚕豆制品、蚕豆花粉，近期有感染性疾病，籍贯处于北纬10°～35°高发病地域（北非、地中海、中东、东南亚，我国华南、华西）。

存在溶血指征：G6PD Ⅰ型有持续贫血、脾大等血管外溶血指征，G6PD Ⅱ～Ⅳ型出现血红蛋白急速下降并有血红蛋白尿等血管内溶血指征。抗人球蛋白试验阴性，红细胞形态出现咬痕细胞、血影细胞或Heinz小体。

（二）筛查试验

G6PD缺乏症筛查试验多为间接底物定量终点法和荧光斑点或染料纸片定性法，WHO推荐的筛查试验主要有3种，适宜男性半合子和女性纯合子的诊断及大样本筛查，对女性杂合子多不敏感。

1. 荧光斑点试验　以长波紫外荧光反映的NADPH生成量和速度判断结果。G6PD活性正常者10分钟内出现荧光，G6PD中度缺乏者在10～30分钟出现荧光，G6PD严重缺乏者30分钟不出现荧光。

2. 硝基四氮唑蓝纸片法　反应滤纸片在G6PD活性正常者呈现紫蓝色，中度缺乏者为淡紫蓝色，严重缺乏者为持续红色。

3. 高铁血红蛋白还原试验　以高铁血红蛋白还原率间接反映磷酸戊糖旁路代谢状态。在G6PD活性正常者还原率＞75%，中度缺乏者为31%～74%，G6PD严重缺陷者＜30%。

该法假阳性率高，逐渐被淘汰。

（三）确诊试验

1. 酶活力定量测定　催化特异底物的酶活力定量法是 G6PD 缺乏症确诊的金标准。国际血液学标准化委员会（ICSH）推荐 Beulter 确立的速率法，即通过 UV 分光光度计监测 37℃条件下红细胞 G6PD 酶反应初速度阶段催化产生的产物 NADPH 含量来计算酶活力。该法是基于 WHO 推荐的 Zinkhamf 法、Glock 与 Mclean 法的改良。

G6PD 活力正常参考值：（12.10±2.00）EU/g Hb（37℃）；（8.34±1.95）EU/g Hb（37℃，G6PD 校正）。

G6PD 缺乏症 WHO 分型：残余酶活力Ⅰ型＜10%，血管外溶血（CNSHA）；Ⅱ型＜10%，血管内溶血；Ⅲ型 10%～60%，血管内溶血；Ⅳ型 60%～150%，血管内溶血；Ⅴ型＞150%，无症状。

2. 基因型鉴定　在酶活力测定基础上，聚合酶链反应用于已知突变型的鉴定和产前诊断。最常见的三类突变型及高发地区分别为非洲 G6PD A–、地中海 G6PD Mediterranean 和亚洲 G6PD Canton。

【疗效标准】

G6PD 缺乏症为基因缺陷导致的遗传病，无特殊治疗方法和根治标准。治疗原则为预防为主、去除诱因、控制感染、对症处理。强调禁食蚕豆及其衍生制品，注意防感冒、防感染、慎用药（G6PD 缺乏症慎选药物见表 17-1）。对症处理中需注重对新生儿退黄治疗以防止核黄疸，对成年人补液治疗以防止肾脏损伤。

G6PDⅠ型脾切除术后改善轻微，国外指南不主张对此型做处理，仅在必要时输血。

G6PDⅡ～Ⅳ型溶血发作后可恢复至正常，没有后遗症。

G6PD 缺乏症部分患者有溶血自限性，即当溶血达到一定程度时，引起溶血的诱因虽未去除，溶血过程不再发展，恢复过程长短与患者酶缺乏程度有关。溶血自限性见于 G6PD A–而未见于 G6PD Mediterranean。尽管 G6PD 缺乏症有溶血自限性，但对于婴幼儿和重度酶缺陷患者而言，急性溶血可危及生命，需适时输血补液。

【评　　论】

1. G6PD 缺乏症诊断方法　基因分析可在分子水平确定 G6PD 缺陷，但由于某些基因突变型的 G6PD 酶活力无明显降低，故仍以酶活力测定为诊断金标准。尚有其他 G6PD 缺乏的筛查方法，由于非特异性或干扰因素多，仅作辅助参考，如 G6PD/6PGD 值、红细胞 G6PD 洗脱染色法、Heinz 小体生成试验、GSH 含量测定等。由于 G6PD 是年龄依赖性酶，细胞越年轻，酶活力越高，网织红细胞的 G6PD 活力比衰老红细胞要高 5 倍，所以含大量年轻红细胞的新生儿可能酶活力测值偏高而部分掩盖 G6PD 缺陷。在溶血发作期、恢复初期、近期输血等状态下检测酶活力，可因患者高网织红细胞或外源正常细胞影响，不能反映真实酶活性。对此建议溶血发作 3 个月后或输血 3 个月后复查酶活力。

2. 溶血严重程度与性别的关系　G6PD 缺乏症为 X 性染色体连锁遗传，男性发病者为半合子，通常临床症状比家系中女性杂合子严重，可作为诊断提示。女性纯合子 G6PD 酶活力缺乏明显，溶血症状也以重症为多。女性杂合子缺陷基因嵌合另一条正常等位基因，所以理论上仍有50%红细胞具有正常G6PD活力，可以有效代偿溶血，但是实际临床表现和检测结果显示，女性杂合子表型难以预测，可以显示为缺陷表型，也可以显示为正常表型，G6PD酶活力范围很宽，从覆盖正常值范围到低似纯合子酶活力。如果女性残余酶活力为正常值的30 %～70%，可以诊断为杂合子。对酶活力检测不能确诊的病例，需做分子检测。需注意的是，女性杂合子新生儿也会发生类似纯合子的急性溶血危象。女性杂合子的酶活力高低预示其药物诱导急性溶血时临床症状的严重程度。

3. G6PD缺乏症基因型与临床表型　G6PD Ⅰ型为CNSHA，持续慢性血管外溶血，基因突变多发生在G6PD基因第10外显子，症状严重。G6PD Ⅰ型需与其他CNSHA表现的红细胞酶病鉴别诊断。G6PD Ⅱ型的基因突变多为地中海及亚洲地区常见的G6PD Mediterranean和G6PD Canton等突变型，此类型可以发生新生儿黄疸、药物性溶血、感染性溶血和蚕豆病。G6PD Ⅲ型多见于非洲裔的G6PD A–等变异型，蚕豆病少见，但可发生新生儿黄疸、药物性溶血和感染性溶血。G6PD Ⅳ型罕见，散在发生，仅见于药物性溶血和感染性溶血，未见于新生儿黄疸和蚕豆病。G6PD Ⅴ型仅有基因突变，未见致病。

4. 不同溶血诱因起病特点与自然病程　新生儿黄疸可在出生后24～72小时出现，无免疫不相容性，胆红素最高峰值多在第3天，早产儿症状更严重。黄疸消退时间约10天，最迟者在出生后20天。

蚕豆病起病急，溶血发作突然，敏感者接触蚕豆花粉、吸吮食蚕豆之母乳或食用蚕豆后数小时内即可发生，多数在食用蚕豆1～2天后发生溶血，明显酱油尿，严重病例发生休克甚至死亡。发热和血红蛋白尿约1周后消失，贫血持续1个月以上。

药物性溶血多发生在用药后1～3天，最快者用药10小时左右发生急性溶血，Hb快速下降，出现Heinz小体。随溶血进程发展，循环血中Heinz小体消失，可能含Heinz小体的红细胞被脾脏吞噬。严重病例有腹背痛、酱油尿，4～6天时网织红细胞逐渐增高，除非诱发溶血的药物有抑制红系生成作用。恢复期在10～40天。

感染性溶血的贫血进展相对缓和，感染本身是诱发缺陷者溶血的因素，有时与感染治疗药物所致溶血混淆。严重创伤、败血症、发热性疾病如肺炎和伤寒等可致G6PD缺陷者溶血。感染病程决定溶血进程和溶血恢复期。

5. G6PD缺乏症禁用和慎用药物　20世纪五六十年代认定的禁用药物中有些已被证实常规剂量使用不会导致溶血，如阿司匹林，超剂量使用才会导致溶血。近十年上市的新药虽然Ⅱ期临床试验未警示溶血风险，但在G6PD缺乏症高发地区和高发人群却引发灾难性后果，如拉布立酶及同类衍生物。表17-1参考2015年英国国家药典、第8版《威廉姆斯血液病学》及近年文献报道分别列出G6PD缺乏症禁用、慎用的药物和避免接触的化学试剂及食品。

表17-1　G6PD缺乏症禁用、慎用的药物和避免接触的化学试剂、食品

药物、试剂和食品	致溶血作用		
	明确导致溶血（高危）	可能导致溶血（低危，可在医生指导下正常剂量使用）	潜在溶血（偶发，或体外实验有溶血作用）
抗疟药	伯胺喹啉、氨苯砜、帕马喹、戊胺喹	氯奎、奎宁、氯胍、乙胺嘧啶	阿的平[a]

续表

药物、试剂和食品	致溶血作用		
	明确导致溶血（高危）	可能导致溶血（低危，可在医生指导下正常剂量使用）	潜在溶血（偶发，或体外实验有溶血作用）
抗血吸虫/驱肠虫药	睇波芬、硝噻哒唑、硝拉咪唑、尼立达唑		
抗麻风病药	塞唑砜[a]、葡胺苯砜		
抗生素/抗肿瘤药			
磺胺类	磺酰胺、磺胺甲噁唑、乙酰磺胺、磺胺吡啶	磺胺异噁唑[a]、柳氮磺吡啶[b]、磺胺咪、磺胺二甲嘧啶[b]、长效磺胺、甲氧苄啶磺胺、甲基嘧啶、磺胺乙胞嘧啶	磺胺嘧啶
喹诺酮类	环丙沙星[a]、萘啶酸[a]、氧氟沙星、诺氟沙星、莫西沙星		
硝基呋喃类	呋喃旦啶、呋喃唑酮		
其他类	多柔比星[a]	氯霉素[a]、链霉素、秋水仙碱	先锋霉素Ⅰ
抗结核药		5-氨基水杨酸、异烟肼	对氨基水杨酸[a]
解热镇痛抗炎类	丙磺舒[b]、乙酰苯胺、非那吡啶	阿司匹林[a]、氨基比林、保泰松、非那西汀[a]、安替比林、噻洛芬酸、非那吡啶[a]、对乙酰氨基酚[b]、秋水仙碱	吲哚美辛、甲芬那酸
抗变态反应药		曲吡那敏[a]、扑尔敏、异丙嗪、苯海拉明、赛庚啶	
中枢神经系统药物		苯妥英钠、左旋多巴、安坦、盐酸苯海索	
循环系统药物	亚硝酸酯类[a]、硝酸异山梨酯	奎尼丁、安他唑啉、普鲁卡因胺	
促凝血药	托洛氯铵	维生素K同型物	
其他药物	尿酸氧化酶[a]、亚甲蓝、拉布立酶、二巯丙醇	二巯基丁二酸[b]、维生素C、异山梨醇、氟他胺、格列本脲等磺脲类[a]	催产素、氢氯噻嗪
外用药与试剂	三硝基甲苯[a]、苯肼、萘（樟脑）、呋喃西林、乙酰苯肼、甲基硫脲、甲苯胺蓝	对氨基苯甲酸、洗必泰、指甲花染料	
中药		牛黄、复方潘泻叶合剂、珍珠粉、川莲	黄连、牡丹皮、金银花、地黄、柴胡、腊梅花、虎杖
食品	蚕豆及蚕豆衍生制品		

a 对地中海、亚洲变异型高危。

b 溶血高危、低危报道不一致。

（李津婴）

参 考 文 献

Beutler E，Blume KG，Kaplan JC，et al. 1977. International Committee for standardization in haematology: Recommended methods for red cell enzyme analysis. Br J Heamatol，35：331.

Implementation Consortium（CPIC）guidelines for rasburicase therapyin the context of G6PD deficiency genotype. Clin Pharmacol Ther，96（2）：169.

Kaplan M，Hammerman C，Bhutani VK. 2015. Parental education and the WHO neonatal G-6-PD screening program：A quarter century later. J Perinatol，35（10）：779.

Kaushansky K，Litman MA，Beutler E，et al. 2011. Williams Hematology. 8th ed. NewYork：McGraw-Hill：600.

Kheir A，Gaber I，Gafer S，et al. 2017. Life-threatening haemolysis induced by henna in a Sudanese child with glucose-6-phosphate dehydrogenase deficiency. East Mediterr Health J，23（1）：28.

Lee SM，Geetha D. 2015. Dapsone induced hemolysis in a patient with ANCA associated glomerulonephritis and normal G6PD level and implications for clinical practice：Case report and review of the literature. Springerplus，4：29.

Luzzatto L，Nannelli C，Notaro R. 2016. Glucose-6-phosphate dehydrogenase deficiency. Hematol Oncol Clin North Am，30（2）：373.

Maisels MJ. 2015. Managing the jaundiced newborn：A persistent challenge. CMAJ，187（5）：335.

Owens RE，Swanson H，Twilla JD. 2016. Hemolytic anemia induced by pegloticase infusion in a patient with G6PD deficiency. J Clin Rheumatol，22（2）：97.

Relling MV，McDonagh EM，Chang T，et al. 2014. Clinical Pharmacogenetics Implementation Consortium guidelines for rasburicase therapy in the context of G6PD deficiency genotype. Clin Pharmacol Ther，96（2）：169.

Sgro M，Kandasamy S，Shah V，et al. 2016. Severe neonatal hyperbilirubinemia decreased after the 2007 Canadian Guidelines. J Pediatr，171：43.

Sherwood GB，Paschal RD，Adamski J. 2016. Rasburicase-induced methemoglobinemia：Case report，literature review，and proposed treatment algorithm. Clin Case Rep，4（4）：315.

十八　丙酮酸激酶缺乏症

丙酮酸激酶缺乏症（pyruvate kinase dificiency，PKD）是红细胞糖酵解酶缺乏症中发病率最高的酶病，全球总发病率居于酶病中的第二位（第一位为 G6PD 缺乏症，在日本 PKD 发病率高于 G6PDD）。PKD 为常染色体隐性遗传，先证者均为 PK 突变纯合子和 PK 突变双杂合子或 PK 突变杂合子合并另一种红细胞缺陷的双重杂合溶血性贫血。PKD 是先天性非球形红细胞溶血性贫血（CNSHA）的典型代表，具有血管外溶血指征，但是临床症状与其他 CNSHA 疾病相比无明显特异性。

【诊 断 标 准】

（一）临床诊断

1. 符合 CNSHA 诊断：具有慢性血管外溶血指征，即不同程度的贫血、黄疸、脾大，幼儿可有肝大。胆石症发生率高，且有低龄化倾向。排除免疫性溶血、红细胞膜病、血红蛋白病、G6PD 缺乏症等其他红细胞酶病及继发性 PK 缺陷因素。

2. 不明原因的重度新生儿高胆红素血症，或有新生儿黄疸史。父母无症状。

3. 近期有加重病情的因素，如感冒、感染、过劳、妊娠等。

（二）实验室诊断

本病诊断的金标准为特异底物条件下的酶催化活力测定。PK 活力测值下降并符合临床诊断 2 项以上者可以诊断 PKD，疑诊者加做 PK 酶动力学分析和家系分析有助于确诊。

1. 特异性确诊指标　国际血液学标准化委员会（ICSH）推荐 UV 分光光度速率法和荧光斑点纸片法分别用做 PK 缺乏症的定量确诊试验和定性筛查试验。PK 在还原性辅酶 I（NADH）递氢条件下，将底物磷酸烯醇丙酮酸转化为丙酮酸，同时生成 ATP。PK 诊断试验即通过紫外光谱或荧光监测 NADH 消耗量来反映 PK 酶催化活力。

（1）PK 酶活力定量测定：红细胞 PK 酶活力正常参考值见表 18-1，对高度怀疑 PKD 而酶活力测值在临界值者，ICSH 推荐进一步测定低底物酶活力（Low S）和/或变构活性（Low S+FDP）。

表 18-1　红细胞 PK 酶活力正常参考值

指标	国内	ICSH
EU/g Hb（37℃）	15.83± 1.43	15.00± 1.99
Low S（%，37℃）	23.63± 3.80	14.90± 3.71
Low S+FDP（%，37℃）	42.51± 5.10	43.50± 2.46

PKD 纯合子的残余酶活力多低于正常值的 50%，PKD 杂合子的残余酶活力在正常值的 50%～75%。

（2）PK 荧光斑点法初筛试验：

正常参考值：20 分钟内荧光消失；

PKD 杂合子：25～60 分钟内荧光消失；

PK 纯合子：60 分钟以上荧光仍不消失。

（3）PK 基因型分析：用分子生物学分析方法鉴定 PK 基因突变类型和多态性连锁关系，经酶活力测定和家系验证后，结合临床诊断指标，可以确诊 PKD。 ICSH 强调二代全基因组外显子测序仅用于溶血全套排查试验后仍诊断不明的疑难病例。

2. 非特异性辅助诊断指标

（1）红细胞形态学：部分患者外周血涂片可见小棘球形红细胞，切脾后棘形红细胞明显增多。

（2）中间代谢产物：PK 缺乏时可导致催化底物蓄积、产物减少。ICSH 在 20 世纪 70 年代推荐作为 PKD 辅助诊断指标，现已少用。

正常人红细胞糖酵解中间代谢产物参考值（37℃）：

三磷酸腺苷（ATP）：（4.23 ± 0.29）μmol/g Hb；

2,3-二磷酸甘油酸（2,3-DPG）：（12.27 ± 1.87）μmol/g Hb；

磷酸烯醇丙酮酸（PEP）：（12.20 ± 2.20）μmol/g Hb；

2-磷酸甘油酸（2-PGA）：（7.32 ± 2.50）μmol/g Hb。

【疗 效 标 准】

目前PK缺乏症无特效对因治疗药物，以支持疗法、对症处理为治疗原则。尚无明确的疗效标准。

国外：红细胞酶病不主张脾切除治疗，除非重症贫血依赖输血者。术后可减少输血需求、减轻贫血相关症状，Hb 提高10～30g/L。

国内：根据临床观察，脾脏大于正常值 150%以上者，脾切除术后有不同程度改善，显效者Hb可提高30～50g/L。改善程度与PK突变类型等因素有关。

【评　　论】

1. PK活力测定结果的影响因素　部分PK缺陷患者PK活力无明显下降甚至有时高于正常平均值，常见以下干扰因素：

（1）近期输血：献血员正常红细胞PK掩盖患者酶缺陷。

（2）高网织红细胞计数：因为细胞越年轻，酶活力越高。

（3）测定样品污染白细胞：因白细胞中PK活力比红细胞高300倍。

（4）突变红细胞中出现PKM2：在幼稚红细胞才有的M2亚型同工酶在突变红细胞中复又出现；PKM2的酶活力高于成熟红细胞中PKLR。

（5）特殊变异型表现：酶活力正常而酶稳定性等理化性质改变。

对高度PKD疑诊而酶活力无明显下降者，建议叶酸治疗并在输血3个月后复查，并行PKLR分析和家系分析。对白细胞污染问题，应用ICSH推荐方法解决，即离心、脱脂棉过滤、α-纤维素/微晶纤维素过滤三重处理。因PK活力测定反应液中底物众多，稳定性不一，因此每一批次酶活力测定必须做同期正常对照。

2. PKD基因型鉴定的选择和解读　绝大多数患者可通过PK酶活力直接测定进行诊断，对于高度疑诊PKD而活力测定方法不能确诊的病例，可选择PK基因鉴定。无论是Singer法还是二代全基因组外显子测序等分析方法，都存在一些问题，如不能检出大片段缺失、内含子突变、拷贝数变异等等。所以有时基因分析会得到假阴性结果，即患者或血缘家属PK活力低下而PK基因报告为正常。因此，国外专业实验室对做基因检测的病例选择是那些缺乏家族史的PK低活力患者、PK活力正常或微低而其他年龄依赖性红细胞酶（如G6PD）活力明显增高的PKD疑诊患者、PK活力在正常值下限范围而家系成员酶活力低下的溶血患者。

3. 家系分析对PKD的诊断作用　家系分析对双重溶血、常染色体隐性遗传的红细胞酶病的诊断尤其重要，在基因分析中也必须对家系样本进行验证。家系成员杂合子不存在高网织红细胞、输血等干扰酶活力测值的因素，可以真实反映PK活力。也因此会出现家系成员PK酶活力测值低于先证者的结果。

4. 排除继发性PKD　继发性PKD主要见于恶性和难治性的血液病，如白血病、红白血病、再生障碍性贫血、难治性贫血等，这些疾病在严重缺乏维生素B_{12}和叶酸时也会出现黄疸，所以PK活力测值必须结合PKD临床诊断指标，以鉴别遗传性PKD和继发性PKD。

5. 脾切除疗效　国外文献将切脾手术前Hb中位数110g/L、90 g/L和68 g/L分别列为轻度、中度和重度PKD。轻度无需切脾，中度和重度PKD切脾后的Hb中位数分别为100 g/L

和 84g/L。PK 基因突变类型是影响贫血程度和切脾术后恢复程度的因素之一，轻度 PKD 常见于 1456C →T 纯合子或复合型杂合子，中度 PKD 常见于 1529G →A 纯合子或复合型杂合子，而重度 PKD 的突变型多为剪接突变、移码突变、终止密码子及大片段缺失等，与国内学者观察结果一致。

（李津婴）

参考文献

李津婴，万树栋. 2008. 溶血性疾病. 上海：复旦大学出版社，161.

Agarwal AM，Nussenzveig RH，Reading NS，et al. 2016. Clinical utility of next-generation sequencing in the diagnosis of hereditary haemolytic anaemias. Br J Haematol，174（5）：806.

Beutler E，Blume KG，Kaplan JC，et al. 1977. International Committee for standardization in haematology：Recommended methods for red cell enzyme analysis. Br J Heamatol，35：331.

Canu G，De Bonis M，Minucci A，et al. 2016. Red blood cell PK deficiency：An update of PK-LR gene mutation database. Blood Cells Mol Dis，57：100.

Gallagher PG，Glader B. 2016. Diagnosis of pyruvate kinase deficiency. Pediatr Blood Cancer，63（5）：771.

Grace RF，Zanella A，Neufeld E J，et al. 2015. Erythrocyte pyruvate kinase deficiency：2015 status report. Am J Hematol，90（9）：825.

Kaushansky K，Litman MA，Beutler E，et al. 2011. Williams Hematology. 8th ed. NewYork：McGraw-Hill，600.

Minucci A，Ruggiero A，Canu G，et al. 2015. Co-inheritance of G6PD and PK deficiencies in a neonate carrying a novel UGT1A1 genotype associated to Crigler-Najjar type Ⅱ syndrome. Pediatr Blood Cancer，62（9）：1680.

Palmer L，Briggs C，McFadden S，et al. 2015. ICSH recommendations for the standardization of nomenclature and grading of peripheral blood cell morphological features. Int J Lab Hematol，37（3）：287.

Roy NB，Wilson EA，Henderson S，et al. 2016. A novel 33-gene targeted resequencing panel provides accurate，clinical-grade diagnosis and improves patient management for rare inherited anaemia. Br J Haematol，175（2）：318.

十九　温抗体型自身免疫性溶血性贫血

自身免疫性溶血性贫血（autoimmune hemolytic anemia，AIHA）系指由各种原因刺激人体产生抗自身红细胞抗体导致红细胞破坏溶血的贫血。根据自身抗体血清学特点和有无基础疾病而分类。本节仅介绍温抗体型自身免疫性溶血性贫血。

（一）根据自身抗体血清学特点分类

1. 温抗体型　自身抗体与红细胞反应最佳温度为 37℃，抗体为 IgG 和/或补体 C3 型。

2. 冷抗体型　自身抗体与红细胞反应最佳温度为 0～5℃。抗体为冷凝集素（IgM 型）或冷热溶血素（Donath-Landsteiner，D-L 抗体，IgG 型）。

3. 兼有温冷抗体型（温冷抗体混合型）　自身抗体为 IgG 温抗体和冷凝集素同时存在。

（二）根据有无基础疾病分类

1. 原发性或特发性　无基础疾病。

2. 继发性或症状性　继发于淋巴增殖性疾病（慢性淋巴细胞白血病、淋巴瘤）、风湿病（尤其是系统性红斑狼疮）、慢性炎症（溃疡性结肠炎、慢性肝炎）、感染（细菌、病毒、支原体）、非淋巴系肿瘤（卵巢囊肿、肝癌）和药物（青霉素类、奎尼丁、甲基多巴）。

【诊断标准】

国外无统一诊断标准，我国于 1987 年上海第一届全国溶血性贫血专题学术会议拟定了温抗体型 AIHA（warm-antibody，AIHA）诊断标准。1991 年，石家庄第二届全国溶血性贫血专题学术会议及其后全国贫血学术研讨会均未进行修订。诊断标准如下：

1. 临床表现　原发性者多为女性，年龄不限。临床表现除溶血和贫血外无特殊症状，半数有脾大，1/3 有黄疸和肝大。继发性者常伴有原发疾病的临床表现。

2. 实验室检查

（1）贫血程度不一，有时很严重，可暴发急性溶血危象。外周血涂片可见多数球形红细胞及数量不等的幼红细胞，偶见吞噬红细胞现象，网织红细胞增多。

（2）骨髓涂片呈幼红细胞增生象，偶见红细胞系轻度巨幼样变。

（3）再生障碍危象时，网织红细胞极度减少，骨髓象呈再生障碍，血象呈全血细胞减少。

（4）抗球蛋白试验直接试验阳性，主要为抗 IgG 和抗补体 C3 型，偶有抗 IgA 型；间接试验可阳性或阴性。

如直接抗球蛋白试验阳性，且近 4 个月内无输血或特殊药物服用史，结合临床表现和实验室检查可确立诊断。

如抗球蛋白试验阴性，但临床表现较符合，肾上腺皮质激素或切脾术有效，除外其他溶血性贫血特别是遗传性球形红细胞增多症可诊断为抗球蛋白试验阴性的 AIHA。

【疗效标准】

国内外均无统一疗效标准。参考有关资料提出疗效标准如下：

1. 完全缓解　临床症状消失，红细胞数、血红蛋白量及网织红细胞百分率均在正常范围，血清胆红素测定在正常范围，直接和间接抗球蛋白试验转为阴性。

2. 部分缓解　临床症状基本消失，血红蛋白＞80g/L，网织红细胞＜5%，血清胆红素测定≤34μmol/L（2mg/dl），抗球蛋白试验阴性，或仍为阳性，但效价较治疗前明显降低。

3. 无效　治疗后仍有不同程度贫血或溶血症状，实验室检查结果未能达到部分缓解标准。

【评　　论】

1. 抗球蛋白试验（antiglobutin test，Coombs test）为确诊 AIHA 的经典方法，有直接（direct，DAT）和间接（indirect，IAT）两种。DAT 为测定吸附在红细胞膜上的不完全抗体（IgG、IgA、IgM）和补体（C3），使用广泛；IAT 为检测患者血清中游离抗体或补体，诊断价值不如DAT而少用，但对诊断药物诱发的免疫性溶血性贫血及同种抗体溶血有用。广谱 DAT 阳性，还需用特异单价抗血清检测以分亚型，有三型：①抗 IgG 和抗补体 C3 型占67%，红细胞破坏最甚，贫血最重；②单独抗 IgG 阳性占 20%，溶血中等；③单独抗补体 C3 型占 13%，溶血最轻。抗 IgA 和抗 IgM 型均罕见。常规 DAT 试剂中缺乏抗 IgA 及抗 IgM 抗体，故可致常规 DAT 阴性。目前国内常规 DAT 试剂中包括抗 IgA 和抗 IgM 抗体，因此 DAT 易阳性。

虽然 DAT 阳性是诊断 wAIHA 的重要依据，但约 0.1%正常献血员 DAT 阳性。部分迟发输血反应和静脉输注免疫球蛋白（IVIG）后 DAT 亦可阳性。故 DAT 阳性不一定是 wAIHA，15%可假阳性。除上述原因外还有：①有血块微粒；②用硅胶管盛血；③抽静脉血混有低离子强度溶液；④高丙球蛋白血症；⑤药物如头孢菌素可致血浆蛋白非特异性吸附于红细胞表面。DAT 阴性而 IAT 阳性可能系同种免疫抗体所致，与输血或妊娠有关，而不是自身免疫所致。

2. 诊断特发性 AIHA 一定要排除继发原因。即使诊断了也应密切随访，有的淋巴增殖性疾病和风湿病可以“特发性”AIHA 首发。

3. 抗球蛋白试验阴性的 AIHA 系指常规经典 DAT 阴性。DAT 阳性必须每个红细胞上至少 300～400 个 IgG 分子或 60～115 个补体 C3 分子，低于此数常规 DAT 阴性。若用更敏感的检测方法如生物素亲和系统-抗球蛋白试验（BAS-Coombs）、亲和素生物素化酶复合物酶联免疫分析（ABC-ELISA）、抗 IgG 消耗、免疫荧光法测定、流式细胞术检测红细胞结合 IgG 等可检出抗红细胞抗体。真正 DAT 阴性的少（3%）。

4. AIHA 外周血常有球形红细胞增多，要与遗传性球形红细胞增多症（hereditary spherocytosis，HS）鉴别，前者 DAT 阳性，自溶血试验加葡萄糖不能纠正；后者 DAT 阴性，自溶血试验加葡萄糖能纠正。

5. 吞噬红细胞现象，仅见于重症患者，主要为单核细胞吞噬红细胞，中性粒细胞亦可。

6. AIHA 在感染和叶酸相对缺乏下发生急性溶血，即所谓的危象，有的患者以危象为首发表现而就诊。危象有二：

一为溶血危象，特点有：①贫血突然加重，黄疸加深；②血管外溶血尿色呈浓茶样，血管内溶血则有血红蛋白尿，尿色呈葡萄酒色或酱油色；③网织红细胞明显增高；④脾脏增大；⑤一般白细胞和血小板数正常；⑥骨髓为增生性贫血象。

另一为再生障碍危象，特点有：①贫血突然加重，甚至出血，黄疸不加深；②网织红细胞减低，甚至缺如；③全血细胞减少，如为纯红再障危象则白细胞和血小板数正常；④骨髓象增生减低类似再生障碍性贫血，如为纯红再障危象，则仅红系减少或缺乏，粒系和巨核系正常。

7. 红细胞自凝集现象阳性（冷抗体型较明显）可提示免疫机制所致，作为 AIHA 线索。

8. 众所周知，Hams 酸溶血试验阳性及 CD55 和 CD59 减少是诊断阵发性睡眠性血红蛋白尿症（PNH）的金标准。但有的 AIHA 可有 PNH 样缺陷使 Hams 试验阳性，CD55 和 CD59 减少，与经典 PNH 不同在于：①CD55 和 CD59 减少仅见于自身抗体致敏的红细胞，但骨髓有核红细胞不减少；②粒细胞表达 CD55 和 CD59 正常或轻度减少；③缓解后 CD55 和 CD59 表达恢复正常。机制不清，可能与中性粒细胞释放蛋白酶影响红细胞膜的某些结构，激惹自身抗体产生和一过性 CD55 和 CD59 表达减低有关。

9. 活动期 wAIHA 如有深静脉血栓形成、肺栓塞等，应查抗磷脂抗体、狼疮抗凝物质，以及进行其他易栓症有关检查。

10. 有的感染病原体可引起免疫性溶血或加重原有的 AIHA 引起危象。为此，在 wAIHA 患者有感染时应进行强力抗感染治疗。不少抗感染药物可诱发药物相关性免疫性溶血性贫血，应与相应专家研究采用适当的抗感染药物和辅助措施。

【附　Evans 综合征】

Evans 综合征为同时或相继发生 AIHA 和免疫性血小板减少的综合征。国内发生率占 AIHA 中 17.8%～23%，女性多于男性（3.3∶1）。以血小板减少起病继之发生 AIHA 者多，成人为 58.8%，儿童为 66.7%；以 AIHA 首发再发生血小板减少，成人与儿童分别为 29.4%和 16.7%；两者同时发生时成人与儿童分别为 11.8%和 16.7%。＞80%原因不明，其余继发于系统性红斑狼疮、类风湿关节炎、皮肌炎、桥本甲状腺炎、甲状腺功能亢进等自身免疫性疾病，肿瘤、感染、药物、妊娠等亦可诱发。目前对 Evans 综合征的认知是：三系血细胞有两系血细胞减少是由于自身免疫机制所致，则为此综合征。

（姚尔固）

参 考 文 献

高清妍，张凤奎. 2016. 自身免疫性溶血性贫血研究进展. 中华血液学杂志，37（1）：1012-1016.

林果为，欧阳仁荣，陈珊珊，等. 2013. 现代临床血液病学. 上海：复旦大学出版社，576-592.

Barcellim W. 2015. Immune hemolysis，diagnosis and treatment recommendations. Sem Hematol，52（4）：304-312.

Naik R. 2015. Warm autoimmune hemolytic anemia. Hematol Oncol Clin N Am，29：445-453.

二十　冷凝集素综合征

【诊 断 标 准】

冷凝集素综合征（CAS）的诊断同时要满足以下 3 条标准：

1. 典型的临床表现和体征：有溶血性贫血相关的临床表现，同时 90%的患者有遇冷后肢体末端、耳垂、嘴唇等部位青紫，部分病例有网状青斑，极少数出现肢端坏死。

2. Coombs 试验 C3d 阳性和/或 IgM 阳性。

3. 血中冷凝集素滴度≥1∶64。

【疗 效 标 准】

1. 完全缓解　无贫血、无溶血证据；无 CAD 的其他临床表现、血清单克隆蛋白阴性、骨髓病理、免疫组化和流式细胞学判定无淋巴细胞增殖性疾病。

2. 部分缓解　Hb 回升至少超过 20 g/L 或恢复至正常，临床症状缓解，不需要输血。

3. 无效　任何指标不满足完全缓解或部分缓解疗效标准。

将达到完全缓解和部分缓解判定为治疗有效。

【评　　论】

1. CAS 是一种少见的冷抗体型自身免疫性溶血性贫血，可以继发于感染（如病毒、支原体、衣原体等）或恶性肿瘤（最常见为 B 细胞淋巴瘤）。但是，至今仅有个例报道可继发于系统性红斑狼疮，而其他结缔组织病继发 CAS 尚无报道。除外感染和肿瘤的患者可以诊断为原发性 CAS（或原发性冷凝集素病）。

2. CAS 的典型临床表现除有溶血性贫血相关症状外，有遇冷后肢体末端、耳垂、嘴唇等暴露部位青紫，部分病例有网状青斑，而保暖后可好转。临床遇到上述表现需高度怀疑有无 CAS 可能，尽早行冷凝集素滴度检测。

3. CAS 患者多存在 IgM 型单克隆免疫球蛋白血症，并且主要为 IgM-κ 型。

4. CAS 发病主要由于患者体内存在冷凝集素（CA），当温度低于 CA 阈值时，CA 诱发红细胞聚集，进而激活补体系统，被补体标记的红细胞主要在肝脏被破坏。因此，CAS 临床表现的轻重除与 CA 滴度相关外，还与 CA 的温度阈值相关，温度阈值越高，则临床表现越重。

5. 由于溶血部位主要发生在肝脏，因此脾切除对于 CAS 治疗无效。另外，糖皮质激素治疗效果不佳，治疗首先推荐以利妥昔单抗为基础的方案。

（曹欣欣　李　剑）

参考文献

Berentsen S，Tjønnfjord GE. 2012. Diagnosis and treatment of cold agglutinin mediated autoimmune hemolytic anemia. Blood Rev，26：107-115.

Berentsen S，Ulvestad E，Gjertsen BT，et al. 2004. Rituximab for primary chronic cold agglutinin disease：A prospective study of 37 courses of therapy in 27 patients. Blood，103：2925-2928.

Cao XX，Meng Q，Mao YY，et al. 2016. The clinical spectrum of IgM monoclonal gammopathy：A single center retrospective study of 377 patients. Leuk Res，46：85-88.

Petz LD. 2008. Cold antibody autoimmune hemolytic anemias. Blood Reviews，22：1-15.

二十一　阵发性冷性血红蛋白尿

【诊 断 标 准】

国外无统一诊断标准。国内于 1987 年，上海第一届全国溶血性贫血专题学术会议拟定的诊断标准，仍然适用。

1. 临床表现　多数于受寒后即有急性发作，表现为寒战、发热（体温可高达 40℃），全身无力及腰背痛，随后出现血红蛋白尿，多数持续数小时，偶有持续数天者。

2. 实验室检查

（1）发作时贫血严重，进展迅速，周围血红细胞大小不一及畸形，并有球形红细胞、红细胞碎片、嗜碱性点彩细胞及幼红细胞。

（2）反复发作者有含铁血黄素尿。

（3）冷热溶血试验（Donath-Landsteiner 实验）阳性。

（4）直接抗人球蛋白试验（DAT）为补体 C3 型阳性，但 IgG 阴性。

【疗 效 标 准】

1. 痊愈　继发于急性病毒感染或梅毒者，于原发病治愈后，PCH 亦治愈。此时，无临床表现，无贫血，DAT 及冷热溶血试验均阴性。

2. 完全缓解　原发病及伴发病尚不能治愈而能缓解者，原发病缓解，PCH 亦缓解。无临床表现，无贫血，DAT 和冷热溶血试验均阴性。

3. 部分缓解　临床表现基本消失。血红蛋白较治疗前上升≥20g/L，冷热溶血试验阴性或弱阳性。

4. 无效　症状及实验室检查无好转或恶化。

【评　　论】

1. 根据有无原发病，PCH 有原发性与继发性之分。无明显发病原因或无其他疾病则为原发性。继发于病毒感染（如水痘、传染性单核细胞增多症、麻疹、腮腺炎等）、支原体肺炎、梅毒、淋巴瘤等则为继发性或症状性 PCH，并可有原发病的临床表现。

2. PCH 占 AIHA 中 2.5%，较少见。一般不常规做冷热溶血素（D-L 抗体）检测，易漏诊。儿童于病毒感染、上呼吸道感染后发病快又有血红蛋白尿，应高度警惕 PCH。

3. PCH 为冷热溶血素所致的 AIHA，抗体于低效价也能明显破坏红细胞，且为经典双相溶血素，在 0～4℃结合红细胞，并固定补体，随温度增高，激活补体，最终产生膜攻击复合物（C5b-9）引起溶血。要注意有的抗体作用温度幅度大，不需要冷环境，只要温度适宜即可结合并激活补体而溶血，即所谓单相溶血。抗体效价很少＞1∶16。

4. D-L 抗体为 IgG，但抗 IgG-DAT 很少阳性，因为在室温下抗体容易与红细胞分离。如在冷环境下操作，抗 IgG-DAT 可阳性。

5. 诊断尚需排除 CAS、PNH、行军性血红蛋白尿症、肌红蛋白尿症。详细询问病史、与尿色改变关系，以及进行有关特征性检查，不难与 PCH 鉴别。

（韩　冰）

参 考 文 献

邓家栋，杨崇礼，杨天楹，等. 2001. 邓家栋临床血液学. 上海：上海科学技术出版社，642-643.

全国溶血性贫血专题学术会议纪要. 1988. 中华血液学杂志，9（2）：121.

姚尔固. 2002. 特殊血液病诊断与治疗. 北京：科学技术文献出版社，35.

Beutler E，Lichtman MA，Coller BS，et al. 2001. Williams Hematology. 6th ed. New York：McGraw-Hill，649-655.

Hoffman R，Benz EJ，Silberstein LE，et al. 2013. Hematoligy：Basic Principles and Practice. 6th ed. Philadelphia：Elsevier，614-615.

二十二　新生儿同种免疫溶血病

新生儿同种免疫溶血病（alloimmune hemolytic disease of the newborn，AHDN）为孕妇与胎儿血型不合，母体产生与胎儿红细胞血型抗原相对应的抗体，经胎盘进入胎儿血循环，作用于胎儿或新生儿红细胞引起的溶血病。以 ABO 血型不合所致多见，其次为 Rh 血型不合，其他血型系统如 MN、Kidd、Kell、Duffy 不合所致者罕见。

ABO 溶血病多不严重，第一胎即可发病；Rh 溶血病多严重，第一胎可不发病，于以后妊娠发病。

【诊 断 标 准】

（一）产前诊断

1. 常规检查　孕妇及其丈夫的血型（ABO 及 Rh 血型），如孕妇为 O 型或 Rh 阴性，丈夫为 A 或 B 型或 Rh 阳性，胎儿才有可能发生同种免疫溶血病。还要详细了解既往输血史、妊娠史和流产史。

2. 孕妇为 Rh 阴性，丈夫为 Rh 阳性，应做间接抗人球蛋白试验（IAT）以确定孕妇血清内有无抗 Rh 抗体及其滴度。如首次为阴性应于妊娠 12～16 周、28～32 周及 36 周各复查一次。如首次为阴性，第二次阳性，应每隔 1～2 周复查，以监测其效价有无增加。如首次即阳性，复查时抗体效价达≥1∶64 可能有 Rh 溶血病，应监测胎儿。如以往妊娠史中有死胎、流产或 AHDN 者更应监测胎儿。超声检查发现胎儿器官肿大（肝、脾、心、胃壁水肿）和胎盘增厚提示有早期胎儿水肿；如发现皮肤、头皮水肿，胸腔、心包积液及腹水提示严重胎儿水肿。

3. 孕妇为 O 型，丈夫为 A 型或 B 型，母体血液中天然免疫性抗 A 或抗 B 抗体效价＞1∶64，提示胎儿可能发生 ABO 溶血病，但极少发生胎儿水肿。

（二）出生后诊断

新生儿出生后根据临床表现和特异性抗体检查不难确诊。

1. 临床表现　新生儿出生后 24 小时内出现黄疸，并进行性加重，重者有明显高胆红素血症，可于 2～5 天引起胆红素脑病（核黄疸）。早期低热、厌食、肌张力减低、呼吸暂停、四肢舞动、吸吮反射减弱、拥抱反射消失；重则高热、高声尖叫、呼吸困难、心动过速、肌肉痉挛、惊厥或角弓反张。肝脾肿大程度不一，有胎儿水肿者明显肿大。贫血于出生后渐重，重者可心脏扩大或心力衰竭。可有瘀点或瘀斑，甚至肺出血或颅内出血。贫血、黄疸和肝脾大为 AHDN 的三联征。

2. 实验室检查

（1）新生儿出生后立即取脐带血或新生儿血，查 Rh、ABO 血型，血细胞比容、血红蛋白和 DAT。可发现母婴 Rh 不合或 ABO 不合。ABO 不合母亲为 O 型，新生儿为 A 型或 B 型；Rh 不合母亲为 Rh 阴性，新生儿为 Rh 阳性。

（2）直接抗人球蛋白试验（DAT）强阳性，可持续数周至数月。对 Rh-AHDN 阳性率高。

（3）IAT 阳性。

（4）抗体释放试验。对 ABO-AHDN 最有诊断价值。

（5）末梢微量血胆红素明显升高。

（6）外周血红细胞减少，网织红细胞增多，球形红细胞于 ABO 溶血病多见，Rh 溶血病较少或无（表 22-1）。

表 22-1 ABO 溶血病和 Rh 溶血病之异同

	ABO 溶血病	Rh 溶血病
母亲血型	O 型	Rh（-）
婴儿血型	A 或 B 型	Rh（+）
抗体类型	IgG2，通过胎盘能力较 IgG1、IgG3 弱	首次激发为 IgM，不通过胎盘，以后妊娠激发为 IgG1、IgG3，可通过胎盘
溶血方式	非补体介导的吞噬致敏红细胞	非补体介导的吞噬致敏红细胞
首次分娩发生率（%）	40～50	5
严重贫血	少	常见
肝脾大	+	+++
黄疸程度	+	+++，可致胆红素脑病
死胎和胎儿水肿	少	常见
迟发溶血（生后 4～8 周）	少	常见
母亲抗体	抗 A、抗 B 抗体	抗 Rh 抗体
球形细胞	多	少或无
婴儿 DAT	+/-	+
婴儿 IAT	+	+

【疗 效 标 准】

本病重在预防。

【评　　论】

1. 新生儿贫血标准　妊娠 34 周以上产生的新生儿有下列情况即有贫血：①出生 48 小时内血红蛋白＜160g/L；②出生 49 小时至 7 天血红蛋白＜145g/L；③出生 1 周后血红蛋白＜100g/L。

2. Rh 血型系统有 6 个抗原 C、D、E、c、d、e，大写字母为 Rh 阳性，小写字母为 Rh 阴性，以 D 抗原性最强。Rh 溶血病 90%为抗 D 抗体所致。Rh 遗传型因民族而异。Rh 阴性白种人约 15%，美洲黑种人 7%～8%，我国仅 0.5%。我国各民族间 Rh 阴性发生率各异，汉族＜1%。

3. 母婴 ABO 不合者约 15%，但发生 ABO 溶血病仅约 3%，也很少见。

4. 胎儿胆红素可继发于溶血而增高。胎盘可有效转运可溶性未结合胆红素。为此，有的新生儿出生时可无临床黄疸，严重者胎儿气道可分泌胆红素，染羊水为黄绿色和脐带黄染。

5. ABO 溶血病和 Rh 溶血病一样，抗体不结合胎儿红细胞膜和补体，故致敏红细胞为非补体介导的巨噬细胞吞噬覆盖抗体的红细胞，为血管外溶血。

6. 脐带血血红蛋白和间接胆红素水平能密切反映溶血程度，有助于治疗措施的选择。脐带血血红蛋白＞140g/L 为轻度溶血，110～140g/L 为中度溶血，＜110g/L 为重度溶血。正常脐带血胆红素＜51.3μmol/L（3mg/dl），如＞68.4μmol/L（4mg/dl）为严重溶血，85～256μmol/L（5～15mg/dl）时，胆红素脑病发生率约 3.3%；274～513μmol/L（16～30mg/dl）则为 18%。脐带血血红蛋白＜110g/L 或间接胆红素＞76.5～85μmol/L（4.5～5mg/dl），提示需换血治疗。

7. 检测羊水中胆红素含量可判定溶血病（胎儿水肿）是否发生。正常时羊水中胆红素＜1mg/L，如 1～2.7mg/L 可能发生溶血病，＞2.7mg/L 已经发生，＞4.7mg/L 严重且有心力衰竭，＞9.5mg/L 发生死胎。

8. 如母体抗 Rh 抗体效价≥1∶32，或超声检查有胎儿水肿，可在超声引导下做羊水穿刺，检测羊水中磷脂酰胆碱和鞘磷脂比值，可预估胎儿肺发育情况，引产后有无发生急性呼吸窘迫的危险。比值＞2 提示胎肺发育成熟，引产出生后极少发生呼吸窘迫，＜1.5 则胎儿肺发育未成熟，引产出生后易发生呼吸窘迫。

9. ABO 溶血病时新生儿外周血中球形细胞很多，易与遗传性球形细胞增多症（hereditary spherocytosis，HS）混淆。母体红细胞同种抗体、新生儿 DAT 阳性、自溶血试验加葡萄糖不能纠正有别于 HS。

10. HS、红细胞酶缺陷和血红蛋白病等遗传性溶血病亦可引起非免疫性胎儿水肿，需与 AHDN 鉴别。凭红细胞同种抗体和 DAT 阳性可资鉴别。

（肖　娟）

参考文献

桂永浩，薛辛东. 2015. 儿科学. 第 3 版. 北京：人民卫生出版社，134-138.

江载芳，申昆玲，沈颖. 2015. 诸福棠实用儿科学·上册. 第 8 版. 北京：人民卫生出版社，481-483.

Ross ME，Waldron PE. 2013. Neonatal Hematology. 2nd ed. Cambridge：Cambridge University Press，65-85.

二十三　药物诱发的免疫性溶血性贫血

药物诱发的免疫性溶血性贫血（drug-induced immune hemolytic anemia，DIHA）系指用药后和/或治疗过程中出现的溶血性贫血。按发病机制 DIHA 可分三大类，有的 DIHA 发病机制不止一种。

1. 抗原/药物吸附型　药物与红细胞膜蛋白牢固结合具有抗原性诱发抗体，有药物依赖性，诱发药物有青霉素类、头孢菌素类、四环素、甲苯磺丁脲、卡溴脲等。

2. 免疫复合物/新抗原型　药物与红细胞膜抗原结合形成新抗原，与抗药抗体结合形成三元复合物，在红细胞上激活补体，破坏红细胞，有药物依赖性。诱发药物有波芬、奎尼丁、奎宁、氯磺苯脲、利福平、异烟肼、安他唑啉、丙磺舒、头孢菌素、两性霉素B、多赛平、双氯芬酸钠、已烯雌酚、非那西丁、氯丙嗪、苯丙氨酸氮芥、链霉素、胰岛素、硫脲类、氨基比林、对氨水杨酸钠、氟尿嘧啶等。

3. 自身抗体型　药物与红细胞结合，改变膜抗原性，激发自身抗体与自身或同质红细胞在无药物下反应。诱发药物有甲基多巴、左旋多巴、头孢菌素、托美丁、替尼泊苷、甲芬那酸、普鲁卡因胺、双氯芬酸钠、诺米芬新、布洛芬、干扰素等。

【诊断标准】

近期有用药物特别是上述药物史，有诊断意义的临床表现和实验室发现（表23-1）。

表23-1　DIHA主要临床表现和实验室检查

临床和实验室检查特点	溶血机制		
	半抗原型	免疫复合物型	自身抗体型
代表药物	青霉素	奎尼丁/波芬	甲基多巴
药物剂量	大	常很少	长期用药（3～6个月）
起病	用药后7～10天 亚急性发病	用药数日后 突发严重溶血	缓慢，轻微溶血 可在无药时发病
溶血方式	主要为血管外，脾阻留致敏红细胞	常为血管内，补体直接溶血，脾肝清除覆盖补体C3b红细胞	主要为血管外，脾阻留致敏红细胞
抗体种类	IgG，仅与药物致敏红细胞作用，药物依赖性	多为IgM，亦可IgG，常结合补体，药物依赖性	IgG（Rh 特异性）为全凝集素，不依赖药物
停药后溶血缓解所需时间	数日至2周	数日至数周	>1个月
DAT	IgG型阳性，很少补体C3型，停药后不久转阴	补体C3型阳性，停药后不久转阴	IgG型阳性，停药后效价渐弱，需数周或数月转阴
IAT（不加药物）	阴性	阴性	阳性
IAT（加药物）	阳性	阳性	阳性
冷凝集素	阴性	阴性	阴性
D-L抗体	阴性	阴性	阴性

【疗效标准】

停药后溶血停止，不再贫血，DAT转阴即为治愈。

【评　论】

1. 用药过程中发生溶血性贫血，应首先考虑DIHA。于停用可疑药物后溶血很快停止即可确诊。不主张用可疑药物做激发试验，虽可肯定为该药所致，但不安全。

2. 免疫复合物型药物诱发DIHA的三元复合物结合松散，抗体常自红细胞膜表面脱落游离于血循环中，再与其他红细胞结合，激活补体。故少量药物即可引起严重血管内溶血，常伴血红蛋白尿，甚至肾衰竭。覆盖补体 C3b 的红细胞也可被脾巨噬细胞和肝库普弗细胞吞噬而破坏，又有血管外溶血，故病情严重。有时也可累及粒细胞和血小板。

3. DIHA 很少有其他药物过敏的症状如发热、皮疹、荨麻疹等。

4. 有的药物如头孢菌素可被非免疫性蛋白吸附，与红细胞膜亲和力很强，可致 DAT 阳性。但 IAT 不加药物为阴性，无抗药物抗体，亦无红细胞破坏等可与 DIHA 鉴别。

5. DIHA 可与特发性温抗体型 AIHA 或迟发性溶血输血反应相混，应注意区别，DIHA 有用药史。

6. DIHA 发病急者可于用药后 1 小时内突发，可致急性肾衰竭而危及生命。较慢者于用药后数日至 2 周发病，亦可有溶血而无贫血。

7. 有的临床和血液学发现强烈提示 DIHA 但不能检出药物抗体，要考虑 DIHA 不是药物而是其代谢产物所致，应查抗药物代谢产物抗体。

8. 能引起 DIHA 的药物有 200 余种，其后会更多，应仔细参阅药物说明书。

9. 器官（含骨髓）移植后多用阿伦单抗（抗 CD52）、环孢素、他克莫司、骁悉（霉酚酸酯，MMF）等抑制免疫功能。这些药物也可致移植后 DIHA（PTDIHA），这种 DIHA 发生迟，多在移植后免疫抑制治疗 2 年左右发生，也可伴发移植后淋巴增殖性疾病。

（林凤茹）

参考文献

林果为，欧阳仁荣，陈珊珊，等. 2013. 现代临床血液病学. 上海：复旦大学出版社，609-613.

刘代红. 2012. 药物诱发的免疫性溶血性贫血. 中国实用内科杂志，32（5）：338-339.

Garratty G. 2012. Immune hemolytic anemia caused by drugs. Expert Opinion on Drug Safety，11（4）：635-642.

二十四　微血管病性溶血性贫血

【诊 断 标 准】

国内外均无统一诊断标准，参考有关资料文献，建议诊断标准如下：

1. 临床表现

（1）通常急性发病，可有不同程度的贫血、黄疸或尿色加深。

（2）因合并血小板减少而导致的相应出血表现。

（3）可有原发病的相应临床表现。

2. 实验室检查

（1）外周血涂片破碎红细胞＞1%。

（2）不同程度的贫血。

（3）血管内溶血的证据：血清乳酸脱氢酶升高；血清游离血红蛋白增加；结合珠蛋白降低；网织红细胞增多或骨髓红细胞系代偿性增生；可有血红蛋白尿或含铁血黄素尿(慢性者)。

（4）抗人球蛋白试验阴性。

（5）合并有血小板减少。

凡患者具备实验室检查的前 4 项且临床表现符合，可考虑诊断微血管病性溶血性贫血。其中实验室检查第（1）项为最重要的必备标准，而第（3）项只需患者存在其中一条或一条以上即可。实验室检查第（5）项可作为微血管病性溶血性贫血的进一步支持证据。

【疗效标准】

无统一疗效标准，参考第三版《血液病诊断及疗效标准》建议如下：

1. 完全缓解　患者临床表现消失，破碎红细胞＜1%，其他血管内溶血的异常实验室指标恢复正常，同时血小板计数恢复至发病前水平。

2. 部分缓解　患者临床表现基本消失，破碎红细胞＜1%，乳酸脱氢酶较治疗前下降但未恢复正常，血小板计数≥50×10^9/L 或较治疗前至少增加两倍。

3. 无效　治疗后临床表现无好转或进一步恶化，实验室检查结果未达部分缓解标准。

【评　论】

机械性溶血与微血管病性溶血性贫血：在外界机械撞击或湍流冲击下，或在高剪切力的作用下强行通过因各种病变而导致管腔狭窄的微小血管时受到纤维蛋白丝的切割，红细胞均可能破裂而产生溶血，统称为机械性溶血或破碎性溶血（fragmentation hemolysis）。可导致红细胞机械性损伤的典型疾病包括行军性血红蛋白尿症、创伤性心源性溶血性贫血（如心脏瓣膜病或瓣膜置换术后）及微血管病性溶血性贫血等。其中，微血管病性溶血性贫血（microangiopathic hemolytic anemia，MAHA）指微小血管病变引起红细胞破碎而发生的非免疫性溶血性贫血综合征，其特点是外周血可发现破碎红细胞或裂红细胞（schistocytes），主要见于各种类型的血栓性微血管病（thrombotic microangiopathy，TMA）。

MAHA 与 TMA：当 MAHA 伴有微血栓形成和血小板减少时，又常被称为 TMA。TMA 是指一组以微血管（微动脉和毛细血管）内皮细胞/血管壁损伤、管腔狭窄或闭塞并可伴有微血栓形成为特征的临床病理综合征。并非所有的 MAHA 均由 TMA 导致，但是几乎所有的 TMA 均可导致 MAHA 和血小板减少。虽然理论上来说 TMA 是一种依据组织活检做出的病理诊断，然而临床实践中常常是在通过观察到 MAHA 和血小板减少而推断得出该诊断。代表性的 TMA 包括血栓性血小板减少性紫癜（TTP）、志贺毒素相关溶血尿毒综合征（Stx-HUS）及补体介导溶血尿毒综合征（CM-HUS）。

除了上述发病机制较为明确的原发性 TMA 类型以外，多种全身性疾病或诱因可导致以 MAHA 和血小板减少为特征的 TMA 综合征（继发性 TMA），例如全身性感染、药物、晚期恶性肿瘤、妊娠相关疾病（子痫与先兆子痫、妊娠期急性脂肪肝、HELLP 综合征）、自身免疫性疾病（如系统性红斑狼疮、抗磷脂综合征、硬皮病、结节性多动脉炎）及异基因造血干细胞移植等。上述继发性 TMA 综合征的确切发病机制尚有待进一步深入研究。

弥散性血管内凝血（DIC）因广泛微小血管的血栓形成亦可导致 MAHA 的发生，虽然多数患者溶血性贫血的临床表现并不突出。此外，Kasabach-Merritt 综合征、血管内皮细胞瘤等亦可因病变局部凝血系统的激活而导致 MAHA 的出现，并可伴有显著血小板减少和凝血功能紊乱（又被称为慢性 DIC）。

破碎红细胞或裂红细胞是诊断 MAHA 或 TMA 的最重要和直接的线索，目前国内尚未对其形态或数量的诊断标准达成规范性的指南或建议。2012 年国际血液学标准化委员会

（ICSH）对破碎红细胞的判定标准做出了推荐。根据该标准，破碎红细胞的形态主要包括以下四种：①形态不一的红细胞碎片，如不规则三角形、棘形或新月体形；②盔形细胞；③角红细胞；④小球形红细胞。该国际共识推荐采用外周血涂片进行光学显微镜检测，当外周血破碎红细胞比例＞1%时（需至少计数1000个红细胞），强烈支持MAHA或TMA的诊断。自动化血液分析仪的红细胞碎片计数可作为上述形态学检测的补充。

（朱铁楠）

参考文献

齐军元，张之南. 2001. 红细胞机械性损伤所致的溶血性贫血//邓家栋，杨崇礼，杨天楹等，主编. 临床血液学. 上海：上海科学技术出版社，674-680.

沈迪. 2007. 微血管病性溶血性贫血//张之南，沈悌，主编. 血液病诊断及疗效标准. 第3版. 北京：科学出版社，80-81.

Baker KR，Moake J. 2016. Fragmentation hemolytic anemia// Kaushansky K，ed. Williams Hematology. 9th ed. New York：McGraw-Hill Education，801-808.

George JN，Charania RS. 2013. Evaluation of patients with microangiopathic hemolytic anemia and thrombocytopenia. Semin Thromb Hemost，39：153-160.

Zini G，d'Onofrio G，Briggs C，et al. 2012. ICSH recommendations for identification，diagnostic value，and quantitation of schistocytes. Int J Lab Hematol，34：107-116.

二十五　真性红细胞增多症

【诊断标准】

（一）国内诊断标准

国内诊断标准由中华医学会血液学分会白血病淋巴瘤学组于2016年提出。

1. 主要标准

（1）男性Hb＞185 g/L，女性Hb＞165 g/L，或其他红细胞容积增高的证据［Hb或血细胞比容（HCT）大于按年龄、性别和居住地海拔高度测定方法特异参考范围百分数的第99位；或如果Hb浓度比在无缺铁情况下的基础值确定持续增高至少20 g/L的前提下，男性Hb＞170 g/L，女性Hb＞150 g/L］。

（2）有JAK2 V617F突变或其他功能相似的突变（如JAK2第12外显子突变）。

2. 次要标准

（1）骨髓活检：按患者年龄来说为高度增生，以红系、粒系和巨核细胞增生为主。

（2）血清EPO水平低于正常参考值水平。

（3）骨髓细胞体外培养有内源性红系集落形成。

符合2条主要标准和1条次要标准或第（1）条主要标准和2条次要标准则可诊断PV。

此外，在WHO（2008）诊断标准的基础上2014年修订了国内标准，内容如下：

1. 主要标准

（1）男性 Hb＞165 g/L、女性 Hb＞160 g/L，或男性 HCT＞49%、女性 HCT＞48%。

（2）骨髓活检示三系高度增生伴多形性巨核细胞。

（3）有 JAK2 突变。

2. 次要标准　血清 EPO 水平低于正常参考值水平。

真性红细胞增多症诊断需符合 3 条主要标准或第（1）、（2）条主要标准和次要标准。

（二）国外诊断标准

WHO 继 2008 年标准后，2016 年提出的修订标准如下：

1. 主要标准

（1）男性 Hb＞165 g/L、女性 Hb＞160 g/L，或男性 HCT＞49%、女性 HCT＞48%；或红细胞容量增加。

（2）骨髓活检示年龄矫正的高度增生和三系增生伴多形性、成熟巨核细胞。

（3）有 JAK2 突变。

2. 次要标准　血清 EPO 水平低于正常参考值水平。

真性红细胞增多症诊断需符合 3 条主要标准或第（1）、（2）条主要标准和次要标准。

【疗 效 标 准】

国内采用的是欧洲白血病网与骨髓增殖性肿瘤研究和治疗国际工作组 2013 年修订的真红疗效评价标准（表 25-1），国际上也多采用该标准。

表 25-1　真性红细胞增多症的疗效标准

疗效标准	定义
完全缓解（CR）	以下 4 条必须全部符合： （1）包括可触及的肝脾大等疾病相关体征持续（≥12 周）消失，症状显著改善（MPN-SAF TSS 积分下降≥10 分）； （2）外周血细胞计数持续（≥12 周）缓解，未行静脉放血情况下 HCT＜45%、PLT≤400×10^9/L、WBC＜10×10^9/L； （3）无疾病进展，无任何出血或血栓事件； （4）骨髓组织学缓解，按年龄校正后的骨髓增生程度正常，三系高度增生消失，无＞1 级的网状纤维（欧洲分级标准）
部分缓解（PR）	以下 4 条必须全部符合： （1）包括可触及的肝脾大等疾病相关体征持续（≥12 周）消失，症状显著改善（MPN-SAF TSS 积分下降≥10 分）； （2）外周血细胞计数持续（≥12 周）缓解，未行静脉放血情况下 HCT＜45%、PLT≤400×10^9/L、WBC＜10×10^9/L； （3）无疾病进展和任何出血或血栓事件； （4）未达到骨髓组织学缓解，存在三系高度增生
无效（NR）	疗效未达到 PR
疾病进展（PD）	演进为真性红细胞增多症后骨髓纤维化（post-PV MF）、骨髓增生异常综合征或急性白血病

注：MPN-SAF TSS.骨髓增殖性肿瘤总症状评估量表；HCT.血细胞比容。

【评　　论】

（一）有关诊断标准

既往真性红细胞增多症的国内诊断标准，除临床表现、实验室检查等外，还需除外继发性红细胞增多症的因素，临床操作性欠佳。随着 JAK2 基因突变，包括 V717F 和 12 外显子突变几乎在 99%的真性红细胞增多症患者中发现，其在真性红细胞增多症诊断中的地位逐渐获得肯定，由此诊断标准也趋于简单明了。

由中华医学会血液学分会白血病淋巴瘤学组 2016 年提出国内诊断标准，虽然参照 WHO 2008 版标准，但也考虑到 WHO 2014 修订版。根据国内外的进展，结合具体实验条件，应采用 WHO 2014 版的标准。但因骨髓形态学缺乏标准化，WHO 2008 版标准仍可作为国内真性红细胞增多症的诊断标准。

综观国外真性红细胞增多症诊断标准的演变，尤其是 WHO 从 2008 版至 2016 版的修改，修改之处为增加骨髓形态学表现，作为三个主要标准之一。同时降低了血红蛋白水平的要求，男性 Hb＞165 g/L、女性 Hb＞160 g/L 即可。JAK2 基因的突变仍作为第三项主要标准。血清 EPO 水平降低仅为次要标准，以便发现无 JAK2 基因突变的患者。

许多研究证实几乎 99%的真性红细胞增多症患者携带 JAK2 V617F 或 12 外显子的突变，所以在临床实践中，JAK2 突变阴性的患者几乎难以诊断真性红细胞增多症。V617 突变在 95%～97%的患者中，12 外显子突变在几乎剩余的患者中，但 JAK2 突变的存在难以鉴别 PV、ET 和原发性骨髓纤维化。此时，骨髓形态学的表现有助于鉴别。

在 2016 版的诊断标准中，更强调了骨髓活检的重要性，尤其是 Hb 在 WHO 2008 版标准的交界值（如男性在 160 ～180 g/L、女性在 150～164 g/L）和 JAK2 阴性者。在这组患者中，如有三系增生伴多形性、成熟巨核细胞，有可能是隐匿的或前驱的真性红细胞增多症。但是新标准是否过于宽泛，在实际应用时可加以验证。

（二）有关疗效标准

既往由于缺乏根治本病的手段，基本无统一的疗效标准，临床疗效注重于生存时间和并发症的发生等。随着 JAK2 抑制剂等新药的出现，使量化疗效标准成为可能。目前的标准尚未引入分子学评估，将来 JAK2 水平下降的程度或是否转阴等，有可能成为疗效标准之一。

（周道斌）

参 考 文 献

中华医学会血液病分会白血病淋巴瘤学组. 2016. 真性红细胞增多症诊断与治疗中国专家共识（2016 版）. 中华血液学杂志，37（4）：265-268.

Barbui T，Thiele J，Gisslinger H，et al. 2014. Masked polycythemiavera（mPV）：Results of an international study. Am J Hematol，89（1）：52-54.

Barbui T，Thiele J，Gisslinger H，et al. 2016. The 2016 revision of WHO classification of myeloproliferative neoplasms：Clinical and molecular advances. Blood Rev，30（6）：453-459.

Barbui T，Thiele J，Vannucchi AM，et al. 2015. Rationale for revision and proposedchanges of the WHO diagnostic criteria for polycythemia vera，essential thrombocythemia and primary myelofibrosis. Blood Cancer J，5：e337.

Barosi G，Mesa R，Finazzi G，et al. 2013. Revised response criteria for polycythemia vera and essential thrombocythemia：An ELN and IWG-MRT consensus project. Blood，121（23）：4778-4781.

Passamonti F，Elena C，Schnittger S，et al. 2011. Molecular and clinical features of the myeloproliferative neoplasm associated with JAK2 exon 12 mutations. Blood，117（10）：2813-2816.

Passamonti F，Maffioli M. 2016. Update from the latest WHO classification of MPNs：A user's manual. Hematology Am Soc Hematol Educ Program，2016（1）：534-542.

Passamonti F，Rumi E，Pietra D，et al. 2010. A prospective study of 338 patients with polycythemia vera：The impact of JAK2（V617F）allele burden and leukocytosis on fibrotic or leukemic disease transformation and vascular complications. Leukemia，24（9）：1574-1579.

Rumi E，Cazzola M. 2017. Diagnosis，riskstratification，and response evaluation in classical myeloproliferative neoplasms. Blood，129（6）：680-692.

二十六 卟 啉 病

卟啉病（porphyria）是由于血红素生物合成途径中特异酶缺乏所致的一种卟啉代谢紊乱病，其临床表现主要有光敏性皮肤损害、腹痛及神经精神症状三大主征。根据代谢紊乱发生的部位，可分为红细胞生成性卟啉病和肝性血卟啉病。前者属先天性，仅见于小儿，罕见；后者又分为急性间歇型、迟发性皮肤型、混合型和遗传性粪卟啉型，以急性间歇性型最多见。遇到原因不明的腹痛必须考虑急性间歇型卟啉病的可能。原因不明的神经功能紊乱，特别是末梢神经症状、局部肌无力、松弛性瘫痪等，神经精神病或精神病因服用巴比妥酸盐而加重，或与月经来潮同时发作，或正在服用女性激素或避孕药时发作者都要怀疑卟啉病的可能。

【诊 断 标 准】

（一）国内诊断标准

诊断该病最重要的依据是尿中存在着大量尿丙氨酸及卟胆原。刚解出的尿颜色大多正常，但若将尿直接置于日光中，尿逐渐变成暗红色，甚至变成黑色。卟啉生化试验阳性；有血卟啉病的临床表现，主要为腹部及神经精神症状。

检查：

（1）尿液检测：尿常呈红色（也可无色），但经暴露于阳光或酸化煮沸半小时后变为红色。

（2）二甲氨基苯甲醛试验（Watson-Schwartz 试验）：是检查卟胆原的一种简单可靠的方法。本病急性发作时，此试验经常呈强阳性反应；在缓解期通常也是阳性，但有时也可阴性。根据病情选做心电图、脑电图和腹部 B 超；注意与铅中毒、急腹症、脑炎、精神分裂症等相鉴别。

1. 急性间歇型血卟啉病

（1）较为多见，为常染色体显性遗传疾病，由卟胆原脱氨酶缺乏所致。

（2）部位不定的腹部剧痛为其突出症状，不伴腹肌紧张及腹膜刺激征为其特点，发作性的绞痛有时虽可极轻，但大多较严重。疼痛部位可以是局限性的，也可波及整个腹部，或放射至背部或腰部，可伴有恶心呕吐。常有顽固性便秘，肠鸣音大多减弱，甚至消失；X 线检查可见小肠充气或液平面。

（3）周围神经受累，有下肢疼痛、感觉异常或减退，可有单肢肌无力直至四肢松弛性瘫痪，在瘫痪出现前或同时可有肌肉剧痛，特别是小腿。腱反射常常减低或消失。腹部、肋间或膈肌无力可导致呼吸麻痹而危及生命。还可出现视神经萎缩、眼肌麻痹、面神经瘫痪、吞咽困难和声带麻痹等症状。急性发作之前常有精神紧张、烦躁不安，甚至出现幻觉，个别患者可暂时失明，严重者可发生惊厥，甚至昏迷。发作时脑电图可出现癫痫或类似电解质紊乱的变化。自主神经症状因窦性心动过速和短暂的高血压最常见，心动过速每于发作时出现，缓解时消失，因此可作为本型活动的指征。

（4）中枢神经损害时可出现脑神经受累表现。

（5）发作时尿呈咖啡色，有时尿色正常，但在体外曝光后因尿中含有的大量卟胆原转变成尿卟啉或粪卟啉而使尿液呈紫红色。

（6）精神症状有精神紧张、烦躁不安、抑郁焦虑、幻视幻听、癔症发作等。

（7）尿卟胆原试验阳性为主要实验室依据。

（8）除外可引起症状性卟胆原的其他疾病：如肝硬化、溶血性贫血，服用巴比妥、磺胺药等。

2. 红细胞生成性血卟啉病

（1）常染色体显性遗传，由于体内亚铁螯合酶缺陷所致。

（2）自年幼开始皮肤对日光过敏，暴晒后皮肤烧灼感、发痒、刺痛，出现皮疹、红斑或水肿。

（3）粪便中原卟啉正常或增多。

（4）红细胞内游离原卟啉浓度增加。

（5）荧光显微镜检查，骨髓有核红细胞的胞质经紫外线照射后发出红色荧光。

（6）除外红细胞内游离原卟啉增高的其他疾病：如铅中毒、缺铁性贫血等。

3. 迟发性皮肤型血卟啉病

（1）由尿卟啉原脱羧酶缺乏引起，分为遗传性和获得性两型，前者为常染色体显性遗传，后者主要由一些肝脏毒性因子如酒精、雌激素或烃化物等激发后导致肝内卟啉代谢障碍，其他有酒精性肝病、病毒性肝炎、肝癌、红斑狼疮、溶血性贫血、难治性贫血、慢性粒细胞性白血病，以及苯巴比妥、苯妥英钠、雌激素、白消安等药物及六氯苯等毒物中毒。

（2）皮肤曝光部位出现发红、水疱、糜烂、溃疡等，最后结痂和瘢痕形成。此外，有多毛和皮肤色素沉着。

（3）尿液呈明显红色，尿中尿卟啉大量增加。

（4）粪便中粪卟啉明显增加。

（5）遗传性患者红细胞内及肝内尿卟啉原脱羧酶活性降至正常人的 50%左右，获得性患者肝内该酶活性降低，但红细胞内该酶正常。

4. 肝性红细胞生成性卟啉病

（1）由于尿卟啉原脱羧酶严重缺陷引起，为常染色体隐性遗传性疾病。

（2）多在幼儿时期发病，临床表现和迟发性皮肤型卟啉病相似，但病情更为严重。

（3）尿液中尿卟啉增多。

（4）粪便中粪卟啉、异粪卟啉排出量增多。

5. 先天性红细胞生成性卟啉病

（1）常染色体隐性遗传，由于尿卟啉原Ⅲ合成酶缺陷引起。

（2）出生后不久或幼年时即出现尿色发红。

（3）幼年时开始出现严重的皮肤对光过敏，阳光暴露部位皮肤出现发红、烧灼感、水疱、溃疡，最后形成瘢痕，多毛和色素沉着多见。

（4）牙齿呈棕红色，紫外线照射检查时出现红色荧光。

（5）常有肝脾大。

（6）可出现轻度溶血性贫血。

（7）尿中含有大量尿卟啉Ⅰ及粪卟啉Ⅰ，尿色淡红至深红。

（8）粪便中含有大量粪卟啉Ⅰ。

（9）血液中的红细胞、网织红细胞和骨髓中的幼红细胞的细胞核都含有较多的尿卟啉Ⅰ，在紫外线照射检查时都发出深红色荧光。

6. δ-氨基酮戊酸脱水酶缺陷型卟啉病

（1）常染色体隐性遗传。

（2）临床表现与急性间歇性血卟啉病相似。

（3）尿中 δ-氨基酮戊酸显著增多，卟胆原、尿卟啉、粪卟啉也增加。

（4）红细胞内原卟啉轻度增多。

（5）粪便中粪卟啉正常。

7. 混合型卟啉病

（1）常染色体显性遗传，由于原卟啉原氧化酶缺陷所引起。

（2）腹痛和神经系统表现与急性间歇型卟啉病相似。

（3）皮肤损害多限于面部及双手暴露部位，轻微损伤可引起水疱，易破溃、糜烂、继发感染，愈合缓慢而遗留瘢痕及色素沉着。

（4）粪中原卟啉大量增加。

8. 遗传性粪卟啉病

（1）常染色体显性遗传。

（2）约 80%的患者出现腹痛，33%的患者有皮肤症状。

（3）粪便中粪卟啉增多，但粪中原卟啉正常或仅轻度增加。

（4）尿中粪卟啉显著增多，卟啉原和 δ-氨基酮戊酸也增多。

9. 三羧基卟啉病

（1）常染色体隐性遗传，由于粪卟啉原氧化酶缺陷所致，只有纯合子才发病。

（2）出生后起病，日晒后皮肤出现红斑、水疱等光过敏性损害。

（3）明显黄疸、溶血性贫血和肝脾大。

（4）粪便中卟啉显著增多，以三羧基卟啉为主。

（二）国外诊断标准

1. 急性间歇型血卟啉病

（1）常染色体显性遗传疾病，由卟胆原脱氨酶缺乏所致，该酶的基因定位于 11q23—qter 区域。

（2）有腹痛、恶心、呕吐、腹胀和便秘等症状。

（3）周围神经和精神症状。

（4）红细胞内卟胆原脱氨酶活性降至正常人的 50%。

（5）尿中卟胆原大量增加。

2. 红细胞生成性血卟啉病

（1）常染色体显性遗传，由于体内亚铁螯合酶缺陷所致。

（2）自年幼开始皮肤对日光过敏，暴晒后皮肤烧灼感、发痒、刺痛，出现皮疹、红斑或水肿。

（3）亚铁螯合酶活性降至正常人的 20%。

（4）红细胞内游离原卟啉显著增加。

（5）血浆中游离原卟啉增高。

（6）粪便中原卟啉正常或增多。

3. 肝性红细胞生成性卟啉病

（1）常染色体隐性遗传性疾病，由于尿卟啉原脱羧酶严重缺陷引起，实际上是遗传性迟发性皮肤型卟啉病的纯合子型，其缺陷基因有多种不同的突变型。

（2）多在幼儿时期发病，临床表现和迟发性皮肤型卟啉病相似，红细胞内尿卟啉原脱羧酶活性显著降低。

（3）尿液中尿卟啉增多，同时 7-羧基卟啉、6-羧基卟啉和 5-羧基卟啉及异粪卟啉也增多。

（4）粪便中粪卟啉、异粪卟啉排出量增多。

4. 先天性红细胞生成性卟啉病

（1）常染色体隐性遗传，由于尿卟啉原Ⅲ合成酶缺陷引起。

（2）临床表现为日光性皮肤炎，暴露部位皮肤红肿、疼痛、水疱、溃疡及结痂，并常出现多毛症。

（3）红细胞内尿卟啉原Ⅲ合成酶活性降低，杂合子降至正常人的 50%，纯合子降至正常人的 20%。

（4）红细胞中尿卟啉Ⅰ和粪卟啉Ⅰ增多。

（5）尿中尿卟啉Ⅰ和粪卟啉Ⅰ增多。

（6）粪便中含有大量粪卟啉Ⅰ。

（7）血液中的红细胞、网织红细胞和骨髓中的幼红细胞的细胞核都含有较多的尿卟啉Ⅰ，在紫外线照射检查时都发出深红色荧光。

5. δ-氨基酮戊酸脱水酶缺陷型卟啉病

（1）常染色体隐性遗传。

（2）临床表现与急性间歇性血卟啉病相似。

（3）尿中 δ-氨基酮戊酸显著增多，卟胆原、尿卟啉、粪卟啉也增加。

（4）红细胞内原卟啉轻度增多。

（5）粪便中粪卟啉正常。

（6）红细胞 δ-氨基酮戊酸脱水酶活性降低，杂合子降至正常人的 36%，纯合子降至正常人的 2%。

6. 混合型卟啉病

（1）常染色体显性遗传，由于原卟啉原氧化酶缺陷所引起。

（2）腹痛和神经系统表现。

（3）皮肤损害的轻微损伤可引起水疱，易破溃、糜烂、继发感染，愈合缓慢而遗留瘢痕及色素沉着。

（4）粪便中原卟啉大量增加。

（5）患者原卟啉原氧化酶活性降至正常人的 50%。

（6）发作期尿中卟胆原及 δ-氨基酮戊酸增多。

7. 遗传性粪卟啉病

（1）常染色体显性遗传。

（2）有急性间歇型卟啉病和迟发性皮肤型卟啉病相似的临床表现。

（3）患者粪卟啉原氧化酶活性降低，杂合子降至正常人的 50%，纯合子降至正常人的 10%。

（4）粪便中及尿中粪卟啉显著增多，卟啉原和 δ-氨基酮戊酸也增多。

（5）急性发作时尿中卟胆原和 δ-氨基酮戊酸增多。

8. 三羧基卟啉病

（1）常染色体隐性遗传，由于粪卟啉原氧化酶缺陷所致，只有纯合子才发病。

（2）出生后起病，皮肤日晒后出现红斑、水疱等光过敏损害。

（3）粪便中卟啉排出量增加，其中三羧基卟啉占 60%以上。

（4）红细胞内粪卟啉原氧化酶活性降至正常人的 10%以下。

9. 迟发性皮肤型血卟啉病

（1）由尿卟啉原脱羧酶缺乏引起，分为遗传性和获得性两型，饮酒过多是国外最常见的一种发病因素，口服避孕药的广泛应用是国外女性发病的重要因素。

（2）皮肤曝光部位出现发红、水疱、糜烂、溃疡等损害。

（3）尿中尿卟啉和 7-羧基卟啉大量增加。

（4）粪便中大量异卟啉和 7-羧基卟啉明显增加。

（5）家族遗传性患者红细胞内及肝内尿卟啉原脱羧酶活性降至正常人的 50%左右，症状性患者肝内该酶活性降至正常人的 50%左右，但红细胞内该酶活性正常。

急性卟啉病的常见症状及表现见表 26-1。

表 26-1　急性卟啉病的常见症状及表现

症状及体征	发生率（%）	备注
胃肠道相关的表现		
腹部	85～95	持续几个小时或更长的时间，并局部不适，伴痉挛
呕吐	43～88	神经系统起源，很少伴有腹膜刺激征，发热或白细胞增多。恶心、呕吐，常伴腹痛
便秘	48～84	可伴有膀胱麻痹
神经系统表现		
四肢和/或背部疼痛	50～70	疼痛开始在胸部或背部，并移动到腹部。下肢疼痛，胸部、颈部或背部感觉神经受累，以客观的感觉丧失报告病例占 10%～40%
轻度瘫痪	42～68	在早期或晚期发展严重
呼吸肌麻痹	9～20	肌无力通常由近端开始，而不是远端；上肢比下肢累及早，是渐进性周围运动神经病变和麻痹
精神症状	40～58	从轻微的行为改变到躁动、混乱，产生幻觉、抑郁症
抽搐	10～20	中枢神经系统的表现是由于低钠血症，其结果往往是由于抗利尿激素分泌或钠耗竭综合征
心血管系统表现		
心动过速	64～85	如果症状明显，需要通过药物治疗来控制
系统性动脉高压	34～55	急性发作期需要治疗，否则容易转换为慢性期

【疗效标准】

（一）国内疗效标准

1. 完全缓解

（1）急性发作期出现的腹痛、神经精神症状、光敏性皮肤损害及其他临床症状和体征均缓解或消失。

（2）并发症治愈。

（3）急性发作期出现的红细胞内、尿中和粪便中的卟啉及其前体物质含量增加等实验室检查异常均缓解或恢复正常。

2. 部分缓解

（1）急性发作期出现的腹痛、神经精神症状、光敏性皮肤损害及其他临床症状和体征好转。

（2）并发症治愈或好转。

（3）急性发作期出现的红细胞内、尿中及粪便中的卟啉及其前体物质含量增加等实验室检查异常有所好转。

3. 未缓解

（1）急性发作期出现的腹痛、神经精神症状、光敏性皮肤损害及其他症状无好转。

（2）并发症无好转。

（3）急性发作期出现的红细胞内、尿中和粪便中的卟啉及其前体物质含量增加等实验室检查异常无好转。

（二）国外疗效标准

1. 完全缓解

（1）急性发作期出现的临床症状和体征缓解或消失。

（2）急性发作期出现的卟啉及其前体物质含量增多均缓解或恢复。

（3）有关的血红素生物合成酶的活性恢复到急性发作前的水平。

2. 部分缓解

（1）急性发作期出现的临床症状和体征好转。

（2）急性发作期出现的卟啉及其前体物质含量增多有好转。

（3）有关的血红素生物合成酶活性降低有好转。

3. 未缓解

（1）急性发作期出现的临床症状和体征无好转。

（2）急性发作期出现的卟啉及其前体物质含量增多无好转。

（3）有关的血红素生物合成酶活性降低无好转。

【评　　论】

卟啉病是一组由于血红素生成合成酶缺陷所引起的疾病，临床表现多样，可为皮肤光敏、腹痛等胃肠道症状、神经精神异常，有的患者尿呈红色。实验诊断依据是卟啉及其前体物质增多和血红素生物合成有关酶活性降低。熟悉血卟啉病的临床表现，详细询问病史，结合相关实验室检查综合分析是避免本病误诊的关键。对于原因不明的黄疸型肝炎、腹痛伴尿色改变及神经精神症状反复发作者，症状与体征不相符、有家族史者、不能用常见病解释者，应想到血卟啉病的可能。如果初发病诊断困难或基层医院检验条件有限，又怀疑本病时，应转有诊断条件的医院做相关的实验室检查，或试用高糖负荷疗法等试验性治疗，亦可对新鲜尿液进行日晒，若变为棕红色有助于本病的诊断，早期明确诊断后及时对患者进行卫生宣教并交代注意事项，可延缓本病的发展，提高生活质量，降低死亡率。卟啉病诊断依据主要依靠遗传方式、临床表现、生化特征；临床表现是发现和诊断该疾病的前提，生化检查包括红细胞内、尿中或粪便中的卟啉和/或其前体物质的定性或含量测定，是诊断的主要依据。但是，如果单纯卟啉和/或前体物质含量增加，如肝硬化、溶血性贫血，以及服用巴比妥、磺胺类药物等患者也可能有卟啉或前体物质含量增加，称为症状性卟胆原尿。疾病诊断需要综合分析，有条件者可开展各种血红素生物合成酶的活性测定，使诊断更加准确可靠。

（张连生　李莉娟）

参 考 文 献

Besur S，Hou W，Schmeltzer P，et al. 2014. Clinically important features of porphyrin and heme metabolism and the porphyrias. Metabolites，4（4）：977-1006.

Dragneva S，Szyszka-Niagolov M，Ivanova A，et al. 2014. Seven novel mutations in Bulgarian patients with acute hepatic porphyrias（AHP）. Jimd Report，16：57.

Shen JB. 2015. Acute porphyria in a patient with Arnold Chiari malformation. Am J Case Rep，16：99-103.

Park EY，Kim YS. 2014. Severe neurologic manifestations in acute intermittent porphyria developed after spine surgery under general anesthesia. Korean J Anesthesiol，67（3）：217-220.

第二部分

白细胞疾病

二十七　中性粒细胞减少症和粒细胞缺乏症

【诊 断 标 准】

（一）国内诊断标准

中性粒细胞减少是指血液中性粒细胞绝对值计数低于正常人群均值两个标准差以上。成人外周血中性粒细胞绝对值低于 2.0×10^9/L，定义为中性粒细胞减少症（neutropenia）。当粒细胞严重减少，低于 0.5×10^9/L，为粒细胞缺乏症（agranulocytosis）。儿童 10～12 岁低于 1.8×10^9/L，<10 岁低于 1.5×10^9/L，为中性粒细胞减少症。

（二）国外诊断标准

中性粒细胞减少症定为中性粒细胞低于 2.0×10^9/L 或 1.8×10^9/L。在儿童 1 个月至 10 岁，低于 1.5×10^9/L，10 岁以上至成人低于 1.8×10^9/L，为中性粒细胞减少症，老年人的标准同成年人。美国黑种人的中性粒细胞正常值较低，中性粒细胞减少症定义为低于 1.5×10^9/L。粒细胞缺乏症定为粒细胞低于 0.5×10^9/L。

【疗 效 标 准】

（一）国内疗效标准

尚未见公认的疗效标准，根据 1993 年卫生部制定的《新药（西药）临床研究指导原则》中，升白细胞药物疗效标准，按白细胞减少原因不同分为以下几类：

1.化疗后放疗后白细胞和中性粒细胞减少。参考国外文献，将其疗效标准拟定如下：

（1）显效：同一患者用相同的化疗方案，在第 1、3 个疗程合用受检药物，第 2、4 个疗程不用受检药物（即自身对照）；或同类型病例中，年龄和白细胞基数相近者作为对照组。以上无论自身对照或另设对照组皆进行下列指标比较：化疗后比化疗前白细胞和粒细胞减少数均值；最低数均值；粒细胞<0.5×10^9/L 及 1.0×10^9/L 持续天数均值。如以上均值比对照有非常显著统计学意义者为显效。

（2）有效：比对照有统计学意义者。

（3）无效：比对照无统计学意义者。

2.慢性原因不明的白细胞和中性粒细胞减少。

3.由药源性（如化疗药、化学药品）及放疗后等引起者。

4.由感染、免疫因素引起或原因不明者。

以上第 3 类和第 1 类相似，第 2、4 类均不适合选为临床试验的病例。上述疗效标准供参考，并请参照最近国家药品食品监督管理总局发布的有关技术指导原则。

（二）国外疗效标准

至今所见文献，主要报道了对 GM-CSF 和 G-CSF 等造血因子进行了临床前、Ⅰ期、

Ⅱ期和Ⅲ期临床试验。其Ⅱ期和Ⅲ期临床试验疗效标准的评定，大致和上述我国卫生主管部门制定的受检药物对化疗或放疗后白细胞和中性粒细胞减少的升白细胞疗效标准相似。

【评　　论】

1.中性粒细胞的减少可以是先天遗传的，也可以是后天获得的，通常因骨髓中性粒细胞前体细胞的生成减少所致。其发病机制一般包括：中性粒细胞生成较少；中性粒细胞无效生成；循环中性粒细胞的清除或利用加速；细胞自循环池交换至边缘池；上述机制联合。部分细胞生成障碍是由于造血祖细胞的内在异常所致。其他障碍因外在因素所致，包括骨髓环境的变化，如肿瘤浸润、纤维化或放射。

2.中性粒细胞减少可伴有贫血、血小板减少或两者兼有，分别称为两系减少或全血细胞减少。当中性粒细胞减少为仅有或主要的异常表现时，称之为“选择性”或“孤立性”中性粒细胞减少，如慢性特发性中性粒细胞减少或药物诱发的中性粒细胞减少。某些疾病中，数种细胞系均受到轻微影响，但中性粒细胞减少最为严重，如 Felty 综合征。中性粒细胞减少还可能提示存在隐含的全身性疾病，如早期维生素 B_{12} 缺乏。

3.白细胞和中性粒细胞减少的诊断标准，主要是根据低于其正常值的下限。但其正常值常受下列各种因素的影响。

（1）生理因素：正常人白细胞值一日内不同时间就有不同程度的波动，有时最高值与最低值相差近两倍。一年内，冬季时间的白细胞值比夏季的要高，体力活动、妊娠时，白细胞值增高。因此，对白细胞值在临界水平的患者，检测时间要大致恒定，并排除其他生理因素干扰。

（2）年龄和种族：见诊断标准。

（3）采血部位：耳垂血白细胞值波动较大，手指血白细胞值比前者低。目前，多采用静脉血，稳定。

（4）测定方法：手工或自动细胞计数器。自动细胞计数器应每天进行质控标准检查，避免误差。如有疑问时，要重复检查，并和手工的对比。

（5）门诊常见的慢性轻度白细胞减少的患者，其中性粒细胞值有时正常，有时降低，骨髓象正常，无其他基础疾病，病因不明。这类患者观察多年后无变化，其中有些患者可能是中性粒细胞分布至边缘池增多，即假性中性粒细胞减少。但有些患者后来出现基础病、MDS 或不典型再生障碍性贫血，故诊断要慎重。

（王建祥）

参 考 文 献

Ancliff PJ. 2003. Congenital neutropenia. Blood Rev，17：209.

Dale DC. 2006. The severe chronic neutropenia international registry：10-year follow-up report. Support Cancer Ther，3：220.

Dale DC. 2009. The many causes of severe congenital neutropenia. N Engl J Med，360：3.

Dombret H. 1995. A controlled study of recombinant human granulocyte colony-stimulating factor in elderly patients after treatment for acute myeloid leukemia. N Eng J Med，332：1678.

Germeshausen M. 2008. G-CSF receptor mutations in patients with congenital neutropenia. Curr Opin Hematol，15：332.

Goldman L. 2004. Cecil Textbook of Medicine. 22nd ed. Philadelphia：W B Saunders Company，979.

Haddy TB. 1999. Benign ethnic neutropenia：What is a normal absolute neutrophil count? J Lab Clin Med，133：15.

Hoffman R. 2000. Hematology—Basic Principles and Practice. 3rd ed. Beijing：Harcourt Asia，Churchill Livingstone，739.

Kaushansky K. 2008. Williams Hematology. 8th ed. New York：McGraw-Hill Inc. 10，869-875.

Ozer H. 2000. Update of recommendations for the use of hematopoietic colony-stimulating factors：Evidence-based clinical practice guidelines. J Clin Oncol，18：3558-3585.

Palmblad J. 2008. Chronic idiopathic neutropenias and severe congenital neutropenia. Curr Opin Hematol，15：8.

Ward AC. 2009. Genetic and molecular diagnosis of severe congenital neutropenia. Curr Opin Hematol，16：9.

二十八　急性白血病

白血病是因造血干/祖细胞于分化过程的不同阶段发生分化阻滞、凋亡障碍和恶性增殖而引起的一组异质性的造血系统恶性肿瘤。急性白血病（acute leukemia）是阻滞发生在较早阶段。按照白血病细胞的系列又分为急性髓系白血病（acute myeloid leukemia，AML）、急性淋巴细胞白血病（acute lymphoblastic leukemia，ALL）和系列模糊的急性白血病（acute leukemia of ambiguous lineage）三类。急性髓系白血病亦称急性髓细胞或非淋巴细胞白血病。

急性白血病的诊断标准包括1986年修订的、国内已经采用多年的法美英（FAB）协作组诊断标准和2016版世界卫生组织（WHO）诊断标准。现分述如下：

【诊 断 标 准】

（一）法美英协作组诊断标准（FAB标准）

除临床症状、体征与血象外，骨髓形态学检查是诊断急性白血病的主要依据，尤其是原始细胞（包括原粒、原单核和原淋巴细胞）的百分比。急性髓系白血病诊断步骤如图28-1所示。

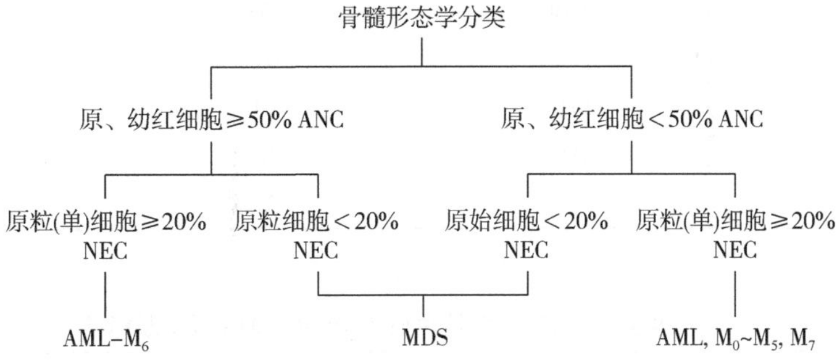

图28-1　急性髓系白血病诊断步骤

ANC. 全部骨髓有核细胞；NEC. 非红系骨髓有核细胞

根据NCCN指南和国内成人ALL诊断治疗专家共识的意见，骨髓中原始/幼稚淋巴细胞比例≥20%可以诊断ALL。

（二）世界卫生组织诊断标准（WHO标准）

1. 外周血/骨髓原始粒（或单核）细胞≥20%，可诊断为AML。

2. 当患者被证实有克隆性重现性细胞遗传学异常 t（8; 21）（q22; q22）、inv（16）（p13.1q22）或t（16; 16）（p13.1; q22）及t（15; 17）（q22; q12）时，即使原始细胞＜20%，都应诊断为AML。

3. AML（含急性早幼粒细胞白血病）的诊断还应满足：2个髓系免疫表型阳性且淋系标记＜2个，或髓过氧化物酶（MPO，+）或非特异性酯酶（+）或丁酸盐（+）。

4. 骨髓中原始/幼稚淋巴细胞≥20%，即可诊断为ALL/LBL（表28-1～表28-3）。

表 28-1　急性白血病分类常用的单克隆抗体

系列	单克隆抗体
造血祖细胞	CD34，HLA-Dr，TdT，CD45
B淋巴细胞系	CD19，CD20，CD22[a]，CD79a[a]
T淋巴细胞系	CD2，CD3[a]，CD5，CD7
髓细胞系	CD13，CD33，CD15，MPO[a]，CD117
红细胞系	抗血型糖蛋白A，抗血红蛋白A
巨核细胞系	CD41，CD61，FⅧ

a 胞质表达。

表 28-2　双表型急性白血病的诊断积分系统（EGIL，1998）

积分	B淋巴细胞系	T淋巴细胞系	髓系
2	CD79a	胞质/膜CD3	MPO
	CyIgM、CyCD22	抗TCRα/β	
		抗TCRγ/δ	
1	CD19	CD2	CD117
	CD20	CD5	CD13
	CD10	CD8	CD33
		CD10	CDw65
0.5	TdT	TdT	CD14
	CD24	CD7	CD15
		CD1a	CD64

注：EGIL. 欧洲白血病免疫学分型协作组：每一系列＞2分才可以诊断。

表 28-3　混合表型急性白血病 WHO 2016 版诊断标准

系列	诊断标准
髓系	髓过氧化物酶阳性（流式细胞术、免疫组化或细胞化学）或单核细胞分化标记（NSE、CD11c、CD14、CD64、溶菌酶至少两种阳性）

续表

系列	诊断标准
T细胞系	胞质CD3（CD3ε链抗体）强表达或膜CD3阳性
B细胞系	CD19强表达，CD79a、CyCD22、CD10至少一种阳性；或CD19弱表达，CD79a、CyCD22、CD10至少两种强阳性

注：NSE. 非特异性酯酶。

【评　论】

急性白血病的诊断和分型目前已日趋完善，从最初的形态诊断（FAB标准）逐渐过渡到结合形态、细胞免疫表型和遗传特征的MICM诊断分型体系。2001年WHO综合各种疾病要素来精确定义疾病，制定了包括急性白血病在内的造血与淋巴组织恶性肿瘤新的诊断分型标准（WHO标准）。近几年，随着二代测序的广泛开展，更多的基因突变得以识别，使得急性白血病的诊断和分型更加精确化。

FAB标准分类以形态学为主要依据，易于掌握和临床应用；并在多数情况下，数小时内确诊，有利于尽快实施治疗；且诊断名称简洁明了，方便医生之间及医生和患者之间交流使用。因此，目前仍有必要掌握FAB分类。WHO分类主要依据分子或细胞遗传学检查，结合形态、免疫表型分析进行诊断，有利于了解白血病的生物学特性、细胞起源，能够更准确地估计患者预后，以及根据预后分层予以适当治疗。因此，WHO分类是现在和将来肿瘤精确诊断与治疗的方向。但它仍需要形态这一分类基础。一方面，某些形态特征对于伴重现性遗传学异常的AML是特异的，能够准确地反映分子细胞遗传学特征，如异常中性中幼粒之于t（8; 21）（q22; q22）、嗜酸粒细胞之于inv（16）（p13.1q22）或t（16; 16）（p13.1; q22）、异常早幼粒细胞之于t（15; 17）（q22; q12）等。另一方面，分子细胞遗传学检查未普遍开展，即便行此项检查，结果尚需数日。所以，熟悉两个分类体系更利于日常的临床工作。急性白血病中原始细胞指原粒细胞、原始和幼稚单核细胞，原始巨核细胞和原始、幼稚淋巴细胞，另外还包括APL中的异常早幼粒细胞，M2b中的异常中幼粒细胞。除罕见的纯红系白血病外，计数原始细胞时不包括原始红细胞，也不包括发育异常的成熟小巨核细胞。

1995～1997年，WHO召集了世界各地著名的临床血液学家和病理学家，按照淋巴瘤REAL的分型标准，共同制定了包括急性白血病在内的造血和淋巴组织肿瘤的诊断分型标准，并于2001年正式发表。2001版将急性白血病分为急性髓系白血病、系列模糊的急性白血病和前体B与T淋巴肿瘤，将Burkitt白血病/淋巴瘤归为成熟B细胞淋巴瘤。其后2008、2016年两次对WHO标准进行了修改。

其中2016版较2008版主要的修改处在于：①伴重现性遗传学异常的AML分类中新增了AML伴BCR-ABL和AML伴RUNX1两个暂定类型，而2008版暂定类型的AML伴NPM1和AML伴CEBPA双突变类型成为正式分类。②取消了急性红白血病的类型，仅保留纯红系白血病。原始细胞比例不再计算占非红系细胞的比例，而是计算原始细胞占所有有核细胞的比例。红系比例超过50%，原始细胞占有核细胞比例低于20%，而原始细胞占非红系细胞比例超过20%者，WHO 2008版诊断为急性红白血病，按照新标准则应该诊断为骨髓增生异常综合征。③急性 B 淋巴细胞白血病中新增了 BCR-ABL1 样 B-ALL 和 21 号染色体内部扩增的 B-ALL 两种暂定类型。④急性 T 淋巴细胞白血病新增了早期前体 T 细胞淋巴瘤（ETP）。目前更多的能够影响预后的基因突变被逐步发现，未来 WHO 标准仍将不断更新，更好地指导临床治疗。

（王建祥）

参 考 文 献

卞寿庚. 2007. 急性白血病//张之南，沈悌，主编. 血液病诊断及疗效标准. 第 3 版. 北京：科学出版社，103-105.

张之南. 2011. 血液病学. 第 2 版. 北京：人民卫生出版社，731-745.

中国抗癌协会肿瘤专业委员会，中华医学会血液分会白血病淋巴瘤组. 2016. 中国成人急性淋巴细胞白血病诊断与治疗指南（2016 年版）. 中华血液学杂志，37：837-844.

Arber DA，Orazi A，Hasserjian R，et al. 2016. The 2016 revision to the World Health Organization classification of myeloid neoplasms and acute leukemia. Blood，127：2391-2405.

Bennett JM，Catovsky D，Daniel MT，et al. 1976. Proposal for the classification of the acute leukemia. French-American-British Cooperative Group. Br J Haematol，33：451.

Bennett JM，Catovsky D，Daniel MT，et al. 1982. Proposal for the classification of the myelodysplastic syndromes. Br J Haematol，51：189.

Bennett JM，Catovsky D，Daniel MT，et al. 1985. Proposal revised criteria for the classification of acute myeloid leukemia. A report of the French-American-British Cooperative Group. Ann Intern Med，103：620.

Cacner Genome Atlas Research Network. 2013. Genomic and epigenomic landscapes of adult de novo acute myeloid leukemia. N Engl J Med，368：2059-2074.

Dohner H，Estey E，Grimwade D，et al. 2017. Diagnosis and management of AML in adults：2017 ELN recommendations from an international expert panel. Blood，129：424-447.

Dohner H，Weidorf DJ，Bloomfield CD. 2015. Acute myeloid leukemia. N Engl J Med，373：1136-1152.

Gaidzik VI，Teleanu V，Papaemmanuil E，et al. 2016. RUNX1 mutations in acute myeloid leukemia are associated with distinct clinico-pathologic and genetic features. Leukemia，30：2160-2168.

Grimwade D，Hills RK，Moorman AV，et al. 2010. Refinement of cytogenetic classification in acute myeloid leukemia：Determination of prognostic significance of rare recurring chromosomal abnormalities among 5876 younger adult patients treated in the United Kingdom Medical Research Council trials. Blood，116：354-365.

Grossmann V，Bacher U，Haferlach C，et al. 2013. Acute erythroid leukemia（AEL）can be separated into distinct prognostic subsets based on cytogenetic and molecular genetic characteristics. Leukemia，27：1940-1943.

Kenneth B，Miller，Daoust PR. 2001. Clinical Manifestations of Acute Myeloid Leukemia in Hematology，Basic Principles and Practice. 3rd ed. New York：Churchill Livingstone Inc. 999.

Matutes E，Pickl WF，Van't Veer M，et al. 2011. Mixed-phenotype acute leukemia：Clinical and laboratory features and outcome in 100 patients defiend according to the WHO 2008 classification. Blood，117：3163-3171.

Neumann M，Heesch S，Schlee C，et al. 2013. Whole exome sequencing in adult ETP-ALL reveals a high rate of DNMT3A mutations. Blood，121：4749-4752.

Roberts KG，Li Y，Payne-Turner D，et al. 2014. Targetable kinase-activating lesions in Ph-like acute lymphoblastic leukemia. N Engl J Med，371：1005-1015.

Schnittger S，Dicker F，Kern W，et al. 2011. RUNX1 mutations are frequent in de novo AML with noncomplex karyotype and confer an unfavorable prognosis. Blood，117：2348-2357.

Walter RB，Othus M，Burnett AK，et al. 2013. Significance of FAB subclassification of "acute myeloid leukemia，NOS" in the 2008 WHO classification：Analysis of 5848 newly diagnosed patients. Blood，121：2424-2431.

二十九　急性白血病疗效标准

【国内疗效标准】

1987 年 11 月在江苏苏州召开了全国白血病化学治疗讨论会，提出了如下急性白血病疗效标准。

（一）缓解标准

1. 完全缓解（CR）

（1）临床无白血病细胞浸润所致的症状和体征，生活正常或接近正常。

（2）血象：Hb≥100g/L（男性），或≥90g/L（女性及儿童），中性粒细胞绝对值≥1.5×10^9/L，血小板≥100×10^9/L。外周血白细胞分类中无白血病细胞。

（3）骨髓象：原粒细胞Ⅰ型+Ⅱ型（原始单核+幼稚单核细胞或原始淋巴+幼稚淋巴细胞）≤5%，红细胞及巨核细胞系正常。

M2b 型：原粒细胞Ⅰ型+Ⅱ型≤5%，中性中幼粒细胞比例在正常范围。

M3 型：原粒细胞+早幼粒细胞≤5%。

M4 型：原粒细胞Ⅰ、Ⅱ型+原始单核及幼稚单核细胞≤5%。

M5 型：原始单核细胞Ⅰ型+Ⅱ型及幼稚单核细胞≤5%。

M6 型：原粒细胞Ⅰ型+Ⅱ型≤5%，原始红细胞及幼红细胞比例基本正常。

M7 型：粒细胞、红细胞二系比例正常，原始巨核细胞+幼稚巨核细胞基本消失。

急性淋巴细胞白血病：原始淋巴细胞+幼稚淋巴细胞≤5%。

2. 部分缓解（PR）　骨髓原粒细胞Ⅰ型+Ⅱ型（原始单核+幼稚单核细胞或原始淋巴+幼稚淋巴细胞）>5%而≤20%；或临床、血象中有一项未达完全缓解标准者。

（二）白血病复发

经治疗获 CR 后出现下列三者之一者，称为复发：

1. 骨髓原粒细胞Ⅰ型+Ⅱ型（原始单核+幼稚单核细胞或原始淋巴+幼稚淋巴细胞）>5%而≤20%，经过有效地抗白血病治疗一个疗程仍未能达到骨髓象完全缓解标准者。

2. 骨髓原粒细胞Ⅰ型+Ⅱ型（原始单核+幼稚单核细胞或原始淋巴+幼稚淋巴细胞）>20%者。

3. 骨髓外白血病细胞浸润。

（三）持续完全缓解（CCR）

指从治疗后完全缓解之日起计算，其间无白血病复发达3～5年或以上者。

（四）长期存活

急性白血病自确诊之日起，存活时间（包括无病或带病生存）达5年或5年以上者。

（五）临床治愈

指停止化疗5年或无病生存（disease free survival，DFS）达10年者。

说明：统计生存率时应包括诱导治疗不足一个疗程者；诱导治疗满一个疗程及其以上的病例应归入疗效统计范围。

【国外疗效标准】

（一）急性髓系白血病

急性髓系白血病（AML）的疗效标准常用的主要有三个：国际协作组标准、美国癌症综合网（National Comprehensive Cancer Network，NCCN）标准和欧洲白血病网（European LeukemiaNet，ELN）标准。

1. 国际协作组标准 2003年Cheson等报道了国际协作组（包括美国、意大利、西班牙、英国、荷兰等）关于临床试验中急性髓系白血病（AML）诊断，治疗反应、治疗结果标准化的修订建议。

（1）治疗反应的定义

1）治疗反应的早期评估主要是在一些探索性研究中采用。一般是在诱导化疗结束后的7～10天，主要目的是根据骨髓抑制情况和残存的白血病细胞比例预测化疗的抗白血病作用。

2）形态学无白血病状态：骨髓穿刺涂片中原始细胞＜5%（至少计数200个有核细胞），无伴Auer小体的原始细胞或无髓外白血病持续存在。

3）形态学完全缓解（CR）：患者应满足形态学无白血病状态，脱离输血，无髓外白血病表现。中性粒细胞绝对计数＞1.0×10^9/L，血小板＞100×10^9/L。

A. 细胞遗传学完全缓解（CRc）：治疗前有染色体异常的患者缓解后染色体恢复为正常核型。

B. 分子学完全缓解（CRm）：指分子生物学和多维流式细胞仪检测微小残留病（MRD）结果。主要用于治疗前有特殊遗传学标志和免疫表型特点的患者，治疗后转为阴性。

C. 形态学完全缓解而血细胞计数未完全恢复（CRi）：除仍有中性粒细胞减少（＜1.0×10^9/L）或血小板减少（＜100×10^9/L）外符合CR的所有标准。

4）部分缓解（PR）：血细胞计数符合CR标准，骨髓原始细胞比例5%～25%（同时应较治疗前下降50%以上）。若仍可见Auer小体，即使原始细胞＜5%也应定为PR。主要用于Ⅰ、Ⅱ期临床试验。

5）治疗失败：包括治疗后未能达 CR，甚至达不到 PR 标准的患者。

治疗失败分为 5 型：

A. 耐药：诱导治疗结束后生存≥7 天，患者的外周血或骨髓内仍存在白血病细胞。

B. 骨髓抑制期死亡：诱导治疗结束后生存≥7 天，死于骨髓抑制、血细胞减少期间。

C. 原因尚不肯定（诱导治疗结束后 7 天内死亡；诱导治疗结束 7 天后死亡，外周血无原始细胞、未进行骨髓检查；患者未完成第 1 个疗程治疗）。

D. 形态学复发。

E. 分子或细胞遗传学复发。

6）复发

A. 形态学复发：CR 患者外周血中又出现白血病细胞，骨髓中原始细胞≥5%或出现新的病态造血。髓外出现形态学可证实的白血病细胞亦为复发。

B. 分子和/或遗传学复发：已达细胞遗传学或分子水平完全缓解的患者又出现细胞遗传学或分子异常。

（2）治疗结果的定义

1）总生存（overall survival，OS）：用于评价所有临床试验的患者。自进入试验起至患者死亡（包括任何原因）或末次生存随访日止。

2）无复发生存（relapse-free survival，RFS）：仅用于评价达 CR 的患者。自达到无白血病状态起至患者死亡（包括各种原因）、复发或末次随访检查日止（未复发、未死亡的患者）。以首发事件为准。

3）无事件生存（event-free survival，EFS）：用于评价所有患者。自进入临床试验日开始计算，至治疗失败、复发或死亡（各种原因）止。无上述事件发生的患者计算至末次随访检查日。未达 CR 的患者 EFS 自进入临床试验日开始计算至疾病进展或死亡止。以首发事件为准。

4）缓解期仅用于评价达 CR 的患者。自达 CR（包括血细胞计数恢复和骨髓检查达 CR 标准）日计算至复发、死亡（任何原因）或末次随访检查日（期间均无复发报告）止。

2. NCCN 关于 AML 治疗反应的定义

（1）形态学无白血病状态：骨髓穿刺涂片中原始细胞＜5%，无伴 Auer 小体的原始细胞和无髓外白血病持续存在。

（2）完全缓解：首先应满足形态学无白血病状态。

1）形态学完全缓解（CR）：脱离输血，中性粒细胞绝对计数＞1.0×10^9/L，血小板＞100×10^9/L，无髓外白血病表现。

2）细胞遗传学完全缓解（CRc）：治疗前有细胞遗传学异常的患者缓解后细胞遗传学恢复正常。

3）分子学完全缓解（CRm）：分子学研究为阴性。

4）形态学完全缓解而血细胞计数未完全恢复（CRi）：主要用于一些临床试验。骨髓穿刺涂片中原始细胞＜5%，脱离输血，但仍有血细胞减少——中性粒细胞减少（＜1.0×10^9/L）或血小板减少（＜100×10^9/L）。

（3）部分缓解（PR）：血细胞计数符合 CR 标准，骨髓原始细胞比例 5%～25%（同时应较治疗前下降 50%以上）。

（4）复发：CR 患者外周血中又出现白血病细胞或骨髓中原始细胞＞5%（可以除外巩

固治疗后骨髓恢复等情况）或髓外复发。

3. ELN 关于 AML 治疗反应标准和治疗结果评价的建议

（1）治疗反应的标准

1）CR 且微小残留病阴性（CR_{MRD-}）：主要用于治疗前有遗传学标志和免疫表型特点的患者，治疗后反转录定量聚合酶链反应（RT-qPCR）或多色流式（MFC）分析转为阴性。

2）完全缓解（CR）：骨髓中原始细胞＜5%，无伴有 Auer 小体的原始细胞；外周血无原始细胞，无髓外白血病。中性粒细胞绝对计数≥1.0×10^9/L，血小板≥100×10^9/L。

3）形态学完全缓解而血细胞计数未完全恢复（CRi）：满足 CR 的其他标准，但仍有中性粒细胞减少（＜1.0×10^9/L）或血小板减少（＜100×10^9/L）。

4）形态学无白血病状态：骨髓中原始细胞＜5%，无伴有 Auer 小体的原始细胞、无髓外白血病持续存在；不强调造血恢复的情况。

5）部分缓解（PR）：血细胞计数符合 CR 标准，骨髓原始细胞比例 5%～25%（同时应较治疗前下降 50%以上）。

6）复发

A. 血液学复发（适用于 CR_{MRD-}、CR、CRi）：骨髓中原始细胞≥5%；或外周血中又出现原始细胞；或出现髓外疾病。

B. 分子学复发（适用于 CR_{MRD-}患者）：治疗前有遗传学标志和免疫表型特点的患者，治疗后 RT-qPCR 或多色流式（MFC）微小残留病分析由阴性转为阳性。

7）治疗失败

A. 原发耐药：2 个疗程的强烈诱导治疗未达到 CR 或 CRi（不包括抑制期死亡或不明原因死亡）。

B. 抑制期死亡：初始诱导治疗完成后≥7 天死亡（仍为全血细胞减少、骨髓受抑，且无白血病持续存在的证据）。

C. 不明原因死亡：诱导治疗完成前死亡或诱导治疗停药 7 天内死亡（外周血无原始细胞）；或初始诱导治疗完成后≥7 天死亡（仍为全血细胞减少，但没有进行骨髓检查）。

（2）治疗结果的评价

1）总生存（OS）：用于评价所有临床试验的患者。自进入试验或诊断之日起至患者死亡（包括任何原因）或末次生存随访日止。

2）无复发生存（RFS）：仅用于评价达 CR 或 CRi 的患者。自达到缓解至患者复发或死亡（包括各种原因），不知患者是否复发或死亡者至末次随访检查日止。

3）无事件生存（EFS）：用于评价临床试验的所有患者。自进入临床试验日开始计算，至判断原发耐药、复发（CR 或 CRi 患者）或死亡（各种原因）止。不清楚是否发生上述事件的患者计算至末次随访检查日。

4）累积复发率（cumulative incidence of relapse，CIR）：仅用于评价达 CR、CRi 的患者，自取得缓解之日起至复发止；不清楚是否复发的患者至末次随访检查日止。缓解期死亡的患者按竞争失效计算。

（二）急性淋巴细胞白血病治疗反应的标准

急性淋巴细胞白血病（ALL）治疗反应的标准目前较为统一的是 NCCN 关于 ALL 治

疗反应的定义。

1. 骨髓和外周血疗效标准

（1）CR：①外周血无原始细胞，无髓外白血病（无淋巴结肿大、脾大，无皮肤、牙龈浸润，无中枢神经浸润）；②骨髓三系造血恢复，原始细胞<5%；③中性粒细胞绝对计数（ANC）>1.0×10^9/L；④PLT>100×10^9/L；⑤4 周内无复发。

（2）CR 伴血细胞不完全恢复（CRi）：PLT<100×10^9/L 和/或 ANC<1.0×10^9/L，其他应满足 CR 的标准。总反应率（ORR）=CR+CRi。

（3）难治性疾病：诱导治疗结束未能取得 CR。

（4）疾病进展（PD）：外周血或骨髓原始细胞绝对数增加 25%，或出现髓外疾病。

（5）疾病复发：已取得 CR 的患者外周血或骨髓又出现原始细胞（比例>5%），或出现髓外疾病。

2. CNS 疾病的治疗反应

（1）CNS 缓解：诊断时 CNS-2 或 CNS-3 的患者取得 CNS-1 状态。

（2）CNS 复发：新发生 CNS-3 状态或出现 CNS 白血病的临床症状（如面神经麻痹、脑/眼受累，或下丘脑综合征表现）。

【评 论】

随着急性白血病（包括 AML 和 ALL）诊断分型的逐渐统一（越来越多地采用 WHO 的标准）及临床研究规范化的要求，目前急性白血病的疗效标准已较少采用国内早期制定的标准（国内标准是以 FAB 分型为基础的标准，确诊 AML 的标准为原始细胞占 30%）。

AML 的疗效判断标准应是与临床相结合、易操作、重复性好，不同医疗单位的结果应具有可比性。而且疗效标准都强调骨髓象，完全缓解应满足骨髓原始细胞<5%，无伴 Auer 小体的原始细胞和髓外白血病持续存在。不再强调血红蛋白和血细胞比容，只是注意是否脱离输血。但在临床实际应用中，不同类型急性白血病的白血病细胞有不同的特点，如 AML 伴 t（8；21）（q22；q22）/RUNX1-RUNX1T1 常以异常的中性中幼粒细胞为主，急性早幼粒细胞白血病（APL/AML-M3）则以异常的早幼粒细胞为主；治疗后的疗效判断应以相应的原始及幼稚细胞比例为基础，而不仅仅是原始粒细胞百分比（国内的疗效标准是结合上述情况制定的）。针对 APL 这一独特类型，认为治疗后的骨髓检查不一定等到停用全反式维甲酸后 10～14 天再进行。

急性白血病的疗效判断是对治疗（主要是化疗）结果的评价，骨髓穿刺的时机很重要，应选在骨髓抑制期过后。骨髓涂片分类时要注意取材是否满意、细胞分布特点（白血病细胞体积较大，推片时多被推向尾部），客观地判断疗效。因此，NCCN 的标准中判断缓解时强调：①如果有残留白血病的问题，应在 1 周内重复骨髓穿刺/活检；②如果骨髓穿刺标本没有骨髓小粒（针状结构）应同时做活检。以排除穿刺时机和标本稀释的影响。

国外的三个标准关于治疗反应的主要内容基本一致，NCCN、ELN 标准的基础是国际协作组标准。均把无白血病状态作为判断 CR 的前提；把骨髓形态学达完全缓解标准、而外周血恢复不良的患者从部分缓解中分出来，定义为 CRi，这更为科学，也是目前许多单位实际采用的标准。国际协作组标准中还加入了治疗反应的早期评估，严格地讲这不应作为疗效的判断标准，而只是一种预测指标。和国际协作组标准不一致的是，NCCN、ELN

标准中在判断 PR 时均没有包括“若仍可见伴 Auer 小体的原始细胞，即使幼稚细胞＜5%也应定为 PR”这一条；ELN 标准判断 CR 时没有强调“脱离输血”。

形态学完全缓解的疗效标准已不能满足临床的需要，新的国外疗效标准在缓解质量的评估方面增加了细胞遗传学和分子学缓解（包括分子标志的 PCR 分析和多色流式细胞术的残留病检测）的概念，但应注意随访检测的标记和所用方法的敏感性。新的国外疗效标准中不再强调完全缓解时间，更强调无复发生存和总生存情况。

另外应注意，WHO 诊断急性白血病的原始细胞比例界值为 20%，但是关于 AML 治疗反应的三个国外标准中 PR 均规定“骨髓原始细胞比例 5%～25%”，易导致误解。

国外标准对复发概念也提出了不同的观点：①国际协作组标准中“骨髓细胞出现新的病态造血应考虑复发”。这一观点是否正确、如何与化疗所致的病态造血相鉴别尚待讨论；NCCN、ELN 标准均没有这一提法。②把分子和/或遗传学复发列入了判断标准，在一定程度上可以提前预测复发、及时采取对策。国际协作组标准给出了“分子和/或遗传学复发”的定义；而 ELN 标准中只谈到分子学复发，没有包括细胞遗传学复发；NCCN 标准没有提及细胞遗传学和分子学复发的问题。各标准中复发和治疗失败（治疗失败的分类又不相同）的概念均有一定交叉。另外，没有界定“如果 CR 患者骨髓中出现伴 Auer 小体的原始细胞，但原始细胞比例＜5%”这一特定情况的意义。

很长时间内 ALL 没有相对统一的疗效标准。2012 年 NCCN 在 ALL 指南中提出了第一版的疗效标准，受到广泛关注。该标准和 AML 的疗效标准区别较大，如在 CR 判断中强调了“4 周内无复发”的概念，没有提部分缓解，但定义了“难治性疾病”（临床工作中部分缓解对 ALL 患者没有实际意义）；没有谈到细胞遗传学缓解和分子学缓解（ALL 患者流式细胞术残留病检测十分重要）。另外，在 NCCN 关于 ALL 的疗效标准中还包括中枢神经系统白血病的疗效标准（正文中已列出）和淋巴结、髓外疾病的标准，后者在临床实际工作中主要适用于淋巴母细胞淋巴瘤，而 ALL 较少采用（因此正文中没有列出）。

（秘营昌　卞寿庚）

参 考 文 献

秘营昌，卞寿庚. 2007. 急性白血病疗效标准//张之南，沈悌，主编. 血液病诊断及疗效标准. 第 3 版. 北京：科学出版社，131.

全国白血病化学治疗讨论会. 1988. 急性白血病疗效标准. 中华血液学杂志，9：183.

Cheson BD，Bennett JM，Kopecky KJ，et al. 2003. Revised recommendations of the International Working Group for diagnosis，standardization of response criteria，treatment outcomes，and reporting standards for therapeutic trials in acute myeloid leukemia. J Clin Oncol，21：4642.

Dohner H，Estey E，Grimwade D，et al. 2017. Diagnosis and management of AML in adults：2017 ELN recommendations from an international expert panel. Blood，129（4）：424-447.

Paietta E. 2012. Minimal residual disease in acute myeloid leukemia：Coming of age. Hematology，35-42.

van Dongen JM，van der Velden HJ，Bruggemann M，et al. 2015. Minimal residual disease diagnostics in acute lymphoblastic leukemia：Need for sensitive，fast，and standardized technologies. Blood，125（26）：3996-4009.

三十 急性髓系白血病

【诊 断 标 准】

详见“急性白血病”部分。

（一）国内分型标准

国内 AML 的形态学分型诊断标准如下：

1. 原粒细胞按形态分为二型

Ⅰ型：典型原粒细胞，胞质中无颗粒。

Ⅱ型：有原粒细胞特征，胞质量较少，有少量细小颗粒。

原单核细胞和原淋巴细胞也分Ⅰ、Ⅱ型，分型标准与原粒细胞类似。

2. AML 分类

（1）急性粒细胞白血病未分化型（M_1）：骨髓中原粒细胞≥90%（NEC），早幼粒细胞很少，中幼粒细胞以下阶段不见或罕见。

（2）急性粒细胞白血病部分分化型（M_2）：分为两种亚型。

M_{2a}：骨髓中原粒细胞为 30%～90%（NEC），单核细胞＜20%，早幼粒细胞以下阶段＞10%。

M_{2b}：骨髓中原粒及早幼粒细胞明显增多，以异常的中性中幼粒细胞增生为主，其胞核常有核仁，有明显的核质发育不平衡，此类细胞＞30%。

（3）急性早幼粒细胞白血病（M_3）：骨髓中以颗粒增多的异常早幼粒细胞增生为主，＞30%（NEC），其胞核大小不一，胞质中有大小不等的颗粒。分为两种亚型。

M_{3a}（粗颗粒型）：嗜苯胺蓝颗粒粗大、密集甚或融合。

M_{3b}（细颗粒型）：嗜苯胺蓝颗粒密集而细小。

（4）急性粒单核细胞白血病（M_4）：按粒细胞和单核细胞系形态不同，分为四种亚型。

M_{4a}：原粒和早幼粒细胞增生为主，原、幼单核和单核细胞≥20%（NEC）。

M_{4b}：原、幼单核细胞增生为主，原粒和早幼粒细胞＞20%（NEC）。

M_{4c}：原始细胞既具粒细胞系，又具单核细胞系形态特征者＞30%（NEC）。

M_4Eo：除上述特点外，还有粗大而圆的嗜酸颗粒及着色较深的嗜碱颗粒，占 5%～30%（NEC）。

（5）急性单核细胞白血病（M_5）：分为两种亚型。

M_{5a}（未分化型）：骨髓中原单核细胞Ⅰ+Ⅱ型（NEC）≥80%。

M_{5b}（部分分化型）：骨髓中原始+幼稚单核细胞（NEC）＞30%，原单核细胞Ⅰ+Ⅱ型＜80%。

（6）红白血病（M_6）：骨髓中红细胞系＞50%，且有形态学异常，骨髓原粒细胞（NEC）或原始+幼稚单核细胞（NEC）Ⅰ+Ⅱ型＞30%；若血片中原粒细胞或原单核细胞＞5%，骨髓原粒细胞或原始+幼稚单核细胞＞20%（NEC）。

（7）急性巨核细胞白血病（M_7）：外周血中有巨核（小巨核）细胞；骨髓中原巨核细

胞≥30%，该原巨核细胞应有电镜或单克隆抗体证实；骨髓细胞少，往往干抽，活检有原始和巨核细胞增多，网状纤维增加。

（二）国外分型标准

1. 法美英协作组诊断分型标准

M_0（急性髓系白血病微分化型）：骨髓中原始细胞≥90%（NEC），形态为胞质大多透亮或中度嗜碱，无嗜天青颗粒及 Auer 小体，核仁明显，类似 ALL-L2 型；细胞化学过氧化酶及苏丹黑 B 染色＜3%；免疫表型髓系标志 CD33 及/或 CD13 可阳性。淋系抗原阴性，但可有 $CD7^+$、TdT^+；电镜髓过氧化物酶（MPO）阳性。

M_1（急性粒细胞白血病不成熟型）：骨髓原粒细胞（Ⅰ+Ⅱ型）≥90%（NEC），其中至少有 3%的原粒细胞过氧化酶或苏丹黑染色阳性，早幼粒细胞以下的各阶段粒细胞或单核细胞＜10%。

M_2（急性粒细胞白血病成熟型）：原粒细胞（Ⅰ+Ⅱ型）占 30%～90%（NEC），早幼粒细胞以下至中性分叶核粒细胞＞10%，单核细胞＜20%；如有的早期粒细胞形态特点既不像原粒细胞Ⅰ型或Ⅱ型，也不像早幼粒细胞（正常的或多颗粒型），核染色质很细，有 1～2 个核仁，胞质丰富，嗜碱性，有不等量的颗粒，有时颗粒聚集，这类细胞＞10%时，亦属此型。

M_3（急性早幼粒细胞白血病）：骨髓中以异常的多颗粒早幼粒细胞为主。

M_4（急性粒单核细胞白血病）：有下列 5 种情况。

（1）骨髓原始细胞＞30%（NEC），原粒细胞加早幼、中性中幼及其他中性粒细胞占 30%～80%，不同成熟阶段的单核细胞（常为幼稚及成熟单核细胞）＞20%。

（2）骨髓象如上述，外周血中单核细胞系（包括原始、幼稚及成熟单核细胞）≥5×10^9/L。

（3）骨髓象如上述，外周血单核细胞系＜5×10^9/L，而血清溶菌酶及细胞化学支持单核系细胞数量显著者。

（4）骨髓象类似 M_2，而单核细胞系＞20%，或血清溶菌酶超过正常（11.5mg/L±4mg/L）的 3 倍，或尿溶菌酶超过正常（2.5mg/L）的 3 倍。

（5）骨髓象类似 M_2，而外周血单核细胞≥5×10^9/L 时亦可划分为 M_4。

M_4Eo（急性粒单核细胞白血病伴嗜酸粒细胞增多）：除具有上述 M_4 各型特点外，骨髓嗜酸粒细胞＞5%（NEC），其形态除有典型的嗜酸颗粒外，还有大而不成熟的嗜碱颗粒，核常不分叶，细胞化学氯乙酸酯酶及 PAS 染色明显阳性。

M_5（急性单核细胞白血病）：又分为两种亚型。

M_{5a}：骨髓原单核细胞Ⅰ+Ⅱ型≥80%（NEC）。

M_{5b}：骨髓原单核细胞Ⅰ+Ⅱ型＜80%（NEC），其余为幼稚及成熟单核细胞等。

M_6（红白血病）：骨髓原始细胞（原粒细胞或原单核细胞，NEC）Ⅰ+Ⅱ型≥30%，红细胞系≥50%。

M_7（急性巨核细胞白血病）：骨髓原巨核细胞≥30%，如原始细胞呈未分化型，形态不能确定时，应做电镜血小板过氧化物酶活性检查，或用血小板膜糖蛋白Ⅱb/Ⅲa 或Ⅲa 或Ⅷ R：Ag 以证明其为巨核细胞系。如骨髓干抽，有骨髓纤维化，则需做骨髓活体组织检查，用免疫酶标技术证实有原巨核细胞增多。

2. 世界卫生组织诊断分型标准　2008 版 WHO 将 AML 分为四类共 19 个亚型。前 3 类：①伴有重现性遗传学异常 AML；②AML 伴 MDS 相关改变；③治疗相关的髓系肿瘤。不符合上述 3 个亚群中任一诊断标准的，或无法获得遗传学结果的 AML 划入第 4 类：不另做分类的 AML。2016 版 WHO 变化在于：①在伴有重现性遗传学异常 AML 中新增了 AML 伴 BCR-ABL1 和 AML 伴 RUNX1 突变两个类型；②急性红白血病（红/髓系）类型已被取消，仅保留纯红白血病类型。既往若红系比例超过 50%，且原始细胞比例占 NEC（非红系细胞）的 20%以上，则诊断为急性红白血病。目前 WHO 2016 版分类中，原始细胞比例仅指原始细胞占所有有核细胞的比例，红系比例超过 50%情况下，若原始细胞比例低于 20%，则诊断为 MDS；原始细胞比例超过 20%，则诊断 AML，NOS。

具体分类诊断标准如下。

（1）伴有重现性遗传学异常 AML：约占所有 AML 的 30%，患者常为原发病例。其中 t（8; 21）、t（15; 17）和 inv（16）或 t（16; 16）等遗传学异常与形态学密切相关，形态特征可预示相应的遗传学异常。这类患者临床表现独特，疗效较好。需要注意的是，发病前确有放疗或化疗史者，即使存在 WHO 分类单列的 AML 亚型伴有的某种重现性染色体异常，还应划为“治疗相关性 AML”。

1）AML 伴有 t（8; 21）（q22; q22.1）；RUNX1-RUNX1T1：占 AML 的 5%～12%，年轻患者居多，易合并发生髓系肉瘤。主要特征：①细胞形态学：原粒细胞较大，胞质丰富，嗜碱性，有多数嗜天青颗粒或有假性 Chediak-Higashi 颗粒，Auer 小体常见；早幼、中幼和成熟中性粒细胞可有不同程度的病态造血，胞质呈均匀的粉红色；少数患者原粒细胞可＜20%。②免疫表型：髓系标志 $CD13^+$、$CD33^+$、MPO^+，淋系抗原常有 $CD19^+$、$CD56^+$，通常 $CD34^+$，有时 TdT 呈弱阳性。③遗传学：细胞遗传学显示 t（8; 21）（q22; q22）核型异常和/或有 AML1/ETO 融合基因阳性。

2）AML 伴有骨髓异常嗜酸粒细胞，inv（16）（p13.1q22）或 t（16; 16）（p13.1; q22）；CBFβ/MYH11：占 AML 的 10%～12%，年轻患者居多，可以髓系肉瘤为首发表现或复发时唯一表现。主要特征：①细胞形态学：似急性粒单核细胞白血病，但骨髓各阶段嗜酸粒细胞不同数量增多（有时＜5%）；早、中幼嗜酸粒细胞颗粒粗大而不成熟，呈紫红色且密集，成熟嗜酸粒细胞有分叶减少；原始细胞可见 Auer 小体，MPO^+，NSE^+，萘酚 ASD 氯乙酸酯酶阳性（正常嗜酸粒细胞阴性）；骨髓中性粒细胞常减少，外周血嗜酸粒细胞常不增多。②免疫表型：$CD13^+$、$CD33^+$、MPO^+，单核细胞分化标志可有 $CD14^+$、$CD4^+$、$CD11b^+$、$CD11c^+$、$CD64^+$、$CD36^+$和溶菌酶，亦可共表达 CD2。③遗传学：显示 inv（16）（p13; q22）或 t（16; 16）（p13; q22）核型异常和/或 CBFβ/MYH11 融合基因。

3）APL 伴 PML/RARα：占 AML 的 5%～8%，中年成人患者较多，常合并弥散性血管内凝血（DIC），典型 APL 白细胞常不增高或减少，细颗粒型白细胞数常很高。主要特征：①细胞形态学：原始细胞为异常的早幼粒细胞，核不规则，常为肾形或双叶形，胞质颗粒染红或紫红色，密集且粗大，致使核、质分界不清楚，但也有细胞颗粒纤细、较少，类似单核细胞；Auer 小体常见，有时呈束状。MPO 呈强阳性，25%的患者 NSE 弱阳性。②免疫表型：$CD33^+$、$CD13^+$，CD34 和 HLA-DR 常阴性，$CD15^-$或弱阳性，常共表达 CD2 和 CD9。③遗传学：显示 t（15; 17）（q22; q12）核型异常和/或 PML/RARα 融合基因。变异型有 t（11; 17）（q23; q21）（PLZF/RARα）或 t（11; 17）（q13; q21）（NuMA/RARα）

和 t（5; 17）（q23; q21）（NPM/RARα）。伴 PLZF/RARα 的变异型核形常规则，胞质颗粒多，常无 Auer 小体。而伴 t（5; 17）的变异型以粗颗粒早幼粒细胞为主，也有少颗粒早幼粒细胞，亦常无 Auer 小体。

4）AML 伴有 t（9; 11）（p21.3; q23.3）；MLL3-KMT2A：发生于各年龄段，但以儿童多见。占成人 AML 的 2%。易有弥散性血管内凝血，可出现髓系肉瘤及牙龈、皮肤等组织的浸润。主要特征：位于 11q23 的 MLL 与 9p22 的 MLLT3（AF9）易位形成融合基因。继发遗传学异常易见，以+8 最多。

需要再次强调，本型 AML 的诊断仅限于有 t（9; 11）（p22; q23）者，伴 11q23 与其他染色体易位者，则使用相应的名称，如伴 MLL-ENL 者，应诊断为“AML 伴 t（11; 19）（q23; p13.3）；MLL-ENL”。如果患者既有涉及 MLL 的异常，如 t（2; 11）（p21; q23）或 t（11; 16）（q23; p13.3），又有确切的化疗病史或病态造血，则应诊断为治疗相关性髓系肿瘤或 AML 伴 MDS 相关改变。

5）AML 伴 t（6; 9）（p23; q34）；DEK-NUP214：见于 0.7%～1.8%的 AML 患者，可发生于儿童和成人。儿童发病的中位年龄是 13 岁，成人为 35 岁。通常有贫血和血小板减少，常为全血细胞减少。成人初诊时外周血白细胞数一般低于其他类型 AML，中位白细胞数为 12×10^9/L。主要特征：6p23 的 DEK 与 9q34 的 NUP214（CAN）形成融合基因 DEK-NUP214。多数病例有复杂核型。本型 AML 的儿童和成人患者，FLT3-ITD 突变检出率分别为 69%和 78%，但 FLT-TKD 少见。

6）AML 伴 inv（3）（q21.3q26.2）或 t（3; 3）（q21.3; q26.2）；GATA2，MECOM：占 AML 的 1%～2%。最常见于成人。多以贫血就诊，血小板数多正常或升高，明显减少者仅有 7%～22%，外周血和骨髓有不典型的巨核细胞，呈单叶或双叶，并有多系病态造血。部分患者肝脾大，但淋巴结肿大者不常见。主要特征：①形态学：常见巨大和少颗粒的血小板，可有巨核细胞裸核。部分病例在诊断时原始细胞＜20%，骨髓常见的改变为骨髓非原始细胞成分多系发育异常，伴有不典型巨核细胞最为常见，巨核细胞数量正常或增多，有许多小的（＜30μm）单圆核或双核巨核细胞，但也可见到其他类型发育异常的巨核细胞。骨髓活检显示小的分叶少的巨核细胞增多。②遗传学：inv（3）（q21q26.2），t（3; 3）（q21; q26.2），常有继发性核型异常，以 7 号染色体单体最常见，出现在约半数的病例中，其次是 5q-和复杂核型（1983）。这些异常可先于 3q26.2 异常之前发生，存在 EVI1 和 GATA2 过表达。

7）AML（原始巨核细胞）伴 t（1; 22）（p13.3; q13.3）；RBM15-MKL1：在 AML 中所占比例＜1%。有巨核细胞分化特征，最常见于 Down 综合征的婴幼儿，尤其是女婴；发病限于婴儿和幼儿（3 岁或更小），多数患者发生在出生后的开始 6 个月，发病中位年龄为 4 个月。大多数病例表现为明显的脏器肿大，特别是肝脾大。患者也有贫血，通常还有血小板减少和中等程度的白细胞计数增高。主要特征：①形态学：外周血和骨髓中原始细胞与 AML，NOS 中的急性巨核细胞白血病相似。这些原始细胞核质比高，类似于原淋巴细胞。原巨核细胞胞体常为大到中等大小（12～18μm），核圆形，轻度不规则或有凹陷，细网状染色质，核仁 1～3 个。胞质嗜碱性，常无颗粒，可有清晰的泡状突起或伪足形成。微小巨核细胞常见，但粒系和红系发育异常表现不常见。骨髓活检有核细胞数量通常正常或增多，常见网状纤维和胶原纤维化，导致骨髓干抽。原始巨核细胞 MPO 和 SBB 阴性。②免疫表型：

原始巨核细胞表达 CD41 和/或 CD61。更为成熟的血小板相关抗原 CD42 较少表达。通常不表达 CD34、CD45、HLA-DR、TdT 及淋巴细胞标志。CD36 呈特征性阳性。原始细胞 MPO 阴性。胞质表达 CD41 和 CD61 比胞膜染色更为敏感和特异。③遗传学：大多数病例，t（1; 22）（p13; q13）是唯一的核型异常。

8）暂定类型：AML 伴 BCR-ABL1：WHO 2016 版新增加的分类，发病率低。AML 伴 BCR-ABL1 阳性与 CML 急变期鉴别较困难，可根据临床表现、骨髓嗜酸嗜碱细胞比例及淋巴细胞 BCR-ABL 的 FISH 检测等多方面进行区别。前期数据显示此类疾病较 CML 急变期更容易存在抗原受体基因（IGH/TCR）、IKZF1 基因和/或 CDKN2A 基因的缺失。此类疾病预后差，能够从 TKI 治疗中受益。

9）AML 伴 NPM1 突变：NPM1 突变是 AML 中最常见的重现性基因异常之一，NPM1 通常只有一个等位基因突变，另一个为野生型。迄今已经发现 NPM1 突变有 40 种左右，最常见的是突变 A，为 956～959 密码子 TCTG 四个核苷酸的重复，NPM1 突变见于 45%～64%的核型正常成人 AML，女性多见。最显著的免疫表型特征是缺乏 CD34 表达，且与白血病细胞成熟程度无关。核型正常的年轻 AML 伴 NPM1 突变患者，同时不存在 FLT3-ITD 突变或 ITD 突变负荷低，则预后良好，对化疗敏感，5 年生存率 60%～70%。

10）AML 伴 CEBPA 双突变：CEBPA 突变发生于 6%～15%的原发性 AML 和 15%～18%核型正常的 AML。本病血红蛋白水平较高、血小板计数较低、LDH 水平较低及外周血原始细胞数较高。本病淋巴结肿大及髓系肉瘤的发生率也较低。携带 CEBPA 双突变的患者预后良好，5 年生存率 60%～70%。

11）暂定类型：AML 伴 RUNX1 突变。WHO 2016 版新增加的分类，可见于 10%的 AML，更常见于老年男性。常见染色体异常包括-7/7q-。RUNX1 突变容易合并其他基因突变，包括表观遗传学通路（ASXL1、IDH2、KMT2A 和 EZH2），剪接体通路（STAG2）、PHF6 和 BCOR。本病预后差，5 年生存率 10%～20%。

（2）AML 伴骨髓增生异常相关改变：AML 伴骨髓增生异常相关改变是指急性白血病外周血或骨髓原始细胞≥20%，伴有骨髓增生异常的形态学特征或有此前的 MDS 或 MDS/MPN 病史，或有 MDS 相关的细胞遗传学异常（表 30-1）且没有 AML 伴重现性细胞遗传学异常的特异性遗传学异常。患者此前必须没有因为其他无关疾病而接受细胞毒药物治疗和放疗史。因此，有三种可能的原因将患者归入这一亚型：AML 从此前的 MDS 或 MDS/MPN 演化而来；AML 伴 MDS 相关细胞遗传学异常；和 AML 伴多系发育异常。主要发生于老年患者，而儿童罕见，占全部 AML 的 24%～35%。常有严重的全血细胞减少。某些有 20%～29%原始细胞的患者，特别是那些由 MDS 转变而来或儿童患者，可能会进展缓慢。这些患者外周血细胞计数常相对稳定数周或数月，其临床表现可能更类似于 MDS，而不像 AML。

主要特征：①细胞形态学：治疗前血或骨髓中原始细胞≥20%，且髓细胞系中至少两系≥50%的细胞有病态造血。粒细胞病态造血表现为中性粒细胞胞质颗粒减少、核分叶减少或异常分叶，该特征有时血比骨髓涂片更明显；红细胞病态造血表现为巨幼样变、核碎裂、核分叶或多核、环状铁粒幼细胞，胞质空泡，PAS 阳性；巨核细胞病态造血表现为小巨核、单叶核或多核巨核细胞。②免疫表型：具有不同遗传学异常患者之间，免疫表型存在差异。5 号或 7 号染色体异常者，CD34 多为阳性，也表达 CD7 和 TdT。有 MDS 病史

表 30-1　当外周血或骨髓中原始细胞超过 20%且排除既往治疗史后，能够诊断 AML 伴骨髓增生异常相关改变的细胞遗传学异常

复杂核型（≥3 个染色体异常）
非平衡易位
−7/del（7q）
del（5q）/t（5q）
i（17q）/t（17p）
−13/del（13q）
del（11q）
del（12p）/t（12p）
idic（X）（q13）
平衡易位
t（11; 16）（q23.3; p13.3）
t（3; 21）（q26.2; q22.1）
t（1; 3）（p36.3; q21.2）
t（2; 11）（p21; q23.3）
t（5; 12）（q32; p13.2）
t（5; 7）（q32; q11.2）
t（5; 17）（q32; p13.2）
t（5; 10）（q32; q21.2）
t（3; 5）（q25.3; q35.1）

者，只有部分原始细胞表达 CD34，CD38 和 HLA-DR 弱阳性。通常表达 CD13 和 CD33。CD56 和/或 CD7 阳性者易见。③遗传学：细胞遗传学异常如表 30-1 所示。尽管 8 号染色体三体和 del（20q）在 MDS 中也很常见，但被认为不是疾病特异性的，其本身不足以诊断 AML 伴骨髓增生异常相关改变。类似地，老年男性患者 Y 染色体丢失也没有特异性，不足以作为本病染色体异常的证据。此外，AML 伴 inv（3）（q21; q26.2），t（3; 3）（q21; q26.2）或 t（6; 9）（p23; q34）可有多系发育异常，但现已被认定为 AML 伴重现性染色体异常组中的特殊病种，应分入此类。然而，有特异性 11q23 的病例，如 t（11; 16）（q23; p13.3）和 t（2; 11）（p21; q23），如果此前没有细胞毒药物治疗史，应该分入此类而不认为是 11q23 易位变异型。WHO 2016 版中 9q-因其与 AML 伴 NPM1 或 CEBPA 双突变易同时出现，故目前已经从 MDS 特有的细胞遗传学异常中删除。

（3）治疗相关性髓系肿瘤：这类疾病包括治疗相关的 AML（t-AML）、骨髓增生异常综合征（t-MDS）和 MDS/MPN（t-MDS/MPN）。它们是此前因为肿瘤性或非肿瘤性疾病接受细胞毒药物化疗和/或放疗而发生的晚期并发症。虽然按照原始细胞的数量从细胞形态学的角度可以诊断为 t-MDS、t-MDS/MPN 或 t-AML，但所有这些治疗相关肿瘤最好总的视为一个独特的临床综合征，占全部 AML、MDS 和 MDS/MPN 病例的 10%～20%。

治疗相关性 AML 和 MDS 由使用细胞毒作用的化疗药物和/或放疗所致，又分烷化剂/放疗相关性和拓扑异构酶Ⅱ（TopoⅡ）抑制剂相关性两类，由于患者多接受联合化疗，有时这两种类型很难明确区分。烷化剂或放疗的相关发病风险通常随年龄增大而增加。而接受拓扑异构酶Ⅱ抑制剂治疗的患者在所有年龄组中发生率相似。第一类最常见于接受烷化剂和/或电离辐射后 5～10 年。患者常表现为 t-MDS 和一系或多系血细胞减少的骨髓衰竭的证据，虽然少数患者会表现为 t-MDS/MPN 或明显的 t-AML。本类疾病常伴有遗传物质的非平衡丢失，常涉及 5 号和/或 7 号染色体。第二类包含 20%～30%的患者，潜伏期 1～5 年，发生于拓扑异构酶Ⅱ抑制剂治疗之后。这部分患者多数没有骨髓增生异常期，而起病就是急性白血病并伴有平衡染色体易位。

主要特征：①细胞形态学：大多数患者伴有多系发育异常。约 15%的患者发生轻度到明显的骨髓纤维化。高达 60%的患者有环形铁粒幼细胞，有些患者此类细胞超过红系细胞的 15%。巨核细胞数量不定，但大多数病例可见到各种大小的发育异常的巨核细胞，表现为单个核或核分叶少或分开的多个核。②免疫表型：没有特异性的免疫表型特征。③遗传学：超过 90%的患者的白血病细胞呈现异常核型。约 70%的患者有非平衡染色体异常，主要是整个和部分的 5 号和 7 号染色体丢失，并常合并一个或多个额外染色体异常成为一个复杂核型。

（4）不另做分类的 AML：不符合前述三种亚群中任一诊断标准或无法获得遗传学结果的 AML 划为不另做分类的 AML。其多数亚型的定义与 FAB 分类中的相应病种几乎相同，诊断标准根据受累的主要细胞系列和成熟程度。

1）AML 微分化型：即 FAB 分类的 AML-M_0，约占 AML 的 5%，成人多见，形态学和细胞化学无髓系分化证据，可似 ALL。主要特征：①细胞形态学：原始细胞大小不等，胞质嗜碱、无颗粒及 Auer 小体，核圆或稍凹陷，核仁 1～2 个；或细胞较小，胞质稀少，核染色质凝聚，核仁不明显。MPO、SBB、萘酚 ASD 氯乙酸酯酶阳性率＜3%，NSE 阴性或弱阳性。电镜 MPO^+。②免疫表型：至少表达 CD13、CD33、CD117 之一，B 和 T 淋巴细胞系特异标志 cCD22、cCD79a、cCD3 均阴性，少数原始细胞抗 MPO^+，造血干细胞相关抗原 CD34、CD38、HLA-Dr 多数阳性，但粒单核细胞相关抗原 CD11b、CD15、CD14、CD65 常阴性，约 1/3 患者 TdT^+，有时弱表达 CD7、CD2、CD19。③遗传学：无特异染色体异常，但常见复杂核型和+13、+8、+4、−7，多数病例 IgH、TCR 链基因呈种系构型。

2）AML 不成熟型：即 FAB 分类的 AML-M_1，约占 AML 的 10%，成人多见。主要特征：①细胞形态学：骨髓原粒细胞≥90%（NEC），其胞质中可无或有少数嗜天青颗粒和/或 Auer 小体；MPO 和 SBB 阳性（阳性率≥3%）。②免疫表型：至少表达髓系抗原 CD13、CD33、CD117 和/或 MPO 中的两种，常 $CD34^+$，但 $CD11b^-$、$CD14^-$，淋系抗原 CD3、CD20、CD79a 阴性。③遗传学：无特异重现性染色体异常。

3）AML 成熟型：即 FAB 分类的 AML-M_2，占 AML 的 30%～45%，各年龄患者均见。主要特征：①细胞形态学：骨髓或血中原粒细胞≥20%，不同成熟阶段的中性粒细胞≥10%，单核细胞＜20%；原粒细胞有或无嗜天青颗粒，Auer 小体常可见，粒细胞系有不同程度的病态造血，嗜酸粒细胞常增多，但无 AML 伴 inv（16）的嗜酸粒细胞形态和细胞化学异常特征，嗜碱粒细胞和/或肥大细胞有时亦增多。②免疫表型：髓系抗原 CD13、CD33、CD15 中至少一种阳性，CD117、CD34、HLA-Dr 亦可阳性。③遗传学：伴嗜碱粒细胞增多者可有 12p11—p13 的缺失和易位或 t（6; 9）（p23; q34）；显示 t（8; 16）（p11; p13）者少见，常伴嗜血细胞（尤其嗜红细胞）增多。AML 伴 t（8; 21）（q22; q22）亦常为 AML 成熟型，已归入伴重现性遗传学异常 AML。

4）急性粒单核细胞白血病：即 FAB 分类的 AML-M_4，占 AML 的 15%～25%，中位发病年龄 50 岁。主要特征：①细胞形态学：呈粒细胞、单核细胞两系增生，骨髓中原始细胞≥20%，粒细胞及其前体细胞和单核细胞及其前体细胞各占骨髓细胞的≥20%，血中单核细胞常≥5×10^9/L；原始细胞 MPO 阳性率≥3%，NSE 阳性，如形态学符合单核细胞而 NSE 阴性也不排除本病诊断。②免疫表型：可表达髓系抗原 CD13、CD33 及单核细胞分化标志 CD14、CD4、CD11b、CD11c、CD64、CD36 和溶菌酶，也可 $CD34^+$。③遗传学：无特异细胞遗传学异常。显示 11q23 或 inv（16）异常者则归入伴重现性遗传学异常 AML。

5）急性原始单核细胞/急性单核细胞白血病：两者分别为 FAB 分类的 AML-M_{5a} 和 M_{5b}，各占 AML 的 5%～8%和 3%～6%，前者年轻成人多见，后者年长成人多见。临床常有出血、髓外（皮肤、牙龈和 CNS）浸润表现，或出现单核细胞肉瘤。主要特征：①细胞形态学：骨髓原单核细胞≥80%诊断急性原单核细胞白血病，而骨髓以幼稚单核细胞为主，原始、幼稚、成熟单核细胞之和≥80%诊断急性单核细胞白血病，两者的粒细胞系应<20%。MPO 原单核细胞阴性，幼稚单核细胞弱阳性。NSE 常为强阳性，但 10%～20%的急性原单核细胞白血病可为阴性或弱阳性。②免疫表型：可表达 CD13、CD33、CD117 及某些单核细胞分化标志如 CD14、CD4、CD11b、CD11c、CD64、CD68、CD36 和溶菌酶，CD34 常阴性。③遗传学：无特异细胞遗传学异常。显示 11q23 或 16 号染色体异常者归入伴重现性遗传学异常 AML。

6）纯红白血病：纯红白血病代表专一定向于红系的未成熟细胞（外观像未分化的细胞或原红细胞）的肿瘤性增生（红系前体细胞≥80%，其中原红细胞≥30%），没有明显原粒细胞成分的证据。极为罕见，可发生于任何年龄，包括儿童在内。主要特征：①细胞形态学：红系前体细胞≥80%，原始粒细胞或原始及幼稚单核细胞基本缺如或极少。有核红细胞病态造血特征更为突出。原始红细胞体积偏大，核圆，染色质细腻，有 1 个或多个核仁，胞质明显嗜碱，有空泡。有时原始细胞体积小，类似于 ALL 的细胞。有核红细胞 PAS 染色阳性，通常呈块状。②免疫表型：分化程度较好的细胞表达血型糖蛋白和血红蛋白 A，而不表达 MPO 和其他粒系标志，原始细胞 HLA-DR 和 CD34 常阴性，但 CD117 可阳性。③遗传学：无特殊的细胞遗传学异常。可有复杂核型、−5/del（5q）、−7/del（7q）和+8 等。

7）急性巨核细胞白血病：即 FAB 分类的 AML-M_7，占 AML 的 3%～5%。主要特征：①细胞形态学：骨髓原始细胞≥20%，其中≥50%的原始细胞为巨核系细胞。原巨核细胞胞体较大（12～18μm），胞质嗜碱、无颗粒、有空泡和伪足形成，核圆、稍不规则或有凹陷，染色质细网状，核仁 1～3 个。也有原巨核细胞较小，类似原淋巴细胞。偶尔原始细胞可呈小堆状分布。外周血中可见小巨核、巨核细胞碎片、病态的巨大血小板。合并骨髓纤维化的患者可导致骨髓干抽。原巨核细胞 MPO^-、SBB^-、PAS^+、ACP^+、NSE^+，电镜细胞化学血小板过氧化物酶（PPO）阳性。②免疫表型：原巨核细胞特异性表达 CD41（血小板糖蛋白Ⅱb/Ⅲa）、CD61（Ⅲa）或较成熟的血小板相关标志 CD42（Ⅰb）。CD13、CD33 可阳性，但 CD34、CD45 和 HLA-Dr 常阴性，CD36 特征性阳性。抗 MPO^-、TdT^-，可异常表达 CD7。③遗传学：无特异性细胞遗传学异常。显示 inv（3）（q21; q26）者常伴血小板增多，t（1; 22）（p13; q13）可有腹部肿块，i（12p）可有纵隔肿物。

8）急性嗜碱粒细胞白血病：占 AML 的不到 1%，其中某些患者属于慢性期不明显的 Ph^+/BCR-ABL^+慢性粒细胞白血病急性变，临床可有高组胺血症的相关表现。主要特征：①细胞形态学：外周血和骨髓原始细胞中等大小，核质比高，核圆、卵圆或双叶形，核仁 1～3 个，胞质中度嗜碱，含数量不等的粗大嗜碱性颗粒，呈异染阳性，并可有空泡，成熟嗜碱粒细胞少见。电镜显示其胞质颗粒有嗜碱粒前体细胞或肥大细胞的特征性结构。最特征性的细胞化学染色是甲苯胺蓝异染阳性。ACP 呈弥漫阳性，PAS 呈块状阳性，MPO^-、SBB^-、NSE^-，但电镜观察其核膜、内质网、颗粒可显示 POX 活性。②免疫表型：$CD13^+$、$CD33^+$、$CD34^+$、HLA-Dr^+，可有 $CD9^+$、TdT^+，但淋系特异性标志阴性。③遗传学：无一致性细胞遗传学异常。

9）急性全髓增殖症伴骨髓纤维化（acute panmyelosis with myelofibrosis，APMF）：又称急性骨髓纤维化症、急性骨髓硬化症、急性骨髓增生异常症伴骨髓纤维化，是一种罕见的 AML，仅占 1%～2%，预后较差。患者可为原发，或继发于烷化剂化疗和/或放疗后。临床过程急性，有明显全血细胞减少，无或有轻度脾大，进展迅速，骨髓中原始细胞显著增多。主要特征：①细胞形态学：外周血红细胞大小不均，无或有轻度异形，可见大红细胞和有核红细胞，偶见幼稚粒细胞和原粒细胞，髓系细胞常有病态造血，可见不典型血小板。骨髓穿刺常干抽，骨髓活检红、粒、巨核细胞三系增生，伴幼稚细胞灶、有核红细胞集簇和巨核细胞增多，巨核细胞有病态造血特征。多数患者网硬蛋白纤维明显增加，明显胶原纤维化不常见。②免疫表型：呈异质性。原始细胞可表达一种或多种髓系抗原，如 CD13、CD33、CD117、MPO。亦可表达红系、巨核系抗原如 CD41、CD61、FⅧAg、血型糖蛋白 A 和血红蛋白 A。这有利于证实全髓增殖，而非单一髓系细胞增殖，以区别伴骨髓纤维化的其他类型 AML，如急性巨核细胞白细胞。骨髓活检标本可用免疫组化法检测。③遗传学：无特异细胞遗传学异常。可见复杂核型异常，5 号、7 号染色体异常。

10）髓系肉瘤（myeloid sarcoma）：为原粒细胞或幼稚髓系细胞肿瘤。既可在急、慢性髓系白血病及 MPD、MDS 发生之前、发生同时出现，也可作为 AML 复发时的首发表现。好发于颅骨、鼻旁窦、胸骨、肋骨、脊柱、骨盆的骨膜下骨结构，以及淋巴结和皮肤。主要特征：①细胞形态学：髓系肉瘤最常见类型是粒细胞肉瘤，由原粒细胞、中性粒细胞及其前体细胞组成，确定诊断依靠细胞化学反应和免疫表型分析，粒细胞肉瘤 MPO^+、萘酚 ASD 氯乙酸酯酶阳性，原单核细胞肉瘤 NSE^+。②免疫表型：粒细胞肉瘤可表达 CD13、CD33、CD117、MPO，原单核细胞肉瘤可表达 CD14、CD11b、CD11c、溶菌酶和 CD68；髓系肉瘤多表达 CD43。③遗传学：可有 t（8; 21）（q22; q22），inv（16）（p13; q22）或 t（16; 16）（p13; q22）。原单核细胞肉瘤可有 11q23 易位。

11）Down 综合征相关的骨髓增殖症：伴有 Down 综合征（DS）的患者发生白血病的危险比无 DS 者高。小于 4 岁的 DS 儿童的 AML 病例 70%是急性巨核细胞白血病。大约 10%的 DS 新生儿表现为一种血液学疾患，称为短暂性骨髓造血异常或短暂性骨髓增殖性疾病。这种疾病经过数周至 3 个月自发消退。20%～30%的这种患儿在随后的 1～3 年内发生不自发缓解的急性巨核细胞白血病。

A. 短暂髓系造血异常（TAM）：该病发生于约 10%的 DS 新生儿。初诊时血小板减少最常见，而其他血细胞减少较少见。外周血白细胞可显著增多，可有肝脾大。罕见的情况下，临床合并症包括心肺功能衰竭，高黏滞血症，脾脏坏死和进行性肝纤维化。大多数患儿在出生后前 3 个月内病情自发缓解；极少数儿童出现危及生命甚至致死性临床合并症。遗传学除+21 外，TAM 的原始细胞中还有获得性 GATA1 突变。

B. Down 综合征相关的髓系白血病：绝大多数 DS 儿童发生髓系白血病是在 5 岁以下。1%～2%的 DS 儿童在生后的开始 5 年内会发生 AML。在所有儿童 AML/MDS 中 DS 儿童约占 20%。20%～30%有前期 TAM 病史的儿童会发生 DS 髓系白血病，并且白血病常发生于 TAM 后 1～3 年。外周血和骨髓是主要累及部位。几乎总是有髓外累及，主要是脾脏和肝脏。骨髓中原始细胞少于 20%的患儿，其临床过程似乎相对惰性，初始有一段血小板减少时期。主要特征：①细胞形态学：骨髓中原始细胞呈特殊的形态特征，胞核呈圆形或稍不规则，胞质中等量、嗜碱性，可有胞质泡状突起。不同数量的原始细胞胞质含有类似嗜碱性颗粒的粗大颗粒。该颗粒一般髓过氧化酶阴性。红系细胞常呈巨幼细胞性改变及发育异常，包括双核或三核细胞和核碎片。可有粒系发育异常。骨髓活检可呈现致密的纤维网，致使骨髓穿刺难于或不可能取得足够的标本。外周血中通常有原始细胞，并偶尔有不成熟红系细胞。红细胞常呈现明显的大小不均和异形性，有时可见泪滴样红细胞。血小板数常减少，可见巨大血小板。②免疫表型：大多数病例的原始细胞CD117、CD13、CD33、CD7、CD4、CD42、TPO-R、IL-3R、CD36、CD41、CD61和CD71阳性，而MPO、CD15、CD14和血型糖蛋白A为阴性。然而，与TAM不同，50%的病例CD34阴性，约30%的病例CD56和CD41阴性。③遗传学：除21号三体外，存在体细胞GATA1基因的突变。8号三体发生于13%～44%的病例，7号单体非常罕见。

（5）系列不明（或系列模糊）的急性白血病（acute leukemia of ambiguous lineage）：系列不明的急性白血病是指那些没有确切证据表明，细胞沿某一系列分化的急性白血病。包括缺乏系列特异抗原表达的急性未分化细胞白血病（acute undifferentiated leukaemia，AUL）和表达两个或两个以上系列抗原的混合表型急性白血病（mixed phenotype acute leukaemia，MPAL）。MPAL在AL中占不到4%，包括以前所说的“双系列白血病”和“双表型白血病”，成人比儿童多见。本病亦称混合性急性白血病，确诊常需依赖免疫表型分析。

1）急性未分化细胞白血病：原始细胞的形态学、细胞化学和免疫表型缺乏任何分化特征。系列特异性抗原如cCD79a、cCD22、CD3和MPO均阴性，通常也不表达或仅个别表达系列相关性抗原，但常HLA-Dr$^+$、CD34$^+$、CD38$^+$，也可TdT$^+$、CD7$^+$。

2）混合表型急性白血病伴t（9; 22）（q34; q11.2）；BCR-ABL1：该类型是混合表型急性白血病中最常见的重现性遗传学异常，但它是一种罕见的白血病，可能占急性白血病的不到1%。可发生于儿童和成人，但成人较常见。主要特征：①细胞形态学：很多病例呈现两群原始细胞组群，一种类似原淋细胞，另一种类似原粒细胞。②免疫表型：绝大多数病例的原始细胞符合B系和髓系标准。③遗传学：所有病例或是有经典核型分析检测到的t（9; 22），或是有FISH或PCR检测到的BCR-ABL1。

3）混合表型急性白血病伴t（v; 11q23）；KMT2A重排：该类型是一种罕见的白血病，儿童比成人多见。伴有MLL重排的ALL或AML较常见于婴儿。主要特征：①细胞形态学：一个组群的形态明显类似于原单核细胞，另一个类似于原淋巴细胞。②免疫表型：绝大部分病例可能识别出一个原淋巴细胞组群呈CD19阳性，CD10阴性的B-前体细胞（pro-B）免疫表型，常常CD15阳性。其他B标志如CD22和CD79a常为弱表达。除此之外，还要符合上述髓系系别的标准。③遗传学：所有病例都有MLL基因重排，最常见的伙伴基因是4号染色体q21带上的AF4。

4）混合表型急性白血病，B/髓系型，不另做分类：约占所有白血病的1%。可发生于儿童和成人，但成人较多见。主要特征：①细胞形态学：一种类似于原淋巴细胞，另一种类似于原粒细胞。②免疫表型：原始细胞符合具有B细胞系和髓系双系别的标准。髓过氧化酶阳性原粒细胞或原单核细胞常常也表达其他髓系相关标志，包括CD13、CD33或CD117。表达B细胞系较成熟的标志如CD20者罕见，但可以发生。③遗传学：本型可有多种遗传学异常，但无一具特异性，如del（6p）、del（5q）、12p11.2或7号染色体结构异常、复杂核型，以及包括四倍体在内的染色体数量异常。

5）混合表型急性白血病，T/髓系型，不另做分类：占所有白血病的不到1%。可见于儿童和成人。在儿童中可能比 B/髓系急性白血病相对多见。主要特征：①细胞形态学：一种类似原淋细胞，另一种类似原粒细胞。②免疫表型：符合上述 T 淋巴系和髓系双系别的标准。髓过氧化酶阳性原粒细胞或原单核细胞常表达其他髓系相关标志，包括 CD13、CD33 或 CD117。除 cCD3 外，T 淋巴细胞成分常表达其他 T 淋巴细胞标志，包括 CD7、CD5 和 CD2。③遗传学：大多数病例有克隆性染色体异常，但没有一种的发生率能高到提示是本组白血病特异性的。

白血病免疫学分类欧洲组提出的诊断急性双系列（或双表型）白血病的标志积分系统，规定髓系积分＞2 分、淋系积分＞2 分才能确立诊断。双系列型指存在两类或两类以上细胞群，分别表达髓系和淋系标志（或 T 和 B 淋巴细胞标志）；双表型指同一细胞同时表达髓系和淋系标志。

【评　　论】

（一）关于法美英协作组和国内诊断与分型标准

某些急性白血病形态学亚型与免疫表型、染色体核型特征密切相关，初诊时对患者同时进行形态学、免疫学、遗传学检测，将有助于提高分型诊断的准确性。

AML 的免疫表型特征：抗髓过氧化物酶（MPO）单克隆抗体是区别 AML 和 ALL 的最特异性标志，阳性是 AML，阴性是 ALL。若在超微结构水平证实原始细胞 MPO 阳性，诊断 AML 的准确性更高。

在 AML 的单抗检测中，粒-单核细胞系主要表达 CD33、CD13、CD14 和 CD15；红细胞系（M_6）表达抗血型糖蛋白 A；巨核细胞系（M_7）表达抗血小板糖蛋白 CD41（GPⅡb/Ⅲa）、CD42b（GPIb）、CD61（GPⅢa）和Ⅷ因子相关抗原。抗血型糖蛋白 A 和抗血小板糖蛋白分别是明确识别 M_6 和 M_7 的特异性单抗，电镜下观察血小板过氧化物酶也是诊断 M_7 的重要标志。

国内将 AML-M_2 型分为 M_{2a} 及 M_{2b}。M_{2b} 特点是粒细胞系比例明显增多，以异常的中性中幼粒细胞为主，形态明显异常，核质发育显著不平衡，胞质呈橘黄色或偏碱性，含中性颗粒，常有空泡，有 1 或 2 个大核仁，有时中性晚幼粒细胞仍可见核仁，核可有凹陷，在核凹陷处有一淡染区（细胞化学常在此处呈团块状染色）。原粒细胞常增多，但可＜20%。M_{2b} 患者的染色体核型常有 t（8; 21），并显示 AML1/ETO 融合基因阳性。

M_3 以多颗粒的异常早幼粒细胞为主，此类白血病细胞与正常早幼粒细胞不同，胞体常呈椭圆形，核偏于一侧，另一端胞质中有异常颗粒，颗粒或者粗大，或者较细，胞质中常有 Auer 小体，有时呈束状，染色体核型常有 t（15; 17）异常，并显示 PML/RARα 融合基因阳性。也有少数为 t（11; 17）。

目前 FAB 标准是急性白血病诊断分型的工作基础，但形态学诊断有一定的主观性，可重复性仅 60%～70%。除 APL 临床出血重和早期死亡率高，M_7 伴有骨髓纤维化、M_4 和 M_5 常有牙龈增生和脾浸润外，多数形态学分型和临床特点无关，也不能提示预后。除 t（8; 21）主要见于 M_{2b}，t（15; 17）主要见于 M_3，inv（16）或 t（16; 16）主要见于 M_4Eo 外，多数形态学分型与细胞遗传学改变无关。而 WHO 标准综合了形态学、免疫学、细胞遗传学和分子生物学的特点，能够提示疾病的预后，为疾病的治疗，尤其是靶向治疗提供重要的依据。

（二）关于世界卫生组织诊断标准

1. 伴有重现性遗传学异常 AML 约占所有 AML 的 30%，患者常为原发病例。其中 t（8; 21）、t（15; 17）和 inv（16）或 t（16; 16）的遗传学异常与形态学密切相关，以至于显微镜下观察血和骨髓的细胞形态即可预测其遗传学异常。这类患者有独特的临床表现，治疗效果较好。但 11q23 异常 AML 通常不能依据细胞形态肯定地预测其遗传学异常。

需要注意，伴重现性遗传学异常 AML 的受累基因对某些化疗药物（尤其是拓扑异构酶Ⅱ抑制剂）有易感性，因而可见于某些治疗相关性白血病，凡发现有与伴重现性遗传学异常 AML 相同的染色体核型或融合基因，而 AML 发病前又有肯定化疗药物治疗史者，应划为“治疗相关性 AML”。

对 t（8; 16）、t（6; 9）和 t（3; 3）AML，WHO 认为虽然这些遗传学异常往往合并独特的形态学和/或临床表现，但还不清楚根据以上特征是否能够确定其为一个独特的病种，或这些特征还对其他亚群具主要预后意义。其中的 t（3; 3）异常又常与 MDS 相关 AML 有关，因此将其划入“伴多系病态造血 AML”更为合适。

WHO 2016 版新增了 AML 伴 BCR-ABL 和 AML 伴 RUNX1 两个暂定类型，而 2008 版暂定类型的 AML 伴 NPM1 和 AML 伴 CEBPA 双突变类型成为正式分类。

2. AML 伴 MDS 相关改变　本亚型的确认，肯定了 MDS 相关 AML 具有独特的生物学和临床重要性。对在 AML 发生之前，有明确的 MDS 或 MDS/MPD，且病史≥6 个月的患者，确诊本亚型并不困难。但对一开始就是 AML 的患者，要确诊 MDS 相关 AML 就比较困难。WHO 委员会对是否使用形态学、遗传学、生物学和临床学综合特点来界定这一亚型的特征还有争议，但一致同意多系病态造血的形态学证据是确认这一亚型的最能普遍获得的标志，诊断标准定为治疗前血或骨髓中原始细胞至少达 20%，且髓细胞系中至少两系≥50%的细胞有病态造血。有研究表明，多系病态造血只对伴预后良好的细胞遗传学异常的患者具有独立的预后意义。而对伴预后不良的遗传学异常的患者，并不附加不良的预后影响。

3. 治疗相关性髓系肿瘤　因大多数患者都同时接受过烷化剂和拓扑异构酶Ⅱ抑制剂治疗，故不再区分“烷化剂相关”或“拓扑异构酶Ⅱ抑制剂相关”，而称为“治疗相关的髓系肿瘤”。这类患者 90%以上具有上述两类亚型相同的遗传学特点，仅 inv（16）/t（16; 16）和 t（15; 17）的患者预后较好，其余预后要比相同遗传学改变的原发性 AML 更差。

4. 不另做分类的 AML　WHO 将目前还未发现有临床-遗传学直接相关性的 AML 划为不另做分类的 AML。本亚群中各病种的定义与 FAB 分类的相应病种几乎相同。

WHO 2016 版最大的改变在于取消了急性红白血病的类型，仅保留纯红系白血病。原始细胞比例不再计算占非红系细胞的比例，而是计算原始细胞占所有有核细胞的比例。红系比例超过 50%，原始细胞占有核细胞比例低于 20%，而原始细胞占非红系细胞比例超过 20%者，WHO 2008 版诊断为急性红白血病，按照 WHO 2016 版则应该诊断为骨髓增生异常综合征。

5. 系列不明的急性白血病　包括急性未分化白血病和混合表型急性白血病（MPAL），

以MPAL取代“急性双系列型白血病”和“急性双表型急性白血病”称谓，进一步明示所涉及的造血系列。细胞系列特异性由以下抗原决定：①髓系抗原，MPO或NSE、CD11c、CD14、CD64和溶菌酶等单核细胞分化标志；②T系抗原，CyCD3或CD3；③B系抗原，CD19及CD79a、CyCD22和CD10。

（王建祥）

参考文献

白血病分类分型讨论会. 1987. 关于急性非淋巴细胞白血病分型的修改建议. 中华血液学杂志，8：181.

卞寿庚. 2007. 急性髓系白血病//张之南，沈悌，主编. 血液病诊断及疗效标准. 第3版. 北京：科学出版社，106-116.

全国白血病分类分型交流讨论会. 1980. 关于白血病分型的建议. 中华血液学杂志，1：383.

杨崇礼. 1993. 骨髓增生异常综合征. 北京：北京医科大学、中国协和医科大学联合出版社，26.

张之南. 2011. 血液病学. 第2版. 北京：人民卫生出版社，719-729.

Anon. 1998. The value of c-kit in the diagnosis of biphenotypic acute leukemia. European Group for the Immunological Classification of Leukaemias. Leukemia，12：2038.

Arber DA，Orazi A，Hasserjian R，et al. 2016. The 2016 revision to the World Health Organization classification of myeloid neoplasms and acute leukemia. Blood，127：2391-2405.

Bennett JM，Catovsky D，Daniel MT，et al. 1976. Proposal for the classification of the acute leukemia. A report of the French-American-British Cooperative Group. Br J Haematol，33：451.

Bennett JM，Catovsky D，Daniel MT，et al. 1985. Proposal revised criteria for the classification of acute myeloid leukemia. A report of the French-American-British Cooperative Group. Ann Intern Med，103：620.

Bennett JM，Catovsky D，Daniel MT，et al. 1991. Proposal for the recognition of minimally differentiated acute myeloid leukemia（AML-M0）. Br J Haematal，78：325.

Bernstein J，Dastuque N，Haas OA，et al. 2000. Nineteen cases of the t（1；22）（p13；q13）acute megakaryoblastic leukemia of infants/children and a review of 39 cases：Report from a t（1；22）study group. Leukemia，14：216.

Cacner Genome Atlas Research Network. 2013. Genomic and epigenomic landscapes of adult de novo acute myeloid leukemia. N Engl J Med，368：2059-2074.

Carbonell F，Swansbury J，Min J，et al. 1996. Cytogenetic findings in acute biphenotypic leukemia. Leukemia，10：1283.

Dohner H，Estey E，Grimwade D，et al. 2017. Diagnosis and management of AML in adults：2017 ELN recommendations from an international expert panel. Blood，129：424-447.

Dohner H，Weidorf DJ，Bloomfield CD. 2015. Acute myeloid leukemia. N Engl J Med，373：1136-1152.

Editorials. 1985. FAB M7：Acute megakaryoblastic leukemia-beyond morphology. Ann Intern Med，103：405.

Gaidzik VI，Teleanu V，Papaemmanuil E，et al. 2016. RUNX1 mutations in acute myeloid leukemia are associated with distinct clinico-pathologic and genetic features. Leukemia，30：2160-2168.

Grand R，Duchayne E，Blanchard D，et al. 1995. Minimally differentiated erythroleukaemia（AML M6 ‘variant’）：A rare subset of AML distinct from AML M6. Br J Haematol，90：868.

Grimwade D，Hills RK，Moorman AV，et al. 2010. National Cancer Research Institute Adult Leukaemia Working

Group. Refinement of cytogenetic classification in acute myeloid leukemia：Determination of prognostic significance of rare recurring chromosomal abnormalities among 5876 younger adult patients treated in the United Kingdom Medical Research Council trials. Blood，116：354-365.

Grossmann V，Bacher U，Haferlach C，et al. 2013. Acute erythroid leukemia（AEL）can be separated into distinct prognostic subsets based on cytogenetic and molecular genetic characteristics. Leukemia，27：1940-1943.

Harris NL，Jaffe ES，Diebold J，et al. 2000. The World Health Organization classification of neoplasms of the hematopoietic and lymphoid tissues：Report of Clinical Advisory Committee Meeting—Airlie House，Virginia，November，1997. The Hematology Journal，1：53.

Jaffe ES，Harris NL，Stein H，et al. 2001. World Health Organization Classification of Tumours. Patholody and Genetics of Tumours of Heamatopoietic and Lymphoid Tissues. Lyon：IARC Press，75.

Kenneth B，Miller，Daoust PR. 2001. Clinical manifestations of acute myeloid leukemia//Hoffman K，Benz Jr E J，Shattil S J，et al，eds. Hematology：Basic Principles and Practice. 3rd ed. New York：Churchill Livingstone Inc，999.

Matutes E，Pickl WF，Van't Veer M，et al. 2011. Mixed-phenotype acute leukemia：Clinical and laboratory features and outcome in 100 patients defined according to the WHO 2008 classification. Blood，117：3163-3171.

Peterson LC，Parkin JL，Arthur DC，et al. 1991. Acute basophilic leukemia. A clinical，morphologic，and cytogenetic study of eight cases. Am J Clin Pathol，96：160.

Schnittger S，Dicker F，Kern W，et al. 2011. RUNX1 mutations are frequent in de novo AML with noncomplex karyotype and confer an unfavorable prognosis. Blood，117：2348-2357.

Sultan C，Sigaux F，Imbert M，et al. 1981. Acute myelodysplasia with myelofibrosis：A report of eight cases. Br J Haematol，49：11.

Vardiman JW，Harris NL，Brunning RD，et al. 2002. The World Health Organization（WHO）classification of the mycloid neoplasms. Blood，100：2292.

Walter RB，Othus M，Burnett AK，et al. 2013. Significance of FAB subclassification of 'acute myeloid leukemia，NOS' in the 2008 WHO classification：Analysis of 5848 newly diagnosed patients. Blood，121：2424-2431.

三十一　急性淋巴细胞白血病

【诊 断 标 准】

详见“急性白血病”部分。

（一）国内诊断分型标准

1980 年 9 月在江苏省苏州市召开了全国白血病分类分型讨论会，对急性淋巴细胞白血病（acute lymphoblastic leukemia，ALL）的分型标准提出如下建议：

第一型（L1）：原始和幼稚淋巴细胞以小细胞（直径＜12μm）为主；核圆形，偶有凹陷与折叠，染色质较粗，结构较一致，核仁少而小，不清楚；胞质量少，呈轻中度嗜碱性。过氧化物酶或苏丹黑染色阳性的原始细胞一般不超过 3%。

第二型（L2）：原始和幼稚淋巴细胞以大细胞（直径可大于正常小淋巴细胞 2 倍以上，

＞12μm）为主；核形不规则，凹陷和折叠可见。染色质较疏松，结构较不一致，核仁较清楚，一个或多个；胞质量常较多，呈轻中度嗜碱性，有些细胞深染。

第三型（L3）：似Burkitt型，原始和幼稚淋巴细胞大小较一致，以大细胞为主；核形较规则，染色质呈均匀细点状，核仁明显，一个或多个，呈小泡状；胞质量较多，深蓝色，空泡常明显，呈蜂窝状。

2012年我国第一版成人ALL诊断与治疗的专家共识发表，并于2016年对该专家共识进行了更新。该指南推荐ALL的诊断应该采用MICM（形态学、免疫学、细胞遗传学和分子学）的诊断模式，诊断分型采用WHO 2016版标准。骨髓中原始/幼稚淋巴细胞比例≥20%可以诊断 ALL；免疫分型采用多参数流式细胞术，最低诊断分型可以参考EGIL1995标准，疾病分型可参照WHO 2016版分类标准，同时应除外混合表型急性白血病。

（二）国外诊断分型标准

1. 法美英协作组关于ALL的形态学分型　法国、美国、英国（FAB）协作组于1976年[2]用Romanowsky染色观察血片及骨髓涂片，根据细胞大小、核质比例、核仁大小及数量、细胞质嗜碱程度等，辅以细胞化学染色对ALL各亚型细胞特征归纳如表31-1。

表31-1　ALL各亚型细胞特征

项目	L1	L2	L3
细胞大小	小细胞为主	大细胞为主	大细胞为主，大小较一致
核染色质	较粗，结构较一致	细而分散或粗而浓集，结构较不一致	呈细点状，均匀一致
核形	规则，偶有凹陷折叠	不规则，常见凹陷或折叠	较规则
核仁	小而不清楚，少或无	清楚，一个或多个	明显，一个或多个，泡沫状
胞质	少	不定，常较多	较多
胞质嗜碱性	轻或中度	不定，有些细胞深染	深蓝色
胞质空泡	不定	不定	常明显，呈蜂窝状

2. ALL的免疫学分型　随着单克隆抗体的临床应用，可根据免疫表型特点将ALL分成若干亚型，以精确了解白血病细胞的分化发育阶段，有助于临床分型、鉴别诊断、判断预后、指导治疗及微量残留白血病细胞的检测。

1994年在法国召开了欧洲白血病免疫学分型协作组（EGIL）会议，提出四型21亚型法。即先按T、B淋巴细胞系和髓系抗原积分系统确定不同抗原积分，再按积分和抗原表达及分化程度把ALL分为四型（裸型、纯型、变异型、多表型）21亚型。为便于记忆本书概括为简化后的EGIL分型（表31-2）。

表 31-2 ALL 的免疫学分型（EGIL，1995）

1. B-淋巴细胞系 ALL（CD19$^+$和/或 CD79a$^+$和/或 CD22$^+$，至少两个阳性）	
早期前 B-ALL（B-I）	无其他 B 细胞分化抗原表达
普通型 ALL（B-II）	CD10$^+$
前 B-ALL（B-III）	胞质 IgM$^+$
成熟 B-ALL（B-IV）	胞质或膜κ或λ$^+$
2. T-淋巴细胞系 ALL（胞质/膜 CD3$^+$）	
早期前 T-ALL（T-I）	CD7$^+$
前 T-ALL（T-II）	CD2$^+$和/或 CD5$^+$和/或 CD8$^+$
皮质 T-ALL（T-III）	CD1a$^+$
成熟 T-ALL（T-IV）	膜 CD3$^+$，CD1a$^-$
α/β$^+$T-ALL（A 组）	抗 TCRα/β$^+$
γ/δ$^+$T-ALL（B 组）	抗 TCRγ/δ$^+$
（α/β$^+$T-ALL、γ/δ$^+$T-ALL：是 T-ALL 中根据膜表面 T 细胞受体-TCR 的表达情况进行的分组）	
3. 伴髓系抗原表达的 ALL（My$^+$ALL）	表达 1 或 2 个髓系标志，但又不满足杂合性急性白血病的诊断标准

3. ALL 的形态学、免疫学、细胞遗传学、基因分型（MICM 分型） 1985 年 4 月由 Van den Bergh 等在比利时组成了第一个 MIC 研究协作组，讨论并制定了 ALL 的 MIC 分型。随着细胞遗传学的发展，特别是高分辨率分带技术及分子生物学技术的应用，使 ALL 分型又前进了一步，出现了 MICM（形态学、免疫学、细胞遗传学及基因分型）分型。它对于判断预后、指导治疗及微量残留白血病细胞的检测有重要意义。具体分型见表 31-3、表 31-4。

表 31-3 B-ALL 的 MICM 分型

亚型	核型	细胞标志						FAB 形态学	基因异常
		CD19	TdT	Ia	CD10	CyIg	SmIg		
早 B 前体-ALL[a]		+	+	+	–	–	–	L1、L2	
早 B 前体 ALL	t（4; 11）								MLL/AF4
	t（11; 19）								MLL/ENL
	t（12; 21）								TEL/AML1
	t（9; 22）[b]								BCR/ABL
	t（17; 19）								E2A/HLF
	t（5; 14）								IL3/IGH
普通型-ALL		+	+	+	+	–	–	L1、L2	
普通型 ALL	6q-								
普通型 ALL	近单倍体								
普通型 ALL	t 或 del（12p）								
普通型 ALL	t（9; 22）								BCR/ABL

续表

亚型	核型	细胞标志						FAB 形态学	基因异常
		CD19	TdT	Ia	CD10	CyIg	SmIg		
前 B-ALL		+	+	+	+[c]	+	-	L1	
前 B-ALL	t（1; 19）								E2A/PBX1
前 B-ALL	t（9; 22）								BCR/ABL
B 细胞 ALL		+	-	+	+/-	-/+	+[d]	L3	
B 细胞 ALL	t（8; 14）								MYC/IGH
B 细胞 ALL	t（2; 8）								IGK/MYC
B 细胞 ALL	t（8; 22）								MYC/IGL
B 细胞 ALL	6q-								

a 过去称为裸细胞-ALL。
b 在 T-ALL，t（9; 22）少见。
c 少数病例 CD10（即 cALLA 抗原）也可阳性。
d 单个轻链。

表 31-4　T-ALL 的 MICM 分型

亚型	核型	细胞标志[a]			FAB 形态学	基因异常
		CD7	CD2[b]	TdT		
早 T-前体 ALL		+	-	+	L1、L2	
早 T-前体 ALL	t 或 del（9p）					
T 细胞 ALL[c]		+	+	+	L1、L2	
T 细胞 ALL	t（11; 14）					RHOM/TCRD
	t（1; 14）					TAL1/TCRD
	t（7; 11）					TCRB/RHOM2
	t（7; 19）					TCRB/LYL1
	t（10; 14）					HOX11/TCRD
	t（8; 14）					MYC/TCRA
	t（7; 10）					TCRB/HOX11
	t（1; 7）					LCK/TCRB
	6q-					

a 少部分（6%～10%）病例可有 Ia 及 CD10 表达。
b 用单克隆抗体（T11）或 E 玫瑰花结。
c 有些病例对皮质胸腺细胞标志（CD1、T6）也可阳性。

4. WHO 诊断标准和分类　WHO 诊断标准于 2001 年正式发表，这一分类将急性淋巴细胞白血病的分界线定为幼稚细胞比例≥20%，分型的依据主要是 MICM 标准。在这一分类中 ALL 仅分为前体 B-急性淋巴细胞白血病/淋巴母细胞淋巴瘤（前体 B-ALL/B-LBL）和前体 T-急性淋巴细胞白血病/淋巴母细胞淋巴瘤（前体 T-ALL/T-LBL）。而将 FAB 分型的 ALL-L3 命名为 Burkitt 淋巴瘤/白血病（BL），归入成熟 B 细胞肿瘤。目前认为 ALL 和 LBL 是同一疾病的两种不同临床表现，骨髓中幼稚细胞＞20%时诊断为 ALL，幼稚细胞≤20%时诊断为 LBL。

2008 年 WHO 又对造血和淋巴组织肿瘤的分类进行了修订，将前体淋巴细胞肿瘤的分类进一步细化。具体分型及主要特点：

（1）B-ALL/LBL

1）B-ALL/LBL（NOS，不另做分类）：在此需要说明的是，B-ALL 不包括 Burkitt 白血病/淋巴瘤。后者目前统归“Burkitt 淋巴瘤”。有重现性染色体异常者，已经列为独立的类型。

B-ALL 患者有贫血、中性粒细胞和血小板减少。常见肝、脾、淋巴结肿大。B-LBL 最常见的发病部位包括皮肤、软组织、骨和淋巴结，纵隔并不在其中。儿童 B-ALL 的 CR 率＞95%，治愈率约为 80%；但成人 CR 率为 60%～85%，治愈率＜50%。强化疗可以提高成人 ALL 中年轻者的治愈率。婴幼儿或年龄＞10 岁、高 WBC 计数、诱导治疗反应缓慢者预后不佳。B-LBL 总体预后优于 B-ALL，儿童同样较成人的预后好。

形态学：淋巴母细胞核质比高，核圆或不规则，有凹陷及扭曲折叠；有的胞质有空泡，10%～20%的患者淋巴母细胞胞质中有粗大的嗜天青颗粒。细胞体积小者，胞质稀少，核染色质凝聚，核仁不明显；体积大的胞质量中等，淡蓝或灰蓝色，核染色质弥散，可有多个明显的核仁。有的胞质有伪足，称“手镜细胞”。多数患者的淋巴母细胞在形态上与正常 B 祖细胞难以区分。后者核质比高，染色质更均一，核仁不明显。淋巴结等组织活检标本中，B-LBL 瘤细胞多以弥漫性方式浸润，或只累及淋巴结副皮质区。分裂象易见，可有“星空”现象。

细胞化学染色在 ALL 诊断中的价值不如 AML 那么大。淋巴母细胞 MPO 阴性。如果胞质有颗粒，SBB 染色可以呈淡灰色，强度不及 AML。PAS 阳性，通常为粗大颗粒或呈块状。NSE 染色在胞质中呈多点状分布，或位于高尔基体区，氟化钠抑制程度不一。

免疫表型：表达 B 细胞标志 CD19、cCD79a 和 cCD22，但其中单独一个阳性不能认定为 B 细胞，如果荧光强度高，则有利于 B 细胞来源的判断。多数患者淋巴母细胞表达 CD10、sCD22、CD24，PAX5 及 TdT 阳性。CD20 和 CD34 表达程度不一，CD45 可阴性。髓系标志阳性并不能除外 B-ALL。CD79a 和 PAX5 是最常用来表明 B 细胞分化的标志。但有的 T-ALL 患者可以表达 CD79a，伴 t（8; 21）的急性粒细胞白细胞 PAX5 也可以阳性。抗 MPO 抗体免疫组织化学染色阴性，可以除外 AML 和 B/My 双表型 AL。

B 淋巴母细胞分化程度与临床和遗传异常有关。pro-B-ALL 表达 CD19、cCD79a、cCD22 和 TdT，而中间阶段即普通型 ALL 表达 CD10，pre-B-ALL 则 cμ阳性。B-ALL/LBL 通常不表达 sIg。但 sIg 阳性，只要其他表型、形态和遗传特征符合，并不能除外 B-ALL/LBL。

免疫表型分析也是区分正常 B 祖细胞与 B-ALL/LBL 治疗后微小残留病变的重要手段。在流式细胞仪免疫表型分析图上，前者 CD10 等 B 细胞成熟标志表达呈由弱到强的连续分布，不同抗原之间表达是协调的。但在瘤细胞，这些标志（如 CD10、CD45、CD38、CD58 和 TdT 等）的表达强度比较一致，或过强或过弱，在图上聚集成团，且不同抗原间表达不协调，呈紊乱之象。

遗传学：几乎所有 B-ALL/LBL 患者 IgH 基因呈现 DJ 单克隆性重排，70%的患者 TCR 也呈单克隆性重排。遗传学异常有多种，其中 6q、9p 和 12p 缺失，对预后没有影响。t（17; 19）和 21 号染色体上 AML1 基因扩增者占 ALL 的 5%，这部分患者预后不良。

2）B-ALL/LBL 伴 t（9; 22）（q34; q11.2）；BCR-ABL1：占成人 ALL 的 25%，但儿童 ALL 中仅占 2%～4%。成人 ALL 中，一半的患者 BCR-ABL1 融合蛋白为 p210，而另一半为 p190；但儿童只有 p190。本型在各年龄段的预后都是最差的。形态与其他类型 ALL 的相同。CD10、CD19和TdT阳性，常同时表达髓系抗原CD13和CD33。CD117一般阴性。至少在成人，CD25与这一类型ALL密切相关。罕见有t（9; 22）的ALL呈T细胞表型。

3）B-ALL/LBL伴t（v; 11q23）；MLL重排：是1岁以内ALL中最常见的类型。患者就诊时白细胞计数往往很高，常>100×10^9/L，中枢神经系统易受累。形态与其他类型ALL相同。CD19和CD15阳性，但CD10和CD24阴性。MLL通常与4q21的AF4、19p13的ENL和9p22的AF9发生易位。有些遗传学异常并非本型特异，如MLL-ENL也见于T-ALL，典型的MLL-AF9见于AML。FLT3常过度表达。

4）B-ALL/LBL伴t（12; 21）（p13; q22）；TEL-AML1（ETV6-RUNX1）：儿童常见，占B-ALL的25%，但未见婴幼儿患者，发生率随年龄的增长而下降，成人罕见。临床表现及形态、细胞化学特征同其他类型ALL。CD19和CD10阳性，CD34也常阳性。CD9、CD20、CD66c阴性。可表达髓系抗原，尤其是CD13。融合蛋白ETV6-RUNX1以显性负调控的方式抑制转录因子RUNX1的功能。本型预后良好，儿童的治愈率>90%，尤其是当患者没有其他不良预后因素（如>10岁、高白细胞等）时，复发较其他类型晚。

5）B-ALL/LBL伴超二倍体：儿童常见，占B-ALL的25%，未见婴幼儿患者，发生率随年龄的增长而下降，成人罕见。临床表现及形态、细胞化学特征同其他类型ALL。CD19和CD10阳性，CD34多数病例阳性，CD45常为阴性。原始细胞染色体数>50条，通常<66条，一般没有易位和结构改变。数目增加的染色体最常见的是21、X、14和4号，其次是1、2和3号。本型预后良好，治愈率>90%，尤其是4、10和17号染色体同时为三体者。

6）B-ALL/LBL伴亚二倍体：指原始细胞染色体数<46条者，严格的定义为<45条，甚至<44条。染色体数<46条者约占所有ALL的5%，<45条者约1%。儿童和成人均有，但近二倍体（23～29条染色体）几乎都是儿童。临床表现及形态、细胞化学特征同其他类型ALL。CD19和CD10阳性，没有其他特征性的表型。常规核型分析容易漏掉近半倍体或数目少的亚二倍体。亚二倍体B-ALL/LBL预后差。但相对而言，有44或45条者预后最好，而近二倍体最差。

7）B-ALL/LBL伴t（5; 14）（q31; q22）；IL3-IGH：在ALL中占不到1%，儿童和成人均有。临床无特殊。形态上，特别之处是嗜酸粒细胞反应性增多，是IL-3产生过多所致。淋巴母细胞CD10和CD19阳性。

8）B-ALL/LBL伴t（1; 19）（q23; q13.3）；E2A-PBX1（TCF3-PBX1）：占儿童ALL的6%，成人少见。本病的发生与E2A-PBX1融合蛋白抑制了正常转录因子E2A和PBX1的功能有关。临床表现及形态、细胞化学特征同其他类型ALL。免疫表型同pre-B细胞，即$CD19^+$、$CD10^+$、c^+。CD9高表达，CD34一般阴性。本型需要除外t（17; 19）和超二倍体时伴随的t（1; 19）。后者易位的染色体虽然与本型完全相同，但涉及的基因不是E2A和PBX1。

（2）T-ALL/LBL（NOS，不另做分类）：T-ALL占儿童ALL的15%，在少年男性中尤为多见。占成人ALL的25%。T-LBL占所有LBL的85%～90%。T-ALL患者白细胞计数常升高。常有肝、脾、淋巴结肿大。与B-ALL相比，T-ALL对髓系造血影响小，贫血、中性粒细胞和血小板减少者不多见。T-LBL常累及纵隔，表现为前纵隔肿物，以及由此引起的临床症状。其他病变部位包括皮肤、淋巴结、扁桃体、肝、脾、睾丸和中枢神经系统等。

形态学：T-ALL/LBL 的淋巴母细胞与 B-ALL/LBL 的相同。在 BM 活检切片上，T-ALL 的分裂象较 B-ALL 的多见。T-LBL 的淋巴结病理所见也类似于 B-LBL。特别之处是，有的 T-LBL 淋巴结因纤维化而呈结节状，类似滤泡；少数患者瘤组织内嗜酸粒细胞浸润明显，这与 FGFR1 基因所处的 8p21.2 异常有关，如 t（8; 13）（p11.2; q11—q22）。T-ALL 的淋巴母细胞酸性磷酸酶阳性。

免疫表型：T-ALL/LBL 淋巴母细胞 TdT 通常阳性，可表达 CD1a、CD2、CD3、CD4、CD5、CD7 和 CD8。其中 CD7 和胞质 CD3 阳性率最高，但仅 CD3 是 T 细胞特异性的。TdT、CD1a、CD34 和 CD99 是前体细胞阶段的重要标志。T-ALL/LBL 淋巴母细胞常同时表达 CD4 和 CD8，CD10 也可以阳性。要注意的是，CD4 和 CD8 双阳性也见于 T-PLL，外周 T 细胞淋巴瘤如血管免疫母细胞性 T 细胞淋巴瘤 CD10 阳性。10%的患者 CD79a 阳性，19%～32%的病例表达 CD13、CD33。CD117 偶见阳性，与 FLT3 突变有关。如同在 B-ALL/LBL，髓系标志阳性既不能除外 T-ALL，也并不意味着是 T/My 双表型 AL。NK 前体细胞也表达 T 细胞的不成熟标志如 CD2、CD7，甚至 cCD3 和 CD5。因此，要注意与 NK 前体细胞肿瘤鉴别。CD56 虽然在 NK 细胞具有一定的特征，但 T-ALL 可呈阳性。根据 T 细胞在胸腺内分化发育阶段，将 T-ALL/LBL 分为四种类型，有的研究认为患者生存期与之有关。T-ALL 似乎比 T-LBL 更不成熟，但两者之间没有截然的界限。

遗传学：几乎所有 T-ALL/LBL 患者有 TCR 单克隆性重排，但 IgH 呈单克隆性重排者仅有 20%。50%～70%的 T-ALL/LBL 存在核型异常，主要累及 4 个 TCR 基因，即位于 14q11.2 的 TCRα和 TCRδ、7q35 的 TCRβ、7p14—p15 的 TCRγ。多数是由于发生易位的基因与 TCR 基因调节序列并置，导致表达失控。常见的易位基因包括转录因子 HOX11（TLX1）（10q24）、HOX11L2（TLX3）（10q24）、MYC（8q24.1）、TAL1（1p32）、RBTN1（LMO1）（11p15）、RBTN2（LMO2）（11p13）、LYL1（19p13），以及胞质酪氨酸激酶 LCK（1p34.3—p35）。相对少见的如 PICALM-MLLT10［CALM-AF10；t（10; 11）（p13; q14）］和累及 MLL 的易位，检出率分别为 10%和 8%。MLL 常与 19p13 的 ENL 发生易位。某些遗传学异常用常规核型分析有时难以发现，多需分子遗传学的方法。例如，20%～30%的 T-ALL 患者有 TAL1（SCL）基因的易位，但 t（1; 14）（p32; q11）检出率仅 3%。这是由于 1p32 有一隐匿性缺失，使得 SIL（SCL interrupting locus）与 TAL1 融合，形成的 SIL-TAL1 再与其他染色体发生易位后，不易检出。上述多种基因（包括 TAL1、HOX11、HOX11L2、LYL1）表达异常及涉及 PICALM 和 MLL 的易位等遗传学异常，与 T-ALL/LBL 的发生有关，如 TAL1 异常表达，抑制 E47/HEB 的转录活性，干扰分化和增殖。

除易位外，T-ALL/LBL 还有其他类型的遗传学异常。大约 30%的 T-ALL 患者存在 del(9p)，导致肿瘤抑制基因 CDKN2A 丢失，后者是一种 CDK4 抑制蛋白。细胞因此丧失对 G_1 期的控制。在 T 细胞早期发育过程中，NOTCH1 起着关键性的作用。其信号转导激活 C-MYC，有利于肿瘤细胞的生长。约 50%的患者 NOTCH1 胞外异二聚体形成结构区域和 C-端 PEST 结构区域突变，这些突变具有激活信号转导的效应。NOTCH1 突变与成人 T-ALL 生存期短有关，但儿童患者不然。约 30%的患者 NOTCH1 负调控因子 hCDC4 存在错义突变，导致 NOTCH1 半衰期延长。

WHO 2016 版前体淋巴细胞肿瘤分类中，在保留 WHO 2008 版分类不变的基础上又增加了几种新的特殊类型 ALL，分别叙述如下（表 31-5）：

表 31-5　WHO 2016 版前体淋巴细胞肿瘤分类

B 淋巴母细胞白血病/淋巴瘤
B-ALL/LBL，NOS
B-ALL/LBL 伴重现性遗传学异常
B-ALL/LBL 伴 t（9; 22）（q34.1; q11.2）；BCR-ABL1
B-ALL/LBL 伴 t（v; 11q23.3）；KMT2A 重排
B-ALL/LBL 伴 t（12; 21）（p13.2; q22.1）；ETV6-RUNX1
B-ALL/LBL 伴超二倍体
B-ALL/LBL 伴亚二倍体
B-ALL/LBL 伴 t（5; 14）（q31.1; q32.3）；IL3-IGH
B-ALL/LBL 伴 t（1; 19）（q23; p13.3）；TCF3-PBX1
暂定类型：B-ALL/LBL，BCR-ABL1 样
暂定类型：B-ALL/LBL 伴 iAMP21
T 淋巴母细胞白血病/淋巴瘤
暂定类型：早期前体 T 淋巴母细胞白血病
暂定类型：NK 细胞淋巴母细胞白血病/淋巴瘤

（1）B-ALL/LBL，BCR-ABL1 样：此类疾病近些年越来越引起重视，因其具有和 BCR-ABL1 阳性 ALL 患者相似的基因表达谱，且预后较差，部分患者可能对酪氨酸激酶抑制剂（TKI）有效。虽然 BCR-ABL1 阴性，但通常涉及其他酪氨酸激酶的易位、CRLF2 易位，还包括 EPO 受体截断重排、激活等少见情况。CRLF2 易位患者常存在 JAK 基因突变，特别常见于存在 21-三体综合征的儿童。涉及酪氨酸激酶突变的易位可以累及 ABL1、ABL2、PDGFRB、NTRK3、TYK2、CSF1R、JAK2 等，形成 30 余种伴侣基因。尤其是存在 EBF1-PDGFRB 易位的患者接受 TKI 治疗的效果很好。IKZF1 和 CDKN2A/B 缺失发生率高，但这些缺失同时常在其他类型 ALL 出现。

（2）B-ALL/LBL 伴 iAMP21：该病特征性改变为 21 号染色体部分扩增，即采用 RUNX1 探针、FISH 法可发现 5 个或 5 个以上的基因拷贝，或中期分裂细胞的一条染色体上有 3 个以上拷贝。存在于 2%的儿童 ALL 患者中，特别是白细胞低并且年龄稍大的患儿，成人患者中不常见。本病通常具有较差的预后，建议强烈化疗。

（3）早期前体 T 淋巴母细胞白血病（ETP）：该病具有独特的免疫表型和基因表达谱，在免疫表型和基因水平保留了一些髓系和干细胞特征。免疫表型特点为 CD7 阳性，CD1a 和 CD8 阴性，CD2、cCD3 阳性，CD4 可以阳性，CD5 一般阴性，或阳性率低于 75%。髓系/干细胞抗原 CD34、CD117、HLA-DR、CD13、CD33、CD11b 或 CD65 一个或多个阳性。常伴有髓系相关基因突变，如 FLT3、NRAS/KRAS、DNMT3A、IDH1 和 IDH2 等。T-ALL 常见突变如 NOTCH1、CDKN1/2 在本病中不常见。早期小宗报道认为本病预后差，但目前更多的资料尚未显示出其预后价值。

（4）NK 细胞淋巴母细胞白血病/淋巴瘤：本病在 WHO 2008 版中隶属于系列模糊的急性白血病，在 WHO 2016 版中纳入前体淋巴细胞肿瘤分类中。

这部分肿瘤类型难以划归，原因是所报告的病例间差别较大，所用诊断名称不一致。表达 CD56 及不成熟 T 淋巴细胞相关标志如 CD2、CD5 和 CD7，甚至 cCD3，B 系和髓系标志阴性，TCR 和 BCR 基因处于胚系状态，除外母细胞性浆细胞样树突状细胞白血病，方可考虑 NK 淋巴母细胞白血病/淋巴瘤。目前临床检测中不常用的一些抗原标志如 CD94、CD161 和杀伤细胞免疫球蛋白样受体（killer immunoglobulin-like receptor，KIR），对 NK 及其前体细胞具有一定的特异性，有利于这种暂定白血病类型的确切划分。这部分病例需要与母细胞性浆细胞样树突状细胞白血病鉴别，后者 CD56 阳性，以前诊断为 NK 细胞白血病。另外，还需要与 T-ALL 和微分化型 AML 仔细鉴别。

【评　　论】

随着检查方法的迅速发展和对白血病生物学特点的认识加深，急性淋巴细胞白血病的诊断分型经历了以细胞形态学为主，到免疫学、MIC、MICM 分型的演变。诊断的客观性、准确率明显提高；更重要的是为预后判断、指导治疗及微量残留白血病细胞的检测提供了依据。

美国癌症综合网（NCCN）于 2012 年首次公布了 ALL 的诊断治疗指南，我国于 2012 年发表第一版成人 ALL 诊断与治疗的专家共识，于 2016 年对专家共识进行了更新。ALL 的 FAB 标准按形态分为 L1～L3 三种亚型，但除 L3 以外，这种诊断分型已经不能说明白血病的系列归属和分化阶段，且与预后无关，目前已被淘汰。

ALL 和 LBL 其实是同一疾病的两种不同临床表现，临床表现更能够区别两者，如以淋巴结等组织器官受累为主，表现为肿块，骨髓和外周血中没有或不易见到淋巴母细胞的，应诊断为 LBL。骨髓和外周血中淋巴母细胞浸润明显者，诊断为 ALL。个别病例既有明显肿块，又有明显骨髓或外周血受累，难以确定何者在先或为主，则笼统地诊断为 B-ALL/LBL 比较恰当。

2016 版增加了几种新的特殊类型 ALL，如 B-ALL/LBL 伴 BCR-ABL1 样；B-ALL/LBL 伴 iAMP21：早期前体 T 淋巴母细胞白血病（ETP）。这几种类型 ALL 普遍具有较差的预后，强烈推荐移植，而传统的分类标准无法将其识别，所以 WHO 分类强调了遗传学异常的意义，认为遗传学异常是前体 B 淋巴细胞肿瘤重要的预后因素，在进行淋巴细胞肿瘤分类时应尽量加入遗传学资料。

（王建祥）

参考文献

卞寿庚. 2007. 急性淋巴细胞白血病//张之南，沈悌，主编. 血液病诊断及疗效标准. 第 3 版. 北京：科学出版社，116-121.

全国白血病分类分型交流讨论会. 1980. 关于白血病分型的建议. 中华血液学杂志，1：383.

杨天楹. 1986. 急性白血病诊断与分型. 中华血液学杂志，7：305.

张之南. 2011. 血液病学. 第 2 版. 北京：人民卫生出版社，719-729.

中国抗癌协会肿瘤专业委员会，中华医学会血液分会白血病淋巴瘤组. 2016. 中国成人急性淋巴细胞白血病诊断与治疗指南（2016年版）. 中华血液学杂志，37：837-844.

Arber DA，Orazi A，Hasserjian R，et al. 2016. The 2016 revision to the World Health Organization classification of myeloid neoplasms and acute leukemia. Blood，127：2391-2405.

Bene MC，Castoldi G，Knapp W，et al. 1995. Proposal for the immunological classification of acute leukemias. Leukemia，9：1783.

Bennett JM. 1976. Proposal for the classification of the acute leukemia French-American-British Cooperative Group. Br J Hematol，33：305.

Coustan-Smith E，Mullighan C G，Onciu M，et al. 2009. Early T-cell precursor leukaemia：A subtype of very high-risk acute lymphoblastic leukaemia. Lancet Oncol，10：147-156.

First MIC Cooperative Study Group. 1986. Morphologic，immunologic and cytogenetic（MIC）working classification of acute lymphoblastic leukemia. Cancer Genet Cytogenet，23：189.

Harris NL，Jaffe ES，Diebold J，et al. 2000. The World Health Organization classification of neoplastic diseases of the haematopoietic and lymphoid tissues：Report of the Clinical Advisory Committee Meeting，Airlie House，Virginia，November 1997. Histopathol，36：69.

Harrison CJ，Moorman AV，Schwa C，et al. 2014. An international study of intrachromosomal amplification of chromosome21（iAMP21）：Cytogenetic characterization and outcome. Leukemia，28：1015-1021.

Jaffe ES，Harris NL，Stein H，et al. 2001. World Health Organization Classification of Tumors. Pathology and Genetic of Tumors of Haematopoietic and Lymphoid Tissues. Lyon：IARC Press.

Meeting report. 1986. Morphologic，immunologic and cytogenetic（MIC）working classification of the acute myeloid leukemia. Br J Hematol，68：487.

Meijerrink JPP. 2010. Genetic rearrangements in relation to immunophenotype and outcome in T-cell acute lymphoblastic leukaemia. Best Pract Res Clin Haematol，23：307-318.

Roberts KG，Li Y，Payne-Turner D，et al. 2014. Targetable kinase-activating lesions in Ph-like acute lymphoblastic leukemia. N Engl J Med，371：1005-1015.

Roberts KG，Morin RD，Zhang J，et al. 2012. Genetic alterations activating kinase and cytokine receptor signaling in high-risk acute lymphoblastic leukemia. Cancer Cell，22：153-166.

Zhang J，Ding L，Holmfeldt L，et al. 2012. The genetic basis of early T-cell precursor acute lymphoblastic leukaemia. Nature，481：157-163.

三十二　成人T淋巴细胞白血病

【诊 断 标 准】

（一）国内诊断标准

1984年9月，在天津召开了全国部分省市成人T淋巴细胞白血病（adult T-cell leukemia，ATL）协作会议，制定了国内的诊断标准。ATL有时表现为淋巴瘤型，又被称为成人T淋巴细胞白血病/淋巴瘤（adult T-cell leukemia/lymphoma，ATLL）。

1. 白血病的临床表现

（1）成人发病。

（2）有浅表淋巴结肿大，无纵隔或胸腺肿瘤。

2. 实验室检查　外周血白细胞数常增高，多形核淋巴细胞（花细胞）占 10%以上，属 T 淋巴细胞，有成熟 T 淋巴细胞表面标志；血清抗 HTLV-1 抗体阳性。

（二）国外诊断及分型标准

1. Shimoyama 标准　该标准由日本学者 Shimoyama 于 1991 年提出。由于该学者来自日本临床肿瘤协会-淋巴瘤研究组织（the Japan Clinical Oncology Group-the Lymphoma Study Group，JCOG-LSG），因此也被称作 LSG 标准。具体内容如下：

（1）诊断标准

1）组织学及/或细胞化学证明为淋巴细胞系白血病伴 T 淋巴细胞表面抗原（主要是 $CD2^+$、$CD3^+$、$CD4^+$）。

2）除淋巴瘤型外，外周血中必须存在异常的 T 淋巴细胞，异常的 T 淋巴细胞可为典型的“花细胞”和有核切迹的小而成熟的 T 淋巴细胞。

3）血清 HTLV-I 抗体阳性。

（2）分型标准：按血象及髓象改变、器官侵犯、LDH 及高钙血症等表现不同，Shimoyama 将 ATLL 分为四种临床亚型，即隐匿型（即冒烟型，smoldering type）、慢性型（chronic type）、淋巴瘤型（lymphoma type）及急性型（acute type），各型诊断标准如下（表 32-1）：

1）隐匿型外周血淋巴细胞计数＜4.0×10^9/L，异常 T 淋巴细胞不低于 5%，“花细胞”偶见；无高钙血症、血 LDH 水平不超出正常上限的 1.5 倍；无淋巴结肿大，无肝脾大，无 CNS、骨和胃肠道等部位受侵，无腹水和胸腔积液，但可有皮肤和/或肺部病变；如异常 T 淋巴细胞＜5%，则须有组织学证实的皮肤或肺部病变。

表 32-1　ATLL 分型标准

	隐匿型	慢性型	淋巴瘤型	急性型
抗 HTLV-I 抗体	+	+	+	+
外周血淋巴细胞计数（$\times10^9$/L）	＜4	≥4[a]	＜4	*
异常 T 细胞	≥5%	+[b]	≤1%	+[b]
T 细胞表面抗原阳性的“花细胞”	偶见	偶见	无	有
血 LDH	≤1.5N	≤2N	*	*
高钙血症[△]	无	无	*	*
组织学证实的淋巴结病变	无	*	+	*
肿瘤浸润				
皮肤	*[b]	*	*	*
肺	*[b]	*	*	*
淋巴结	无	*	有	*
肝/脾	无	*	*	*

续表

	隐匿型	慢性型	淋巴瘤型	急性型
骨髓	无	无	*	*
CNS	无	无	*	*
胸/腹腔积液	无	无	*	*
胃肠道	无	无	*	*
骨	无	无	*	*

注：N. 正常值上限；CNS. 中枢神经系统。

* 指标不受限；△校正后的血钙浓度≥2.74mmol/L；a 伴有 T 淋巴细胞≥3.5×10^9/L；b 当外周血中异常 T 淋巴细胞＜5%时，必须有组织学证实的肿瘤性病变。

资料来源：Shimoyama M.1991.Br J Haematol，79：428。

2）慢性型外周血淋巴细胞计数≥4.0×10^9/L，且 T 淋巴细胞不低于 3.5×10^9/L，可见异常 T 淋巴细胞，偶见典型“花细胞”；LDH 不低于 2 倍正常值上限、无高钙血症；可有淋巴结肿大、肝脾大、皮肤和肺部病变；无 CNS、骨和胃肠道受侵，无腹水和胸腔积液。多数病例中的异常 T 淋巴细胞不少于 5%。

3）淋巴瘤型有组织学证实的淋巴结浸润；无白血病表现；外周血淋巴细胞计数＜4.0×10^9/L，异常 T 淋巴细胞＜1%

4）急性型不能纳入上述三类者，常同时具有白血病和淋巴瘤表现。

2. WHO 诊断标准　目前，WHO 关于 ATLL 的最新诊断及分型标准发布于 2008 年。该标准将 ATLL 归入成熟 T 淋巴细胞和 NK 细胞肿瘤。

（1）分型：分为急性型、淋巴瘤型、慢性型和冒烟型。

1）急性型最常见，以白血病期的表现为特点，常有全身症状，白细胞计数升高（嗜酸粒细胞增多常见），皮疹和广泛的淋巴结病变，肝脾大。常有高钙血症（有或无溶骨性改变）、皮肤损害、LDH 升高。许多患者伴有 T 淋巴细胞免疫缺陷。

2）淋巴瘤型以显著的淋巴结肿大为特征，无外周血受累。晚期患者表现和急性型相似。另外，常见皮肤损害，高钙血症少见。

3）慢性型常见表皮脱落性皮疹。轻度肝脾、淋巴结肿大。淋巴细胞绝对值增高，外周血异常 T 淋巴细胞少见，LDH 轻度升高，无高钙血症。

4）冒烟型白细胞计数正常，外周血肿瘤细胞比例＞5%。ATLL 肿瘤细胞通常小而形态正常。患者常有皮肤损害（多为红斑和丘疹）或肺部病变。无肝脾、淋巴结肿大，无高钙血症。血清 LDH 正常。

近 25%的慢性型和冒烟型患者可向急性型发展。

（2）形态学：急性型和淋巴瘤型患者的肿瘤细胞为中等以上大小，核多形性明显，核染色质粗而浓聚，核仁明显；慢性型和冒烟型的肿瘤细胞较小，核异型性不明显。外周血中肿瘤细胞核呈分叶状，称为花瓣样细胞，又称为“花细胞”；这些细胞的胞质嗜碱性强。另外，总有一小部分细胞呈原始细胞样，核为转化状态，染色质弥散。还可出现一些大细胞，核卷曲或呈脑形核。骨髓浸润常为点片状。超过 50%的 ATLL 患者可见皮肤损害。多器官弥散性浸润时提示为系统性发病并存在循环恶性肿瘤细胞。

（3）免疫表型：肿瘤细胞表达T淋巴细胞相关抗原（$CD2^+$、$CD3^+$、$CD5^+$、$CD25^+$、$CD7^-$）。多数患者为$CD4^+CD8^-$，少数为$CD4^-CD8^-$或$CD4^+CD8^+$。大的转化细胞$CD30^+$，ALK^-。此外，肿瘤细胞常表达调节T淋巴细胞特征性基因CCR4和FOXP3。

（4）遗传学：T淋巴细胞受体基因为克隆性重排。ATLL患者肿瘤细胞内可检测到克隆性整合的HTLV-I基因组。几乎所有患者均伴有克隆性的染色体数目和/或结构异常，但不具有特异性。

【疗 效 标 准】

成人T淋巴细胞白血病，常同时具备白血病和淋巴瘤的特点，临床表现复杂，疗效评估也较困难。目前，大多数ATL临床研究普遍采用的ATL疗效评估标准由日本肿瘤研究协会提出，1991年开始采用。2009年，在一次国际共识会议中对上述标准做了进一步修正。经修正后的ATL疗效评估标准如表32-2所示。

表32-2 成人T淋巴细胞白血病的疗效标准

疗效	定义	淋巴结	结外包块	肝脾	皮肤	外周血	骨髓
完全缓解[a]	所有病变消失	正常	正常	正常	正常	正常[b]	正常
不确定完全缓解[a]	巨块型病变中的残留包块稳定	缩小≥75%[c]	缩小≥75%[c]	正常	正常	正常[b]	正常
部分缓解[a]	疾病好转	缩小≥50%[c]	缩小≥50%[c]	无增大	缩小≥50%	下降≥50%	无关
疾病稳定[a]	未获得完全/或部分缓解但无疾病进展	大小无变化	大小无变化	大小无变化	无变化	无变化	无变化
疾病复发或进展	出现新的病灶或原有病灶增大	新发或增大≥50%[d]	新发或增大≥50%[d]	新发或增大≥50%[d]	增大≥50%	新出现或升高≥50%[e]	复发
不可评估							

a 符合各标准应持续至少4周。

b 当淋巴细胞（包括花细胞）绝对值<4×10^9/L时，若花细胞<5%，可认为已获得完全缓解。

c 根据测量病灶最大直径乘积之和计算。

d 定义为可测量病灶的乘积从最低值增加≥50%。

e 定义为花细胞计数从最低值增加≥50%，淋巴细胞（包括花细胞）绝对值>4×10^9/L。

资料来源：Tsukasaki K. 2009. J Clin Oncol，27：453。

【评 论】

成人T淋巴细胞白血病是一种少见、独特的外周T淋巴细胞恶性增殖性肿瘤，最早由日本学者Uchiyama报导，发病由感染HTLV-I所致，也是首个被证实发病与感染反转录病毒有关的恶性肿瘤。ATL在世界范围内呈区域性流行，主要分布在日本西南部、加勒比地区及非洲中部部分地区。我国报导的ATL患者出生地或居住地大多数分布在东南沿海地区，在福建东部沿海市县存在HTLV-I的小流行区。该病主要特点为外周血可见特征性"花细胞"，肝、脾、淋巴结肿大，近年国内报导的病例中，高钙血症常见，并常伴有皮肤损害。

虽然国内诊断标准尚未更新，但ATL的诊断仍需要结合MICM检查以确诊。Shimoyama的分型标准将ATL分型为隐匿型、慢性型、淋巴瘤型和急性型。WHO分类中也做了相类似的亚型划分。在确诊ATL的诊断标准中，二者都强调了两点：恶性淋巴细胞的核呈高度多形性；血清抗HTLV-I抗体和/或HTLV-I原病毒DNA阳性。值得注意的是，诊断标准虽仅对血清学抗 HTLV-I 抗体阳性做出要求，但鉴于免疫学实验本身的局限性，通过 Southern 杂交实验或聚合酶链式反应实验检出 HTLV-I 原病毒的单克隆整合是该病的确诊依据。

ATL 兼具白血病和淋巴瘤的病理特点，临床表现复杂，疗效评价较难。日本临床肿瘤协会-淋巴瘤研究组提出的 ATL 疗效标准从肝、脾、淋巴结、结外浸润、皮肤侵犯、外周血和骨髓侵犯 7 个方面逐一评价，具有可操作性和可比性。目前，大多数 ATL 临床研究采用这一评价标准。

（胡建达　杨　婷）

参考文献

成人 T 淋巴细胞白血病协作组第一次会议（天津）. 1984. 中华血液学杂志，5：423.

秘营昌，卞寿庚. 2007. 成人 T 淋巴细胞白血病//张之南，沈悌，主编. 血液病诊断及疗效标准. 第 3 版. 北京：科学出版社，123.

吴正军，郑晓云，杨小珠，等. 2016. 经 HTLV-I 前病毒基因检测确诊 12 例成人 T 细胞白血病/淋巴瘤临床特征及预后分析. 中华血液学杂志，37（12）：1027.

Shimoyama M. Member of the Lymphoma Study Group（1984-87）. 1991. Diagnostic criteria and classification of clinical subtypes of adult T-cell leukaemia-lymphoma：A report from the Lymphoma Study Group（1984-87）. Br J Haematol，79：428.

Swerdlow HS，Campo E，Harris NL，et al. 2008. WHO Classification of Tumours. Pathology and Genetics of Tumours of Haematopoietic and Lymphoid Tissues. Lyon：IARC Press.

Takatsuki K. 1994. Adult T-Cell Leukemia. New York：Oxford University Press.

Tsukasaki K，Hermine O，Bazarbachi A，et al. 2009. Definition，prognostic factors，treatment，and response criteria of adult T-cell leukemia-lymphoma：A proposal from an international consensus meeting. J Clin Oncol，27：453.

Tsukasaki K，Utsunomiya A，Fukuda H，et al. 2007. VCAP-AMP-VECP compared with biweekly CHOP for adult T-cell leukemia-lymphoma：Japan Clinical Oncology Group Study JCOG9801. J Clin Oncol，25：5458.

Uchiyama T，Yodoi J，Sagawa K，et al. 1977. AdultT-cell leukemia：Clinical and hematologic features of 16 cases. Blood，50：481.

三十三　浆细胞白血病

【诊断标准】

1. 符合以下标准即可诊断为浆细胞白血病（plasma cell leukemia，PCL）：外周血的浆细胞比例≥20%或者绝对值≥2×10^9/L。

2. 既往如果无骨髓瘤病史，诊断时即符合 PCL 诊断标准的患者，诊断为原发性 PCL；如果既往有明确的骨髓瘤病史，在疾病后期出现 PCL，则诊断为继发性 PCL。

【疗效标准】

浆细胞白血病疗效标准见表 33-1。

表 33-1 浆细胞白血病疗效标准

疗效	骨髓	外周血	血清/尿	髓外浆细胞瘤
严格完全缓解	浆细胞<5%；流式未发现克隆性浆细胞	流式未发现浆细胞	血尿免疫固定电泳阴性，血清 FLCR 正常	无证据
完全缓解	浆细胞<5%	未发现浆细胞	血尿免疫固定电泳阴性，血清 FLCR 正常	无证据
非常好的部分缓解	浆细胞<5%	未发现浆细胞	血清 M 蛋白下降超过 90%，且 24h 尿 M 蛋白<100mg	无证据
部分缓解	浆细胞<5%	浆细胞 1%～5%	血清 M 蛋白下降超过 50%，或 24h 尿 M 蛋白下降超过 90%，且<200mg	大小缩小超过 50%
疾病稳定	不符合部分缓解和疾病进展的标准			
疾病进展	浆细胞数目增加>25%，或者绝对比例增加≥10%	浆细胞绝对比例增加>5%	血清 M 蛋白增加超过 25%，且绝对值>5g/L；或 24h 尿 M 蛋白增加超过 25%，且绝对值>200mg	高钙血症、溶骨性病变增多、髓外浆细胞瘤数目或大小增加
完全缓解后复发	浆细胞数目增加>10%	重现任何比例的浆细胞	重现原始的 M 蛋白	重现任何的髓外浆细胞瘤

【评　论】

1. 继发性 PCL 为多发性骨髓瘤（MM）患者的晚期阶段，其临床表现和预后与原发性 PCL 均有着明显不同。

2. 与多发性骨髓瘤患者相比较，原发性 PCL 患者的发病年龄要年轻约 10 岁，其溶骨性病变更为少见，同时轻链型 M 蛋白更多见（占 30%～40%）。在浆细胞的免疫表型上，原发性 PCL 的 CD20 表达更高，CD56、CD117 和 HLA-DR 表达更低。在细胞遗传学方面，t（11; 14）、1q21+和 17p-的比例更为多见。

3. 在疗效标准方面，主要采用了多发性骨髓瘤的疗效标准，同时还兼顾了外周血的浆细胞评价。由于原发性 PCL 的轻链型比例比较高，因此疗效评价方面要结合血清游离轻链的检测。对于外周血浆细胞的检测，除了常规的形态学检测外，还应该结合流式细胞术的检测。

（李　剑）

参 考 文 献

Fernández d LC，Kyle RA，Durie BG，et al. 2013. Plasma cell leukemia：Consensus statement on diagnostic requirements，response criteria and treatment recommendations by the International Myeloma Working Group. Leukemia，27：780-791.

三十四　肥大细胞白血病

【诊 断 标 准】

（一）国内诊断标准

综合国内外资料，提出肥大细胞白血病（mast cell leukemia，MCL）的诊断条件。

1. 临床上除有白血病的临床表现外，还有肥大细胞增多症的表现。

（1）淋巴结、肝脾大。

（2）肥大细胞释放组胺和其他物质引起的局部与全身变化。

1）皮肤潮红、色素性荨麻疹、皮肤瘙痒等。

2）发作性支气管痉挛、呼吸困难、心悸、低血压、晕厥、休克等症状。

3）肝素释放过多引起出血倾向。

2. 外周血中有肥大细胞（组织嗜碱细胞）。

3. 骨髓中肥大细胞明显增多，占有核细胞的 50%以上。

4. 尿内组胺增高。

5. 骨髓干抽或有皮肤浸润时需做活体组织检查确诊。

（二）国外诊断标准

1. Travis 等 1986 年提出的 MCL 诊断标准

（1）临床有肥大细胞增生及白血病的表现。

（2）外周血肥大细胞≥10%。

（3）白血病细胞有非典型肥大细胞（幼稚肥大细胞）的特点。

（4）白血病细胞有肥大细胞的组化特征（出现异染颗粒、特异性酯酶阳性、POX 阴性等）。

2. 2016 版 WHO 诊断标准

WHO 分型将 MCL 归入肥大细胞增多症范畴。诊断标准：

（1）满足系统性肥大细胞增多症的标准

1）主要标准：骨髓和/或其他皮肤以外器官的病理切片中可见多灶性、致密的（呈集簇状存在的肥大细胞≥15 个）肥大细胞浸润，肥大细胞需经类胰蛋白酶（tryptase）免疫组化或其他特殊染色证实。

2）次要标准

A. 骨髓或其他皮肤外器官活检切片中，浸润的肥大细胞中＞25%为梭形或形态不典型，或骨髓穿刺液涂片所有肥大细胞中，＞25%为不成熟或不典型。

B. 骨髓、血液或另一个皮肤外器官中查到 KIT 基因密码子 816 的活化性点突变。

C. 骨髓、血液或其他皮肤外器官中肥大细胞除表达正常肥大细胞标志外，还表达 CD2 和/或 CD25。

D. 血清总类胰蛋白酶持续＞20ng/ml（除非合并克隆性髓系疾病，这时此参数不可靠）。

符合一个主要标准和一个次要标准，或满足至少三个次要标准诊断成立。

（2）骨髓活检示不典型的、不成熟的肥大细胞弥漫性浸润，常为紧压性。

（3）骨髓穿刺涂片中肥大细胞≥20%。

（4）外周血肥大细胞占白细胞总数的≥10%。

变异型：即非白血性肥大细胞白血病应符合上述诊断标准之（1）～（3），但外周血肥大细胞比例<10%，常无皮肤病损。

【评　　论】

MCL 又称为组织嗜碱细胞白血病，极为罕见。1957 年 Efrati 首先提出 MCL 的诊断，本病约占恶性肥大细胞肿瘤的 15%。不少病例先有系统性肥大细胞增多症（SM），以后转变为白血病，少数以肥大细胞白血病发病。WHO 2008 版把 MCL 归入肥大细胞增多症。

MCL 是肥大细胞在体内恶性增殖的晚期表现，除一般症状与急性白血病相似外，还有较特异的表现：由于肥大细胞颗粒内活性物质（组胺、肝素、TNF-α等）的释放，可引起一系列变态反应，如面色潮红、低血压、瘙痒或骨痛、头痛、支气管痉挛、呼吸困难、消化性溃疡和消化道出血。胃肠道浸润时可有腹痛、恶心、呕吐、腹泻，发热以及肝、脾、淋巴结肿大常见；皮肤色素性荨麻疹少见。

国内外 MCL 的诊断标准（包括 WHO 标准）均强调：①外周血中出现肥大细胞，现规定比例≥10%；②骨髓中肥大细胞，特别是幼稚型明显增生。骨髓穿刺涂片中肥大细胞应≥20%。典型病例肥大细胞占循环血中有核细胞的比例≥10%。若肥大细胞占循环血有核细胞的比例＜10%，诊断为“非白血性”肥大细胞白血病变异型比较合适。MCL 为罕见且高度侵袭性的 SM 亚型，其骨髓所见为肥大细胞弥漫性密集浸润，脂肪细胞和正常造血细胞显著减少。肥大细胞呈现显著不典型性，胞质颗粒减少，核型不规则，呈单核细胞样或双叶核，甚至可见异染性原始细胞，部分病例可见明显核仁；电镜显示肥大细胞颗粒具有特征性的旋涡样超微结构。

临床上应注意白血病性肥大细胞与嗜碱粒细胞的鉴别：白血病性肥大细胞呈圆形或类圆形，染色质较细致，核仁清楚或不清楚；胞质较丰富，深蓝色，可有伪足或空泡，充满或多或少的深紫红色颗粒，可覆盖于核上；易见吞噬红细胞现象。超微结构：核 1 个或多个，偶见明显核仁。胞质中含有线粒体、脂质体，颗粒内容物缺乏或颗粒中充满小粒子及典型的卷轴样特征。A 颗粒可见，嗜碱粒细胞的θ颗粒未见。细胞化学染色示苏丹黑和甲苯胺蓝可着色，特异性酯酶、酸性磷酸酶染色阳性，溶菌酶弱阳性；过氧化物酶和α非特异性酯酶阴性。

（王建祥）

参考文献

卞寿庚. 2007. 肥大细胞白血病//张之南，沈悌，主编. 血液病诊断及疗效标准. 第 3 版. 北京：科学出版社，127-128.

万美蓉等. 1992. 先天性肥大细胞增多症演变为肥大细胞白血病一例. 中华血液学杂志，13：49.

张之南. 2011. 血液病学. 第 2 版. 北京：人民卫生出版社，596-601.

中国人民解放军 163 医院. 1979. 肥大细胞白血病（病例报告）. 输血及血液学，3：15.

Arber DA，Orazi A，Hasserjian R，et al. 2016. The 2016 revision to the World Health Organization classification of myeloid neoplasms and acute leukemia. Blood，127：2391-2405.

Chan DL. 1986. Mast cell leukemia：Evidence for bone marrow origin of pathological clone. Br J Hematol，64：397.

Coser P. 1980. Cytological and clinical aspects of tissue mast cell leukemia. Br J Hematol，45：5.

Dohner H，Estey E，Grimwade D，et al. 2017. Diagnosis and management of AML in adults：2017 ELN recommendations from an international expert pane. Blood，129：424-447.

Travis MD，Li CY，Hoagland HC，et al. 1986. Mast cell leukemia：Report of a case and review of the literature. Mayo Clin Proc，61：459.

Valent P，Horny HP，Escribano L，et al. 2001. Diagnostic criteria and classification of mastocytosis：A consensus proposal. Leuk Res，25：603-625.

Valent P. 2015. Diagnosis and management of msatocytosis：An emerging challenge in applied hematology. Hematology，98-105.

三十五　急性嗜酸粒细胞白血病

【诊 断 标 准】

综合国内外文献，归纳如下：

1. 患者有白血病的临床表现。

2. 外周血嗜酸粒细胞持续明显增多，并常有幼稚嗜酸粒细胞。

3. 骨髓嗜酸粒细胞增多，有形态异常、核左移，可见各阶段幼稚嗜酸粒细胞，甚至早幼粒细胞可有粗大的嗜酸颗粒，原始细胞≥20%。

4. 脏器有嗜酸粒细胞浸润。

5. 能除外其他原因所致的嗜酸粒细胞增多。

【评　　论】

1912 年，嗜酸粒细胞白血病首次被描述，1961 年 Bentley 等首次提出嗜酸粒细胞白血病的诊断标准：外周血嗜酸粒细胞显著增高，血液和骨髓中的细胞 50%～80%为嗜酸粒细胞。WHO 将慢性嗜酸粒细胞白血病/高嗜酸粒细胞综合征（CEL/HES）作为一个独立疾病实体归入慢性骨髓增殖性疾病，因此这里所指主要是急性嗜酸粒细胞白血病（AEL）。

AEL 的诊断相对较容易，可认为是骨髓和外周血嗜酸粒细胞达 50%～80%的急性髓系白血病（AML），其嗜酸性前体细胞具有细胞遗传学异常。抗氰化物的过氧化物酶染色有助于确定向嗜酸粒细胞分化的白血病原始细胞和部分外周血或骨髓中嗜酸粒细胞较少的急性嗜酸粒细胞白血病的诊断。

AEL 临床可有肝、脾、淋巴结肿大，贫血和血小板减少，其嗜酸粒细胞有颗粒异常粗大，分布不匀，有的嗜酸颗粒呈灰褐色，胞质中可有空泡等形态异常，且抗氰化物过氧化物酶染色及氯化坚牢红染色呈阳性，透射电镜显示嗜酸性颗粒更小且缺乏中心结晶体。皮肤、骨髓或其他嗜酸粒细胞聚集部位活检可显示 Charcot-Leyden 结晶。

确立 AEL 诊断，必须能除外其他原因所致的嗜酸粒细胞增多。这包括多种疾病如过敏、寄生虫病、胶原病、感染性疾病、高嗜酸粒细胞综合征，可导致反应性嗜酸粒细胞增多的各种肿瘤，伴嗜酸粒细胞增多的AML如M_{2b}、M_4Eo，伴嗜酸粒细胞增多的MDS，8p11骨髓增殖综合征及慢性粒细胞白血病等。

AEL可在HES的患者中发生，将肾母细胞瘤（WT1）基因的过度表达与否，作为一种区别AEL和多克隆的反应性嗜酸粒细胞增多的办法。此外，AEL患者通常不发生CEL/HES中出现的支气管痉挛体征、神经系统体征及心力衰竭。肝脾大和淋巴结肿大比其他类型AML更多见。阿糖胞苷和蒽环类的联合化疗是合适的治疗选择。

（王建祥）

参考文献

卞寿庚. 2007. 嗜酸粒细胞白血病//张之南，沈悌，主编. 血液病诊断及疗效标准. 第3版. 北京：科学出版社，129.

肖志坚，郝玉书，卞寿庚，等. 2000. 嗜酸粒细胞白血病诊断标准探讨（附4例报告）. 白血病，9：73.

Arber DA，Orazi A，Hasserjian R，et al. 2016. The 2016 revision to the World Health Organization classification of myeloid neoplasms and acute leukemia. Blood，127：2391-2405.

Bentley H P，Reardon A E，Knoedler J P，et al. 1961. Eosinophilic leukemia：Report of a case，with review and classification. Am J Med，30：310.

Benvenisti D S，Ultmann J E. 1969. Eosinophilic leukemia：Report of five cases and review of literature. Ann Inter Med，71：731.

Brito-Babapulle F. 1997. Clonal eosinophilic disorders and the hypereosinophilic syndrome. Blood Rev，11：129.

Cilloni D，Messa F，Martinelli G，et al. 2007. WT1 transcript amount discriminates secondary or reactive eosinophilia from idiopathic hypereosinophilic syndrome or chronic eosinophilic leukemia. Leukemia，21：1442-1450.

Gabbas AG，Li CF. 1986. Acute non-lymphocytic leukemia with eosinophilic differentiation. Am J Hematol，21：29.

Menssen HD，Renkl HJ，Reider H，et al. 1998. Distinction of eosinophilic leukemia from idiopathic hypereosinophilic syndrome by analysis of Wilms tumor gene expression. Br J Haematol，101：325.

Menssen HD，Schmidt A，Bartelt S，et al. 2000. Analysis of Wilms tumor gene（WT1）expression in acute leukemia patients with special reference to the differential diagnosis between eosinophilic leukemia and idiopathic hypereosinophilic syndromes. Leuk Lymphoma，36：285-294.

三十六　中枢神经系统白血病

【诊断标准】

（一）国内诊断标准

1978年10月在广西南宁召开的全国白血病防治研究协作会议制定的中枢神经系统白

血病（CNSL）的诊断标准如下：

1. 急性白血病患者有中枢神经系统症状和体征（尤其是颅内压增高的症状和体征）。

2. 有脑脊液的改变

（1）压力增高（>0.02kPa 或 200mmH_2O），或滴速>60 滴/分。

（2）白细胞数>0.01×10^9/L。

（3）涂片见到白血病细胞。

（4）蛋白>450mg/L，或潘氏试验阳性。

3. 排除其他原因造成的中枢神经系统或脑脊液的相似改变。

注：

1. 符合条件 3 加条件 2 中任何一项者为可疑 CNSL；符合条件 3 加条件 2 中的（3）或其他任两项者可诊断 CNSL。

2. 无症状、但有脑脊液改变，可诊断 CNSL。若只有脑脊液压力增高一项，暂不确定 CNSL 的诊断。若脑脊液压力持续增高，经抗 CNSL 治疗压力下降、恢复正常者可诊断 CNSL（需动态观察）。

3. 有症状、而无脑脊液改变者，如有脑神经、脊髓或神经根受累的症状和体征。可排除其他原因所致，且经抗 CNSL 治疗后症状有明显改善者可诊断为 CNSL。

（二）国外诊断标准

目前尚无统一诊断标准。1985 年在罗马讨论关于急性淋巴细胞白血病（ALL）预后差的危险因素时提出 CNSL 下列诊断标准：

脑脊液白细胞计数≥0.005×10^9/L（5 个/μl），离心标本证明细胞为原始细胞者，即可诊断 CNSL。

美国癌症综合网（NCCN）关于成人 ALL 的指南自 2012 年第一版开始即建议采用中枢神经系统（CNS）状态分类：

CNS-1：白细胞分类无原始淋巴细胞（不考虑脑脊液白细胞计数）。

CNS-2：脑脊液白细胞计数<5 个/ μl，可见原始淋巴细胞。

CNS-3：脑脊液白细胞计数≥5 个/μl，可见原始淋巴细胞。

【疗 效 标 准】

中枢神经系统疾病的治疗反应：

1. CNS 缓解　诊断时 CNS-2 或 CNS-3 患者取得 CNS-1 状态。

2. CNS 复发　发生 CNS-3 状态或出现 CNS 白血病的临床症状（如面神经麻痹、脑/眼受累，或下丘脑综合征表现）。

【评　　论】

CNSL 是急性白血病（尤其是 ALL）复发的主要根源之一，严重影响白血病的疗效。CNSL 的诊断依赖物理检查及神经影像学、传统细胞学和流式细胞术检查。诊断时有中枢神经系统症状者（如脑神经麻痹、神经功能障碍等）应先进行影像检查（CT 或磁共振检查），排除出血或占位后再考虑腰穿；无神经系统症状者按计划进行 CNSL 的筛查和预防。

CNSL 诊断最重要的是在脑脊液中发现白血病细胞。由于常规制片法难以鉴别原始细胞，可出现假阳性。采用自然沉降法、浓集法制片，细胞形态清楚、细胞数量增多，检出阳性率增高。目前国际上采用的 CNSL 诊断标准基本采用白细胞数＞0.005×10^9/L（5 个/μl）这一分界线。需要注意的是腰穿常常会有损伤，导致脑脊液中出现白细胞（如果外周血中有原始细胞则易将原始细胞带入脑脊液）；因此诊断中枢神经系统白血病时应排除穿刺损伤因素（脑脊液中成熟红细胞≥0.01×10^9/L 即说明有损伤）。

脑脊液中β_2-微球蛋白增加，以及其他如脑脊液铁蛋白、乳酸脱氢酶、腺苷脱氨酶、可溶性 CD27、T 细胞受体重排、末端脱氧核苷转移酶及脑电图的检查等均有助于 CNSL 的诊断。

CNSL 在临床上的诊断远比尸体解剖发现者少，说明目前的标准较为严格，疑诊或漏诊较多。因此，临床上有可疑指征，甚至有高危因素存在者均应按 CNNSL 及时处理，不要等待完全符合诊断条件后再行治疗。尽管脑脊液的流式细胞术分析在 CNSL 中的诊断意义尚无一致意见，但其检测灵敏度显著高于目前用的方法；因此，2015 年 NCCN 关于急性髓系白血病（AML）患者 CNSL 的评价和治疗意见中提出脑脊液的流式细胞术分析出现阳性应按 CNSL 对待。

（秘营昌）

参 考 文 献

林修基. 1987. 中枢神经系统白血病. 中华血液学杂志，8：58.

罗运彬等. 1987. 脑脊液铁蛋白测定对中枢神经系统白血病的诊断价值. 中华血液学杂志，8：7.

秘营昌，卞寿庚. 2007. 中枢神经系统白血病//张之南，沈悌，主编. 血液病诊断及疗效标准. 第 3 版. 北京：科学出版社，130.

原青均. 1980. 用脑脊液自然沉降法协助诊断中枢神经系统白血病. 陕西医药，1：58.

Bürger B，Zimmermann M，Mann G，et al. 2003. Diagnostic cerebrospinal fluid examination in children with acute lymphoblastic leukemia：Significance of low leukocyte counts with blasts or traumatic lumber puncture. J Clin Oncol，21：184.

Del Principe MI，Maurillo L，Buccisano F，et al. 2014. Central nervous system involvement in adult acute lymphoblastic leukemia：Diagnostic tools，prophylaxis，and therapy. Mediterr J Hematol Infect Dis，6（1）：e2014075.

Gajjar A，Harrison PL，Sandlund JT，et al. 2000. Traumatic lumbar puncture at diagnosis adversely affects outcome in childhood acute lymphoblastic leukemia. Blood，96：3381.

Mahmoud HH，Rivera GK，Hancock ML，et al. 1993. Low leukocyte counts with blast cells in cerebrospinal fluid of children with newly diagnosed acute lymphoblastic leukemia. N Engl J Med，329：314-319.

Mastrangelo R，Poplack D，Bleyer A，et al. 1986. Report and recommendations of the Rome workshop concerning poor prognosis acute lymphoblastic leukemia in children：Biologic bases for staging，stratification，and treatment. Med Pediatr Oncol，14：191-194.

Thomas X，Le QH. 2008. Central nervous system involvement in adult acute lymphoblastic leukemia. Hematology，13（5）：293-302.

三十七　慢性粒细胞白血病

【诊 断 标 准】

（一）国内诊断标准

参照 WHO 2008 版造血和淋巴组织肿瘤诊断分期标准。

典型的临床表现，合并 Ph 染色体和/或 BCR-ABL 融合基因阳性即可确定诊断。

CML 的分期：

1. 慢性期　①外周血或骨髓中原始细胞＜10%；②未达到诊断加速期或急变期的标准。

2. 加速期　符合下列任何一项：①外周血或骨髓中原始细胞占 10%～19%；②外周血嗜碱粒细胞≥20%；③与治疗不相关的持续血小板减少（PLT＜100×10^9/L）或增高（PLT＞1000×10^9/L）；④治疗过程中出现 Ph^+细胞基础上的其他克隆性染色体异常（CCA/Ph^+）；⑤进行性脾脏增大或白细胞计数增高。

3. 急变期　符合下列任何一项：①外周血或骨髓中原始细胞≥20%；②骨髓活检原始细胞集聚；③髓外原始细胞浸润。

（二）WHO 诊断标准

WHO 分类 2008 年第 4 版 CML 诊断标准（摘要）：慢性粒细胞白血病（CML）属于慢性骨髓增殖性肿瘤（MPN）。源于造血干细胞克隆性异常，具有特异性 Ph 染色体和/或 BCR-ABL1 融合基因。此病可分为三期：初起为隐匿的慢性期（CP），随后进展为加速期（AP）或急变期（BP）。

1. 临床表现　大部分患者诊断于慢性期。20%～40%在诊断时无症状，仅在常规检查时发现白细胞数增高。常见症状是疲乏、体重减轻，贫血、盗汗和脾大引起的不适。少数患者以急变为首发表现，一般状况较差，有重度贫血、血小板减少和巨脾。

2. 血象　以中性粒细胞为主的白细胞数明显增高。可见各阶段不成熟粒细胞，晚幼粒细胞和杆状核居多，原始粒细胞＜2%，嗜酸粒细胞、嗜碱粒细胞绝对值增多。单核细胞一般＜3%。血小板数正常或增高。多数患者有轻度贫血。原始细胞增高和/或嗜碱粒细胞增高提示疾病进展。

3. 骨髓象　明显增生，尤以粒系为著，分化发育正常，无病态造血。嗜酸粒细胞、嗜碱粒细胞增多，慢性期原始粒细胞＜5%。40%～50%患者的巨核细胞明显增生或正常或轻度减少；巨核细胞可小于正常并有核分叶少。红系比例常减少。约 30%骨髓标本中可见假性戈谢细胞（pseudo-Gaucher cell）和海蓝组织细胞。若粒系有明显的病态造血或有明显的小的病态巨核细胞或有明显纤维化均提示已进入加速期。若原始细胞＞20%，则已进展至急变期。

4. 组化　CML-CP 的中性粒细胞碱性磷酸酶染色明显减弱。急淋变或急髓变时有相应的组化变化。

5. 流式细胞术　CML-CP 的免疫表型以较成熟粒细胞占多数。CML-BP 时需以免疫表型确定为急淋变或急髓变。

6. 细胞遗传学　90%～95%CML 患者具有典型的 t（9；22）（q34；q11）异常核型，即 Ph 染色体。此外，也可涉及第三或第四条染色体所形成的复杂易位。80%的患者在疾病进展时发生克隆演变，即出现 Ph^+细胞中的异常染色体，被称为 Ph 附加染色体异常，常见的有+8、双 Ph、i（17q）、−Y 等。

7. 分子诊断　BCR-ABL1 融合基因是诊断 CML 的金标志。不论用 FISH、RT-PCR 或近年国内外广泛采用的实时定量 PCR（以下称 Q-PCR）方法测定证明存在融合基因转录本（BCR-ABL mRNA），结合临床表现和血与骨髓象即可诊断 CML。由于 BCR 断裂点的不同，可形成不同的 BCR-ABL1 编码蛋白，最常见的在 BCR 的 M 区（M-BCR），即外显子 e12～16（原称 b1～b5）与 ABL1 编码构成典型的 $P210^{bcr\text{-}abl1}$。断裂点可在 e13（b2）和 e14（b3）间或在 b3 和 e15（b4）间分别形成 b2a2 和 b3a2 两种连接，均编码成 $P210^{bcr\text{-}abl1}$ 融合蛋白。少数患者的断裂点在 BCR 的μ区（μ-BCR），即外显子 17～20（c1～c4）与 ABL1 构成 P230 蛋白，此类患者表现为明显的中性粒细胞成熟。若断裂点在 BCR 的 m 区（m-BCR）外显子 1～2，则形成较短的 P190 融合蛋白，常见于 Ph^+ALL。而 90%Ph^+CML 患者中可检测到少量的 P190。$P210^{bcr\text{-}abl1}$ 可见于少数 AML，但临床与血象不同。

（三）分期

确诊后分期至关重要，以决定预后及治疗规划。

1. 慢性期（CML-chronic phase，CML-CP）　临床、血象、骨髓象、细胞遗传学、基因诊断不符合 AP/BP 标准。

2. 加速期　WHO 2016 修订版提出：虽然 CML-AP 在 TKI 治疗时代已较为少见，但 AP 期定义并未获得广泛共识。修改的诊断标准基于血液学、细胞形态学、遗传学参数外加细胞遗传学演变和暂定的抗 TKI 治疗反应。

CML-AP（CML-accelerated phase，CML-AP）诊断，满足以下任何一项或一项以上：

（1）治疗无效的持续或 WBC＞10×10^9/L。

（2）治疗无效的持续性脾脏增大。

（3）治疗无效的血小板增高（＞1000×10^9/L）。

（4）治疗无关的血小板减少（＜100×10^9/L）。

（5）外周血嗜碱粒细胞≥20%。

（6）外周血或骨髓中原始细胞占 10%～19%。

（7）诊断时有 Ph 附加染色体异常，包括“主干”异常（双 Ph、+8、17q 单体、19 三体），复杂核型或 3q26.2 异常。

（8）治疗期间出现新 Ph 异常克隆。

骨髓活检标本中呈现大丛或小片的异常巨核细胞伴有明显的网硬蛋白或胶原纤维可考虑为 AP 证据，虽然这现象常伴有一个或更多的上述标准。

（9）暂定的抗 TKI 标准：对第一种 TKI 不能获得血液学缓解；或对第二种 TKI 出现血液学或遗传学或分子生物学抗药标准的；或治疗期间出现两种或以上的 BCR-ABL1 突变。

3. 急变期（CML-blastic phase，CML-BP） 具有以下一项或一项以上（WHO 2008 版）：

（1）外周血或骨髓原始细胞≥20%。

（2）髓外原始细胞浸润。

（3）骨髓活检示原始细胞大量聚集或成簇。如果原始细胞明显地呈局灶集聚于骨髓，即使其余部位的骨髓提示为慢性期，仍可诊断为 BP。

2016 修订版还指出急淋变可突发，当外周血或骨髓中发现原始淋巴细胞时需警惕急淋变将发生，应立即进行包括基因学的复查。

（四）风险评估

表 37-1 示文献中常用的两种风险评分法。Sokal 法基于 1984 年前用常规化疗治疗 CML，Hasford 法（即 Eutos 积分）基于以 IFN-α为基础的治疗。Hasford 等于 2011 年分析了 2060 例初诊 CML-CP 患者用伊马替尼一线治疗后，提出了根据诊断时外周血嗜碱粒细胞数（%）和脾大小判断预后的公式，被称为 Eutos 法，简易有效，但尚未获得广泛认可。

Eutos 积分=（7×嗜碱粒细胞）+（4×脾大小）

低危＜87，高危＞87。

表 37-1 Sokal 及 Eutos 预后评分系统

积分系统	公式	预后评估
Sokal 积分	exp［0.0116（年龄−43.4）］+ 0.0345（脾脏大小−7.51）+ 0.188［（PLT/700）^{2}−0.563］+ 0.0887（原始细胞−2.1）	低危＜0.8 中危 0.8～1.2 高危＞1.2
Eutos 积分	0.666（当年龄≥50 岁）+（0.042×脾脏大小）+1.0956（当 PLT≥1500×10^9/L）+（0.0584×原始细胞）+0.20399（当嗜碱粒细胞＞3%）+（0.0413×嗜酸粒细胞）×100	低危≤780 中危 781～1480 高危＞1480

注：PLT 单位为×10^9/L，年龄单位为岁，脾脏大小单位为肋下厘米数，原始细胞、嗜酸粒细胞、嗜碱粒细胞为外周血分类百分数。所有数据应当在任何慢性髓性白血病相关治疗开始前获得。

【疗效标准】

国内标准基本与国际相同（表 37-2）。

表 37-2 CML 疗效标准和监测要求

治疗反应	定义	监测
血液学反应		
完全血液学反应（CHR）	PLT＜450×10^9/L WBC＜10×10^9/L 外周血中无髓性不成熟细胞，嗜碱粒细胞＜5% 无疾病的症状、体征 可触及的脾肿大已消失	每 2 周查一次直至完全缓解并肯定后每 3 个月复查或按需要复查

续表

治疗反应	定义	监测
细胞遗传学反应（CyR）		
完全 CyR（CCyR）	Ph^+细胞=0	至少每 6 个月复查一次，确认达 CCyR 后至少每 12 个月复查一次
部分 CyR（PCyR）	Ph^+细胞 1%～35%	
次要 CyR（mCyR）	Ph^+细胞 36%～65%	
微小 CyR（miniCyR）	Ph^+细胞 66%～95%	
无 CyR	Ph^+细胞＞95%	
分子学反应		
主要分子学反应（MMR）	$BCR\text{-}ABL1^{IS}$≤0.1%（ABL1 转录本＞10 000）	每 3 个月复查一次，疗效欠佳、失败或 IS 上升时检查突变
分子学反应 MR4	$BCR\text{-}ABL1^{IS}$≤0.01%（ABL1 转录本＞10 000）	
分子学反应 MR4.5	$BCR\text{-}ABL1^{IS}$≤0.0032%（ABL1 转录本＞32 000）	
分子学反应 MR5	$BCR\text{-}ABL1^{IS}$≤0.001%（ABL1 转录本＞100 000）	
分子学无法检测(UMRD)	扩增 ABL1 转录本水平下无法检测 BCR-ABL1 转录本	

注：IS. 国际标准化。

现今国内外不论用哪一代 TKI 治疗 CML 判断疗效标准与监测均按表 37-2 要求。CHR、CCyR 及 MMR 必须再次确定。染色体核型分析必须检测骨髓中 20 个中期分裂相。当不能获得骨髓时可用 FISH 术测定 BCR/ABL1 基因替代。国外多用外周血，实时定量 PCR（Q-PCR）术测定分子效应，内参基因 ABL1 应达 10 000。各实验室通过国际论证后以国际标准数 IS 表示。近年来文献中用 MR4.5 替代 CMR（评论中说明）。

TKI 时代确立了严格的定期判断疗效程序以决定后续治疗，防止疾病进展。表 37-3 示 2006 年欧洲组提出对伊马替尼一线治疗 CML-CP 患者（400mg/d）疗效不佳标准。治疗失败者必须立即更换治疗，欠佳者可继续观察或有转机，但远期疗效不甚乐观。警告（包括增加伊马替尼剂量后疗效仍未达标者）意味着必须密切观察或更适合于其他治疗。凡获得或失去 CHR/CCyR/MMR 者，必须复查确定，除非已进展至 AP/BC 期。突变指 BCR-ABL1 激酶区突变，血或骨髓中存在对高浓度伊马替尼（IM）不敏感的突变者属治疗失败。对低浓度 IM 不敏感突变者属疗效欠佳。2009 年 Goldman 又提出治疗 3 个月达 CHR，Ph^+＜65%，6 个月 Ph^+＜35%，12 个月获 CCyR，18 个月 MMR 为最佳疗效标准。虽然表 37-3 所示疗效定义被多数国家所采用。但欧美之间仍有不同观点。2015 年 Deininger 列出了欧洲白血病网 ELN 指南与美国主持的 NCCN 网 CML 指南之间的差别（表 37-4）。

表 37-3　初治患者用伊马替尼（IM）400mg/d 疗效定义（2006）

治疗时间	失败	欠佳	警告
诊断时			高危，del9q⁻，Ph 细胞的 ACAs
3 个月	无血液学效应，无好转或疾病进展	未达 CHR	
6 个月	未达 CHR，无遗传学效应（Ph^+≥95%）	未达 PCyR（Ph^+＞35%）	
12 个月	未达 PCyR（Ph^+＞35%）	未达 CCyR	未达 MMR

续表

治疗时间	失败	欠佳	警告
18 个月	未达 CCyR	未达 MMR	NA
任何时间	失去 CHR，失去 CCyR，检出突变	Ph 细胞的 ACA，	失去 MMR，突变
			IS 增高；Ph^-细胞中其他染色体异常

表 37-4　ELN 与 NCCN 疗效定义差别

治疗时间（月）	指南	最佳	警告	失败
3	ELN	Ph^+≤35%或 IS＜10%	Ph^+为 65%～95%或 IS＞10%	无 CHR 或 Ph^+＞95%
	NCCN	Ph^+≤35%或 IS＜10%	无	Ph^+＞35%或 IS＞10%
6	ELN	Ph^+=0 或 IS＜1%	Ph^+为 1%～35%及/或 IS 1%～10%	Ph^+＞35%及/或 IS＞10%
	NCCN	Ph^+≤35%或 IS≤10%	无	Ph^+＞35%或 IS＞10%
12	ELN	IS＜0.1%	IS 0.1%～1%	Ph^+＞0，IS＞1%
	NCCN	Ph^+=0	无	Ph^+＞0

欧洲地区（ELN 指南）重视分子效应，美国主持的 NCCN 指南认为 CCyR 足以作为 TKI 治疗的长期监测标志。以至于在2016年NCCN的CML指南中确定凡已获CCyR但未达MMR者不需更换治疗。ELN 指南认为 Q-PCR 敏感性高于染色体核型分析，其动态变化是监测病情、及时更换治疗的依据。分子效应在探索停止 TKI 治疗前后尤为重要。两者之间的矛盾造成了治疗指南的矛盾，导致了临床医师的迷惑。所幸，2017 年 NCCN-CML 指南已认可国际标准的 Q-PCR（IS），并指出不能提供分子数据时可用 Ph^+百分比评价疗效决定治疗。

表 37-5 和表 37-6 列出了不同时间点的分子效应及不同疗效的对应处理。浅灰色意味着疗效满意，深灰色代表警告，黑色是治疗失败。

表 37-5　TKI 治疗后的疗效反应（2017 年 NCCN-CML 指南）

<table>
<tr><th rowspan="2">BCR-ABL1（IS，%）</th><th colspan="4">治疗时间</th></tr>
<tr><th>3 个月</th><th>6 个月</th><th>12 个月</th><th>＞12 个月</th></tr>
<tr><td>＞10</td><td>深灰色</td><td colspan="3">黑色</td></tr>
<tr><td>1～10</td><td colspan="2">浅灰色</td><td>深灰色</td><td>黑色</td></tr>
<tr><td>0.1～1</td><td colspan="3">浅灰色</td><td>深灰色</td></tr>
<tr><td>＜0.1</td><td colspan="4">浅灰色</td></tr>
</table>

表 37-6　依据 TKI 疗效反应的相应处理意见（2017 年 NCCN-CML 指南）

疗效反应	临床考虑	二线及后续治疗
治疗失败	患者依从性及药物相互作用	更换 TKI
	突变分析	造血干细胞移植评估
警告	患者依从性及药物相互作用	更换 TKI
	突变分析	或继续原 TKI
		或伊马替尼剂量增加（最大剂量 800mg）
		并做造血干细胞移植评估
疗效满意	监测疗效及不良反应	继续原有 TKI

停止 TKI 治疗的标准：近年来各国纷纷研究停止 TKI 治疗。2017 年 NCCN-CML 指南首次提出了标准。指出临床研究虽已证明一些患者停止 TKI 治疗是有效和安全的。但需要严格的入选标准和更频繁的监测，及时防止疾病复燃。有些患者还可发生停药副作用。临床试验研究组以外的患者必须全部按照下述要求方可考虑停止治疗：年龄≥18 岁、无进展史的 CML-CP、用已批准的 TKI（伊马替尼、尼洛替尼、达沙替尼、博舒替尼或帕纳替尼）至少三年并无抗药史、稳定的分子学效应≥2 年（MR4；IS≤0.01%）、2 周内提供一个可靠的 Q-PCR 数据（PCR 敏感性≥4～5 log；以 IS 报告）。停药初 6 个月每月复查 Q-PCR，第 7～24 个月每 2 个月复查一次，维持在 MMR（IS≤0.1%）者每 4 个月复查、恢复 TKI 治疗者最初 6 个月每月复查 Q-PCR，以后每 3 个月复查一次。停药 6 个月后未获 MMR 者需测定突变并每月复查分子效应连续 6 个月，如有停药副作用或疾病进展报告 NCCN-CML 组。

【评　论】

1. 2013 年中华医学会血液学分会参照国际标准制定了中国慢性髓性白血病诊断与治疗指南，2016 年公布了修订版。探索的深入使国内外的标准和指南不断更新。

2. 根据Ⅰ代 TKI 伊马替尼治疗 CML 临床研究结果所规定的诊断标准、监测要求、疗效标准和疗效分级适用于Ⅱ代和Ⅲ代 TKI。

3. Q-PCR 技术在 TKI 治疗 CML 时代的重要性已不可否认，染色体核型分析仍占据必要地位。细胞遗传学的变化（Ph 附加染色体及 Ph 阴性染色体异常）反映了克隆演变，是诊断时分期、风险评估和治疗规划的依据。TKI 疗效不稳定是疾病进展的重要标志。

4. Q-PCR 敏感度高又可量化，但需要严格的规范化和标准化。我国已有 40 个实验室通过国际论证并定期质控，即可用 IS 报告检测数据。现已公认分子效应的深度与 PFS 和 OS 呈正相关。不论用Ⅰ代还是Ⅱ代 TKI 治疗 CML，IS 下降越早、幅度越大的患者 PFS/OS 越长。所以 ELN 规定了定时 IS 下降幅度是评价疗效的依据。IS 有上升趋势时需警惕，上升 1 log 预示复发或抗药，患者必须接受包括突变的进一步检查。近年对 CMoR 有异议。因为完全分子缓解意味着疾病已痊愈。但当今的实时定量 PCR 术的敏感性达不到测出体内残存的 10^6 以下的 CML 细胞。即使是更敏感的数字化 PCR 也难以检测出微量的残存肿瘤细胞。更何况 TKI 是信号转导阻滞剂，不能逆转基因，现有的各代 TKI 无一能清除 CML 干细胞。因此，将 CMoR 改称深度分子缓解或 MR4.5（即 IS 下降到标准基线以下 4～5 log 以上，IS≤0.0032%）更符合实际。国外多家报道达≤MR4.5 两年以上停止 TKI 治疗后 40%～60%患者在数月后 IS 上升，再次服药仍有效。足以证明获得 MR4.5 者 CML 干细胞依然残存。

5. TKI 治疗时代以来，已使令人生畏的恶性肿瘤慢性期 CML 转化为慢性病。CML-CP 患者寿命与同龄者相似，生活质量高。然而 TKI 对 AP 期患者疗效仍差，BC 期患者至多短期有效。诊断 6 个月以内为早 CP 期，应尽早治疗。TKI 治疗 CML 的成败取决于是否及时正确选择特异性靶向药物，是否严格地进行定期监测和患者的依从性。国际Ⅲ期伊马替尼临床试验对初治 CML-CP 患者一线治疗 8 年疗效分析证明，虽然 456 例中 92%未进展至 AP/BC，但治疗第 3 年失效和进展率为 6.6%，第 5 年为 1.3%，第 8 年仍有 1 例进展死亡。因此，即使已获得 CCyR 或 MR4.5 者仍需每 6～12 个月复查外周血 Q-PCR。当前国内不少患者为经济所迫选用未经药监局批准的仿制伊马替尼，十余年来虽未发生严重的毒副作用，但缺乏定期监测是最大的危害。有些患者服药多年从未复查骨髓和分子效应，甚至不定期查血象，直到疾病进展不可挽回。希望专科医生不论采用哪一代 TKI 均能遵循指南。

（陈珊珊　江　浩）

参考文献

中国慢性髓性白血病诊断与治疗指南（2016 年版）. 2016. 中华血液学杂志，37（8）：633-639.

Arber DA，Orazi A，Hasserjian R，et al. 2016. The 2016 revission to the WHO classification of myeloid neoplasm and acute leukemia. Blood，127（20）：2391-2393.

Baccarani M，Saglio G，Goldman JM，et al. 2006. Evolving concepts in the management of chronic myeloid leukemia：Recommendations from an expert panel on behalf of the European. Leukemia Net Blood，108：1809-1820.

Deininger MW. 2015. Molecular monitoring in CML and the prospects for treatment-free remissions. ASH Education Program，257-263.

Goldman JM. 2009. Initial treatment for patienta with CML. ASH Education Program，453.

Hasford J，Baccarani M，Hoffmann V，et al. 2011. Predicting complete cytogenetic response and subsequent progression-free survival in 2060 patients with CML on imatinib treatment：The EUTOS score. Blood，118（3）：686-692.

Hasford J，Pfirrmann M，Hehlmann R，et al. 1998. A new prognostic score for survival of patients with chronic myeloid leukemia treated with interferon alfa. Writing Committee for the Collaborative CML Prognostic Factors Project Group. J Natl Cancer Inst，90（11）：850-858.

Hughes TP，Ross DM. 2016. Moving treatment-free remission into mainstream clinical practice in CML. Blood，128（1）：17-23.

Hughes T，Deininger M，Hochhaus A，et al. 2006. Monitoring CML patients responding to treatment with tyrosine kinase inhibitors-review and recommendations for ‘harmonizing’ current methodology for detecting BCR-ABL transcripts and kinase domain mutations and for expressing results. Blood，108（7）：28-37.

Maurol MJ. 2014. Goals for chronic myeloid leukemia TK inhibitor treatment：How little disease is too much? ASH Education Program，236-239.

Sokal JE，Cox EB，Baccarani M，et al. 1984. Prognostic discrimination in ‘good-risk’ chronic granulocytic leukemia. Blood，63（4）：789-799.

Swerdlow SH，Campo E，Harris NL，et al. 2008. WHO Classification of Tumours of Haematopoietic and Lymphoid Tissues. 4th ed. 32.

三十八　慢性中性粒细胞白血病

【诊断标准】

WHO 2016 版慢性中性粒细胞白血病（chronic neutrophilic leukemia，CNL）诊断标准：

1. 外周血 WBC≥25×10^9/L，≥80%为中性杆状核和中性分叶核粒细胞，幼稚粒细胞（早幼粒、中幼粒和晚幼粒）<10%，原始粒细胞极少见，单核细胞计数 $<1\times10^9$/L，无粒细胞发育异常。

2. 骨髓高度增生，中性粒细胞比例和数量增高，中性粒细胞成熟表现正常，原始粒细胞占有核细胞比例<5%。

3. 不符合 WHO 标准的 BCR-ABL+CML、PV、ET 或 PMF。

4. 无 PDGFRA、PDGFRB，或 FGFR1，或 PCM1-JAK2 重排。

5. 有 CSF3R T618I 或其他激活的 CSF3R 突变；或无 CSF3R 突变，持续中性粒细胞增多（至少 3 个月），脾大和无明确的反应性中性粒细胞增多原因，包括无浆细胞肿瘤。如有，则需用细胞遗传学或分子生物学研究证明髓系细胞为克隆性。

【疗效标准】

参照慢性粒细胞白血病疗效标准。

【评　　论】

CNL 是一种罕见的 BCR-ABL 阴性的骨髓增殖性肿瘤，2001 年 WHO 造血和淋巴组织肿瘤分型中才作为独立疾病得到正式的认定。2013 年发现 CSF3R T618I 突变是 CNL 一个高度特异而敏感的分子诊断标志，从而 CNL 的诊断不再是排除性诊断。CSF3R 除最常见的 T618I 突变，其他少见突变尚有 T615A 和 T640N。此外，CNL 患者还常伴有 SETBP1、ASXL1、TET2、SRSF2、SF3B1、ZRSR2 和 U2AF1 等基因突变。疑似 CNL 的患者应进行前述基因突变筛查，以寻找疾病克隆性证据。

由于 CNL 迄今尚无共识疗效标准，现阶段可参照慢性髓系白血病疗效标准。

（肖志坚）

参考文献

崔亚娟，李冰，江倩，等. 2014. 慢性中性粒细胞白血病 CSF3R、ASXL1、SETBP1、JAK2. V617F 和 CALR 基因突变研究. 中华血液学杂志，35（12）：1069-1073.

Arber DA，Orazi A，Hasserjian R，et al. 2016. The 2016 revision to the World Health Organization classification of myeloid neoplasms and acute leukemia. Blood，127：2391-2405.

Li B，Gale RP，Xiao Z. 2014. Molecular genetics of chronic neutrophilic leukemia，chronic myelomonocytic leukemia and atypical chronic myeloid leukemia. J Hematol Oncol，7：93.

Maxson JE，Gotlib J，Pollyea DA，et al. 2013. Oncogenic CSF3R mutations in chronic neutrophilic leukemia and atypical CML. N Engl J Med，368：1781-1790.

Pardanani A，Lasho TL，Laborde RR，et al. 2013. CSF3R T618I is a highly prevalent and specific mutation in chronic neutrophilic leukemia. Leukemia，27：1870-1873.

三十九　慢性淋巴细胞白血病

【诊 断 标 准】

（一）国内外诊断标准

综合国内外文献指南，达到以下 3 项标准可以诊断为慢性淋巴细胞白血病（chronic lymphocytic leukemia，CLL）：

1. 外周血 B 淋巴细胞（$CD19^+$细胞）计数≥5×10^9/L。

2. 外周血涂片中特征性地表现为小的、形态成熟的淋巴细胞显著增多，其细胞质少、核致密、核仁不明显、染色质部分聚集，易见涂抹细胞。外周血淋巴细胞中不典型淋巴细胞及幼稚淋巴细胞＜55%。

3. 典型的免疫表型：$CD19^+$、$CD5^+$、$CD23^+$、$CD10^-$、$FMC7^-$、$CD43^{+/-}$、$CCND1^-$；表面免疫球蛋白（sIg）、CD20 及 CD79b 弱表达（dim）。流式细胞学确认 B 细胞的克隆性，即 B 细胞表面限制性表达 κ 或 λ 轻链（κ∶λ＞3∶1 或＜0.3∶1）或＞25%的 B 细胞 sIg 不表达。

（二）分期标准

临床上以 Rai 分期系统（表 39-1）和 Binet 分期系统（表 39-2）应用最为广泛。

表 39-1　CLL 的 Rai 临床分期系统

分期	改良分期	临床特点
0	低危	ABC＞5×10^9/L
Ⅰ	中危	ABC＞5×10^9/L+淋巴结肿大
Ⅱ	中危	ABC＞5×10^9/L+肝和/或脾肿大±淋巴结肿大
Ⅲ	高危	ABC＞5×10^9/L+Hb＜110g/L±淋巴结/肝/脾肿大
Ⅳ	高危	ABC＞5×10^9/L+PLT＜100×10^9/L±淋巴结/肝/脾肿大

注：ABC. 外周血单克隆 B 淋巴细胞绝对值；Hb. 血红蛋白浓度；PLT. 血小板计数。

表 39-2　CLL 的 Binet 临床分期系统

分期	临床特点
A	Hb≥110g/L，PLT≥100×10^9/L，＜3 个淋巴区域[a]
B	Hb≥110g/L，PLT≥100×10^9/L，≥3 个淋巴区域
C	Hb＜110g/L 和/或 PLT＜100×10^9/L

a 5 个淋巴区域包括颈、腋下、腹股沟（单侧或双侧均计为 1 个区域）、肝和脾。

加速期 CLL：排除 Richter 转化的情况下，具有膨胀的增殖中心（PC，膨胀的标准是 PC 的边界超过显微镜下 20 倍视野的宽度），并且具有较高的增殖指数（PC 中 Ki-67＞40% 或每个 PC＞2.4 个分裂象）（CLL/SLL NCCN 指南，2017. V2，2017 年 2 月 21 日）。

【疗 效 标 准】

目前国内外的疗效评价标准较一致，疗效标准见表 39-3。

1. 完全缓解（CR）　达到表 39-3 所有标准，无疾病相关症状。

2. 不完全 CR（CRi） 除骨髓未恢复正常外，其他符合 CR 标准。

3. 结节性部分缓解（nPR） 符合 CR 标准，但骨髓活检显示仍存在淋巴小结。

4. 部分缓解（PR） 至少达到 2 个 A 组标准+1 个 B 组标准。

5. PR 伴淋巴细胞增多（PR-L） 符合 PR 所有标准但存在持续淋巴细胞增多。

6. 疾病稳定（SD） 疾病无进展同时不能达到 PR。

7. 进展（PD） 达到任何一个 A 组或 B 组标准。

8. 复发 患者达到 CR 或 PR，≥6 个月后 PD。

9. 难治 治疗失败（未获 CR 或 PR）或最后一次化疗后<6 个月 PD。

10. 微小残留病灶阴性 多参数流式细胞学免疫表型检测残存白血病细胞 $<1\times10^{-4}$。

11. 燃瘤反应 来那度胺等免疫调节剂治疗后引起的疼痛性淋巴结肿大、淋巴细胞增多、皮疹和骨痛等。

表 39-3 慢性淋巴细胞白血病疗效标准

参数	完全缓解	部分缓解	部分缓解伴淋巴细胞增多	疾病进展
A 组：反映肿瘤负荷				
淋巴结肿大	无>1.5cm	缩小≥50%	缩小≥50%	增大≥50%
肝肿大	无	缩小≥50%	缩小≥50%	增大≥50%
脾肿大	无	缩小≥50%	缩小≥50%	增大≥50%
ALC	$<4.0\times10^9$/L	较基线降低≥50%	较基线降低或上升≥50%	较基线升高≥50%
骨髓	增生正常，淋巴细胞比例<0.300，无淋巴小结；增生低下则为不完全缓解	骨髓浸润或淋巴小结减少 50%	骨髓浸润或淋巴小结减少 50%	
B 组：反映造血系统功能				
PLT	$>100\times10^9$/L	$>100\times10^9$/L 或较基线升高≥50%	$>100\times10^9$/L 或较基线升高≥50%	较基线降低≥50%
Hb	>110g/L	>110g/L 或较基线升高≥50%	>110g/L 或较基线升高≥50%	较基线降低≥20g/L
ANC	$>1.5\times10^9$/L	$>1.5\times10^9$/L 或较基线升高≥50%	$>1.5\times10^9$/L 或较基线升高≥50%	

注：ALC. 外周血淋巴细胞绝对值；ANC. 外周血中性粒细胞绝对值。

【评 论】

（一）有关诊断标准

1. 国内指南及最新 NCCN 指南（2017.V2）指出“B 淋巴细胞 $<5\times10^9$/L 时，如存在 CLL 细胞骨髓浸润所致的血细胞减少，也可诊断 CLL”，而最新 WHO 指南（2016 修订版）取消了这一条。

2. 根据最新 B 细胞淋巴瘤 NCCN 指南（2017.V3，2017 年 3 月 27 日）标准：外周血幼稚淋巴细胞占淋巴细胞的 5%～55%则诊断为 CLL 伴幼稚淋巴细胞增多（CLL/PL）；外周血淋巴细胞中幼稚淋巴细胞≥55%则诊断为幼淋细胞白血病（PLL）。

3. 每年 1%～2%的单克隆 B 淋巴细胞增多症（MBL）发展为典型的 CLL，应每年对外周血 B 淋巴细胞计数≥0.5×10^9/L 的“high-count” MBL（也称为临床型 MBL）进行密切随访和监测。

4. 典型的 CLL 诊断并不困难，某些病例容易与其他 B 细胞慢性淋巴增殖性疾病（B-CLPD）如套细胞淋巴瘤（MCL）、边缘区淋巴瘤、淋巴浆细胞淋巴瘤、幼淋细胞白血病、多毛细胞白血病等相混淆。可根据免疫标志积分等与其他 B-CLPD 鉴别（表 39-4、图 39-1）。CLL 积分为 4～5 分，其他 B-CLPD 积分为 0～2 分。LEF1 阳性、CD200 阳性两个相对较新的标志对于鉴别 CLL 与 MCL 等 B-CLPD 具有较高价值。

5. 诊断时采用外周血进行涂片、免疫分型、染色体核型分析（建议尽量采用 CpG 寡核苷酸 DSP 联合 IL-2 刺激以提高异常染色体检出率）及分子生物学检查。无需常规骨髓检查。治疗前及贫血、血小板减少需明确病因时进行骨髓涂片和活检。

表 39-4　CLL 诊断的免疫标志积分系统

免疫标志	积分	
	1 分	0 分
CD5	阳性	阴性
CD23	阳性	阴性
FMC7	阴性	阳性
sIg	弱表达	中等/强表达
CD22/CD79b	弱表达/阴性	中等/强表达

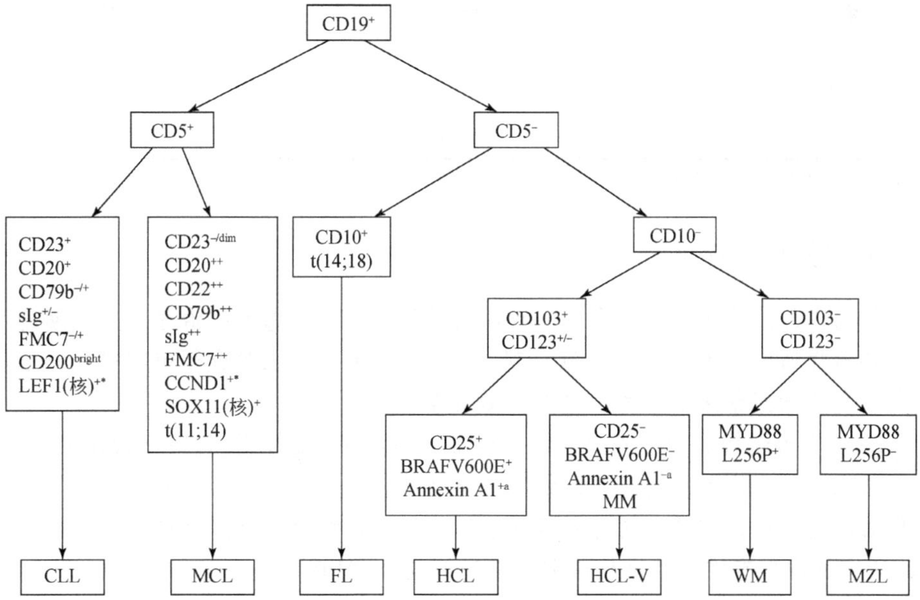

图 39-1　B 细胞慢性淋巴增殖性疾病的免疫表型和分子遗传学鉴别诊断流程

CLL. 慢性淋巴细胞白血病；MCL. 套细胞淋巴瘤；FL. 滤泡淋巴瘤；HCL. 多毛细胞白血病；HCL-V. 多毛细胞白血病变异型；WM. 华氏巨球蛋白血症；MZL. 边缘区淋巴瘤；a 免疫组化

（二）有关分期标准

目前国内外应用最为广泛的 Rai 分期系统和 Binet 分期系统由于仅以临床指标（体格检查及血常规）作为分期标准，制定各种指南时未推荐诊断时常规做 CT 检查，早期 CLL 患者不要过度使用 CT，但是由于 CT 可以更准确地评估淋巴结、肝、脾等是否肿大，建议诊断时（特别是 11q-等高度进展风险的患者）CT 检查基线值，随访时体检结合 B 超检查。Rai 分期要求 ALC＞15×10^9/L，根据新诊断标准，建议改为 B 淋巴细胞≥5×10^9/L。临床分期系统未能纳入细胞遗传学和分子遗传学等影响预后因素，难以精确判断预后。最近新提出的慢性淋巴细胞白血病-国际预后指数（CLL-IPI）则临床结合生物学特征，通过回顾性分析得出 CLL 的预后积分系统（表 39-5）。目前的预后系统适用于化疗或化学免疫治疗，新药（如 BTK 抑制剂、BCL-2 抑制剂及 PI3Kδ抑制剂等）时代的预后系统有待进一步探讨。二代测序发现许多新的突变及因其检测敏感性高于 Sanger 测序法，使检测亚克隆成为可能，NOTCH1、SF3B1、BIRC3 等新突变及亚克隆的预后意义，有待进一步探讨。

表 39-5 国际慢性淋巴细胞白血病预后积分系统（CLL-IPI）

特点	积分	
TP53 突变或缺失	4	
IGHV 基因无突变	2	
β_2-微球蛋白＞3.5mg/L	2	
临床分期 Binet B/C 或 Rai Ⅰ～Ⅳ	1	
年龄＞65 岁	1	
预后分组	积分	5 年生存率（%）
低危	0～1	93
中危	2～3	79
高危	4～6	63
极高危	7～10	23

注：IGHV. 免疫球蛋白重链可变区。

（三）有关疗效标准

1. 目前国内外的疗效评价标准较一致，均建议在 CLL 患者的治疗中应定期进行疗效评估，诱导治疗通常以 6 个疗程为宜，建议治疗 3～4 个疗程时进行中期疗效评估。至少化疗或化学免疫治疗结束 2 个月后进行疗效评估。

2. “PR-L”为新增加的一种疗效评价标准，由于 BTK 抑制剂、PI3Kδ抑制剂等 B 细胞受体（BCR）通路抑制剂促使淋巴细胞从淋巴结、脾脏、骨髓等释放进入外周血，导致患者外周血淋巴细胞的增多，同时肝脾淋巴结等缩小，故对此类患者进行疗效评价时如符合 PR 的所有标准但存在持续淋巴细胞增多可评定为“PR-L”。

（四）关于小淋巴细胞淋巴瘤

小淋巴细胞淋巴瘤（small lymphocytic lymphoma，SLL）与 CLL 是同一种疾病的不同

表现。淋巴组织具有 CLL 的细胞形态及免疫表型特征。确诊主要依赖病理组织学及免疫组化检查。临床特征：①淋巴结和/或肝脾肿大；②无血细胞减少；③外周血 B 淋巴细胞<5×10^9/L。CLL 与 SLL 的主要区别在于前者主要累及外周血和骨髓，而后者则主要累及淋巴结和骨髓。

（徐　卫　李建勇）

参考文献

中华医学会血液学分会，中国抗癌协会血液肿瘤专业委员会. 2014. 中国 B 细胞慢性淋巴增殖性疾病诊断专家共识（2014 年版）. 中华血液学杂志，35（4）：367-370.

中华医学会血液学分会，中国抗癌协会血液肿瘤专业委员会. 2015. 中国慢性淋巴细胞白血病/小淋巴细胞淋巴瘤的诊断与治疗指南（2015 年版）. 中华血液学杂志，36（10）：809-813.

Cheson BD，Byrd JC，Rai KR，et al. 2012. Novel targeted agents and the need to refine clinical end points in chronic lymphocytic leukemia. J Clin Oncol，30（23）：2820-2822.

Hallek M，Cheson BD，Catovsky D，et al. 2008. Guidelines for the diagnosis and treatment of chronic lymphocytic leukemia: A report from the International Workshop on Chronic Lymphocytic Leukemia updating the National Cancer Institute-Working Group 1996 guidelines. Blood，111（12）：5446-5456.

International CLL-IPI Working Group. 2016. An international prognostic index for patients with chronic lymphocytic leukemia（CLL-IPI）：A meta-analysis of individual patient data. Lancet Oncol，17（6）：779-790.

Swerdlow SH，Campo E，Pileri SA，et al. 2016. The 2016 revision of the World Health Organization classification of lymphoid neoplasms. Blood，127（20）：2375-2390.

四十　单克隆 B 淋巴细胞增多症

单克隆 B 淋巴细胞增多症（monoclonal B lymphocytosis，MBL）是指健康个体外周血存在低水平的单克隆 B 淋巴细胞。

【诊断标准】

根据 2016 版 WHO 分类及 2015 版中国慢性淋巴细胞白血病 / 小淋巴细胞淋巴瘤的诊断与治疗指南等国内外文献，拟定诊断标准如下：

1. B 淋巴细胞克隆性异常。
2. 外周血 B 淋巴细胞<5×10^9/L。
3. 无肝、脾、淋巴结肿大（所有淋巴结长径均<1.5cm）。
4. 无贫血及血小板减少。
5. 无慢性淋巴增殖性疾病（CLPD）的其他临床症状。

根据免疫表型将 MBL 分为三型：CLL 表型、不典型 CLL 表型和非 CLL 表型。

1. CLL 表型的 MBL　具有 CLL 免疫表型特点，共表达 CD19 和 CD5，低表达表面球蛋白（sIg）、CD20，CD23 阳性。

2. 不典型 CLL 表型的 MBL　表达 CD5，强表达 CD20 和/或缺乏 CD23 表达。

3. 非CLL表型的MBL 为缺乏CD5表达的B细胞，同时缺乏其他淋巴瘤的表达特征。

对于后二者需全面检查，如影像学、骨髓活检等，以排除白血病期非霍奇金淋巴瘤。

【评 论】

1. 2016版WHO淋巴肿瘤分类标准中，对MBL的诊断延续了2008版的标准，但进一步规定并强调了“低计数型MBL”和“高计数型MBL”的定义。如果外周血克隆性B淋巴细胞<0.5×10^9 / L，则定义为低计数型MBL，该类型极少进展为CLL，如果没有新的疾病进展证据，不需要常规随访；而外周血克隆性B淋巴细胞≥0.5×10^9 / L则为高计数型MBL，其免疫表型及分子遗传学特征与Rai 0期的CLL相似度极高，每年1%～2%转化为需要治疗的CLL，应进行每年或定期常规随访。

2. 由于发现有部分诊断为SLL的患者，虽然存在淋巴结受累，但随访多年疾病仍无明显进展，故2016版WHO淋巴肿瘤分型中还提出了“组织型MBL”的概念。根据一项回顾性研究结果，若在CLL/SLL患者受侵犯的淋巴结中未观察到生发中心，或患者CT检查中淋巴结<1.5cm，可考虑诊断为组织型MBL。

3. 部分非CLL表型的MBL可能与脾边缘区淋巴瘤密切相关。

（徐 卫 李建勇）

参考文献

董华洁，徐卫，李建勇. 2010. 单克隆B淋巴细胞增多症. 中华血液学杂志，31（8）：565-567.

中华医学会血液学分会，中国抗癌协会血液肿瘤专业委员会. 2015. 中国慢性淋巴细胞白血病/小淋巴细胞淋巴瘤的诊断与治疗指南（2015年版）. 中华血液学杂志，36（10）：809-813.

Marti GE，Rawstron AC，Ghia P，et a1. 2005. Diagnostic criteria for monoclonal B-cell lymphocytosis. Br J Haematol，130（3）：325-332.

Shanafelt TD，Ghia P，Lanasa MC，et a1. 2010. Monoclonal B cell lymphocytosis（MBL）：Biology，natural history and clinical management. Leukemia，24（3）：512-520.

Swerdlow SH，Campo E，Pileri SA，et al. 2016. The 2016 revision of the World Health Organization classification of lymphoid neoplasms. Blood，127（20）：2375-2390.

四十一 多毛细胞白血病

【诊 断 标 准】

1. 临床表现多有脾大、消瘦、感染等，易合并血管炎。

2. 血常规检查多有全血细胞减少，也可以表现为两系或一系血细胞减少。

3. 骨髓检查

（1）形态学：光镜下，直径10～15μm，大小不一，胞质中等量，瑞氏染色呈天蓝色，周边不规则，呈锯齿状或伪足凸起，有时为细长毛发状。核呈椭圆形，可有凹陷，偶见核仁。相差显微镜下，新鲜活体标本中的多毛细胞有细长毛状的胞质突起。扫描电镜可见上述现象，且延伸的“毛”有交叉现象。透射电镜下，细胞质内可见到核糖体-板层复合物（RLC）。

（2）细胞化学染色 TRAP 阳性，但已逐渐被弃用。

（3）免疫表型：CD11c、CD103、CD25、annexin A1$^+$为特征性阳性，几乎均有 CD19、CD20、CD79a、CD123、HLA-DR、FMC7、CD200 阳性的具有轻链限制性的 B 淋巴细胞，部分表达 CD22、sIgM、CD23，少数表达 CD5、CD10、cyclin D1 等。

（4）基因检查：基因测序法提示 BRAFV600E 突变阳性；IGHV 突变检测可见 IgHV4-34 表达等。

（5）骨髓病理学：增生活跃或低下，多毛细胞多呈散在或簇状分布。胞质丰富、透明，胞核间距离较宽，呈“蜂窝”状。核染色质细，呈毛玻璃样。网状纤维轻度或显著增多。免疫组化除了类似骨髓免疫表型外，VE1（BRAFV600E 染色）可以阳性。

【疗效标准】

1. 完全缓解（CR）

（1）外周血象接近正常：Hb≥110g/L（未输血），中性粒细胞绝对值≥1.5×10^9/L，血小板≥100×10^9/L。

（2）体检示脾大恢复正常。

（3）外周血和骨髓检查均未见 HCL 细胞。

（4）疗效评价时间：克拉屈滨治疗的患者，不能早于治疗后 4～6 个月做骨髓检查评价疗效。喷司他丁（pentostatin）治疗的患者，可以在血细胞接近正常和体检没有脾大时做骨髓检查评价疗效。

2. 完全缓解伴或不伴微小残留病变（MRD）　获得 CR 的患者中，免疫组化评价可以将患者分为伴或不伴 MRD 两组。

3. 部分缓解（PR）　外周血接近正常（同 CR），器官肿大缩小至少 50%和骨髓活检 HCL 细胞浸润减少 50%以上。

4. 疾病稳定（SD）　治疗后不能达到客观缓解标准者。由于 HCL 患者都有特定原因才进行治疗，包括疾病相关症状和血细胞减少，因此 SD 是一个不可接受的疗效反应。

5. 疾病进展（PD）　与疾病相关的症状加重，器官肿大 25%以上，或血液学指标降低超过 25%以上。需要注意鉴别治疗相关骨髓抑制和疾病进展引起的血细胞减少。

6. 复发

（1）形态学复发：血液学无复发迹象，但是外周血和/或骨髓活检中 HCL 细胞再次出现。

（2）血液学复发：血细胞减少再次出现，低于上述 CR 和 PR 的阈值。

（3）如果形态学复发，通常无需治疗；血液学复发时，决定是否开始治疗需要考虑多种因素（例如血液学指标需要干预，疾病相关症状是否复发）。

【评　　论】

1. 免疫分型和 BRAFV600E 基因突变检查均可采用外周血进行，因此骨髓干抽时并不影响这些检查的实施。

2. HCL 的形态学标准仅仅是诊断的提示，而不是充分或者必要条件。同样表现为毛细胞的淋巴瘤类型，例如脾边缘区淋巴瘤，无论光镜还是电镜下均不能完全区分，因此流式免疫分型、免疫组化和 BRAFV600E 等基因分析检查是鉴别诊断的重要依据。

3. HCL 细胞的膜标志物中，$CD103^+$最为特异，其次为 $CD25^+$和 $CD11c^+$，这些都可以从骨髓液的流式细胞仪检测获得。骨髓免疫组化检测中，CD20、annexin-1 和 VE1（BRAFV600E）有助于确诊并量化 HCL 细胞对骨髓组织的浸润程度。

4. HCL-V（变异型），国内外均有报道，特点如下：

（1）年龄偏高（中位发病年龄 70 岁）。

（2）白细胞计数通常＞10×10^9/L。

（3）多毛细胞形态多不典型，具有幼淋细胞形态特点。

（4）$CD25^-$、$CD123^-$、annexin $A1^-$，有时 $CD103^-$、$TRAP^-$。

（5）BRAFV600E 突变阴性，MAP2K1 突变可能阳性。

（6）疗效不佳。

5. 伴有 IgHV4-34 表达的 HCL

（1）白细胞计数通常＞5×10^9/L。

（2）中位血小板数＞100×10^9/L。

（3）免疫表型可以类似经典型 HCL，也可以类似 HCL-v。

（4）BRAFV600E 突变阴性，MAP2K1 突变可能阳性。

（5）预后不良。

6. HCL 与 HCL-v 已经确认为不同的亚型，其诊断标准、发病机制、治疗方式和预后均存在较大区别。因此，确定诊断非常重要，对于后者而言，克拉屈滨一类药物的疗效有限。

7. 与 HCL-v 相似，HCL 伴有 IgHV4-34 表达时，发病机制上可能与经典 HCL 不同，后者往往因为 BRAFV600E 突变而导致 RAF-MAPK-ERK 通路过度活化，而前两者则因 MAPK 阶段的基因突变导致 ERK 活化引发疾病，从而表现出不同的临床经过和治疗效果。因此，与 HCL-v 一样，HCL 伴有 IgHV4-34 表达是否会成为独立疾病值得思考。

8. 我国 HCL 临床特点和欧美国家可能存在差异，例如，全血细胞减少者仅占 36.4%，电镜下 RLC 检出率仅 25%。但是，由于并非前瞻性对照研究，研究样本有限，且诊断标准可能存在差异。因此，这种种族之间的差异是否真实存在，还需要大样本进一步分析。

9. 除了传统的疗效评价体系外，微小残留病变（MRD）检测有可能进一步深入评估 HCL 的疗效，现阶段常用抗 CD20 单抗和 DBA.44 进行骨髓组织化学染色以评估 MRD。一项研究按照这种方法提出了 MRD 的三个分组：第一组，阳性细胞＜1%，复发风险低；第二组，阳性细胞 1%～5%，复发风险中等；第三组，阳性细胞＞5%，复发风险高。流式细胞仪检测或评价 MRD 的尝试还在进一步研究中。

10. TRAP 是诊断 HCL 的传统组织化学检查手段，因为检查费时费力，成本效益比较差，阳性率仅 47.6%，且其他类型淋巴瘤也有阳性的报道，因此国外多数实验室都已弃用之。由于流式细胞术和 BRAF 基因检测已经在我国全面推广，此项检查在国内也有被逐渐放弃的趋势。

（段明辉）

参考文献

李占琦，陈辉树，刘恩彬，等. 2009. 毛细胞白血病脾脏的临床病理学研究. 中华病理学杂志，38（11）：769-773.

王燕婴，李增军，易树华，等. 2011. 40 例毛细胞白血病临床特征分析. 临床血液学杂志，24（4）：411-413.

章艳茹，王燕婴，李增军，等. 2012. 毛细胞白血病临床特征及生存预后分析. 中华医学杂志，92（46）：3250-3253.

Grever MR，Abdel-Wahab O，Andritsos LA，et al. 2017. Consensus guidelines for the diagnosis and management of patients with classic hairy cell leukemia. Blood，129（5）：553-560.

Waterfall JJ，Arons E，Walker RL，et al. 2014. High prevalence of MAP2K1 mutations in variant and IGHV4-34-expressing hairy-cell leukemias. Nat Genet，46（1）：8-10.

Xi L，Arons E，Navarro W，et al. 2012. Both variant and IGHV4-34-expressing hairy cell leukemia lack the BRAF V600E mutation. Blood，119（14）：3330-3332.

四十二 侵袭性 NK 细胞白血病

【诊断标准】

目前，国内外对侵袭性 NK 细胞白血病尚无统一的诊断标准，其诊断主要依据患者的临床表现、细胞形态学、遗传学及免疫学特征等综合考虑。综合文献，诊断要求满足下列条件：

1. 临床表现

（1）常有明显的 B 症状：发热（体温＞38.5℃）、盗汗、体重下降，以及黄疸、肝脾大等。

（2）多数患者呈侵袭性、暴发性的临床过程，短期内可出现多脏器衰竭，以肝衰竭为主，逐渐累及其他脏器。病程中常出现弥散性血管内凝血和噬血细胞综合征。

（3）恶性 NK 细胞脏器浸润症状较明显，最常累及的部位依次为：骨髓、外周血、脾脏、肝脏及淋巴结，也可累及浆膜腔、皮肤、中枢神经系统、肾脏、肺、扁桃体、纵隔及睾丸等；可表现为淋巴结肿大、胸腔积液、腹腔积液等。

2. 实验室检查

（1）血常规：多为一系或多系的进行性减少；早期白细胞可表现为增高，以淋巴细胞为主，也可表现为白细胞减少；部分患者伴贫血及血小板减少。晚期全血细胞减少。

（2）生化检查：肝功能、凝血功能可出现异常，短期内迅速恶化；疾病后期，几乎所有患者都会有肝功能异常。乳酸脱氢酶通常升高。

（3）形态学：外周血和/或骨髓中出现大颗粒淋巴细胞，胞质淡染，可见嗜苯胺蓝颗粒，核染色质较细，偶见核仁，但是免疫表型提示为成熟 NK 细胞。

（4）免疫表型：为成熟 NK 细胞表型，如 CD94 $1B^{+}$。典型的免疫表型是 $sCD3^{-}$、$cCD3\varepsilon^{+/-}$ 及 $CD16^{-/+}CD56^{+}CD57^{-}$；T 细胞、B 细胞（CD19 和 CD20）和髓系（髓过氧化物酶）特异性标志抗原阴性。

（5）细胞遗传学及分子遗传学特征：本病无特征性的遗传学异常，多数为高度复杂异常核型，目前报道的细胞遗传学异常有 del（6）（q21q25）、11q-等。

（6）基因重排：T 细胞受体（TCR）和免疫球蛋白重链（IgH）为胚系构型。

（7）EB 病毒感染：有 EB 病毒感染的证据支持该诊断，但不能作为诊断的必要条件。

3. 排除其他引起大颗粒淋巴细胞增多的疾病 如 T 细胞大颗粒淋巴细胞白血病(T-LGLL)；慢性 NK 淋巴细胞增多症；结外 NK/T 细胞淋巴瘤等。

【疗 效 标 准】

详见“急性白血病疗效标准”部分。

【评　　论】

1. 该病有别于一般白血病，外周血和骨髓中的肿瘤细胞数量比例差异较大，最低可不到 5%，部分外周血中 NK 肿瘤细胞比例高于骨髓，有时需要多部位、多次穿刺并结合外周血检测才能确诊。NK 肿瘤细胞形态与大小呈明显的异质性，形态可类似于正常的大颗粒淋巴细胞或者幼稚、不典型，甚至不见胞质颗粒。

2. 骨髓活检切片中 NK 肿瘤细胞侵犯的程度及分布方式呈多样性，可以是间质型、灶型、窦内型及弥漫型等多种侵犯方式，间质型多见。常可见到多少不等的吞噬型组织细胞。因此对于高热、病情进展迅速并伴有噬血细胞综合征的患者需要注意 ANKL 的可能性。

3. NK 肿瘤细胞的免疫表型特点：①通常为 $sCD3^-CD5^-$伴有 NK 细胞标志物（CD16、CD56 和 CD57）的表达，部分可出现 CD2 和 CD7 表达减弱或缺失，少数病例可获得 CD5 的表达。ANKL 表型多为 $CD3^-CD16^-CD56^{str}$，而 NK-CLPD 的细胞表型为 $CD3^-CD56^{dim}CD16^+$，表型更为成熟；结外鼻型 NK/T 淋巴细胞淋巴瘤（ENTCL）典型表型为 $sCD3^-cCD3^{\pm}CD2^+CD56^+$，其他 NK 相关抗原通常为阴性。常见 T/NK 细胞淋巴瘤的典型免疫表型鉴别诊断流程见图 42-1。②克隆性检测：临床工作中通常选择 CD158a/h、CD158b、CD158e、CD158k 和 CD158i 等 KIR 系列抗体用于 NK 细胞克隆性检测，但目前市面上的抗体仅能覆盖部分 CD158 抗原簇。与 T 细胞淋巴瘤类似，FCM 检测到 NK 细胞克隆性并不意味着绝对恶性，需要结合临床背景包括是否有 EB 病毒感染等进行综合分析。

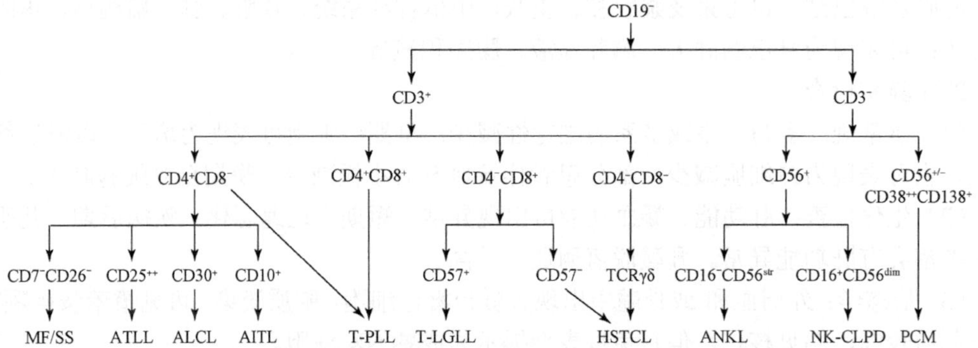

图 42-1 常见 T/NK 细胞淋巴瘤的典型免疫表型鉴别诊断流程

（周剑峰）

参考文献

中国抗癌协会血液肿瘤专业委员会. 2017. 流式细胞学在非霍奇金淋巴瘤诊断中的应用专家共识. 中华病理学杂志，46（04）：217-222.

Chan JKC，Jaffe ES，Ralfkiaer E，et al. 2008. Aggressive NK-cell leukaemia//Swerdlow SH，Campo E，Harris NL，et al，eds. WHO Classification of Tumours of Haematopoietic and Lymphoid Tissue. 4th ed. Lyon：IARC Press，276-277.

Li C，Tian Y，Wang J，et al. 2014. Abnormal immunophenotype provides a key diagnostic marker：A report of 29 cases of de novo aggressive natural killer cell leukemia. Transl Res，163（6）：565-577.

Liang X，Graham DK. 2008. Natural killer cell neoplasms. Cancer，112（7）：1425-1436.

Oshimi K. 2003. Leukemia and lymphoma of natural killer lineage cells. Int J Hematol，78（1）：18-23.

Oshimi K. 2007. Progress in understanding and managing natural killer-cell malignancies. Br J Haematol，139（4）：532-544.

Suzuki R，Suzumiya J，Nakamura S，et al. 2004. Aggressive natural killer-cell leukemia revisited：Large granular lymphocyte leukemia of cytotoxic NK cells. Leukemia，18（4）：763-770.

四十三　幼淋细胞白血病

【诊断标准】

综合国内外文献，幼淋细胞白血病（prolymphocytic leukemia，PLL）是一种成熟 T 或 B 细胞白血病，诊断 PLL 须符合以下条件：

1. B-PLL 常表现为巨脾而淋巴结常无明显肿大，T-PLL 大多有肝脾及全身淋巴结肿大。

2. 外周血白细胞计数升高，通常＞100×10^9/L，其中幼稚淋巴细胞占淋巴细胞的比例≥55%。

3. 幼稚淋巴细胞形态学特征为体积较大，胞质嗜碱性，核圆，核仁清晰可见，核染色质浓密，核质比较低。

4. 免疫表型：分为 B-PLL 和 T-PLL。

B-PLL：sIgM 和 sIgD 高表达，$CD19^+$、$CD20^+$、$CD22^+$、$CD79a^+$、$FMC7^+$、$CD23^-$。CD5 可为阳性。

T-PLL：$CD2^+$、$sCD3^{+/-}$、$cCD3^{+/-}$、$CD5^+$、$CD7^{++}$；TdT^-、$CD1a^-$。65%的患者 $CD4^+CD8^-$，21%的患者 $CD4^+CD8^+$，13%的患者 $CD4^-CD8^+$。

5. 细胞遗传学：B-PLL 无特征性异常，T-PLL 可出现特征性的 inv（14）（q11；q32）、t（14；14）（q11；q32）、t（X；14）（q28；q11）等。

【疗效标准】

1. 完全缓解

（1）症状消失，体征完全恢复正常。

（2）血象：三系指标恢复正常，Hb≥120g/L、PLT≥100×10^9/L、ALC≥1.5×10^9/L，

血涂片中幼稚淋巴细胞消失。

（3）骨髓象：恢复正常，幼稚淋巴细胞消失，淋巴细胞值在正常范围。

2. 部分缓解 脾、肝缩小 50%以上。血象二系以上恢复正常或接近正常。血片中幼淋巴细胞减少 50%以上。

3. 进步 体征有好转，血象有一、二系改善。血、骨髓中幼稚淋巴细胞有所减少。

4. 无效 未达到以上指标。

【评 论】

PLL 需与 CLL/PL、套细胞淋巴瘤、脾边缘区淋巴瘤、毛细胞白血病变异型等鉴别。

（徐 卫 李建勇）

参考文献

王曼，范磊，吴雨洁，等. 2015. B 细胞幼淋巴细胞白血病七例免疫表型分析. 白血病 • 淋巴瘤，24（4）：227-230.

章艳茹，齐军元，刘慧敏，等. 2013. 中国 T 幼淋巴细胞白血病临床及实验室特征. 中华血液学杂志，34（10）：839-843.

Collignon A，Wanquet A，Maitre E，et al. 2017. Prolymphocytic leukemia：New insights in diagnosis and in treatment. Curr Oncol Rep，19：29.

Dearden CE. 2009. T-cell prolymphocytic leukemia. Clin Lymphoma Myeloma，9：S239-243.

Swerdlow SH，Campo E，Pileri SA，et al. 2016. The 2016 revision of the World Health Organization classification of lymphoid neoplasms. Blood，127（20）：2375-2390.

四十四 大颗粒淋巴细胞白血病

大颗粒淋巴细胞（large granular lymphocyte，LGL）白血病是一种罕见的异质性的细胞毒淋巴细胞克隆性增殖性疾病，具有独特的临床、细胞形态学和免疫学特征。2008 年 WHO 造血组织与淋巴系统肿瘤分类将其拆分为 T 细胞大颗粒淋巴细胞白血病（T-cell large granular lymphocytic leukemia，T-LGLL）、侵袭性 NK 细胞白血病（aggressive NK-cell leukemia，ANKL）两种独立疾病和一个暂定型，即慢性 NK 细胞淋巴增殖性疾病（chronic lymphoproliferative disorder of NK cell，CLPD-NK），共三种疾病类型，并在 2016 年 WHO 分类中沿用。

【诊 断 标 准】

（一）T-LGLL 诊断标准

1. 持续性外周血 LGL 增多（绝对值＞0.5×10^9 / L）。

2. 多参数流式细胞术检测淋巴细胞免疫表型呈 $CD3^+CD8^+CD57^+CD56^-CD28^-TCRab^+$。

3. TCR 基因重排、Southern blot、TCR Vb 或染色体核型分析证实 LGL 为克隆性增殖。

4. 临床表现为血细胞减少相关症状和/或脾大、类风湿关节炎及 B 症状等。

诊断 T-LGLL 应满足前三条标准。

符合 2、3、4 条标准，但外周血 LGL 绝对值＜0.5×10^9 / L 者推荐骨髓穿刺和活检并免疫组化染色，病理学显示 $CD8^+$、TIA-1（+）和粒酶 B（+）淋巴细胞线形排列、间质浸润，支持 T-LGLL 诊断。

（二）ANKL 和 CLPD-NK 诊断标准

1. 持续性（＞6 个月）外周血 LGL 增多（绝对值＞0.5×10^9 / L）。

2. 流式细胞术检测 LGL 免疫表型呈 $CD3^-CD8^+CD16^+$和/或 $CD16^+/CD56^+$。

3. 临床呈慢性潜隐疾病过程，无症状，或仅轻度血细胞减少和/或自身免疫异常者为 CLPD-NK；表现为侵袭性临床特征，进行性血细胞减少，B 症状突出并伴有明显 LGL 肝、脾和骨髓组织浸润者为 ANKL。

【疗效标准】

（一）T-LGLL 和 CLPD-NK 疗效标准

1. 完全反应　临床症状消失，外周血细胞计数正常（Hb＞110g/L，ANC＞1.5×10^9/L，PLT＞100×10^9/L，ALC＜4×10^9/L）。

2. 部分反应　脱离输血依赖，以及外周血计数改善（Hb＞80g/L，PLT＞50×10^9/L，ANC＞0.5×10^9/L）。

3. 治疗失败　开始治疗 2 个月仍未达上述部分反应标准。

（二）ANKL 疗效标准

参照急性淋巴细胞白血病疗效标准。

【评　　论】

健康人外周血大颗粒淋巴细胞（LGL）正常值为 0.2×10^9/L～0.4×10^9/L。偶尔，病毒感染和自身免疫性疾病等可导致一过性或慢性多克隆 T 细胞或 NK 细胞增多；正常老年人外周血可检测到寡克隆或小克隆 LGL。T-LGLL 克隆性确定简便易行、ANKL 侵袭性临床特征非常突出，二者诊断多无困难。CLPD-NK 因缺少明确克隆性标志，与反应性 LGL 增多鉴别诊断较为困难，需要详细临床评估并 LGL 增多持续＞6 个月。

大颗粒淋巴细胞虽因含有粗大嗜苯胺蓝颗粒而得名，但若胞质无颗粒而细胞免疫表型特征明确，仍为大颗粒淋巴细胞。T-LGLL 和 CLPD-NK 大颗粒淋巴细胞通常为中、大淋巴细胞，细胞呈圆形或轻微不规则；核呈圆形或肾形，染色质结构不清；胞质丰富、淡染，呈苍白色或淡灰蓝色，胞质内可见数量不等的嗜苯胺蓝颗粒。ANKL 大颗粒淋巴细胞则异型性明显，细胞多不规则，胞质常有伪足和空泡，嗜苯胺蓝颗粒粗大。

T-LGLL 除典型的 LGL 免疫表型外，还有多种变异型。包括 $CD3^+/CD4^+/CD8^-$、$CD3^+/CD4^+/CD8^+$、$CD3^+/CD4^-/CD8^-$或 $CD3^+/TCR\gamma\delta^+$变异型等。

T-LGLL 与 CLPD-NK 均属惰性疾病过程，临床表现潜隐，LGL 细胞形态也非常相似；ANKL 与 T-LGLL 侵袭性变异型均呈侵袭性临床特征，LGL 异型性明显。单纯临床表现几乎不能区分，须借助免疫表型检测及 TCR 重排分析方可辨识二者。

关于 LGL 白血病疗效标准尚缺少国际共识，不同研究组间甚至同一作者不同时期所采用的标准也不一致。①完全反应标准中外周血细胞计数正常值多采纳 Hb＞120g/L 和 PLT＞150×10^9/L；②完全反应标准中是否强调 LGL 计数恢复正常；③部分反应定义差别较大，过于烦琐，临床不易掌握；④评估疗效的时间为开始治疗后 2～4 个月不等；⑤少数设定了完全分子学反应标准。本文疗效标准结合文献及我国人血细胞分析正常值拟定。鉴于 T-LGLL 和 CLPD-NK 常不需要干预，或多采用免疫抑制治疗，临床疗效的获得更主要取决于淋巴细胞的功能抑制，因而疗效标准中未纳入 LGL 计数正常和完全分子学反应指标。

（张凤奎）

参考文献

李洋，武志洁，李建平，等. 2015. CD4⁺/CD8⁻ T-大颗粒淋巴细胞白血病一例报告并文献复习. 中华血液学杂志，36（9）：739-742.

彭广新，赵馨，熊媛媛，等. 2014. 慢性 NK 细胞增多症患者临床及实验室特征分析——八例报告并文献复习. 中华血液学杂志，35（7）：609-613.

赵馨，周康，王慧君，等. 2009. T 大颗粒淋巴细胞白血病临床及实验室特征. 中华血液学杂志，30（3）：179-182.

Bareau B，Rey J，Hamidou M，et al. 2010. Analysis of a French cohort of patients with large granular lymphocyte leukemia：A report on 229 cases. Haematologica，95：1534–1541.

Lamy T，Loughran T P Jr. 2011. How I treat LGL leukemia. Blood，117：2764-2774.

Loughran TP Jr，Zickl L，Olson TL，et al. 2015. Immunosuppressive therapy of LGL leukemia：Prospective multicenter phase Ⅱ study by the Eastern Cooperative Oncology Group（E5998）. Leukemia，29：886–894.

Matutes E. 2017. Large granular lymphocytic leukemia. Current diagnostic and therapeutic approaches and novel treatment options. Expert Review of Hematology，10：251-258.

Poullot E，Zambello R，Leblanc F，et al. 2014. Chronic natural killer lymphoproliferative disorders：Characteristics of an international cohort of 70 patients. Annals of Oncology，25：2030–2035.

Zhang D，Loughran TP Jr. 2012. Large granular lymphocytic leukemia：Molecularpathogenesis，clinical manifestations，and treatment. Hematology Am Soc Hematol Educ Program，652-659.

四十五　类白血病反应

健康人血液中的白细胞数量在一定范围之内波动，此范围称为正常值，而且各种类型的白细胞处于成熟状态，比例相对固定。很多种疾病或环境变化可引起白细胞数量、成分或成熟程度发生改变。白细胞数量过高，如＞30×10^9/L，和/或外周血中出现幼稚细胞，往往见于急性或慢性白血病，但是某些其他疾病或外界刺激也可引发这种血液学改变，称为类白血病反应。

【诊断标准】

综合国内外文献，兹提出以下类白血病反应的诊断标准：

1. 外周血白细胞计数＞50×10^9/L，和/或外周血涂片检查可见到未成熟的白细胞，甚至原始细胞。

2. 骨髓象无急、慢性白血病改变，增高的白细胞不具有克隆性，可排除急性或慢性白血病。

3. 存在引起类白血病反应的病因，包括严重感染、中毒、恶性实体肿瘤、大出血、急性溶血、自身免疫性疾病、服用某些药物等；针对病因治疗后白细胞数量和形态学恢复正常。

【疗效标准】

原发病经治疗好转，血液学改变逐渐恢复正常。

【评　论】

1. 类白血病反应是疾病过程中出现的血液学异常，可以由多种不同的疾病所引起。类白血病反应的临床表现与真正的白血病有相似之处，而病因、诊断思路、治疗原则与预后又截然不同，二者的鉴别就变得十分重要。

2. 1926 年美国病理学家 Krumbharr 提出了类白血病反应的主要诊断标准：外周血白细胞计数＞50×10^9/L，迄今多数国外文献仍采用这一数值，但也有过争议，如 2003 年第 21 版《西氏内科学》中将此标准降至 30×10^9/L，中国有很多作者赞同。笔者认为：作为诊断标准，类白血病反应时白细胞增多的数值是人为界定的，其实质是反映白细胞计数超过了正常范围，而超过了多少与疾病的诊断和严重程度没有确定关系。真正的白血病时白细胞计数可能仅有（1 万～2 万）/mm^3，而超过 5 万/mm^3 者也可见于类白血病反应。因此，在判断白细胞数量增多是否达到类白血病反应的诊断标准时，采用高于 3 万/mm^3 或 5 万/mm^3，皆无不可，但应标明所采用诊断标准的出处。

3. 较白细胞数值更有临床意义的是外周血中出现未成熟幼稚细胞，虽然类白血病反应时可能出现这一现象，但更多情况下要考虑为急性或慢性白血病引起，此时需要进行骨髓穿刺检查以明确诊断。曾有人提出：类白血病反应专指血象中出现幼稚细胞，但没有白细胞升高、仅有外周血中出现幼稚细胞的类白血病反应很少见，故未获广泛认同。

4. 诊断类白血病反应前一定要排除真正的白血病，尤其是慢性中性粒细胞白血病（CNL），否则延误诊断和治疗；同样，诊断急、慢性白血病之前亦需仔细排除类白血病反应，不然将给患者与家属带来不必要的精神与身体伤害，后者往往被临床医生忽略。若要排除真正的白血病，骨髓检查（包括涂片和活检）是最基本、易行的手段，而免疫学、细胞遗传学、分子生物学方面的检查也必不可少。

5. 目前常用的血细胞计数仪可以将外周血白细胞分为五种亚类：中性粒细胞、淋巴细胞、单核细胞、嗜酸粒细胞和嗜碱粒细胞，可以根据类白血病反应时增多的白细胞亚类予以分型，这种分型可能有助于寻找类白血病反应的病因。

（沈　悌）

参 考 文 献

邹正辉. 2008. 类白血病反应. //张之南，沈悌，主编. 血液病诊断及疗效标准. 第 3 版. 北京：科学出版社，150-151.

Alfanso SAM，Roriguez DMC，Londono JD，et al. 2015. Acute adult-onset Still disease presenting as pulmonary hemorrhage，urticaria，angioedema and leukemoid reaction：A case report and literature review. Springer Plus，4：172-178.

George TI. 2012. Malignant or benign leukocytosis. Hematology，475.

Hoffman R. 2014. Hematology：Basic Principles and Practice. 6th ed. Philadelphia：Elsevier Saunders，640-641

Krumbarr EB. 1926. Leukemoid blood picture in various clinical pictures. Ame J Med Sci，172：519.

Lawrence YR，Raveh D，Rudensky B. 2007. Extreme leukocytosis in the emergence department. QJM，100（4）：217.

Mandal P，Mukherjee SB. 2015. Leukemoid reaction—A tale of 50 years. Indian pediatrics，32：973-974.

四十六　传染性单核细胞增多症

传染性单核细胞增多症（infectious mononucleosis）特指由 EB 病毒引起，具有发热、咽峡炎和淋巴结肿大三联征的一组疾病。患者好发年龄为 12～25 岁，其特征性血液学变化是外周血淋巴细胞比例明显增加（占白细胞比例＞50%），且单核样异型淋巴细胞占 10%以上。

【诊 断 标 准】

（一）临床表现

1. 前驱症状　可有畏寒、低热、厌食、不适、头痛、关节痛、肌肉痛等。

2. 发热、咽峡炎、淋巴结肿大三联征是患者最常见的临床表现，可有肝脾大或皮疹。

（二）血液学检查

1. 多数患者淋巴细胞增多（比例＞50%），其中异型淋巴细胞＞10%（有些可高达 60%～70%）。如果淋巴细胞计数＜4×10^9/L，则罹患 IM 的可能性极小。

2. 常见轻度中性粒细胞减少和轻度血小板减少（50×10^9/L～150×10^9/L），大约 3%的患者出现 Coombs 试验阳性的自身免疫性溶血性贫血。

（三）血清学检查

1. 血清嗜异性抗体　本病患者血清中存在 IgM 型嗜异性凝集抗体（heterophilic antibody），在 IM 发病第 1 周阳性率 75%，第 2 周后阳性率 90%～95%。

2. 抗 EB 病毒特异性抗体

（1）抗病毒壳抗原（viral capsid antigen，VCA）抗体：抗 VCA-IgM 在病程早期即出现，临床发病时达高峰，持续 4～8 周后消失，是诊断 EB 病毒急性感染最重要的指标。抗 VCA-IgG 抗体也出现在病程早期，在临床发病时达高峰，可持续终身，只有当滴度≥

1∶160 时提示可能存在新近感染，否则诊断价值不大。

（2）抗早期抗原（early antigen，EA）抗体：EA 抗原有弥散成分（D）和限制成分（R）两种。在 IM 急性期，60%～80%的患者抗 EA-D IgG 抗体阳性，该抗体出现时间迟于抗 VCA 抗体，发病后 3～4 周达高峰，3～6 个月后完全消失。抗 EA-R 抗体偶见于 IM 患者。

（3）抗 EB 核抗原（Epstein-Barr nuclear antigen，EBNA）抗体：出现于病程后期，90%～95%的患者抗 EBNA-IgG 抗体呈阳性，在发病后 3～4 周达高峰，并终身存在。

（四）聚合酶链反应检测 EB 病毒 DNA

实时定量 PCR（RT-PCR）检测 EB 病毒 DNA，是早期诊断 IM 和监测 EB 病毒负荷的一种有效方法，尤其适用于血清学阴性患者。其敏感性 77%、特异性 98%，但因检测费用较高，一般不常规应用于临床。

如临床表现和血液学检查符合，加上血清嗜异性抗体阳性，即可诊断本病。如临床表现和血液学检查符合，但血清嗜异性抗体阴性，或临床高度疑似本病和血清嗜异性抗体阳性，但血液学检查不典型，应根据病期适当选择抗 EB 病毒特异性抗体检查：在发病早期，抗 VCA-IgM 抗体和 VCA-IgG 抗体阳性者可诊断本病；在病程后期，抗 EA-D 抗体或 EBNA 抗体阳性者可诊断本病。RT-PCR 技术检测 EB 病毒 DNA 也有助于本病的诊断。

【疗效标准】

迄今尚无关于本病统一的疗效标准，本文仍沿用第三版制定的疗效标准。

1. 治愈

（1）症状与体征消失。

（2）血象与肝功能等实验室检查恢复正常（血清抗 EB 病毒特异性抗体除外）。

（3）并发症治愈。

（4）观察 1 个月无复发。

2. 好转

（1）症状与体征好转。

（2）血象与肝功能等实验室检查好转。

（3）并发症好转或治愈。

3. 无效

（1）症状与体征无好转或恶化。

（2）血象与肝功能等实验室检查无好转或恶化。

（3）并发症发生或恶化。

【评　　论】

目前仍没有关于 IM 统一的诊断和疗效标准。本文在参考最新文献基础上，对第三版标准、尤其是诊断标准进行了适当修订。

典型 IM 患者具有发热、咽峡炎、颈部淋巴结肿大三联征。85%有咽峡炎，约半数患者有扁桃体和腭垂肿胀或伴渗出，少数患者可见腭部瘀点。80%～90%有对称性颈部淋巴结肿大，尤以颈后淋巴结肿大最为常见。肝脾大：50%有脾大，多在肋下 2～3cm，偶有脾破裂发生。10%～15%有肝大，但有肝酶升高者占 2/3、有黄疸者占 5%～15%。约 10%的患者有皮疹，多见于躯干部，呈多形性，有斑丘疹、猩红热样皮疹、荨麻疹等。一般在发病后 1～2 周内出现，3～7 天后自行消退，不留痕迹。

本病特征性的血象改变是外周血异型淋巴细胞的出现。异型淋巴细胞可分为三型：Ⅰ型（空泡型），核偏位，又称浆细胞型；Ⅱ型（不规则型），形状及胞核呈单核细胞样，又称单核细胞型；Ⅲ型（幼稚型），胞核有核仁，应注意和幼稚淋巴细胞相鉴别。IM 患者出现的异型淋巴细胞以Ⅰ型和Ⅱ型为主，异型淋巴细胞比例＞10%对 IM 诊断的特异性可达 92.3%。90%有发热（38～40℃），热型不定，经 10～14 天或更长时间后消退。

血清嗜异性凝集抗体阳性仍是诊断本病的重要指标，其敏感性 63%～84%、特异性 84%～100%。该抗体阳性出现早，且在体内持续 2～5 个月。但血清嗜异性凝聚试验存在一定的假阴性和假阳性结果。约 10%的 IM 患者嗜异性抗体始终阴性，主要见于＜12 岁的儿童患者；而某些急性感染、自身免疫病、血清病和肿瘤患者可出现嗜异性抗体假阳性，但效价较低且可被豚鼠肾完全吸附。因此，尽管血清嗜异性凝集试验不是检测抗 EB 病毒特异性抗体的试验，但如结合豚鼠肾吸附试验，对本病的诊断也有一定的特异性。如果患者具有典型的 IM 临床表现，同时血清嗜异性抗体阳性，被认为有诊断意义，甚至无需进行其他诊断性检测。

对于有条件的实验室，可检测特异性抗 EB 病毒抗体。抗 EB 病毒抗体对诊断 IM 的敏感性 97%、特异性 94%，被视为诊断 IM 的“金标准”。因此，抗 EB 病毒特异性抗体检测对 IM 的诊断和鉴别诊断十分必要，尤其是对不典型病例。虽然 RT-PCR 技术测定 EB 病毒 DNA 也有助于本病的诊断，但因技术复杂、费用高昂，不建议常规应用于临床。

尽管大多数 IM 患者在诊断后 1 个月左右疾病缓解，但也有少数患者由于并发症而使病情加重或迁延不愈，如 EB 病毒感染相关性噬血细胞综合征、脾脏破裂、神经病变（吉兰-巴雷综合征、脑膜脑炎等）、心肌炎、心包炎及慢性活动性 EB 病毒感染等。此外，有些肿瘤性疾病与 EB 病毒感染存在密切关系，如鼻咽癌和某些淋巴瘤亚型（如 Burkitt 淋巴瘤、鼻型 NK/T 细胞淋巴瘤、血管免疫母细胞性 T 细胞淋巴瘤、浆母细胞淋巴瘤等），但其机制未明。

IM 需与单核细胞增多综合征（mononucleosis syndrome）相鉴别。单核细胞增多综合征是由其他病毒感染（如巨细胞病毒、人类免疫缺陷病毒、单纯疱疹病毒、风疹病毒、肝炎病毒、腺病毒），某些细菌感染（如结核杆菌）或原虫感染，淋巴瘤或某些药物（如卡马西平、米诺环素）等引起，具有与 IM 类似的临床表现，外周血中也可出现异型淋巴细胞，但很少超过 10%，且嗜异性凝集试验和 VCA-IgM 抗体一般阴性，因此与 IM 不难鉴别。

（王书杰）

参 考 文 献

吕联煌. 2007. 传染性单核细胞增多症//张之南，沈悌，主编. 血液病诊断及疗效标准. 第 3 版. 北京：科学出版社，152-155.

翁心华. 2005. EB 病毒感染：传染性单核细胞增多症//王季午，主编. 传染病学. 第 4 版. 上海：上海医科大学出版社，127-134.
Allen C，Rooney CM，Gottschalk S. 2013. Infectious mononucleosis and other Epstein-Barr virus-associated diseases//Hoffman R，ed. Hematology：Basic Principles and Practice. 6th ed. Philadelphia：Saunders，Elsevier Inc，708-720.
Betts RF. 2016. Mononucleosis syndromes//Kaushansky K，ed. Williams Hematology. 9th ed. New York：McGraw-Hill Inc，1261-1272.
Dunmire SK，Hogquist KA，Balfour HH Jr. 2015. Infectious mononucleosis. Curr Top Microbiol Immunol，390：211-240.
Hurt C，Tammaro D. 2007. Diagnostic evaluation of mononucleosis-like illnesses. Am J Med，120：911. e1-911. e8.
Jiang SY，Yang JW，Shao JB，et al. 2016. Real-time polymerase chain reaction for diagnosing infectious mononucleosis in pediatric patients：A systematic review and meta-analysis. J Med Virol，88：871-876.
Lennon P，Crotty M，Fenton JE. 2015. Infectious mononucleosis. BMJ，350：h1825-h1832.
Luzuriaga K，Sullivan JL. 2010. Infectious mononucleosis. N Engl J Med，362：1993-2000.
Womack J，Jimenez M. 2015. Common questions about infectious mononucleosis. Am Fam Physician，91（6）：372-376.

四十七　特发性嗜酸粒细胞增多综合征

嗜酸粒细胞增多综合征（hypereosinophilic syndrome，HES）是一组嗜酸粒细胞持续升高，并伴有器官损害的疾病。最早于 1968 年由 Hardy 等描述。由于原因不明，又称为特发性嗜酸粒细胞增多综合征（idiopathic HES，IHES）。

【诊断标准】

根据近年来研究进展及临床实践的合理性，在 1975 年 Chusid 等制定的诊断标准基础上，对 IHES 的诊断标准修订如下：

1. 符合嗜酸粒细胞增多（HE）　至少 2 次外周血嗜酸粒细胞计数＞1.5×10^9/L。持续≥6 个月。

2. 存在嗜酸粒细胞介导的靶器官损伤的证据。

3. 除外其他嗜酸粒细胞增多的原因。

【疗效标准】

本病目前仍无公认的疗效标准，仍沿用本书第三版制定的标准：

1. 完全缓解　外周血嗜酸粒细胞计数正常（＜0.45×10^9/L）；受累器官的症状与体征完全消失，功能恢复正常，持续 4 周以上。

2. 部分缓解　外周血嗜酸粒细胞计数＜1.5×10^9/L 或较治疗前减少 50%以上，症状及器官受累情况减轻。

3. 稳定　未达到部分缓解标准，但病情无进展。

4. 无效　外周血嗜酸粒细胞计数较治疗前升高，器官受累持续存在或加重。

【评　论】

1. 嗜酸粒细胞增多症（hypereosinophilia，HE）定义为外周血嗜酸粒细胞计数＞0.5×10^9/L。在多数情况下可找到嗜酸粒细胞增多的原因，特发性或意义未明的 HE（IHE，或 HE_{US}）仅占所有嗜酸粒细胞增多症患者的 1/3。在诊断 IHE 或 IHES 之前，需做充分的鉴别诊断，以排除其他可导致嗜酸粒细胞增多的疾病。

2. 由于 HE 异质性强、涉及的病因十分广泛，迄今仍未统一分类。大致可分为 4 种亚型：

（1）遗传性（又称家族性，HE_{FA}）：极罕见，其遗传基础和发病机制尚不明确。

（2）继发性（又称反应性，HE_R）：HE_R 病因较多，如过敏性疾病、皮肤病、感染（原虫、真菌）、药物、胃肠疾病、血管炎、呼吸道疾病、肿瘤（淋巴瘤、实体肿瘤）、淋巴细胞变异型嗜酸粒细胞增多综合征（L-HES）等。

（3）原发性（又称克隆性或肿瘤性，HE_N）：HE_N 是指伴有克隆性嗜酸粒细胞增多的各种血液肿瘤。

（4）特发性（或意义未明的，IHE 或 HE_{US}）：IHE 属于一种排除性诊断，需排除以上 3 种 HE，是一组原因不明的异质性疾病。如果 IHE 伴嗜酸粒细胞相关性器官损害则称为 IHES，这是本文所涉及的主题。随着细胞遗传性尤其是分子学技术的进步，有些以往认为是 HES 的患者被诊断为 HE_N。例如，大约 10%原来诊断为 IHES 的患者存在 FIP1L1-PDGFRα 融合基因，目前诊断归类为伴嗜酸粒细胞增多的 FIP1L1-PDGFRα融合基因相关性骨髓增殖性肿瘤（MPN）。

3. IHES 需与慢性嗜酸粒细胞白血病非特指型（CEL-NOS）鉴别。在新的 WHO 分型中，CEL-NOS 归类为 MPN。如果证实为嗜酸粒细胞增多伴有非特殊克隆性遗传学变化，外周血原始细胞＞2%～19%，或骨髓原始细胞占有核细胞的 5%～19%，则应诊断为 CEL-NOS。但对 CEL-NOS 的克隆性异常尚无统一认识，可有 8 号染色体三体，i（17q），ETV6-ABL1 或 ETV6-FLT3 融合基因等。CEL-NOS 较为罕见，侵袭性强，易急变，中位生存时间大约 20 个月。

4. IHES 可累及造血系统、皮肤、消化、呼吸、心血管及神经系统等多个器官系统，临床表现无特异性，可有发热、皮疹、乏力、咳嗽、气短、肌肉酸痛、腹泻或血管性水肿、血栓栓塞事件等。体格检查可发现皮疹、淋巴结肿大、肝脾大、肺内啰音、腹部压痛或神经系统异常等。在以往 Chusid 等的 IHES 诊断标准中，要求嗜酸粒细胞计数＞1.5×10^9/L 持续 6 个月以上。但越来越多的文献认为，由于在确立诊断时，已基本除外其他引起嗜酸粒细胞增多的原因，而且患者的嗜酸粒细胞相关性器官损害需要及时得到治疗，因此可考虑将该标准修订为至少 2 次外周血嗜酸粒细胞计数＞1.5×10^9/L，而不对时间做严格限制（也有共识定义：除非因 HE 相关性器官损害需接受紧急治疗，其持续升高的间隔时间≥4 周）。

5. 有学者或专家共识建议，即使患者外周血嗜酸粒细胞计数＜1.5×10^9/L，如果存在有组织学 HE 和器官损害的证据，能除外其他原因引起的 HE，也应诊断为 IHES。但若采纳这一建议，IHES 将难与一些独立疾病相鉴别，如某些皮肤病（湿疹、嗜酸粒细胞皮炎等）、嗜酸粒细胞胃肠炎、嗜酸粒细胞肺炎、嗜酸性肉芽肿性多血管炎（Churg-Strauss 综合征）等，除非对疾病进行重新分类，把这些疾病都视为 IHES 的特殊亚型。

6. 尽管对 IHES 发病机制已有较多了解，也出现很多新的治疗药物（如伊马替尼、阿伦单抗、抗 IL-5 单抗等），但仍缺乏统一的治疗方案和疗效评价标准，需要今后进一步研究。

（王书杰　沈　悌）

参考文献

沈悌. 2007. 特发性嗜酸性粒细胞增多综合征//张之南，沈悌，主编. 血液病诊断及疗效标准. 第 3 版. 北京：科学出版社，155-156.

Andersen CL，Siersma VD，Hasselbalch HC，et al. 2015. Association of the blood eosinophil count with hematological malignancies and mortality. Am J Hematol，90：225-229.

Butt NM，Lambert J，Ali S，et al. 2017. Guideline for the investigation and management of eosinophilia. Br J Haematol，176：553-572.

Chusid MJ，Dale DC，West BC，et al. 1975. The Hypereosinophilic syndrome：Analysis of fourteen cases with review of the literature. Medicine（Baltimore），54：1-27.

Curtis C，Ogbogu P. 2016. Hypereosinophilic syndrome. Clinic Rev Allerg Immunol，50：240-251.

Gotlib J. 2015. World Health Organization-defined eosinophilic disorders：2015 update on diagnosis，risk stratification，and management. Am J Hematol，90：1078-1089.

Helbig G. 2014. Advances in the diagnosis and treatment of eosinophilia. Curr Opin Hematol，21：3-7.

Hsieh FH. 2014. Hypereosinophilic syndrome. Ann Allergy Asthma Immunol，112：484-488.

Simon H，Rothenberg ME，Bochner BS，et al. 2010. Refining the definition of hypereosinophilic syndrome. J Allergy Clin Immunol，126（1）：45-49.

Valent P，Klion AD，Horny HP，et al. 2012. Contemporary consensus proposal on criteria and classification of eosinophilic disorders and related syndromes. J Allergy Clin Immunol，130：607-612.

Wardlaw AJ. 2016. Eosinophils and their disorders// Kaushansky K，ed. Williams Hematology. 9th ed. New York：McGraw-Hill Inc，957-913.

四十八　肥大细胞增多症

【诊断标准】

1. WHO（2016）肥大细胞增多症分类

（1）皮肤肥大细胞增多症（CM）

1）斑丘疹样皮肤肥大细胞增多症（MPCM）。

2）弥漫性皮肤肥大细胞增多症（DCM）。

3）皮肤肥大细胞瘤。

（2）系统性肥大细胞增多症（SM）

1）惰性系统性肥大细胞增多症（ISM）。

2）与血液肿瘤关联的系统性肥大细胞增多症（SM-AHN）。

3）侵袭性系统性肥大细胞增多症（ASM）。

4）肥大细胞白血病（MCL）。

（3）肥大细胞肉瘤（MCS）

2. B 所见（B findings）和 C 所见（C findings）的定义和标准

（1）B 所见

1）骨髓活检示肥大细胞浸润＞30%（灶性，紧密聚集）和/或血清胰蛋白酶水平＞200ng/ml。

2）骨髓高度增生，脂肪细胞缺如，髓系发育异常却无确定的血细胞减少或不符合 MDS 或 MPN 的 WHO 诊断标准。

3）器官肿大：可触及的肝大，可触及的脾大，或可触及的淋巴结肿大（CT 或超声＞2cm），无脏器功能受损。

（2）C 所见

1）血细胞减少：ANC＜1.0×10^9/L，Hb＜100g/L 或 BPC＜100×10^9/L。

2）肝大伴腹水和肝功能损害。

3）可触及的脾大伴脾功能亢进。

4）吸收不良伴低白蛋白血症和体重减轻。

5）骨骼受损：有大的溶骨性病损伴病理性骨折。

6）由组织局灶性肥大细胞浸润导致的其他器官系统致命性损害。

3. 系统性肥大细胞增多症诊断标准　确诊 SM 需符合主要标准和 1 项次要标准，或至少 3 项次要标准。

（1）主要标准：骨髓和/或其他皮肤以外器官的病理切片可见多灶性、致密的（15 个以上的肥大细胞聚集）肥大细胞浸润。

（2）次要标准

1）骨髓穿刺涂片中＞25%的肥大细胞为不典型的肥大细胞（Ⅰ型或Ⅱ型），或内脏器官的病理切片中浸润的肥大细胞＞25%为纺锤状。

2）骨髓或皮肤以外器官可检测到 kit 基因第 816 密码子的点突变。

3）骨髓、外周血或其他皮肤以外器官的肥大细胞表达 CD2 和/或 CD25。

4）基线血清胰蛋白酶水平＞20ng/ml（存在无关的髓系肿瘤时该参数无效）。

4. 各型系统性肥大细胞增多症诊断标准

（1）惰性系统性肥大细胞增多症（ISM）：符合 SM 的诊断标准。无“C”项所见（见下），无 SM-AHN 的证据。本型中肥大细胞的负荷低且几乎总有皮肤病损。

1）骨髓肥大细胞增多症：同上面 ISM 所述，而伴有骨髓侵犯，但无皮肤病损。

2）冒烟性系统性肥大细胞增多症：同上面 ISM 所述，但伴有 2 个或多个“B”项所见，而无“C”项所见。

（2）与血液肿瘤关联的系统性肥大细胞增多症（SM-AHN）：符合 SM 及合并的血液肿瘤（包括 MDS、MPN、AML、淋巴瘤或符合 WHO 分类中其他独特类型的血液肿瘤）的标准。

（3）侵袭性系统性肥大细胞增多症（ASM）：符合 SM 的标准。有 1 项或多项“C”项所见。无肥大细胞白血病的证据。通常无皮肤病损。

淋巴结肿大性肥大细胞增多症伴嗜酸粒细胞增多：进行性淋巴结肿大伴外周血嗜酸粒细胞增多，常伴有广泛性骨侵犯和肝脾大，但一般无皮肤病损。应排除有 PDGFA 重排的疾病。

（4）肥大细胞白血病（MCL）：符合 SM 的标准。骨髓活检示不典型、不成熟的肥大细胞弥漫性浸润，常为紧压性。骨髓穿刺液涂片示肥大细胞≥20%。典型的 MCL 外周血中肥大细胞≥10%。罕见类型：非白血性肥大细胞白血病——同上所见，但白细胞中的肥大细胞＜10%，且常无皮肤病损。

5. 肥大细胞肉瘤诊断标准　单灶性肥大细胞肿瘤。无 SM 证据，无皮肤病损，呈破坏性生长模式。细胞形态高度不典型。

【疗效标准】

国际骨髓增殖性肿瘤研究和治疗工作组（IWG-MRT）和欧洲肥大细胞增多症资格（competence）网（ECNM）晚期系统性肥大细胞增多症共识疗效标准见表 48-1。

表 48-1　ASM、MCL 和 SM-AHN 患者 IWG-MRT-ECNM 共识疗效标准

完全缓解（CR）[a]　需符合所有 4 条标准且起效期必须≥12 周：

（1）骨髓和其他活检的皮肤外器官没有紧密聚集的肿瘤性肥大细胞

（2）血清胰蛋白酶水平＜20ng/ml[b]

（3）外周血细胞计数缓解的界定是 ANC≥1.0×10^9/L 且分类计数正常，Hb≥100g/L 和 BPC≥100×10^9/L

（4）可触及的肝脾大和所有活检证实或疑似的 SM 相关器官损害完全解决

部分缓解（PR）[a]　需符合所有 3 条标准且起效期必须≥12 周，没有达到 CR 和疾病进展（PD）标准：

（1）骨髓和/或活检证实符合 SM 相关的器官损害的皮肤外器官中恶性肥大细胞降低≥50%

（2）血清胰蛋白酶水平降低≥50%

（3）1 个或更多活检证实或疑似的 SM 相关器官损害完全解决[c]

临床改善（CI）[a]

（1）起效期必须≥12 周

（2）需满足 1 个或更多非血液学和/或血液学疗效标准，没有达到 CR/PR 或（PD）标准

疾病稳定（SD）　没有达到 CR、PR、CI 或 PD

疾病进展（PD）[d]

（1）基线为 2 级非血液学器官损害的患者：①加重 1 级，和②实验室异常至少升高 100%（翻倍）

白蛋白基线≥2 级（＜3.0g/dl）的患者：①加重 1 级，和②下降≥0.5g/dl

基线≥3 级非血液器官损害的患者：实验室异常至少升高 100%（翻倍）

基线≥2 级输血非依赖性贫血（Hb＜100g/L）或血小板减少（BPC＜75×10^9/L）的患者：新出现每 8 周红细胞或血小板≥4 单位频度的输血依赖

基线为输血依赖性贫血或血小板减少的患者：同治疗前 12 周相比，8 周的平均输血频率增高≥100%

基线≥3 级中性粒细胞减少（＜1.0×10^9/L）的患者：①中性粒细胞计数下降＞50%，和②中性粒细胞计数绝对值下降≥0.25×10^9/L，和③4 级

（2）基线脾脏不可触及或≤5cm 进展为至少 10cm 可触及的症状性脾大，或如果基线症状性脾大＞5cm，同基线值相比加重 50%和进展为至少 10cm 可触及的症状性脾大

失去疗效（LOR）　失去明确的 CR、PR 或 CI（疗效期必须≥8 周）。CR 下降为 PR 或 PR 下降为 CI 不考虑为 LOR，除非 CI 也失去了且至少达 8 周。

a 疗效不能维持或疗效维持没有至少达 12 周，则不能满足 CR、PR 或 CI 标准。

b 如果治疗前血清胰蛋白酶水平≥40ng/ml，才能作为一项疗效判断指标。

c 为评价 SM 相关的器官损害应考虑除 BM 外的器官活检。

d 各分级标准参见相关文献（Valent P，et al. 2007. Eur J Clin Invest，37：435-453）。

【评　论】

（一）关于诊断标准

皮肤肥大细胞增多症（CM）首诊一般在皮肤科，因此未再列出其诊断标准。

恶性肥大细胞的确定是诊断肥大细胞增多症的关键：

（1）细胞形态学：不典型肥大细胞Ⅰ型，胞质表面凸起（纺锤状），卵形核，胞质少颗粒；不典型肥大细胞Ⅱ型，不成熟或成熟细胞，双核或多核。

（2）采用 CD34、CD117、CD2、CD25、胰蛋白酶等进行免疫组化染色，肥大细胞表达 CD2 和/或 CD25。

（3）kit 基因突变分析，70%～90%的 SM 和 10%～30%的 CM 患者有 D816V 突变，其他突变均＜5%，kit 基因突变可作为疾病克隆性证据。

（二）关于疗效标准

2007 年 Valent 等提出了第一个 ASM 和 MCL 的疗效标准，主要从 C 项所见来加以判断，随后 2010 年 M.D.Aderson 对该标准进行了修订，从疾病相关症状、器官肿大/淋巴结肿大、器官损害和 BM 发现等 4 个维度来进行评价。IWG-MRT-CNM 晚期系统性肥大细胞增多症共识疗效标准在前述 2 个标准的基础上进行了进一步完善，该标准是针对临床试验第 1 观察终点而制定的，临床疗效也可以参考本标准。kit 基因第 816 个密码子的点突变是肥大细胞增多症的常见分子异常，但本标准未提出分子疗效判断标准。

（肖志坚）

参考文献

Arber DA，Orazi，A，Hasserjian R，et al.2016.The 2016 revision to the World Health Organization classification of myeloid neoplasms and acute leukemia.Blood，127：2391-2405.

Gotlib J，Pardanani A，Akin C，et al.2013.International Working Group-Myeloproliferative Neoplasms Research and Treatment（IWG-MRT）& European Competence Network on Mastocytosis（ECNM）consensus response criteria in advanced systemic mastocytosis.Blood，121：2393-2401.

Pardanani A，Tefferi A.2010.A critical reappraisal of treatment response criteria in systemic mastocytosis and a proposal for revisions.Eur J Haematol，84：371-378.

Theoharides TC，Valent P，Akin C.2015.Mast cells，mastocytosis，and related disorders.N Engl J Med，373：163-172.

Valent P，Akin C，Escribano L，et al.2007.Standards and standardization in mastocytosis：Consensus statements on diagnostics，treatment recommendations and response criteria.Eur J Clin Invest，37：435-453.

Valent P，Akin C，Hartmann K，et al.2017.Advances in the classification and treatment of mastocytosis：Current status and outlook toward the future.Cancer Res，77：1261-1270.

Valent P，Akin C，Metcalfe DD.2017.Mastocytosis 2016：Updated WHO classification and novel emerging treatment concepts.Blood，129：1420-1427.

Valent P，Horny HP，Escribano L，et al.2001.Diagnostic criteria and classification of mastocytosis：A consensus proposal.Leuk Res，25：603-625.

Valent P，Horny HP，Li CY，et al.2001.Mastocytosis（mast cell disease）//Jaffe E，Harris N，Stein H，et al，eds. World Health Organization Classification of Tumors of Haematopoietic and Lymphoid Tissue. Lyon：IARC Press，291-302.

四十九 骨髓增生异常综合征

【诊 断 标 准】

1. 血细胞发育异常的形态学表现 骨髓和外周血涂片细胞形态学是骨髓增生异常综合征（myelodysplastic syndrome，MDS）诊断和分型的基石。判断某一系别有无发育异常的定量标准为该系有形态异常的细胞≥10%。

（1）红细胞发育异常（dyserythropoiesis，dysE）：外周血中大红细胞增多，红细胞大小不匀，可见到巨大红细胞（直径>2 个红细胞）、异形红细胞、点彩红细胞，可出现有核红细胞。骨髓中有核出芽、核间桥、核碎裂、多核、核过分叶、核的幼巨红细胞样改变，环状铁粒幼红细胞（≥5 个绕核周分布的铁颗粒，常≥1/3 核周），胞质空泡，PAS 阳性。

（2）粒细胞发育异常（dysgranulopoiesis，dysG）：假性 Pelger-Hüet 样核异常，巨大分叶核中性粒细胞（macropolycytes，至少达正常分叶核中性粒细胞大小的 2 倍），中性粒细胞颗粒减少（胞质颗粒减少至少达正常细胞的 2/3）或缺如，不规则核过分叶（hypersegmentation），胞核棒槌小体（4 个以上，非性染色体相关的），异常染色质凝集（大块状，有清亮区分隔），非假性 Pelger-Hüet 样核异常的其他核发育异常（指不符合已有发育异常形态学定义但确有异常），假的 Chediak-Higashi 颗粒，Auer 小体。

（3）巨核细胞发育异常（dysmegakaryocytopoiesis，dysMK）：外周血中可见到巨大血小板。骨髓中出现小巨核细胞（细胞面积<800μm^2），包括淋巴细胞样小巨核细胞（类圆形，直径 5～8μm，核质比大，核染色质浓聚，结构不清，无核仁，胞质极少，强嗜碱性，常有不规则的毛状或小泡状突起，无颗粒或颗粒极少），小圆核（1～3 个核）小巨核细胞，或有多个小核的大巨核细胞。

（4）原始细胞的定义：骨髓原始细胞包括原粒细胞 I 型和 II 型、原单核细胞及幼单核细胞。

2. MDS 最低诊断标准 2006 年，由包括美国国立综合癌症网络、MDS 国际工作组、欧洲白血病网等代表在内的专家组，在维也纳 MDS 工作组会议中一致通过了“MDS 最低诊断标准”共识（表 49-1）。

3. 世界卫生组织（WHO）的 MDS 分型诊断标准 MDS WHO 分型标准在“MDS 最低诊断标准”的基础上，于 2008 年和 2016 年先后进行了修订，使之更精细和精准，也更利于临床预后判断和治疗策略制定。2016 年 WHO 的 MDS 分型标准见表 49-2。

表 49-1 MDS 最低诊断标准（维也纳，2006）[a]

1. 必备条件（下面两个条件必须同时具备，缺一不可）
（1）下列细胞系别中一系或多系持续性减少（≥6 个月）[b]：红细胞（Hb＜110g/L）；中性粒细胞（ANC＜1.5×10^9/L）；巨核细胞系（PLT＜100×10^9/L）
（2）排除可以成为血细胞减少/发育异常原发原因的所有其他造血组织或非造血组织疾病[c]
2. 确定条件
（1）骨髓涂片中红细胞系、中性粒细胞系或巨核细胞系任何一系细胞中至少 10%有发育异常，或环状铁粒幼红细胞＞15%
（2）骨髓涂片中原始细胞占 5%～19%
（3）典型的染色体异常（常规核型分析法或 FISH）[d]
3. 辅助条件[e]（指符合“1”而不符合“2”的患者，而且表现其他方面的典型临床特征，如输血依赖性大细胞贫血）
（1）流式细胞术检测骨髓细胞表型，明确显示有单克隆红系和/或髓系细胞组群
（2）HUMARA 分析、基因芯片谱型或基因点突变分析（如 RAS 突变）显示有单克隆细胞组群的明确分子征象
（3）CFU 检测骨髓和/或循环中祖细胞集落（±集丛）形成显著而持久性减少

a 符合所有两个“必备条件”和至少一个“确定条件”时，可确诊为 MDS；若不符合任何“确定条件”，但患者显示有髓系疾病，则需参考“辅助条件”，以帮助确定患者是否患有 MDS，或是存在“高度疑似 MDS（HS-MDS）”。

b 如果同时有染色体核型异常，可＜6 个月。

c 由于较多患者被诊断为有两个髓系肿瘤并存，在少数患者即使查出可能引起血细胞减少的另一个共存疾病，MDS 的诊断仍能成立。对于这类情况须加以说明。

d 典型的染色体异常是指在 MDS 中常常出现的+8，-7，5q-，20q-等；若只有核型异常这一个“确定条件”，则应认为是“HS-MDS”。

e “辅助条件”无需在所有诊疗中心的常规检测工作中都用作标准，如果没有这些条件，对可疑患者应予随诊并反复定期监测，以便确立 MDS 的诊断。

表 49-2 WHO 的 MDS 分型诊断标准（2016）

亚型	外周血	骨髓
MDS 伴单系发育异常（MDS-SLD）	1 个或 2 个系别血细胞减少[a]	一系细胞发育异常≥10%，原始细胞＜5%
MDS 伴环状铁粒幼红细胞（MDS-RS）	贫血，无原始细胞	环状铁粒幼红细胞≥15%，或有 SF3B1 突变且环状铁粒幼红细胞≥5%
MDS 伴多系发育异常（MDS-MLD）	血细胞减少（1～3 个系别），单核细胞＜1×10^9 / L	≥2 个系别中发育异常的细胞≥10%，原始细胞＜5%，±环状铁粒幼红细胞＜15%
MDS 伴有原始细胞过多-Ⅰ（MDS-EB-Ⅰ）	血细胞减少（1～3 个系别），原始细胞≤2%～4%，单核细胞＜1×10^9/L	单系或多系发育异常，原始细胞 5%～9%，无 Auer 小体
MDS 伴有原始细胞过多-Ⅱ（MDS-EB-Ⅱ）	血细胞减少（1～3 个系别），原始细胞 5%～19%，单核细胞＜1×10^9 / L	单系或多系发育异常，原始细胞 10%～19%，±Auer 小体
MDS，不能分类（MDS-U）	血细胞减少（1～3 个系别），±至少 2 次不同时间检测到原始细胞为 1%	单系发育异常或无发育异常，但有 MDS 特征性染色体异常，原始细胞＜5%
MDS 伴有单纯 del（5q）	贫血，血小板数正常或增高	红系单系发育异常，单纯 del（5q）或加上除-7 或 7q-的任一异常核型，原始细胞＜5%

a 血细胞减少：Hb＜100g/L，PLT＜100×10^9/L，ANC＜1.8×10^9/L；少数 MDS 患者血细胞减少轻微，贫血或血小板减少高于上述水平。外周血单核细胞绝对值＜1×10^9/L。

4. 预后积分系统　MDS 患者确立诊断和分型诊断的同时，应根据预后积分系统对患者的预后分组做出判断。现在国际共识的预后积分系统有 1997 年提出的 MDS 国际预后积分系统（International Prognostic Scoring System，IPSS，表 49-3）及 2012 年修订的 IPSS（IPSS-R，表 49-4），还有 2011 年修订的 WPSS 预后积分系统（表 49-5）。

表 49-3　IPSS 积分标准及危度划分

预后参数	积分				
	0	0.5	1.0	1.5	2.0
骨髓原始细胞（%）	＜5	5～10	—	11～20	21～30
染色体核型[a]	良好	中间	不良		
外周血细胞减少[b]	0～1 系	2～3 系			
危度划分					
低危：0 分					
中危Ⅰ：0.5～1 分					
中危Ⅱ：1.5～2.0 分					
高危：≥2.5 分					

a 预后良好核型：正常核型，-Y，5q-，20q-。预后不良核型：复杂核型异常（≥3 种异常），7 号染色体异常。预后中间核型：除上述两类以外的其他核型异常。

b 血细胞减少的标准：Hb＜100g/L；ANC＜1.8×10^9/L；PLT＜100×10^9/L。

表 49-4　IPSS-R 预后积分系统

预后参数	0	0.5	1.0	1.5	2.0	3	4
细胞遗传学[a]	很好		好		中等	差	很差
骨髓原始细胞（%）	≤2		2～5		5%～10%	＞10%	
血红蛋白（g/L）	≥10		8～10	＜8			
血小板（$\times10^9$/L）	≥100	50～100	＜50				
中性粒细胞绝对值计数（$\times10^9$/L）	≥0.8	＜0.8					

a 细胞遗传学分组：①非常好：del（11q），-Y；②好：正常，der（1；7），del（5q），del（12p），del（20q），伴 del（5q）的两种异常；③中等：7q-，+8，i（17q），+19，任何其他单独异常或 2 个独立的克隆；④差：-7，inv（3）/t（3q）/ del（3q）包含-7/7q-的 2 种异常、3 种异常；⑤非常差：3 种以上异常。

预后危度分组：极低危，≤1.5 分；低危，＞1.5～3 分；中危，＞3～4.5 分；高危，＞4.5～6 分；极高危，＞6 分。

表 49-5　WHO 分型预后积分系统（WPSS，2011）

预后变量	积分			
	0	1	2	3
WHO 分类	RCUD、RARS、伴有单纯 5q-的 MDS	RCMD	RAEB-1	RAEB-2
染色体核型[a]	好	中等	差	—
严重贫血[b]	无	有		

a 预后好核型：正常核型，-Y，del（5q），del（20q）；预后中等核型：其余异常；预后差核型：复杂（≥3 个异常）或 7 号染色体异常。

b 男性患者 Hb＜90g/L，女性患者 Hb＜80g/L。

预后危度分组：极低危（0 分）、低危（1 分）、中危（2 分）、高危（3～4 分）和极高危（5～6 分）。

【疗 效 标 准】

2000 年一个国际工作组在分析了现行的各种 MDS 疗效定义的基础上，提出一套统一的标化 MDS 疗效指南，目的是规范 MDS 临床治疗试验的疗效判断标准，使不同临床试验结果之间具有可比性。这个统一标化疗效标准，从 MDS 与许多恶性血液疾病不同的特点着眼，将 MDS 的治疗目标分为两个档次：改善生存质量和改变疾病自然病史。据此相应提出 4 组疗效标准：①改变疾病自然病史；②细胞遗传学反应；③生存质量；④血液学改善。对标准细节都作了详细说明，很适合临床疗效判断，值得采用。此标准于 2006 年进行了修订，现将该方案摘要列于表 49-6，以供参考。

表 49-6　MDS 治疗反应标准（IWG，2006 年修订）[a]

Ⅰ.改变疾病自然病程
完全缓解（CR）：反应须持续≥4 周[b]
BM：bls≤5%[c]，各系细胞成熟正常，可允许继续存在 dys[d]，但要加以注明
PB：Hb＞110g/L；ANC≥1.0×10^9/L；PLT≥100×10^9/L，无 bls，可继续存在 dys[d]
部分缓解（PR）：反应须持续≥4 周[b]
BM：bls 较治疗前减少≥50%，但仍＞5%，不考虑有核细胞增生程度和 dys[c]
PB：同 CR 标准
骨髓 CR：bls≤5%，且较治疗前减少≥50%，但 PB 血细胞减少未恢复，如果 PB 达到下述 HI 标准，须加以注明
稳定（SD）：未达到 PR 标准，但无下述 PD 证据，≥8 周
失败（failure）：治疗中死亡或疾病进展
CR 或 PR 后复发（relapse）：有下列≥1 项
BM 中 bls 恢复到治疗前水平
ANC 或 PLT 较缓解/有效时的最高值减少≥50%
Hb 减少 15g/L 或依赖输血
进展（PD）：有下列≥1 项
BM：bls＜5%者，增加≥50%，达到＞5%
bls 5%～10%者，增加≥50%，达到＞10%
bls 10%～20%者，增加≥50%，达到＞20%
bls 20%～30%者，增加≥50%，达到＞30%
PB：ANC 或 PLT 较缓解/有效时的最高值减少≥50%，Hb 减少≥20g/L，依赖输血
生存时间的计算：
总生存时间（OS）：从进入治疗试验到任何原因死亡
无变故生存（EFS）：从进入治疗试验到治疗失败或任何原因死亡
无进展生存（PFS）：从进入治疗试验到 PD 或因 MDS 死亡
无病生存（DFS）：从达到 CR 到复发
特定原因死亡（CSD）：MDS 相关死亡
Ⅱ.细胞遗传学反应：须用常规方法分析 20 个中期分裂相
完全反应（CCR）：原有的染色体异常消失，且未出现新的异常
部分反应（PCR）：原有的染色体异常减少≥50%

续表

Ⅲ. 生存质量（QoL）

使用各种问卷或 WHO 体能积分

Ⅳ. 血液学进步（HI）[e]：反应须持续≥8 周

红系反应（HI-E）：

治疗前 Hb＜110g/L 者，治疗后增加≥15g/L

输血减少：（只用于治疗前 Hb≤90g/L 的依赖输血者）与治疗前 8 周相比，治疗后 8 周输注红细胞单位数减少≥4 个

PLT 反应（HI-P）：

治疗前 PLT＜100×10^9/L，PLT＞20×10^9/L 者，治疗后净增≥30×10^9/L

治疗前 PLT＜20×10^9/L 者，治疗后增至＞20×10^9/L，且增幅≥100%

ANC 反应（HI-N）：

治疗前 ANC＜1×10^9/L 者，治疗后增加＞0.5×10^9/L

HI 后进展或复发[f]：≥下列 1 项

ANC 或 PLT 从最佳反应水平下降≥50%

注：BM. 骨髓；PB. 外周血；bls. 原始细胞；dys. 发育异常；ANC. 中性粒细胞绝对值；PLT. 血小板计数。

a 本表中的血常规测定值是指治疗前或治疗结束≥1 个月后至少相隔 1 周的两次测定的平均值（无输血影响）。

b 在某些情况下，化疗规划可能需每在 4 周或 8 周的期限之前就开始下一步治疗，这类患者的反应评定可归入开始进一步治疗时所符合的反应类别，在重复化疗疗程中出现的短暂性血细胞减少，随后又恢复到前一个疗程的改善值，这段过程不应影响对其化疗反应持续时间的判定。

c 如红系细胞＜有核细胞数的 50%，bls 按有核细胞数计算，如红系细胞＞有核细胞数的 50%，bls 按非红系细胞计算。

d dys 的判断按 WHO 标准。

e 在同时有 HI-E 和 HI-P 两类反应时，在报告个别反应外，也将两者作为总体反应加以报告。

f 无急性感染、重复化疗疗程、脏器出血、溶血等其他原因。

【评　　论】

（一）关于诊断标准

（1）一个高度怀疑 MDS 的患者，在病史询问时以下几点应引起高度重视：①由于实体肿瘤患者的生存期已有显著提高，远期并发症的治疗相关性 MDS/AML 也更多见，治疗药物及其累计量和放射治疗的累计量和剂量率等，都应有详尽的记录；②如果患者此前有血制品输注史，则应记录输血的频率和累计总量；③如果患者有长期血常规检查，其中平均红细胞体积（MCV）是一个非常有助于 MDS 诊断的指标，MDS 患者 MCV 有一个不断增大的变化过程，此过程伴随着血红蛋白的逐渐下降。

（2）对于那些骨髓原始细胞＜5%的 MDS 患者的诊断，需除外那些可有血细胞计数减少且伴有血细胞发育异常的其他血液和非血液系统疾病，以下几种疾病尤应引起注意：①大颗粒淋巴细胞白血病：T 细胞大颗粒淋巴细胞白血病患者可合并纯红细胞再生障碍性贫血、中性粒细胞减少，甚至血小板减少，应与 MDS 伴单系发育异常进行鉴别，而通过外周血淋巴细胞免疫表型分析（包括 TCR Vβ 分析）及 TCR 基因重排检测不难作出鉴别诊断；

②HIV 感染：特别是艾滋病晚期患者，可有血细胞减少和血细胞发育异常形态学改变，而 HIV 检测和外周血 T 细胞亚群分析有助于其诊断；③先天性红系发育异常性贫血：对于儿童和青少年，MDS 与先天性红系发育异常性贫血间的鉴别诊断更为重要；④阵发性睡眠性血红蛋白尿症：通过流式细胞术 CD55、CD59 检测不难作出诊断；⑤营养性贫血：通过血清叶酸和维生素 B_{12} 的检测即可作出诊断。

（3）骨髓涂片中红细胞系、中性粒细胞系或巨核细胞系中细胞发育异常的比例≥10%是 MDS 的确定诊断标准之一，WHO MDS 诊断标准（2008）对血细胞发育异常的形态学特征进行了具体描述，但已有研究证实由于不同的形态学分析者对原始粒细胞和有核红细胞巨幼样变掌握的标准不同，诊断一致率不足 80%。计数原始细胞百分数时，骨髓细胞分类需计数 500 个细胞，外周血需计数 200 个细胞。以下几点应引起高度重视：①原红细胞和原巨核细胞不应作为原始细胞等同细胞归入原始细胞；②原始阶段的微巨核细胞有时与原始细胞不易区分辨认，故 CD42 抗体免疫细胞化学染色应作为必要的补充检查手段；③MDS 患者骨髓中 B 祖细胞可增高，而经验不足的阅片人可能将其误认为原始细胞，行流式细胞术免疫表型分析则有助于其在骨髓中比例的鉴定；④NEC 是 1985 年 FAB 协作组在 AML 修订诊断标准中为了鉴别 AML 的 M_6 亚型与 MDS 而提出的，即骨髓有核细胞分类计数，当红系有核细胞占骨髓有核细胞比例≥50%时，原始细胞比例应按 NEC（除去红系有核细胞及淋巴细胞和浆细胞等非造血细胞）计算，如原始细胞比例≥20%则诊断为 M_6，否则即诊断为 MDS。WHO（2016）标准已明确规定废除 NEC，而采用有核细胞与原始细胞比例来进行 MDS 与 AML 间的诊断和分型诊断。

（4）所有疑似 MDS 的患者均应做骨髓活检，其价值在于：①当骨髓穿刺混血时，借助免疫组化染色（IHC）与 AML 进行鉴别；②借助 IHC 与低增生性 AML 进行鉴别；③与再生障碍性贫血（AA）进行鉴别：检测 $CD34^+$ 祖细胞异常分布/定位（ALIP）；④借助 IHC（CD31、CD42 或 CD62）观察巨核细胞形态和异常聚集；⑤确定是否有骨髓纤维化；⑥除外其他髓系肿瘤；⑦低增生性 MDS 的诊断；⑧当染色体核型分析无分裂象时可用原位 FISH 进行细胞遗传学分析；⑨查明有无血管生成增多（CD34-IHC）；⑩诊断 MDS-U 或系统性肥大细胞增多症合并 MDS。

（5）典型的染色体异常（常规核型分析或 FISH）是 MDS 最低诊断标准中 3 个确诊条件之一。常规染色体核型分析是所有怀疑 MDS 患者的必做检查之一。常规核型分析必须有可供分析的 20～25 个核分裂象才能做出判断，如不能获得足够核分裂象，那么 FISH 检测（应至少包括 5q31、CEP7、7q31、CEP8、20q、CEPY 和 p53 等探针）是常规核型分析的必要补充。

（6）骨髓细胞流式细胞术检查在 MDS 诊断中的应用近年也有了长足的进展。新近相继提出了 2 个积分系统，Ogata MFC-score 和 the RED-score，联合这 2 个积分系统对 MDS 诊断的敏感性和特异性分别为 87.9%和 88.9%。2009 年 ELN MDS 流式工作组提出过一个 MDS 流式细胞术分析的指南，2014 年在此基础上国际/ELNMDS 流式工作组（IMDS Flow）又提出了一个修订指南，目前我国亟须按照该指南规范 MDS 流式细胞术分析。此外，WHO（2016）标准中明确指出现阶段不能单纯依据骨髓流式细胞术检查结果来诊断 MDS，也不能用骨髓流式细胞术 $CD34^+$ 细胞比例取代骨髓涂片分类计数原始细胞比例来进行 MDS 分型诊断。但骨髓流式细胞术分析提示存在 MDS 表型异常改变时有助于 MDS 的确诊。体外骨髓干/祖细胞培养亦为MDS的辅助诊断方法，但该检测基本没有作为绝大多数医院的常规检测。

（7）全基因组或靶向基因测序研究揭示MDS的受累基因约60个，最常受累的基因有SF3B1、TET2、SRSF2、ASXL1、DNMT3A和RUNX1，这些基因突变频率均在10%以上。尽管约90%的MDS患者存在细胞遗传学和/或基因异常，也就是说可以找到克隆性证据，但现有MDS基因异常，仅发现SF3B1基因突变与骨髓环状铁粒幼红细胞增多有较特异的相关性，可以用于分型诊断，约70%的RAS和RCMD-RS存在SF3B1基因突变。由于在正常人群中，随着年龄的增高基因突变检出率亦随之增高（>70岁人群基因突变检出率在10%以上）。此外，已有研究证实，20%～30%的再生障碍性贫血患者存在基因突变，而MDS患者检出的基因突变也可见于其他血液系统肿瘤或其他实体瘤，因此将基因突变作为MDS克隆标志的特异性明显差于克隆性染色体核型异常，分析基因突变结果时必须与细胞形态学结合，当细胞形态学分析显示形态异常的细胞不足10%时，导致基因编码蛋白改变的突变有助于MDS的确诊。

（8）符合MDS诊断时，如患者的骨髓活检示骨髓造血细胞容积经年龄调整后<30%，则诊断为低增生性MDS（迄今尚未将低增生性MDS作为一个独立亚型列出）；符合MDS诊断时，如患者的骨髓活检嗜银染色按欧洲骨髓纤维化分级共识标准≥2级，则诊断为MDS伴骨髓纤维化（该型也未作为一个独立亚型提出，但这些患者预后差，且在制定治疗策略时应考虑该因素）。

（二）关于疗效标准

MDS的疗效标准，长时间以来不同作者执行各自标准，彼此不能完全相同。特别是MDS临床治疗试验的疗效判定，缺乏统一的标准，结果之间缺乏可比性。有鉴于此，IWG于2000年提出MDS标化反应标准，2006年又进行了修订，较好地解决了这一问题，已为国际上普遍采用。该标准将MDS治疗目标分为两个档次来考虑，即改变疾病自然病程和改善生活质量，这对于不同患者的个体化治疗决策也具有指导意义。该标准虽然是为规范MDS临床治疗试验而制定的，但也可供日常MDS治疗工作中参考使用。

值得引起关注的是，WHO（2016）诊断标准中中性粒细胞绝对值<1.8×10^9/L为判断中性粒细胞计数减少的标准，而此疗效标准中将中性粒细胞绝对值≥1.0×10^9/L作为CR的标准，此外，WHO（2016）诊断标准中已明确规定废除NEC原始细胞计数，而此标准沿用了NEC原始细胞计数。

（肖志坚）

参考文献

肖志坚，郝玉书. 2011. 进一步规范和细化我国血细胞形态学检测. 中华血液学杂志，32：73-74.

肖志坚. 2015. 骨髓增生异常综合征的精确诊断. 中华血液学杂志，36：361-362.

中华医学会血液学分会. 2014. 骨髓增生异常综合征诊断与治疗中国专家共识（2014版）. 中华血液学杂志，35：1042-1048.

Arber DA，Orazi A，Hasserjian R，et al. 2016. The 2016 revision to the World Health Organization classification of myeloid neoplasms and acute leukemia. Blood，127：2391-2405.

Cheson BD，Greenberg PL，Bennett JM，et al. 2006. Clinical application and proposal for modification of the International Working Group（IWG）response criteria in myelodysplasia. Blood，108：419-425.

Greenberg PL，Tuechler H，Schanz J，et al. 2012. Revised international prognostic scoring system for myelodysplastic syndromes. Blood，120：2454-2465.

Malcovati L，Della Porta MG，Strupp C，et al. 2011. Impact of the degree of anemia on the outcome of patients with myelodysplastic syndrome and its integration into the WHO classification-based Prognostic Scoring System（WPSS）. Haematologica，96：1433-1440.

Valent P，Horny HP，Bennett JM，et al. 2007. Definitions and standards in the diagnosis and treatment of the myelodysplastic syndromes：Consensus statements and report from a working conference. Leuk Res，31：727-736.

五十　慢性粒单核细胞白血病

（一）诊断标准

1. 外周血持续性单核细胞增多≥1×10^9/L，伴单核细胞在白细胞分类中的比例≥10%。

2. 外周血或骨髓中原始细胞（包括原始粒细胞和原幼单核细胞）<20%。

3. 不符合 BCR-ABL1$^+$CML、PMF、PV 或 ET 的诊断标准。

4. 无 PDGFRA、PDGFRB 或 FGFR1 重排，或 PCM1-JAK2（特别对伴嗜酸粒细胞增多的病例需要进行基因检测，排除阳性者）。

5. 髓系细胞一系或多系发育异常。如无发育异常或极轻微，符合以下条件仍可诊断 CMML：造血细胞存在获得性克隆性细胞或分子遗传学异常；或单核细胞增多持续至少 3 个月，并除外引起单核细胞增多的其他原因。

（二）分型标准

WHO（2016）诊断标准：根据外周血和骨髓原始细胞比例分为 3 型，分别为 CMML-0、CMML-1 和 CMML-2。PB 中原始细胞<2%、BM 中<5%，为 CMML-0；PB 中原始细胞 2%～4%、BM 中 5%～9%，为 CMML-1；PB 中原始细胞 5%～19%、BM 中 10%～19%，或有 Auer 小体，为 CMML-2。

【疗 效 标 准】

目前无普遍采用的疗效标准，现将发表于 2015 年 *Blood* 的疗效标准作为参考，适用于各种 MDS/MPN 所属疾病。

（一）MDS/MPN 疗效标准（成人）

1. CR（满足以下全部条件）

（1）骨髓：原始粒细胞≤5%（在 CMML 包括原幼单核细胞），各系细胞成熟正常，无发育异常的形态表现。

（2）骨髓纤维化消失，或轻度纤维化（≤1 级）。

（3）外周血：WBC≤10×10^9/L；Hb≥11g/dl；100×10^9/L≤PLT≤450×10^9/L；ANC≥1.0×10^9/L；原始细胞 0；中性粒细胞前体细胞≤2%；单核细胞≤1×10^9/L。

（4）髓外病变完全消失（皮肤浸润，疾病相关的浆膜腔积液），包括肝脾大消失。

（5）满足上述标准，同时疾病相关症状完全消失。

（6）持续低水平的发育异常（病态造血）是允许的，因发育异常的判定具有主观性。

2. 完全细胞遗传学缓解　治疗前出现的染色体异常消失（已知与疾病相关的染色体异常），G 显带方法需检测至少 20 个中期细胞或 FISH 方法。

3. 部分缓解　骨髓原始细胞下降 50%但＞5%（除了基线时原始细胞≤5%），同时外周血细胞数及肝脾大恢复正常。

4. 骨髓缓解

（1）完全骨髓缓解：满足所有上述提到的 CR 骨髓标准，但外周血指标未正常。

（2）部分骨髓缓解：骨髓原始细胞下降 50%但仍＞5%，或至少 2 次、间隔至少 2 个月评估骨髓纤维化程度降低。

5. 临床获益　指无疾病进展或 CR/PR 并满足以下至少 1 项，且独立于骨髓缓解。

（1）红细胞：Hb 增加≥2.0g/dl；治疗前依赖输血（每 8 周需要输≥4 袋红细胞），治疗后脱离输血持续 8 周以上。

（2）血小板

1）治疗前依赖输血小板（每 8 周需要输≥4 袋血小板），治疗后脱离或减少输血小板。

2）治疗前血小板≤20×10^9/L，治疗后血小板＞20×10^9/L 且至少增加 100%。

3）治疗前血小板＞20×10^9/L 但≤100×10^9/L，治疗后血小板净增数≥30×10^9/L。

（3）中性粒细胞

1）治疗前中性粒细胞≤0.5×10^9/L，治疗后至少增加 100%或净增数≥0.5×10^9/L。

2）治疗前中性粒细胞＞0.5×10^9/L 但≤1.0×10^9/L，治疗后至少增加 50%或净增数≥0.5×10^9/L。

（4）脾脏反应：基线时可触及的脾脏≥10cm 者至少缩小 50%，基线时脾脏≥5cm 者缩至不可触及。

（5）症状反应：按 MPN-SAF TSS 评分下降≥50%为症状改善，但基线积分＜20 分者不适用。

（二）MDS/MPN 疾病进展标准（成人）

满足 2 条主要标准，或 1 条主要标准、2 条次要标准，或 3 条次要标准。

1. 主要标准

（1）原始细胞升高

1）原始细胞＜5%：增加≥50%，原始细胞＞5%。

2）原始细胞 5%～10%：增加≥50%，原始细胞＞10%。

3）原始细胞 10%～20%：增加≥50%，原始细胞＞20%。

4）原始细胞 20%～30%：增加≥50%，原始细胞＞30%。

（2）细胞遗传学进展（FISH 或 G 显带）

1）在完全细胞遗传学缓解后出现新的细胞遗传学异常，或先前的细胞遗传学异常再次出现。

2）部分细胞遗传学缓解者负荷增加≥50%。

（3）出现新的髓外病变

1）脾大加重：先前不大者超过左肋下 5cm；基线时可触及的脾脏 5～10cm 者较原来增加 100%以上，较基线增大 5～10cm；或基线脾脏＞10cm 者较原来增加 50%以上。

2）脾脏外的髓外病变：包括新发的或加重的肝大，粒细胞肉瘤，皮肤病变等。

2. 次要标准

（1）依赖输血。

（2）粒细胞或血小板较最大反应时下降≥50%。

（3）Hb 较最大反应时或基线下降≥1.5g/dl。

（4）症状评分按 MPN-SAF TSS 增加≥50%。

（5）克隆演变证据。

【评　　论】

1. 关于骨髓增生异常/骨髓增殖性肿瘤（myelodysplastic/myeloproliferative neoplasms，MDS/MPN）　这是一组既有 MDS 特征又有 MPN 特征的髓系肿瘤。其临床和血液学特点是骨髓髓系（粒系、红系、巨核系）中，一系或多系为有效增殖，导致外周血中该系细胞增多；而另一系或多系为无效增殖，导致外周血中该系细胞减少。同时，髓系各系细胞可有发育异常（或称病态造血）的形态学表现和/或功能异常。

2016 年 WHO 髓系肿瘤分类中的 MDS/MPN 包括：

（1）慢性粒单核细胞白血病（chronic myelomonocytic leukemia，CMML）。

（2）不典型慢性粒细胞白血病（atypical chronic myeloid leukemia，aCML，BCR-ABL1^{-}）。

（3）幼年型粒单核细胞白血病（juvenile myelomonocytic leukemia，JMML）。

（4）MDS/MPN 伴环形铁粒幼和血小板增多（MDS/MPN with ring sideroblasts and thrombocytosis，MDS/MPN-RS-T）。

（5）MDS/MPN，不能分类（MDS/MPN，U）。

2. 关于 CMML 的诊断

（1）MPN 的其他亚型可伴有单核细胞增多，或在疾病进程中出现单核细胞增多，与 CMML 类似，但这种情况并不常见。有 MPN 病史、骨髓具有 MPN 特点和/或有 MPN 相关基因突变（JAK2、CALR、或 MPL）倾向于诊断 MPN 伴单核细胞增多，而非 CMML。

（2）外周血和骨髓中的原始细胞数是区分 CMML 与 AML 的界值，也是 CMML 分型的依据。原始细胞包括原始粒细胞、原始单核细胞和幼稚单核细胞。幼稚单核细胞是前体单核细胞，有大量浅灰色或轻微嗜碱性胞质，伴少量分散的、淡紫色细颗粒，核染色质粗糙，有显著核仁，核皱褶。作为单核细胞的前体等同于原始细胞，因此幼单细胞的识别、认定十分重要。WHO 诊断标准中对幼单细胞的形态进行了十分细致的描述，认为形态学是诊断的基础，可结合流式细胞术的免疫表型和细胞遗传学及分子学检测。外周血和骨髓中见到的异常单核细胞不包括在原始细胞中。

（3）当临床不能确定诊断时，常出现于 CMML 的基因突变（如 TET2、SRSF2、ASXL1、SETBP1）有助于诊断。但需注意的是，很多突变可能是年龄相关的，或是亚克隆。因此，解释基因结果时需慎重。

（4）文献报道大部分CMML染色体核型正常，约20%有异常核型，与MDS中的常见异常相似。CMML中最常见的突变基因是SRSF2、TET2和/或ASXL1。ASXL1提示疾病具有侵袭性特征，与染色体核型和临床病理学参数一起列入CMML预后积分系统。3%～5%的CMML可见NPM1突变，伴有NPM1突变常预示疾病进展。

3. 关于CMML分型 CMML兼具MDS和MPN两大疾病特点，并有一个相对长的病程，致使患者就诊时的临床表现和血液学参数不尽相同，如约半数患者表现为肝脾大和白细胞增多，另一半患者白细胞正常或减少，此外，伴或不伴贫血及原始细胞数等都有较大差别。为估计预后提出了CMML分型，最早提出并被较多采用的是根据外周血和骨髓原始细胞数的分型标准，分为2型，现更新为3型，即CMML-0、CMML-1和CMML2。另一分型标准是根据外周血白细胞计数，WBC≥13×10^9/L为“增殖型，MP-CMML”，WBC＜13×10^9/L为“增生异常型，MD-CMML”，再结合CMML-0至CMML-2共分6个亚型。研究发现，MP和MD型在临床和分子学上有差别，这些差别与RAS/MAPK信号通路异常有关，致各亚型的预后不同。目前采用的这两种分型更多地反映了肿瘤负荷，与疾病转归有较密切的关系，但要更准确地预测预后并对临床治疗有所帮助，应将反映疾病生物学特征的细胞遗传学和分子学标志纳入新的分型标准。

（江 滨 胡文青）

参考文献

Arber DA，Orazi A，Hasserjian R，et al. 2016.The 2016 revision to the World Health Organization classification of myeloid neoplasms and acute leukemia.Blood，127（20）：2391-2405.

Mughal TI，et al. 2015.An International MDS/MPN Working Group's perspective and recommendations on molecular pathogenesis，diagnosis and clinical characterization of myelodysplastic/myeloproliferative neoplasms. Haematologial，100（9）：1117-1130.

Savona MR，et al. 2015.An international consortium proposal of uniform response criteria for myelo-dysplastic/myeloproliferative neoplasms （MDS/MPN）in adults.Blood，125（12），1857-1865.

Schuler E，Schroeder M，Neukirchen J，et al. 2014.Refined medullary blast and white blood cell count based classification of chronic myelomonocytic leukemias. Leuk Res，38（12）：1413-1419.

五十一 不典型慢性粒细胞白血病

【诊断标准】

1. 外周血 白细胞增多，由中性粒细胞及其前体细胞（早幼粒、中幼粒、晚幼粒细胞）增多导致；前体细胞在白细胞计数中≥10%，原始细胞＜20%；单核细胞＜10%，无或极轻微的单核细胞绝对值增高；嗜碱粒细胞通常＜2%，无或极轻微的嗜碱粒细胞绝对值增高。

2. 骨髓 有核细胞增多，原始细胞＜20%。粒细胞增多伴有发育异常，包括异常的染色质浓集等现象；伴或不伴有红系和巨核系发育异常。

3. 不符合 BCR-ABL1+CML、PMF、PV、ET 诊断标准。

4. 无 PDGFRA、PDGFRB、FGFR1 重排，无 PCM1-JAK2。

【疗 效 标 准】

详见慢性粒单核细胞白血病疗效标准。

【评　　论】

不典型慢性粒细胞白血病（aCML）是一少见的 MDS/MPN 亚型，临床以白细胞增多、脾大为主要表现，需与有类似特征的慢性粒细胞白血病（CML）、慢性中性粒细胞白血病（CNL）、不能分类的 MDS/MPN 进行鉴别。基因检测可排查 CML，也有助于与 CNL 和 MPN 鉴别，如 CSF3R 突变见于大部分 CNL，而在 aCML 中<10%；MPN 相关的突变（JA 2、CALR、MPL）不出现于 aCML。大约 1/3 的 aCML 伴有 SETBP1 和 ETN 1 基因突变，但无特异的细胞遗传性异常。aCML 与 MDS/MPN U 较难区别，从临床过程看，aCML 更具侵袭性，预后更差。

（江　滨　马　兰）

参 考 文 献

同“五十　慢性粒单核细胞白血病”.

五十二　幼年型粒单核细胞白血病

【诊 断 标 准】

1. 临床及血液学特征（以下 4 条均需具备）：

（1）外周血单核细胞≥1×10^9/L。

（2）外周血及骨髓原始细胞<20%。

（3）脾大。

（4）Ph 染色体阴性（BCR/ABL^-）。

2. 基因学特征（具备以下 1 条即可）：

（1）PTPN11 或KRAS 或 NRAS 基因发生体细胞突变。

（2）有 NF1 或 NF1 突变。

（3）CBL 种系突变和 CBL 杂合缺失。

3. 有临床和血液学特征，而无基因学特征的，需染色体单体 7（-7），或其他染色体异常，或至少具备以下 2 条：

（1）随年龄增长血红蛋白 F 增加。

（2）外周血见髓系或红系前体细胞。

（3）集落分析中对 GM-CSF 高度敏感。

（4）STAT5 过度磷酸化。

【疗 效 标 准】

详见慢性粒单核细胞白血病疗效标准。

【评　　论】

JMML 是一种儿童型 MDS/MPN，发生率 0.12/10 万，中位发病年龄 2 岁。临床表现为发热、肝脾大、血小板减少、单核细胞增多，伴随年龄增长血红蛋白 F 升高。约 90%的患儿有体细胞或生殖细胞 PTPN11、KRAS、NRAS、CBL、NF1 基因突变，发生频率 PTPN11＞NF1＞NRAS/KRAS＞CBL。这些基因突变不同时存在，RAS/MAPK通路激活。SETBP1、JAK3 极少见，提示更差的预后。

（江　滨　马　兰）

参 考 文 献

同“五十　慢性粒单核细胞白血病”.

五十三　伴环形铁粒幼红细胞及血小板增多的 MDS/MPN

【诊 断 标 准】

1. 贫血伴红系发育异常，伴或不伴多系发育异常，环形铁粒幼红细胞≥15%，外周血原始细胞＜1%，骨髓原始细胞＜5%。

2. 持续性血小板增多，≥450×10^9/L。

3. 有 SF3B1 突变；无 SF3B1 突变者应具有 MDS/MPN 特征，且近期未接受细胞毒药物或生长因子治疗。

4. 无 BCR-ABL1，无 PDGFRA、PDGFRB、FGFR1 重排，无 PCM1-JAK2；无（3; 3）（q21; q26），inv（3）（q21; q26），del（5q）。

5. 无 MPN、MDS（除 MDS-RS）病史，或其他 MDS/MPN 类型。

注：①即使检测出 SF3B1 突变，环形铁粒幼红细胞也至少达到 15%。②SF3B1 突变同时伴 JAK2 V617F，CALR 或 MPL 基因突变，对诊断是强有力的支持。

【疗 效 标 准】

详见慢性粒单核细胞白血病疗效标准。

【评　　论】

WHO 2008 版首先提出伴环形铁粒幼红细胞及血小板增多的 MDS/MPN，诊断标准仅有临床及血液特征两条，命名为 RARS-T。WHO 2016 版新增三条标准，更名为

MDS/MPN-RS-T，同时强调了基因检测的意义。在 MDS/MPN-RS-T 中，SF3B1 突变发生率 60%～80%。SF3B1 突变常与 JAK2 V617F 突变同时存在，不到 10%与 CALR 或 MPL 突变同时存在。SF3B1 突变可能与铁粒幼红细胞线粒体铁过载、无效造血、贫血（MDS 特征）有关；而 JAK2 突变、MPL 突变与血小板增多（MPN 特征）有关。MDS/MPN-RS-T 患者的总生存（OS）期较 MDS RAS 长，较 ET 短。

（江　滨　马　兰）

参 考 文 献

同“五十　慢性粒单核细胞白血病”.

五十四　MDS/MPN，未分类

【诊 断 标 准】

1. 临床、实验室和形态学特征符合 MDS 的任何一个亚型，PB 和 BM 中原始细胞＜20%。

2. 具有显著的 MPN 特征，如 PLT≥450×10^9/L 伴有巨核系增殖，或 WBC≥13×10^9/L，伴或不伴脾大。

3. 无先期 MDS 或 CMPD，近期未接受细胞毒药物或造血因子治疗，Ph^-，BCR^-ABL^-，无 5q-、t（3; 3）（q21; q26）或 inv（3）（q21; q26），或具有混合性 MPN 和 MDS 特征而不能归入任何一个 MDS、CMPD 或 MDS/MPN 亚型。

【疗 效 标 准】

详见慢性粒单核细胞白血病疗效标准。

【评　　论】

MDS/MPN-U 是高度异质性的疾病，在所有髓性恶性肿瘤中少于 5%。中位发病年龄 70 岁，男女比为 2∶1。可有脾大。伴血小板增多（＞450×10^9/L）。20%～30%有 JAK2 V617F 阳性，15%有染色体+8。部分患者表现类似 aCML，但是没有粒细胞发育异常，可伴有嗜碱粒细胞增多，巨核细胞增生，高度骨髓纤维化。

关于血小板增多的界值，在第三版《血液病诊断及疗效标准》中采用≥600×10^9/L，但 2014 年 M.D. Anderson 发表的研究为≥450×10^9/L，故本标准采用≥450×10^9/L。

（江　滨　马　兰）

参 考 文 献

同“五十　慢性粒单核细胞白血病”.

第三部分

出血、凝血疾病

五十五　血管性紫癜

【诊 断 标 准】

血管性紫癜（vascular purpura）是指血管及血管周围组织的结构和功能障碍导致出血性皮损，涉及疾病种类繁多，故目前国内外无统一的诊断标准。结合国内外文献，提出如下标准：

1. 皮肤、黏膜出血倾向：瘀点、紫癜、瘀斑；部分患者自幼可有鼻出血，女性患者可有月经过多。

2. 血小板计数和功能正常。

3. 出血时间延长或正常。

4. 毛细血管脆性试验多数阳性。

5. 凝血功能和纤维蛋白溶解功能正常。

凡符合上述条件，即可诊断。

【疗 效 标 准】

综合国内外有关资料归纳如下：

1. 痊愈/显效　治疗后皮肤、黏膜出血倾向消失，半年内无复发。

2. 进步　皮肤、黏膜出血倾向消失，偶有复发。

3. 无效　出血表现无改善。

【评　　论】

与血小板减少性紫癜不同，血管性紫癜主要由于遗传性或获得性因素造成血管完整性被破坏，导致红细胞渗漏进入皮肤，造成压之不退色的出血性病变。除了出血时间可能延长之外，其他出血性疾病的筛查试验通常正常。

血管性紫癜并不是一种特定疾病，将其按病理生理学改变分为：①与已知微血管的病理性改变有关，如单纯性紫癜、人为性和精神性紫癜、机械性紫癜等；②皮肤血管炎和白细胞碎裂性血管炎，如过敏性紫癜；③与微血管的脆性增加有关，如维生素C缺乏症、老年性紫癜、遗传性结缔组织病、淀粉样变等；④与血管内皮细胞损伤有关，包括微生物、恶性肿瘤等。按病变的部位而言，大多是血管本身病变所致，而血管周围组织变性、萎缩或松弛所致者则较少见。现将临床上较常见的疾病举例如下：

1. 单纯性紫癜（purpura simplex）　是一种病因不明的血管性出血性疾病。临床具有以下特点：①多见于青年女性；②紫癜/青紫多见于下肢，可能与日常生活中的轻微碰撞有关；③病情多于月经期加重。根据临床特点推测，大部分发病可能与女性激素代谢紊乱有关。目前认为该紫癜并非病理状态，不需要进一步评估，大多数患者可耐受有创性操作或手术。

2. 老年性紫癜（purpura senilis）　是一种慢性血管性出血性疾病，多见于60岁以上患者，其发病机制主要与皮肤、皮下组织及血管壁本身因素有关。患者皮肤发生老年性退行性变，胶原、弹性蛋白逐渐消失，皮下脂肪组织萎缩、松弛，使小血管周围失去支撑，血管脆性增加，导致局部出血倾向。出血斑直径为1～4cm，呈深红色或紫红色，多在轻微外伤后出现，常见于暴露部位，如面部、颈部、下臂、手及小腿。出血斑吸收缓慢，可留下棕褐色色素沉着。

3. 皮肤血管炎（cutaneous vasculitis，CV） 是最常见的血管性紫癜之一，通常具有可触及性紫癜的临床特征和组织学显示为白细胞碎裂性血管炎。大多数为原发性 CV（主要包括急性高敏性血管炎和过敏性紫癜），无明确的潜在疾病，除血沉增快外，其他检查均正常；继发性 CV 多见于系统性红斑狼疮、冷球蛋白血症、高丙种球蛋白、慢性丙型肝炎、干燥综合征及亚急性感染性心内膜炎等。此类血管炎多在长期站立或者穿着紧身衣裤后加重。

4. 机械性紫癜（mechanical purpura） 指毛细血管遇到超过其耐受上限的机械性张力，进而使得红细胞溢出血管而形成。紫癜出现前有明确的导致静脉压升高或者压迫等病史。可因呕吐、抽搐、剧咳等原因造成毛细血管静脉压升高，导致颜面和颈部出现瘀点；举重或者职业性创伤可导致手心或者足底的紫癜。

5. 精神性紫癜（psychogenic purpura） 是一种罕见的紫癜类型，患者一般具有严重的情绪困扰，在一段时间的局部皮肤感觉异常（如温热、刺痛或者肿胀）后出现青紫和/或瘀斑，大部分病损呈线状、分界清晰，多分布于患者可触及的区域。

（蔡华聪 赵永强）

参考文献

沈迪，凌柱三. 1996. 临床出血病学. 北京：科学技术文献出版社，23-29.

张之南，沈悌. 2007. 血液病诊断及疗效标准. 第3版. 北京：科学出版社.

Craig S，Kitchens MD，MACP. 2013. Purpura and other hematovascular disorders. Consultative Hemostasis and Thrombosis.3rd ed，78（1）：150-173.

Crowson AN，Mihm MC Jr，Magro CM. 2003. Cutaneous vasculitis：A review. J Cutan Pathol，30：161-173.

Della Rossa A，Tavoni A，Baldini C，et al. 2001. Mixed cryoglobulinemia and hepatitis C virus association：Ten years later. Isr Med Assoc J，3：430-434.

Friberg TR，Weinreb RN. 1985. Ocular manifestations of gravity inversion. JAMA，253：1755-1757.

Lackner H，Karpatkin S. 1975. On the 'easy bruising' syndrome with normal platelet count. Ann Intern Med，83：190-196.

Malaviya AN，Kaushik P，Budhiraja S，et al. 2000. Hypergammaglobulinemic purpura of Waldenström：Report of 3 cases with a short review. Clin Exp Rheumatol，18：518-522.

Morra E，2005. Cryoglobulinemia. Hematology. Am Hematol Educ Program，368-372.

Urkin J，Katz M. 2000. Suction purpura. Isr Med Assoc J，2：711.

Yucel B，Kiziltan E，Aktan M. 2000.Dissociative identity disorder presenting with psychogenic purpura. Psychosomatics，41：279-281.

五十六　过敏性紫癜

【诊断标准】

（一）国内诊断标准

1. 儿童过敏性紫癜　2012 年“儿童过敏性紫癜循证诊治建议”参照 2006 年欧洲抗风湿病联盟（EULAR）和欧洲儿科风湿病学会（PReS）标准。鉴于部分患儿仅表现为单纯皮疹而无其他症状，2012 年长沙儿童过敏性紫癜诊治专家座谈会根据国内情况建议：对于典型皮疹急性发作的患儿排除相关疾病可以临床诊断，对于皮疹不典型或未见急性期发作性皮疹者，仍需严格按标准诊断，必要时行皮肤活检。

2. 成人过敏性紫癜　目前国内尚无统一的诊断标准，综合国内文献，建议如下：①发病前 1～3 周有低热、咽痛、全身乏力或上呼吸道感染史；②四肢、躯干皮肤紫癜，好发于下肢，对称分布，可伴有腹痛、关节肿痛和/或血尿、蛋白尿；③血小板计数、功能及凝血功能正常；④除外其他原因或者疾病导致的皮肤紫癜或血管炎。

（二）国外诊断标准

1. 1990 年美国风湿协会分类标准（American College of Rheumatology，ACR）　①发病年龄≤20 岁；②明显的紫癜；③急性腹痛；④病检示小动脉或小静脉的血管壁有粒细胞侵犯。以上标准满足任意 2 个及以上可诊断。

2. 2006 年欧洲抗风湿病联盟（EULAR）和欧洲儿科风湿病学会（PReS）标准（2006 年 EULAR/PReS 标准）及 2010 年欧洲抗风湿病联盟和欧洲儿科风湿病学会（2010 年 EULAR/PRINTO/PRES 分类标准）标准　可触性紫癜（必要条件）伴如下任何一条：①弥漫性腹痛；②任何部位活检示 IgA 沉积；③关节炎/关节痛；④肾脏受损表现（血尿和/或蛋白尿），即可诊断过敏性紫癜。

3. 2012 年教堂山国际共识会议（International Chapel Hill Consensus Conference，CHCC2012）分类标准　将过敏性紫癜更名为 IgA 血管炎，并将其定义为累及小血管的血管炎，有 IgA 免疫复合物沉积，伴有皮肤、胃肠道、关节及肾脏损害。皮肤紫癜的组织病理表现为真皮上部毛细血管和毛细血管后静脉的白细胞碎裂性血管炎改变。皮损及皮损旁的皮肤直接免疫荧光可见真皮血管壁中有 IgA、C3 和纤维素的沉积。

【疗效标准】

综合国内外标准如下：

1. 显效　治疗后一切症状消失，有关检查正常。观察一年未复发者可视为临床痊愈。与未治疗或其他治疗相比，达到痊愈所需时间显著缩短，并发症发生率及一年内复发率显著减少者可视为治疗显效。

2. 有效　治疗后病情明显好转，但未恢复正常可视为临床好转，与未治疗组相比达此程度所需时间明显缩短，可视为有效。若治疗后痊愈但 2 个月内又复发者，可视为近期有效。

3. 无效　治疗后病情好转的程度和所需时间与未治疗组相比无显著差别。

【评　　论】

过敏性紫癜（Henoch-Shönlein purpura，HSP）是一类主要侵犯小血管的免疫复合物性血管炎，也称为白细胞破碎性血管炎。由于 IgA 介导的免疫异常在发病中所起到的核心作用，CHCC 2012 在新的血管炎分类标准中将 HSP 改名为 IgA 血管炎，将该病由单纯人名命名更改为基于病因的命名。但该分类名称在临床上的接受和应用尚需一个适应阶段。

ACR 标准（1990 年）对儿童患者的诊断特异性及敏感性分别为 87.7%、87.1%，但按照该诊断标准具备发病年龄≤20 岁和可触性紫癜 2 条诊断的特异性并不高。在成人患者中 ACR 标准并不适用，在鉴别其他血管炎（如冷球蛋白血症或显微镜下多血管炎）的敏感度不高。此外，组织活检在临床诊治中也未普遍实施。近年来，临床上已普遍采用 2010 年 EULAR/PRINTO/PRES 所制定的儿童血管炎新的分类标准，并认为该标准的敏感性和特异性在儿童患者中分别为 100%和 87%；尽管这个标准并不是针对成人制定的，但成人患者中为 99.2%和 86%，均高于 ACR 标准。而 CHCC 2012 分类标准则更侧重于病理诊断，对于部分皮疹不典型或缺乏急性期发作性皮疹，或者鉴别诊断困难的患者，可行皮肤等受累部位的活检，以明确诊断。

HSP 是儿童期最常见的血管炎，国内外关于儿童 HSP 的诊治已经有规范的指南。然而对于成人而言，诊治仍未达成共识，而且成人发病往往更为严重，易发生严重的肾脏损害，同时复发率较高（约 20%）。早期威胁生命的临床表现有胃肠穿孔和/或出血，以及肺泡出血的肺脏损害。晚期的器官威胁主要与肾脏损害相关。

根据 HSP 的主要临床表现，曾将本病分为 5 型。①皮肤型紫癜：又称单纯性紫癜，只表现为皮肤可触性紫癜；②关节型紫癜：紫癜伴有关节痛，多为非游走性多关节受累；③腹型紫癜：紫癜伴有腹痛及便血等胃肠道症状；④肾型紫癜：在紫癜出现之前或之后发生，可很快恢复或持续数月而痊愈，也有少数转为慢性；⑤混合型：除单纯皮肤型外伴有符合上述其他 3 型中的 2 型或以上者。另有少数病例在紫癜发生后出现中枢神经系统症状，或肺间质病变，或眼炎等。由于许多患者临床表现各异，故目前不再强调分型，而要注意受累部位和程度。

皮肤紫癜样皮疹若与过敏性血管炎（hypersensitivity vasculitis，HV）、荨麻疹性血管炎（urticarial vasculitis，UA）及冷球蛋白血症等难以鉴别时，须行皮肤活检和免疫荧光研究。HSP 肾脏受累与 IgA 肾病之间的鉴别在缺乏 HSP 的典型损害时比较困难，两者在肾脏组织病理上相似，均为肾小球系膜区 IgA 免疫复合物的沉积，故临床上仅能根据有无肾外表现将 IgA 肾病和 HSP 引起的肾小球性肾炎区分开来。

（蔡华聪　赵永强）

参 考 文 献

张之南，沈悌. 2007. 血液病诊断及疗效标准. 第 3 版. 北京：科学出版社.

中华医学会儿科学分会免疫学组. 2013. 儿童过敏性紫癜循证诊治建议.中华儿科杂志，51（7）：502-507.

Carlson JA，Chen KR. 2006. Cutaneous vasculitis update：Small vessel neutrophilic vasculitis syndromes. Am J Dermatopathol，28：486-506.

Hočevar A，Rotar Z，Jurčić V，et al. 2016. IgA vasculitis in adults：the performance of the EULAR/PRINTO/PRES classification criteria in adults. Arthritis Res Ther，18：58.

Jennette JC，Falk RJ，Bacon PA，et al. 2013. 2012 revised International Chapel Hill Consensus Conference nomenclature of vasculitides. Arthritis，65（1）：1-11.

Mills JA，Michel BA，Bloch DA，et al. 1990. The American College of Rheumatology 1990 criteria for the classification of vasculitis. Arthritis Rheum，33：1114-1121.

Nadrous HF，Yu AC，Specks U，et al. 2004. Pulmonary involvement in Henoch-Schönlein purpura. Mayo Clin Proc，79（9）：1151-1157.

Ozen S，Pistorio A，Iusan SM，et al. 2010. EULAR/PRINTO/ PRES criteria for Henoch Schönlein purpura，childhood polyarteritis nodosa，childhood Wegener granulomatosis and childhood Takayasu arteritis：Ankara 2008. Part Ⅱ：Final classification criteria. Ann Rheum Dis，69：798-806.

Ozen S，Ruperto N，Dillon MJ，et al. 2006. EULAR/PReS endorsed consensus criteria for the classification of childhood vasculitides.Ann Rheum Dis，65（7）：936-941.

Pillebout E，Thervet E，Hill G，et al. 2002. Henoch–Schönleinpurpura in adults：Outcome and prognostic factors. J Am Soc Nephrol，13（5）：1271-1278.

五十七　遗传性出血性毛细血管扩张症

【诊断标准】

国内尚无专门会议讨论该病的诊断标准。2000 年由遗传性出血性毛细血管扩张症（hereditary hemorrhagic telangiectasia，HHT）国际基金会的科学医学咨询委员会首次提出库拉索标准（Curaçao criteria），规定如下：①反复的自发性鼻出血；②多个特征性部位的毛细血管扩张，如唇、口腔和鼻黏膜、手指等；③内脏受累，如胃肠道的毛细血管扩张，肺、肝、脑动静脉畸形；④阳性家族史，一级亲属根据以上标准被诊断为 HHT。如果符合 3 条及其以上标准，则认为 HHT 的诊断“明确”；符合 2 条标准，HHT 的诊断为“可能或疑似”；如果为 0 或 1 条标准符合，则认为 HHT“不可能”。2009 年 HHT 指南工作小组（The HHT Guidelines Working Group）在加拿大多伦多召开会议，通过 HHT 诊断和治疗国际指南，将库拉索标准作为国际诊断标准。

【疗效标准】

无。

【评　　论】

HHT 为常染色体显性遗传性血管发育异常引起的疾病，又被称为 Osier-Rendu-Weber 病。鼻出血是 HHT 最常见的症状，平均发病年龄是 12 岁，40 岁时接近 100%的患者发病；皮肤、黏膜的毛细血管扩张是最常见的体征，大多数病例报道鼻出血发病后的 5～30 年中出现嘴唇、颜面或手部的毛细血管扩张，但不少临床医生忽视体格检查，漏诊之。HHT 也常并发脑、肺、胃肠道（GI）和肝脏等的动静脉畸形（arteriovenous malformation，AVM）。

近年来的研究表明，ENG 基因和 ALK-1 基因在血管形成过程中起着重要作用，它们编码的蛋白质通过 TGF-β超家族信号转导途径发挥作用。约 80%的 HHT 患者携带 ENG 基因或 ACVRL1 基因突变。至少还有两个 HHT 基因位点已有描述，然而其他特定的基因尚未明确。此外，Smad4 基因突变可导致一种罕见的综合征，即幼年性息肉病合并 HHT。

至今尚无库拉索标准敏感性和特异性的研究报道，但 HHT 指南工作小组普遍认为，HHT 的症状和体征经常延迟出现，患者到 40 岁时至少有 90%符合 HHT 临床诊断标准，但在 10 岁时几乎没人符合，即库拉索标准对儿童临床诊断的敏感性差。单纯使用库拉索标准可能导致儿童和青少年的漏诊风险增加，他们可能没有鼻出血或可见的毛细血管扩张，却伴有重要脏器的 AVM（如 PAVM 或 CVM）。对于青少年和儿童患者而言，诊断性基因检测尤为重要。

HHT 患者的诊断性基因检测主要为 ENG 基因和 ACVRL1 基因编码外显子的 DNA 测序与缺失/重复分析，基因检测有助于：①以明确临床确诊 HHT 家系中的致病突变；②患者致病突变明确后，可以为其亲属诊断，包括无症状者或症状轻微者、要求产前诊断者；③协助不符合临床诊断标准的 HHT 患者明确诊断。家庭中的先证者首先进行基因检测，若在先证者找到 HHT 致病突变，所有高危亲属均可行基因检测诊断。靶向测序可以发现这些亲属共有的“家族特异性”基因突变。如果在先证者未发现基因突变（测试阴性），则不易对其他家庭成员行基因检测诊断（但应告知目前检测不到的 HHT 突变以后将能够检测，高危家庭成员仍应定期随诊）。如果在先证者中查到意义不明确的基因变异，为查明此基因变异是良性变异还是致病突变，可以行其他的验证测试。此外，ENG 和 ACVRL1 编码序列突变测试为阴性的患者，考虑行 Smad4 基因检测以查明致病突变。Smad4 基因突变的 HHT 患者及家属应推荐行胃肠道息肉和胃肠道恶性肿瘤的筛查。

（蔡华聪　赵永强）

参考文献

张之南，沈悌. 2007. 血液病诊断及疗效标准. 第 3 版. 北京：科学出版社.

Bayrak-Toydemir P, McDonald J, Akarsu N, et al. 2006. A fourth locus for hereditary hemorrhagic telangiectasia maps to chromosome 7. Am J Med Genet，140：2155-2162.

Cole SG, Begbie ME, Wallace GM, et al. 2005. A new locus for hereditary haemorrhagic telangiectasia（HHT3）maps to chromosome 5. J Med Genet，42：577-582.

Faughnan ME, Palda VA, Garcia-Tsao G, et al. 2011. International guidelines for the diagnosis and management of hereditary haemorrhagic telangiectasia. J Med Genet，48：73-87.

Gallione CJ，Repetto GM，Legius E，et al. 2004. A combined syndrome of juvenile polyposis and hereditary haemorrhagic telangiectasia associated with mutations in MADH4（SMAD4）. Lancet，363：852-859.

Garcia-Tsao G. 2007. Liver involvement in hereditary hemorrhagic telangiectasia（HHT）. J Hepatol，46：499-507.

Heutink P，Haitjuma T，Breedvels G J，et al. 1994. Linkage of hereditary haemorrhagic telangiectasia to chromosome 9q34 and evidence for locus heterogeneity. J Med Genet，31：933-936.

Johnson D W，Berg J N，Baldwin M A，et al. 1996. Mutations in the activin receptor - like kinase 1 gene in

hereditary haemorrhagic telangiectasia type 2. Nat Genet，13：189-195.
Kjeldsen AD，Vase P，Green A. 1999. Hereditary haemorrhagic telangiectasia：A population-based study of prevalence and mortality in Danish patients. J Intern Med，245：31-39.
Os AA，Friedman CM，White RI Jr.1991. The natural history of epistaxis in hereditary hemorrhagic telangiectasia. Laryngoscope，101：977-980.
Plauchu H，de Chadarevian JP，Bideau A，et al. 1989. Age-related clinical profile of hereditary hemorrhagic telangiectasia in an epidemiologically recruited population. Am J Med Genet，32：291-297.
Shovlin CL，Guttmacher AE，Buscarini E，et al. 2000. Diagnostic criteria for hereditary hemorrhagic telangiectasia （Rendu-Osler-Weber syndrome）. Am J Med Genet，91：66-67.

五十八　血小板减少症

【诊断标准】

血小板减少症（thrombocytopenia）为血小板计数低于正常下限，血小板减少在国外仍被定义为<150×10^9/L。国内虽无统一标准，但绝大多数文献和/或指南中均采用100×10^9/L作为界限。

【疗效标准】

以血小板计数恢复程度为主要依据，部分疾病须结合其他临床表现，可参见原发性免疫性血小板减少症。

【评　论】

血小板减少症是一种较常见的血液系统异常，可由血小板生成减少、破坏过多、分布异常及血液稀释等原因造成。假性血小板减少在不同研究中的发生率波动于0.09%～0.21%，血液样本的采集、储存不当等可能对血小板数量造成影响，血小板凝集和/或血小板卫星（platelet satellitism）现象、血小板形态异常等可能造成检测分析误差，故血小板减少的诊断需要至少两次以上的血常规检查，同时须通过血涂片进行复核。尽管目前绝大多数西方国家仍将<150×10^9/L作为血小板减少症的标准，但已有研究发现在部分健康人群中可出现持续的血小板减少（100×10^9/L～150×10^9/L），人群中约90%可逐渐恢复正常范围或维持稳定。在此类人群的后续随访中发现，进展为原发性免疫性血小板减少症的可能性仅为6.9%，其他自身免疫性疾病者为12%，骨髓增生异常综合征（MDS）2%；同时发现MDS患者的年龄均>65岁。故国内已将血小板减少定义为计数<100×10^9/L，并已在免疫性血小板减少症等疾病的诊断中达成共识。在如弥散性血管内溶血、肝素相关血小板减少症等疾病的诊断中，血小板减少症的概念更注重其动态变化，而不是具体某一数值。对于存在血小板减少症的患者，还应结合临床和其他实验室指标，进一步分析原因。

（蔡华聪　赵永强）

参 考 文 献

张之南，沈悌. 2007. 血液病诊断及疗效标准. 第 3 版. 北京：科学出版社.

中华医学会血液学分会止血与血栓学组. 2016. 成人原发免疫性血小板减少症诊断与治疗中国专家共识（2016 年版）. 中华血液学杂志，37：89-93.

Adibi P，Faghih Imani E，Talaei M，et al. 2007. Population-based platelet reference values for an Iranian population. Int J Lab Hematol，29：195-199.

Lozano M，Narvaez J，Faundez A. 1998. Platelet count and mean platelet volume in the Spanish population. Med Clin（Barc），110：774-777.

Lugada ES，Mermin J，Kaharuza F，et al.2004. Population-based hematologic and immunologic references values for a healthy Ugandan population. Clin Diagn Lab Immunol，11：29-34.

Palta A，Dhiman P. 2016. Thrombocytopenia in pregnancy. J Obstet Gynaecol，36：146-152.

Provan D，Stasi R，Newland A. 2010. International consensus report on the investigation and management of primary immune thrombocytopenia. Blood，115：168-86.

Reyhan Diz-Kükaya，Jos AL pez. 2016. Thrombocytopenia// Kaushansky K，Lichtman M，Prchal J，et al，eds. Williams Hematology.9th ed. New York：McGraw Hill，1993-2024.

Rodeghiero F，Stasi R，Gernsheimer T，et al. 2009. Standardization of terminology，definitions and outcome criteria in immune thrombocytopenic purpura of adults and children：Report from an international working group. Blood，113：2386-2393.

Sekhon SS，Roy V. 2006.Thrombocytopeniain adults：Apractical approach toevaluation andmanagement.South Med J，99：491-8；quiz99-500，33.

Sharma S，Rose H. 2014. Incidentally detected thrombocytopaenia in adults. Aust Fam Physician，43：700-704.

Stasi R，Amadori S，Osborn J，et al. 2006. Long-term outcome of otherwise healthy individuals with incidentally discovered borderline thrombocytopenia. PLoS Med，3：e24.

五十九　原发性免疫性血小板减少症

【诊 断 标 准】

（一）国内诊断标准

中华医学会血液学分会止血与血栓学组于 2009 年发表了“成人特发性血小板减少性紫癜诊断治疗专家共识”，随后于 2012 年对该共识进行了更新。2016 年版“成人原发免疫性血小板减少症诊治的中国专家共识”依据近年来国内及国际上最新临床研究结果，参照 2010 年 ITP 国际工作组的工作报告及 2011 年美国血液学会发表的 ITP 诊治指南，结合我国国情对 2012 版专家共识进一步作了修订，诊断标准如下：

1. 至少 2 次血常规检查示血小板计数减少，血细胞形态无异常。

2. 脾脏一般不增大。

3. 骨髓检查：巨核细胞数增多或正常、有成熟障碍。

4. 须排除其他继发性血小板减少症：如自身免疫性疾病、甲状腺疾病、淋巴系统增殖性疾病、骨髓增生异常（再生障碍性贫血和骨髓增生异常综合征）、恶性血液病、慢性肝病脾功能亢进、常见变异性免疫缺陷病（CVID）及感染等所致的继发性血小板减少，血小板消耗性减少，药物诱导的血小板减少，同种免疫性血小板减少，妊娠血小板减少，假性血小板减少及先天性血小板减少等。

（二）国外诊断标准

1. Kelton 提出下述计分式诊断标准

（1）查体除血小板减少所致体征外，其他正常，脾脏不增大。（1 分）

（2）实验室检查

1）血小板减少或血小板减少合并缺铁性贫血。（1 分）

2）PAIgG 增高。（1 分）

3）传染性单核细胞增多症及系统性红斑狼疮（SLE）的实验室检查阴性。（1 分）

4）骨髓巨核细胞数增加。（1 分）

5）血小板寿命缩短（2 分）

6）泼尼松或切脾治疗后血小板数正常。（2 分）

7 分以上可确诊为 ITP，5 分以上可能为 ITP，3 分或 4 分不可能为 ITP。

2. Karpatkin 提出下列标准

（1）有血小板破坏增加的证据，表现为血小板减少和血小板寿命缩短，可见巨大血小板。

（2）骨髓巨核细胞数增加，有血小板形成障碍、缺乏颗粒、空泡形成、胞质和核变性改变。

（3）血小板相关抗体增高（5%～10%的病例可不增高）。

（4）除外其他原发病（SLE、淋巴瘤、甲亢、DIC、药物引起的血小板减少等）。

（5）脾脏不增大（儿童病例可触及）。

【疗效标准】

（一）国内疗效标准

2016年版“成人原发免疫性血小板减少症诊治的中国专家共识”拟定的ITP疗效标准如下：

1. 完全反应　治疗后血小板数≥100×10^9/L 且没有出血。

2. 有效　治疗后血小板数≥30×10^9/L 且至少比基础血小板数增加两倍，且没有出血。

3. 无效　治疗后血小板数＜30×10^9/L 或者血小板数增加不到基础值的两倍或者有出血。在定义完全反应或有效时，应至少检测两次，其间至少间隔 7 天。

4. 复发　治疗有效后，血小板计数降至＜30×10^9/L 或者血小板数降至不到基础值的两倍或者出现出血症状（定义复发时至少检测两次血小板计数，其间至少间隔 1 天）。

（二）国外疗效标准

ITP国际工作组推荐的ITP疗效评估标准：

1. 完全反应 血小板计数≥100×10^9/L（间隔7天以上检测两次），同时无出血症状。

2. 有效 治疗后血小板数≥30×10^9/L，且为治疗前的两倍以上（间隔7天以上检测两次），同时无出血症状。

3. 无效 血小板计数＜30×10^9/L或为治疗前的两倍以下（必须相隔1天以上测定两次）或有出血症状。

4. 完全反应后复发 血小板计数＜100×10^9/L（相隔1天以上测定两次）和/或有出血症状。

5. 治疗有效后复发 血小板计数＜30×10^9/L（相隔1天以上测定两次）和/或有出血症状。

【评　论】

（一）有关诊断标准

ITP仍是临床排除性诊断，应仔细询问有无感染史、服药史、毒物接触史、疫苗接种史，有无乙肝、丙肝病史，家庭成员中有无出血患者。通过病史、体格检查及必要的实验室检查排除继发性血小板减少症，如自身免疫性疾病、甲状腺疾病、淋巴系统增殖性疾病、骨髓增生异常（再生障碍性贫血和骨髓增生异常综合征）、恶性血液病、慢性肝病脾功能亢进、常见变异性免疫缺陷病（CVID）及感染等所致的继发性血小板减少，血小板消耗性减少，药物诱导的血小板减少，同种免疫性血小板减少，妊娠血小板减少，假性血小板减少及先天性血小板减少等。

诊断ITP至少需要2次以上化验提示血小板计数减少，同时需要做血涂片检查血细胞形态。外周血涂片镜检可以排除假性血小板减少（血涂片可见血小板聚集）、遗传性血小板减少（血小板形态异常）、血栓性血小板减少性紫癜（可见破碎红细胞）、DIC、白血病（血涂片可见幼稚细胞）或其他恶性肿瘤相关的血小板减少等。另外，还需要做网织红细胞计数以排除Evan综合征。

打分式诊断标准过分强调了血小板寿命缩短和患者对泼尼松及脾切除治疗的反应（各占2分），事实上血小板寿命检测并不能普及到每个患者。对初发尚未用泼尼松或切脾的患者也无法计分，因此许多患者不能按这个标准判断。ITP患者脾脏一般不增大。仅有不到3%的成人ITP患者伴有轻度脾大，所以如果患者存在脾大，需要排除脾亢、淋巴细胞增殖性疾病、自身免疫性疾病等。另外，在查体时注意患者有无淋巴结肿大，注意排除淋巴系统增殖性疾病引起的免疫性血小板减少。细胞减少一般为单纯性血小板减少，有时可能伴有缺铁性贫血，如伴有白细胞减少等异常，需考虑其他血液系统疾病可能。如果没有任何出血倾向，注意除外假性血小板减少的可能。血涂片注意观察是否存在细胞形态的异常，这是与其他血液系统疾病鉴别最简单便捷的筛选方法。

目前巨核细胞数量的正常标准是每张骨髓涂片上巨核细胞数量7～35个，但是血涂片的厚薄、涂片面积大小都可能影响结果。注意只有部分患者巨核细胞明显增多，亦即巨核细胞数量正常不能除外ITP的诊断，但是如果巨核细胞数量明显减少，则ITP的可能性较少，需要仔细排查其他血液系统疾病，如再生障碍性贫血等。

因为ITP的诊断是排除性诊断，在整个ITP的诊治中需要不断对患者的诊断进行评估，尤其在治疗效果欠佳，或诊治过程中患者出现新的症状体征，或实验室检查出现新的变化时，再次对患者的诊断进行明确是非常重要的。除了进行骨髓穿刺、骨髓活检及其他相关的实验室检查外，推荐患者此时进行血小板抗体的检测和 TPO 水平的测定，可以鉴别免疫性与非免疫性血小板减少，但无法鉴别原发性ITP与继发性ITP。TPO的检测可以鉴别血小板生成减少（TPO 水平升高）和血小板破坏增加（TPO 正常），从而有助于鉴别 ITP 与不典型再障或低增生性MDS。

（二）有关疗效标准

虽然ITP是一种良性疾病，但因慢性ITP患者病情容易反复，迁延不愈及对出血的担心和乏力的表现，严重影响了患者的生活质量。因此，ITP 患者健康相关生活质量（health-related quality of life，HRQoL）的改善越来越受到重视。许多学者认为除了血小板计数，出血症状的改善及HRQoL也应该作为评价ITP患者疗效的重要指标。目前公认的可用于ITP病史采集、病情风险评估、相关因素分析、药物临床试验疗效评估的评价工具是2013年ITP国际工作组（IWG）制定的ITP特异性出血评价工具（ITP-BAT），但该评分系统数据采集相对耗时，为简化评估流程，增加可操作性，侯明等参考ITP-BAT等评分系统拟定了 ITP 出血评分量表（表 59-1），目前正在进行前瞻性多中心临床试验对其可操作性进行验证。对于ITP患者健康相关生活质量的评估，除了通用的SF-36及EQ-5D健康评估量表，一个专门用于ITP患者的HRQoL评估量表ITP-PAQ（ITP patients assessment questionnaire）已逐渐得到认可并被临床应用。

表 59-1 ITP出血评分量表

分值	年龄（岁）		出血症状								
			皮肤		黏膜			深部器官			
			瘀点、瘀斑、皮下血肿		鼻出血、牙龈出血、口腔血疱、结膜出血			内脏出血（肺、胃肠道、泌尿生殖系统）			中枢系统
	≥65	≥75	头面部	其他部位	偶发、可自止	多发、持续不止	伴有贫血	不伴贫血	伴有贫血	危及生命	
1	√			√							
2		√	√		√						
3						√		√			
5							√		√		
8										√	√

注：ITP患者的出血分数=年龄评分+出血症状评分（患者所有出血症状中最高的分值）。

（侯　明）

参考文献

侯明，纪春岩，朱媛媛，等. 1999.血小板减少性疾病患者血浆血小板生成素水平的检测.中华医学杂志，

5：356-357.
王琳，侯明. 2015. 原发免疫性血小板减少症出血评分系统.中华血液学杂志，36（12）：1053-1055.
中华医学会血液学分会血栓与止血学组. 2012.成人原发免疫性血小板减少症诊断与治疗中国专家共识（2012 年版）. 中华血液学杂志，33（11）：975-977.
中华医学会血液学分会血栓与止血学组. 2016.成人原发免疫性血小板减少症诊断与治疗中国专家共识（2016 年版）. 中华血液学杂志，37（02）：89-93.
Karpatkin S. 1985.Autoimmune thrombocytopenic purpura. Semin Hematol，22（4）：260-288.
Kelton JG，Gibbons S. 1982. Autoimmune platelet destruction：Idiopathic thrombocytopenic purpura. Semin Thromb Hemost，8（2）：83-104.
Kuter DJ，Mathias SD，Rummel M，et al. 2012.Health-related quality of life in nonsplenectomized immune thrombocytopenia patients receiving romiplostim or medical standard of care. Am J Hematol，87（5）：558-561.
Neunert C，Lim W，Crowther M，et al. 2011.American Society of Hematology. The American Society of Hematology 2011 evidence-based practice guideline for immune thrombocytopenia. Blood，117（16）：4190-4207.
Provan D，Stasi R，Newland AC，et al. 2010.International consensus report on the investigation and management of primary immune thrombocytopenia. Blood，115（2）：168-186.
Rodeghiero F，Stasi R，Gernsheimer T，et al. 2009. Standardization of terminology，definitions and outcome criteria in immune thrombocytopenic purpura of adults and children：Report from an in-ternational working group. Blood，113（11）：2386-2393.

六十　血栓性血小板减少性紫癜

血栓性血小板减少性紫癜（thrombotic thrombocytopenic purpura，TTP）是指因先天性或获得性血管性血友病因子（vWF）裂解蛋白酶 ADAMTS-13 活性缺乏导致的一类血栓性微血管病（thrombotic microangiopathy，TMA）。它以微血管病性溶血性贫血（microangiopathic hemolytic anemia，MAHA）和血小板减少为基本特征，可同时伴有多脏器（如中枢神经系统、肾脏、消化道、心脏等）缺血性损伤的相应临床表现。

【诊 断 标 准】

（一）诊断依据

1. 临床表现

（1）溶血与贫血：黄疸、尿色加深、乏力、苍白（睑结膜）。

（2）出血：因血小板减少导致以皮肤、黏膜为主的出血表现，多为皮肤瘀点、紫癜、鼻出血、齿龈出血等，少数患者可有消化道、泌尿生殖系统出血甚至颅内出血。

（3）神经系统表现：常表现为头痛、精神错乱或神志异常、失语、抽搐、视力障碍等，以一过性、反复性和多变性为特点，严重者可有昏迷，局灶性的感觉或运动障碍通常并不突出或持续时间短暂。CT 或 MRI 检查多无异常发现。

（4）肾脏损害：常有尿检异常或肾功能不全，但罕见少尿或急性肾衰竭。

（5）发热：多为低热或中等热，如有寒战伴高热应警惕感染性疾病。

（6）胃肠道症状：常见腹痛、恶心、呕吐或腹泻，但血性腹泻罕见。

（7）其他：可有乏力、关节痛、肌痛等全身非特异表现。

2. 实验室检查

（1）血小板减少：血小板计数显著降低，多数患者可降至 30×10^9/L 以下。

（2）微血管病性溶血性贫血：不同程度的正细胞正色素性贫血，伴网织红细胞计数升高；血清游离血红蛋白和间接胆红素升高，结合珠蛋白下降，乳酸脱氢酶明显升高。Coombs 试验阴性。血涂片观察到破碎红细胞或裂红细胞（schistocyte）为 MAHA 存在的最直接和最重要的证据。

（3）尿常规检查可提示血尿、蛋白尿和管型尿。肾功能检查可有血尿素氮和肌酐的轻度升高。

（4）PT、aPTT 和纤维蛋白原等凝血功能检查通常无明显异常。肌钙蛋白升高可提示心肌受损。

（5）血浆 ADAMTS-13 活性通常＜10%，获得性 TTP 患者还可检测出抑制性自身抗体。

（二）诊断标准

1. 初步诊断　存在微血管病性溶血性贫血和血小板减少，且无其他可以解释的原因，可初步诊断 TTP。如同时存在神经系统表现、肾脏损害或发热，进一步支持 TTP，但并非诊断所必需。

2. 确定诊断　血浆 ADAMTS-13 活性显著降低（＜10%）或同时检出 ADAMTS-13 抑制物，可确诊 TTP。

（三）分型

1. 先天性 TTP　又称为 Upshaw-Schulman 综合征，系 ADAMTS-13 基因突变导致酶活性降低或缺乏所致，常在感染、应激或妊娠等诱发因素作用下发病。患者存在持续性 ADAMTS-13 活性严重缺乏（＜10%），且无 ADAMTS-13 抑制性抗体存在。基因检测可证实患者存在 ADAMTS-13 基因的纯合突变或双重杂合突变。

2. 获得性 TTP　又称免疫介导的 TTP（immune mediated TTP，iTTP），根据其有无继发因素可分为原发性 iTTP 和继发性 iTTP。

（1）原发性 iTTP：又被称为特发性 TTP。患者在无明确基础疾病或诱发因素的前提下，体内产生了针对 ADAMTS-13 的自身抗体（抑制物），导致 ADAMTS-13 活性降低或缺乏，是 TTP 最为多见的临床类型。

（2）继发性 iTTP：有明确基础疾病或诱发因素导致的获得性自身免疫性 TTP。常见的继发因素包括结缔组织病（如系统性红斑狼疮）、感染（如 HIV、CMV）、妊娠或药物（如噻氯匹定、奎宁、辛伐他汀、甲氧苄氨嘧啶、长效干扰素等）。

【疗效标准】

1. 临床有效　停止血浆置换后，患者的血小板计数和乳酸脱氢酶水平恢复正常（＜1.5 倍正常值上限）。

2. 临床缓解　停止血浆置换后，血小板计数和乳酸脱氢酶水平持续正常＞30 天。

3. 恶化　血浆置换达临床有效，但停止血浆置换后的30天内再次出现血小板下降和乳酸脱氢酶的升高，需再次给予治疗者。

4. 复发　血浆置换达临床缓解，在停止血浆置换的30天以后再次出现血小板下降，伴或不伴 TTP 相关临床表现，需再次给予治疗者。

5. 难治性 TTP　激素治疗和 5 次血浆置换后血小板减少（血小板无持续升高或＜50×10^9/L）和乳酸脱氢酶升高（＞1.5 倍正常值上限）仍持续。

【评　论】

（一）关于 TTP 的定义

血栓性微血管病（TMA）是指一组以微血管（微动脉和毛细血管）内皮细胞/血管壁损伤、管腔狭窄或闭塞并可伴有微血栓形成为特征的临床病理综合征。患者临床上通常表现为微血管病性溶血性贫血（MAHA）、血小板减少及因微血栓而致的组织损伤。虽然具有相似的临床和病理特征，但导致 TMA 的病因多种多样，其发病机制也有显著不同，因此针对其分类方法、命名方式一直存在诸多争议。

TTP 和溶血尿毒综合征（HUS）是两种代表性的 TMA 类型。HUS 是指以 MAHA、血小板减少和急性肾损伤为特征的一组综合征。典型 HUS 又称为腹泻型 HUS，多发生于儿童，常有前驱腹泻史，病程多自限，部分患儿可遗留慢性肾脏损害。典型 HUS 主要为产生志贺毒素的大肠埃希菌（O157：H7）感染所致，因此又称之为志贺毒素（Stx）相关 HUS（Stx-HUS）或产志贺毒素大肠埃希菌相关 HUS（STEC-HUS）。志贺毒素通过与肾小球毛细血管内皮细胞、系膜细胞和肾小管上皮细胞表面其特异性受体神经酰胺三己糖苷（Gb3）结合而导致后者的直接损伤，是 HUS 发生的主要机制。除大肠埃希菌（O157：H7）以外，其他可产生志贺毒素的大肠埃希菌菌株或痢疾志贺菌亦可导致志贺毒素相关 HUS 的发生。由于其临床表现相对典型，因此通常不难与 TTP 相鉴别。而非典型 HUS（aHUS）或称非腹泻型 HUS，可发生于儿童或成人，多无前期腹泻表现或大肠埃希菌感染的临床证据，可由感染、妊娠或药物所诱发。虽然 TTP 患者器官损害以中枢神经系统更为突出，肾脏损害相对较轻，且血小板计数显著降低，而 aHUS 多以肾脏损害为突出表现，常可发展至终末期肾衰竭，其血小板减少程度相对较轻，但由于 TTP 与 aHUS 在临床表现上多有重叠之处，临床常常难以准确鉴别，因此历史上曾将之统称为“TTP/HUS”。第 3 版《血液病诊断及疗效标准》即采用了该种命名方式。近年来，随着对 TTP 和 aHUS 相关发病机制认识的不断深入及诊断方法和治疗方式的进展，现今的观点更趋向于认为 TTP 与 aHUS 为两类异质性疾病，其发病机制、治疗策略和患者预后存在有显著不同，因此临床上应给予严格的区分。

1982 年，Moake 等首先在慢性复发性 TTP 患者中发现了超大分子量 vWF 多聚体的存在。1998 年两组研究者同时发现在 TTP 患者存在有 vWF 裂解蛋白酶（ADAMTS-13）的缺陷。目前的观点一致认为 TTP 具有独特的发病机制，即由于 ADAMTS-13 的缺乏导致血浆中超大分子量 vWF 多聚体不能被有效降解，后者在高剪切力的作用下诱使血小板聚集进而导致微血管内富含血小板和 vWF 的血栓形成。ADAMTS-13 活性缺乏的最主要原因是体内产生了针对 ADAMTS-13 的自身抗体，而少数患者是由于 ADAMTS-13 基因突变所导致的先天性缺乏。近 20 年在 aHUS 患者不断发现存在有补体或补体调节蛋白的基因突变，补体旁路途径过度活化被认为是导致 aHUS 发病的主要机制。目前许多学者认为相较于 aHUS，将该类患者称之为补体介导的 HUS（CM-HUS）更为贴切，笔者亦赞同这一观点。旁路途径是指某些补体成分通过与感染性微生物表面结合而直接被活化。体内补体旁路途径正常情况下即存在一定程度的活化，该过程受到多种补体调节蛋白的严格调控，如 H 因子（CFH）、I 因子（CFI）和膜辅蛋白（CD46），以抑制补体的过度活化，其中 CFH 是最主要的补体调控蛋白。当机体补体旁路激活途径调控异常而补体过度活化时，可进而造成内皮细胞损伤、血小板活化、炎症反应和血栓形成。补体调节蛋白基因如 CFH、CFI 和 CD46 的功能丧失性突变或补体效应基因如 B 因子（CFB）或 C3 的功能获得性突变可导致遗传性 CM-HUS 的发生，而如果体内产生了 CFH 自身抗体亦可导致获得性 CM-HUS 的发生。aHUS 患者使用补体抑制剂（eculizumab）治疗后可达到血液学缓解且肾功能改善，进一步支持补体活化是导致该类疾病的主要发病机制。基于 TTP 与 HUS（包括 STEC-HUS 和 CM-HUS）其发病机制、治疗方案、患者预后均存在有明显不同，因此不宜视为一种疾病，在临床上应尽可能地给予严格区分。

（二）关于 TTP 的诊断

既往 TTP 的诊断主要依据患者的临床表现，特别是具有典型的“五联征（MAHA、血小板减少、神经系统异常、肾脏损害和发热）”的患者。然而，“五联征”对 TTP 诊断的敏感性和特异性均存在显著的不足。事实上，仅有约5%的 TTP 患者具备所有的“五联征”，约 1/3 患者并无神经系统表现，肾功能损害和发热在多数 TTP 患者亦并不突出。上述“五联征”同时出现常常已代表疾病进入晚期或危重阶段，因此并不利于患者的早期诊断。由于 TTP 起病急骤，病情凶险，死亡率高，如能早期诊断并尽早给予血浆置换治疗，可显著改善患者的预后。因此，目前 TTP 的诊断强调只要患者具有 MAHA 和血小板减少，且无其他病因可以解释，即应该高度怀疑 TTP 的可能，并尽早开始包括血浆置换在内的治疗措施。外周血发现破碎红细胞是确定 MAHA 最直接和最重要的证据，疑诊 TTP 的患者应尽早行外周血涂片的检查。目前，国内TTP 专家共识及国际血液学标准化委员会（ICSH）推荐当外周血破碎红细胞计数＞1%时，应怀疑 TMA 或 TTP 的可能。神经系统异常、心脏损害（心肌损伤标志物升高）或轻度的肾脏损害（尿检异常或血肌酐升高），可视为进一步支持 TTP 的临床辅助依据。

由于先天性或获得性 ADAMTS-13 活性严重减低或缺乏是 TTP 发生的基本病生理机制，因此应在所有疑诊 TTP 患者进行 ADAMTS-13 活性及相应抑制物的测定。如患者血浆 ADAMTS-13 活性显著降低或同时检出 ADAMTS-13 抑制物，则可确定 TTP 的诊断。需要强调的是，由于 ADAMTS-13 活性及抑制物的检测结果并不能早期获得，对于临床高度怀疑 TTP 的患者不应等待该实验室结果的回报而应尽早开始血浆置换及免疫抑制治疗。后期根据 ADAMTS-13 活性测定的结果再进一步修正 TTP 的诊断，做出继续或停止血浆置换治疗的决定。由于血浆输注或血浆置换可能导致 ADAMTS-13 活性的假性升高，因此应在患者进行血浆置换之前即留取血浆标本送检 ADAMTS-13 活性及进行抑制物的检测。ADAMTS-13 活性的测定方法众多，缺乏标准化，近期的国内专家共识推荐采用残余胶原结合试验或 FRET-VWF 荧光底物试验方法，其中前者目前在国外已较少应用。通常将 ADAMTS-13 活性＜10%作为 TTP 的诊断标准，亦有许多学者建议将 ADAMTS-13 活性＜

5%视为严重减低，两者对TTP的诊断效能近似，均可有效区分绝大多数的TTP患者。而ADAMTS-13抑制物的检测，通常采用混合试验（检测功能性抑制物）和/或ELISA法检测抗ADAMTS-13的IgG抗体（含中和抗体和非中和抗体）。如患者ADAMTS-13活性<10%且未检出相关抑制物，应考虑先天性TTP的可能，特别是新生儿患者、存在家族史或妊娠期诱发的患者，推荐进行ADATMS-13基因突变检测以进一步证实。如患者同时检出ADATMS-13抑制物，应考虑诊断获得性TTP或免疫介导的TTP，并根据是否存在基础疾病或诱发因素确定为原发性或继发性。

由于TTP缺乏特异性临床表现，因此需要与多种疾病进行鉴别：

1. 临床上表现为血小板减少和/或贫血（溶血性贫血）的其他血液疾病，例如Evans综合征、阵发性睡眠性血红蛋白尿、巨幼细胞性贫血和骨髓增生异常综合征等。在疑诊TTP者应常规进行Coombs试验，以排除Evans综合征的可能。外周血涂片检查证实破碎红细胞的存在有助于排除上述血液疾病。

2. 可产生破碎红细胞的其他类型的血管内溶血：心脏或大血管异常例如心脏瓣膜病、巨大血管瘤及心脏和血管内装置均可能导致机械性溶血而产生红细胞碎片；弥散性血管内凝血可同时导致MAHA和血小板减少，凝血检查异常可鉴别之。

3. 其他原发性TMA综合征：多种病生理机制可导致TMA的发生，前文已述TTP应注意与STEC-HUS及CM-HUS相鉴别。除患者的临床表现外，粪便志贺毒素或大肠埃希菌血清学抗体检测、补体相关功能检测和基因突变检测分别有助于鉴别前者和后者。此外，其他可导致原发性TMA的少见原因还包括代谢因素（如MMACHC基因突变导致的钴胺素C缺乏）、凝血机制异常（如DGKE、PLG、THBD基因突变）。

4. 可导致继发性TMA的其他系统性疾病或病因：例如全身感染、药物（免疫机制或剂量相关毒性）、晚期恶性肿瘤、妊娠并发症（子痫与先兆子痫、妊娠期急性脂肪肝、HELLP综合征）、恶性高血压、自身免疫性疾病（如系统性红斑狼疮、抗磷脂综合征、硬皮病、结节性多动脉炎）及异基因造血干细胞移植等，均可能导致继发性TMA综合征，应注意加以鉴别。对于已诊断TTP的患者，亦应注意对有无继发病因的排查。

（朱铁楠）

参考文献

汪声恒. 2007. 血栓性血小板减少性紫癜/溶血尿毒症综合征//张之南，沈悌，主编. 血液病诊断及疗效标准. 第3版. 北京：科学出版社，176-181.

中华医学会血液学分会血栓与止血学组. 2012. 血栓性血小板减少性紫癜诊断与治疗中国专家共识（2012年版）. 中华血液血杂志，33：983-984.

Afshar-Kharghan V. 2016. Atypical hemolytic uremic syndrome. Hematology Am Soc Hematol Educ Program，2016：217-225.

Furlan M，Robles R，GalbuseraM，et al. 1998. von Willebrand factor-cleaving protease in thrombotic thrombocytopenic purpura and the hemolytic-uremic syndrome. N Engl J Med，339：1578-1584.

George JN，Nester CM. 2014. Syndromes of thrombotic microangiopathy. N Engl J Med，371：654-666.

George JN. 2006. Clinical practice. Thrombotic thrombocytopenic purpura. N Engl J Med，354：1927-1935.

George JN. 2010. How I treat patients with thrombotic thrombocytopenic purpura: 2010. Blood, 116: 4060-4069.

Hassan S, Westwood JP, Ellis D, et al. 2015. The utility of ADAMTS13 in differentiating TTP from other acute thrombotic microangiopathies: Results from the UK TTP Registry. Br J Haematol, 171: 830-835.

Knöbl P. 2014. Inherited and acquired thrombotic thrombocytopenic purpura (TTP) in adults. Semin Thromb Hemost, 40: 493-502.

Moake JL, Rudy CK, Troll JH, et al. 1982. Unusually large plasma factor Ⅷ: von Willebrand factor multimers in chronic relapsing thrombotic thrombocytopenic purpura. N Engl J Med, 307: 1432-1435.

Peyvandi F1, Palla R, Lotta LA, et al. 2010. ADAMTS-13 assays in thrombotic thrombocytopenic purpura. J Thromb Haemost, 8: 631-640.

Riedl M, Fakhouri F, Le Quintrec M, et al. 2014. Spectrum of complement-mediated thrombotic microangiopathies: Pathogenetic insights identifying novel treatment approaches. Semin Thromb Hemost, 40: 444-464.

Sadler JE. 2008. von Willebrand factor, ADAMTS13, and thrombotic thrombocytopenic purpura. Blood, 112: 11-18.

Sarode R, Bandarenko N, Brecher ME, et al. 2014. Thrombotic thrombocytopenic purpura: 2012 American Society for Apheresis (ASFA) consensus conference on classification, diagnosis, management, and future research. J Clin Apher, 29: 148-167.

Scully M, Cataland S, Coppo P, et al. 2017. Consensus on the standardization of terminology in thrombotic thrombocytopenic purpura and related thrombotic microangiopathies. J Thromb Haemost, 15: 312-322.

Scully M, Hunt BJ, Benjamin S, et al. 2012. Guidelines on the diagnosis and management of thrombotic thrombocytopenic purpura and other thrombotic microangiopathies. Br J Haematol, 158: 323-335.

Tsai HM, Lian EC. 1998. Antibodies to von Willebrand factor-cleaving protease in acute thrombotic thrombocytopenic purpura. N Engl J Med, 339: 1585-1594.

Zini G, d'Onofrio G, Briggs C, et al. 2012. ICSH recommendations for identification, diagnostic value, and quantitation of schistocytes. Int J Lab Hematol, 34: 107-116.

六十一 溶血尿毒综合征

溶血尿毒综合征（hemolytic uremic syndrome，HUS）是指以同时出现微血管病性溶血性贫血（MAHA）、血小板减少和急性肾损伤为特征的一种综合征，主要发生于婴儿和儿童，成人较少。HUS 和血栓性血小板减少性紫癜（thrombotic thrombocytopenia purpura，TTP）因发病机制（血管内皮损伤、血小板血栓形成）、临床表现和实验室检查结果十分相似，两者关系问题的争论已久，以前认为二者是同一种血栓性微血管病（TMA）的两种不同临床表现形式，随着对疾病发病机制认识的不断深入，目前多数作者认为两者是两种不同的疾病，治疗方法亦不相同。本版诊断标准已将 HUS 和 TTP 分开描述。

【诊 断 标 准】

（一）初步诊断

HUS 是临床综合征，并无特异性诊断指标或金标准。若存在典型“三联征”：微血管病性溶血性贫血、血小板减少和急性肾损伤，应考虑HUS。确定“三联征”的实验室相关检查如下：

1. 微血管病性溶血性贫血（MAHA） 正细胞正色素性贫血，外周血涂片可见破碎红细胞或裂红细胞（占红细胞的比例可达10%）。

2. 血小板减少 血小板计数显著降低，但通常没有紫癜或活动性出血。血小板减少的程度与肾功能不全的严重程度无关。

3. 急性肾损伤 肾脏受累的严重程度不一，从血尿和蛋白尿到严重的肾功能衰竭、少尿、无尿不等。高血压常见，特别是在过量的输液或输血之后。

（二）进一步确诊

1. 典型HUS

（1）临床表现

1）发病年龄：STEC-HUS中位发病年龄为4岁，约90%的患者发病年龄小于17岁，成人较少。

2）前驱症状：典型者在症状出现前数天有和农场动物接触、进食未熟透的肉类及饮用受污染水史。STEC-HUS暴发流行会有多人受累，但多数病例为散发的。患者可出现严重的腹痛伴恶心、呕吐和腹泻；典型的腹泻呈血便。肾脏损伤、微血管病性溶血性贫血及血小板减少经常是在腹痛和腹泻数天后、初始症状开始缓解时出现。

（2）实验室检查

1）凝血功能检查：凝血酶原时间（PT）和活化部分凝血活酶时间（APTT），正常或轻度延长；纤维蛋白原正常或轻度升高；纤维蛋白（原）降解产物可中度升高。

2）筛查产志贺毒素的菌株：包括大便中有无志贺毒素（ELISA法），大便培养（腹泻的前6天阳性率约90%，晚期降至30%），以及抗最常见STEC血清型的IgM和抗脂多糖抗体血清学检查。此外，也可针对志贺毒素基因进行聚合酶链反应（PCR）检测。

3）潜在感染性病因筛查：在同时存在严重感染的情况下，血培养及其他组织/器官培养（如痰、小便、大便和脑脊液培养，视临床需要而定），可能发现HUS的潜在感染性病因，如肺炎球菌相关性HUS。此外，脓毒性休克危重症患者也可能发生DIC，表现可能类似HUS。

4）评估ADAMTS-13的功能，除外TTP。

5）肾活检：对于部分诊断不明的患者，可进行肾活检。STEC-HUS患者的肾脏组织学通常显示肾小球血栓形成性微血管病变，其特征是毛细血管壁增厚，以及内皮下间隙增宽所致的“双轮征”。

2. 非典型HUS（aHUS）

（1）临床表现

1）发病年龄：一半的患者18岁之前发病，60%的受累者首次发作年龄在2岁之前，25%6个月前发病。成人患者首次发作在20～40岁，儿童患者男女均等，成人女性多见。

2）aHUS通常无血性或痛性腹泻。20%的患者呈亚急性或慢性过程的轻度贫血、不同程度的血小板减少和相对正常的肾功能。但患者也可呈现突发的TMA和肾衰竭，有时伴有渐进性高血压。可有病毒或细菌性上呼吸道感染、胃肠炎或妊娠等激发因素。妊娠相关的 aHUS 通常在产后出现。其余的症状在妊娠晚期出现，有时伴有流产或先兆子痫。

3）肾外表现：10%～20%的患者可出现肾外症状。中枢神经系统最常累及，亦可出现心肌梗死、胰腺炎、皮肤或肢体末端的坏死等。膜辅因子蛋白导致的 aHUS 肾外表现相对少见。

（2）实验室检查

1）补体检查：补体 C4 通常正常，C3 可降低；测定血栓调节蛋白和补体因子 H、B 和 I 的血清水平，膜辅因子蛋白（MCP）或 CD46 白细胞表达，以及检测抗补体因子 H 抗体（ELISA 法）。补体蛋白的错义突变通常导致功能受损而不影响补体蛋白水平；3%～7%的患者可检测到抗 CFH 抗体。CD46 突变的患者流式细胞术可检测到外周血白细胞表面 MCP 缺失。CFH 和 CFI 可减少，但患者通常为杂合子，也可以正常。

2）DNA 基因序列分析：反复发作的患者可进行 CFH、CFI、MCP、C3、CFB 和 TM 的 DNA 基因序列分析，大约 70%的患者可检测到相应的异常。1 岁之前发病的患者需要检测 DGKE 基因突变。50%的患者家系成员可检测到相应的基因突变。常见的补体蛋白基因缺陷基因型与表型的关系如表 61-1。

表 61-1 非典型 HUS 的补体缺陷

基因或亚组	患病率（%）	C3 降低（%）	进展为 ESRD（%）	死亡率（%）
CFH	25～30	50～60	50～60	5～20
CFI	4～10	20～50	～60	0～10
MCP	7～10	6～30	6～35	0
CFB	＜1.5	≤100	～50	0
C3	4～8	70～80	55～70	0
THBD（TM）	＜5	～50	～50	～30
抗补体 H 抗体	3～7	～40	30～60	0
无突变	30～50	～20	～40	3～7

注：本表为复发和家族性 HUS/TTP 国际登记处 5 年的随访结果及法国 aHUS 研究组 3 年的资料。CFH.complement factor H，补体因子 H；CFI.complement factor I，补体因子 I； MCP.membrane cofactor protein （CD46），膜辅因子蛋白；CFB.complement factor B，补体因子 B；THBD（TM）. thrombomodulin，血栓调节素。

3）肾活检：对于补体介导的 HUS 患者，肾组织学病变最常为小动脉血栓性微血管病变，可见富纤维蛋白乏血小板或 vWF 血栓。

4）评估 ADAMTS-13 的功能，除外 TTP。

5）新生儿 HUS 应筛查钴胺素代谢障碍。

【疗效标准】

HUS 的治疗反应，特别是依库珠单抗（eculizumab）治疗非典型溶血性尿毒综合征（aHUS）的疗效评价主要是监测疾病的活动指标，如血小板计数、乳酸脱氢酶、结合珠蛋白和肌酐水平等。具体指标参数可参阅“血栓性血小板减少性紫癜”章节。

若依库珠单抗治疗后 aHUS 的活动指标无改善，则需检测补体活动指标，但尚无标准的方法。推荐的可行的指标有 CH50、补体活性分析等。依库珠单抗治疗 aHUS 有效的标准为：CH50 降至正常值的 10%。

【评　　论】

按流行病学模式，HUS 可分为典型 HUS 和非典型 HUS 两种类型。

1.典型 HUS　约占 HUS 的 90%，呈流行性暴发，大多与产志贺毒素或类志贺毒素的大肠埃希菌（Shiga toxin-producing *Escherichia coli*，STEC）感染相关，亦称 STEC-HUS 或腹泻相关性 HUS（diarrhea-associated HUS，D+HUS）。

2.非典型 HUS（aHUS）　亦称非腹泻性 HUS（diarrhea-negative HUS），约占所有 HUS 的 10%，呈散发性或家族性聚集趋势，可因感染（尤其是儿童患者）、妊娠或药物所激发。aHUS 可进一步分为两类。①原发性：大多数因补体旁路途径蛋白基因突变所致；少数由非补体基因突变所致，如血栓调节素（THBD）、二酰甘油激酶ε（DGKE）、纤溶酶原（PLG）和氰钴胺缺乏症等；②继发性：为肿瘤、化疗、实体器官移植、造血干细胞移植、妊娠或自身免疫性疾病相关。

（华宝来）

参考文献

汪声恒. 2007. 血栓性血小板减少性紫癜/溶血尿毒症综合征//张之南，沈悌，主编. 血液病诊断及疗效标准. 第 3 版. 北京：科学出版社，176-181.

中华医学会血液学分会血栓与止血学组. 2012. 血栓性血小板减少性紫癜诊断与治疗中国专家共识（2012 年版）. 中华血液学杂志，33：983-984.

Afshar-Kharghan V. 2016. Atypical hemolytic uremic syndrome. Hematology Am Soc Hematol Educ Program，217-225.

McCrae KR，Sadler JE，Cines DB. 2013.Thrombotic thrombocytopenic purpura and the hemolytic uremic syndrome//Hoffman R，ed. Hematology ：Basic Principles and Practice. 6th ed.　Philadelphia：WB Saunders，1925-1939.

Sadler JE.2017.Thrombotic microangiopathies//Kaushanshy K，et al，eds. Williams Hematology. 9th ed. New Yorк：McGraw-Hill Education.2253-2266.

Scully M，Cataland S，Coppo P，et al. 2017. Consensus on the standardization of terminology in thrombotic thrombocytopenic purpura and related thrombotic microangiopathies. J Thromb Haemost，15：312-322.

六十二 肝素诱导的血小板减少症

肝素诱导的血小板减少症（heparin-induced thrombocytopenia，HIT）是由肝素类药物诱发、免疫介导和具有血栓形成高危风险的一种临床综合征，实际上是肝素类药物的一种严重不良反应。其发病机制在于抗血小板因子 4-肝素复合物（PF4/肝素）抗体（HIT 抗体，IgG 型）的产生，HIT 抗体与 PF4-肝素复合物形成三联复合物，抗体 Fc 端与血小板和单核细胞表面受体 FcγRⅡa 结合后激活血小板和单核细胞，导致血小板聚集和凝血酶生成，从而引起血小板减少和血栓形成。

【诊 断 标 准】

HIT 的诊断主要基于 2003 年 Warкentin 制订的临床“4T”评分系统和实验室 HIT 抗体检测。

1. “4T”评分（表 62-1） 包括血小板减少（thrombocytopenia）、血小板下降的时间点（timing）、血栓形成（thrombosis）和其他引起血小板下降的原因（other cause for thrombocytopenia）4 种临床情况，每一项计 0～2 分，根据总积分把 HIT 临床可能性分为高可能性（6～8 分）、中可能性（4～5 分）和低可能性（0～3 分）。

表 62-1 “4T”评分

4T	2 分	1 分	0 分
血小板减少	下降＞50%，或 最低值 20×10^9/L～100×10^9/L	下降 30%～50%，或 最低值 10×10^9/L～19×10^9/L	下降＜30%，或 最低值＜10×10^9/L
血小板下降的时间点	用药 5～10 天，或≤1 天（30 天内有肝素应用史）	用药＞10 天或不确定，或≤1 天（31～100 天内有肝素应用史）	用药≤4 天发生（无近期肝素应用史）
血栓形成或其他后遗症	新发血栓形成；皮肤坏死；大剂量静脉肝素引起急性全身反应	进展性、复发性或无症状性血栓形成；非坏死性皮肤损害（红斑）；可疑血栓形成（未证实）	无
其他引起血小板减少的原因	无	可能有	明确

2. HIT 抗体检测 包括免疫学测定和功能检测两大类。

（1）免疫学测定：包括 ELISA 方法和其他快速免疫测定法（颗粒胶免疫法、颗粒免疫渗滤法、乳胶凝聚法等）。方法简单，敏感性较高，阴性预测值可达 97%～99%，但特异性低，易出现假阳性结果。

（2）功能检测：包括血小板活化试验（肝素诱导的血小板活化或血清素释放试验）和血小板聚集试验，是诊断 HIT 的金标准。特异性＞95%、阳性预测值 89%～100%，但敏感性介于 62%～100%，实验条件要求较高、难以普及，不能快速得到结果。

对 HIT 的诊断需要结合“4T”评分和 HIT 抗体检测结果：①评分低可能性（0～3 分），可基本排除 HIT，无需送检 HIT 抗体。②评分高可能性（6～8 分），免疫学测定抗体阳性可确诊 HIT，极少数抗体阴性患者需用另一种免疫学测定或功能检测以证实或除外诊断；如果是有经验的医生判断HIT为高可能性，则诊断HIT的可靠性较强，即使没有抗体结果，亦可按HIT处理。③评分中可能性（4～5分），免疫学测定抗体阴性可除外HIT，阳性结果使HIT可能性增加50%，可用另一种免疫学测定或功能检测以证实或除外HIT。

【疗效标准】

对HIT患者的治疗主要是停用肝素类药物和使用非肝素抗凝药物替代抗凝。目前尚无公认的疗效标准，现参考有关文献拟订如下：

1. 痊愈　血小板计数恢复正常，无血栓症状，影像学显示原有血栓消失，HIT抗体转阴性。

2. 好转　血小板计数部分恢复，但仍$<100\times10^9/L$，或血栓症状减轻、影像学显示原有血栓部分消退，HIT抗体转阴性或仍阳性。

3. 无效　血小板计数无升高，血栓症状无减轻或加重，血管超声或CT血管成像显示原有血栓无消退或较前进展，HIT抗体仍阳性。

【评论】

1. HIT发生的风险与肝素类型、用药途径、用药时间和患者群体相关。普通肝素引起HIT的发生率是低分子量肝素的10倍（分别为1%～5%和0.1%～1%），肝素静脉注射发生HIT的风险高于皮下注射，HIT多在用药第5～14天发生。从患者群体看，HIT的发生率依次为：接受大手术＞接受小手术＞内科＞儿科和产科，女性患者高于男性患者。

2. HIT患者的血栓风险较普通人群增加20～40倍，大约一半患者发生血栓事件，其中静脉和动脉血栓形成分别占80%和20%。以下肢深静脉血栓和肺栓塞最常见，其次是外周动脉血栓形成和脑卒中，偶可发生脑静脉窦和内脏静脉（如门静脉、肾上腺静脉）血栓形成。HIT患者尽管血小板下降明显，但极少发生出血事件。

3. “4T”评分对临床判断患者发生HIT的可能性具有重要参考意义，但其准确性常受到医生的临床经验、患者因素（合并症或并发症、合并用药等）及血常规和血栓监测等因素的影响。评分低可能性（0～3分）对HIT的阴性预测值达97%～100%，可基本除外HIT；但评分高可能性的阳性预测值，在不同报道中相差较大，介于40%～100%；评分中可能性的阳性预测值较低（9%～22%），需要测定HIT抗体进行鉴别诊断。

4. 尽管肝素治疗常会引起抗PF4/肝素抗体的产生，但只有极少数患者发生临床明确的HIT。另外，抗体的免疫学测定和功能检测结果也并非完全一致。在肝素治疗后血小板减少和免疫学测定抗PF4/肝素抗体阳性的患者中，最多半数患者经血小板活化试验（血小板激活的IgG抗体阳性）被证实为真正的HIT。事实上，90%HIT患者免疫学测定的抗PF4/肝素抗体呈强阳性。

5. HIT分型

（1）典型HIT：多数患者在肝素暴露后5～10天出现血小板下降和血栓形成，血清HIT抗体呈阳性。

（2）快速型HIT：少数患者近期（＜100天内）用过肝素，循环中存在HIT抗体，再次应用肝素时血小板计数突然下降（24小时内）。

（3）迟发型 HIT：个别患者的 HIT 发生在停用肝素后，最长可在肝素暴露 3 周后发生。

（4）孤立型 HIT：仅有血小板减少、HIT 抗体阳性，但尚未发生血栓形成的患者。这些患者如果仅停用肝素和观察，血栓发生率将达 25%～50%。

（5）自发型 HIT（也称自身免疫性 HIT）：罕见，主要见于骨科手术患者，特点是无近期肝素暴露史，但出现血小板下降和血栓形成，血清 HIT 抗体阳性。

（王书杰）

参考文献

Cuker A，Poncz M. 2016. Heparin-induced thrombocytopenia//Kaushansky K，ed. Williams Hematology. 9th ed. New York：McGraw-Hill Inc，2025-2034.

Cuker A，Gimotty PA，Crowther MA，et al. 2012. Predictive value of the 4Ts scoring system for heparin-induced thrombocytopenia：A systematic review and meta-analysis. Blood，120（20）：4160-4167.

Greinacher A. 2015. Heparin-induced thrombocytopenia. N Engl J Med，373：252-261.

Lee GM，Arepally GM. 2013. Heparin-Induced thrombocytopenia. Hematology Am Soc Hematol Educ Program，668-674.

Linkins LA，Dans AL，Moores LK，et al. 2012. Treatment and prevention of heparin-induced thrombocytopenia：Antithrombotic Therapy and Prevention of Thrombosis，9th ed：American College of Chest Physicians Evidence-Based Clinical Practice Guidelines. Chest，141（Suppl2）：e495S-e530S.

Lo GK，Juhl D，Warkentin TE，et al. 2006. Evaluation of pretest clinical score （4 T's）for the diagnosis of heparin-induced thrombocytopenia in two clinical settings. J Thromb Haemost，4（4）：759-765.

Warkentin TE. 2003. Heparin-induced thrombocytopenia：Pathogenesis and management. Br J Haematol，121：535-555.

Warkentin TE. 2013. Heparin-induced thrombocytopenia//Hoffman R，ed. Hematology：Basic Principles and Practice. 6th ed. Philadelphia：Saunders，Elsevier Inc，1913-1924.

Watson H，Davidson S，Keeling D. 2012. Guidelines on the diagnosis and management of heparin induced thrombocytopenia：Second edition. Br J Haematol，159：528-540.

六十三　原发性血小板增多症

原发性血小板增多症（essential thrombocythemia，ET），是最常见的骨髓增殖性肿瘤之一，其特征为骨髓巨核细胞过度增殖，外周血血小板持续明显增多。本病发病高峰年龄在 50～70 岁，偶发于儿童，无性别差异。主要临床症状是血管运动性症状（包括头痛、头晕、昏厥、不典型的胸痛、肢体末梢的感觉异常、视觉异常、红斑性肢痛病等），血栓栓塞及出血等症状。

【诊断标准】

根据 2016 年 WHO 诊断标准，ET 需满足 4 个主要诊断指标或者前 3 个主要指标和 1 个次要诊断指标。

1. 主要诊断指标 ①血小板计数＞450×10^9/L；②骨髓主要是成熟及巨大的巨核细胞增多，不伴显著的粒细胞左移或增加，以及红系增殖，或伴轻度纤维化1级；③排除慢性粒细胞白血病、真性红细胞增多症、原发性骨髓纤维化、骨髓增生异常综合征，以及符合WHO标准的其他髓系肿瘤；④存在JAK2，CALR或MPL基因突变。

2. 次要诊断指标 存在其他克隆证据或者排除反应性血小板增多。

ET后骨髓纤维化（post-ET MF）诊断标准：采用骨髓纤维化研究和治疗国际工作组（IWG-MRT）标准。

1. 主要标准（2条均需符合） ①此前按WHO诊断标准确诊断为ET；②骨髓活检示纤维组织分级为2/3级（按0～3级标准）或3/4级（按0～4级标准）。

2. 次要标准（至少需符合2条） ①贫血或血红蛋白含量较基线水平下降20g/L；②外周血出现幼粒、幼红细胞；③进行性脾大(超过左肋缘下5cm或新出现可触及的脾大)；④以下3项体质性症状中至少出现1项：过去6个月内体重下降＞10%、盗汗、不能解释的发热（＞37.5℃）。

【血栓危险度评分及预后】

评估ET患者血栓形成的危险程度时，需要按照ET患者血栓形成国际预后评分（IPSET-thrombosis）对患者ET血栓形成风险进行评估。

传统的血栓分层模型根据年龄和有无血栓史将ET分为低危(年龄≤60岁且无血栓史）或高危（年龄＞60岁或有血栓史）。2012年Barbui等提出的国际血栓预测模型（IPSET）根据年龄＞60岁（1分）、血栓史（2分）、心血管危险因素（CVF）（1分）及JAK2 V617F突变阳性（2分）将ET分为低危（0～1分）、中危（2分）或高危（≥3分）组，此模型较传统模型可预测出更多的血栓患者。近期Barbui等及Haider等对IPSET进行优化，提出了修订版IPSET，将ET分为四组：①极低危，无血栓史、年龄≤60岁且JAK2 V617F突变阴性；②低危，无血栓史、年龄≤60岁且JAK2 V617F突变阳性；③中危，无血栓史、年龄＞60岁且JAK2 V617F突变阴性；④高危，有血栓史或年龄＞60岁且JAK2 V617F阳性。

ET患者白血病转化危险因素包括血栓和极端血小板增多（＞1000×10^9/L），向骨髓纤维化转化的危险因素包括高龄和贫血。

【疗 效 标 准】

ET的治疗目标是预防和治疗血栓合并症，治疗的选择主要是依据患者血栓风险分组来加以制定。血小板计数应控制在＜600×10^9/L。

降细胞治疗一线药物：羟基脲和干扰素；二线药物：阿那格雷、白消安、溴丙哌嗪和同位素磷-32，JAK2抑制剂目前临床研究显示对该病患者无明显获益，仍需要进一步的临床对照研究。预防血栓药物主要是阿司匹林、双嘧达莫及氯吡格雷等抗血小板聚集药物。

采用欧洲白血病网和IWG-MRT 2013年修订的ET疗效评价标准，主要包括临床血液学及骨髓组织学评价两方面。

1. 完全缓解（CR） 以下4条必须全部符合：①包括可触及的肝脾大等疾病相关体征持续（≥12周）消失，症状显著改善（MPN-SAF TSS积分下降≥10分）；②外周血细胞计数持续（≥12 周）缓解：PLT≤400×10^9/L，WBC<10×10^9/L，无幼粒、幼红血象；③无疾病进展，无任何出血和血栓事件；④骨髓组织学缓解，巨核细胞高度增生消失，无>1 级的网状纤维（欧洲分级标准）。

2. 部分缓解（PR） 以下 4 条必须全部符合：①包括可触及的肝脾大等疾病相关体征持续（≥12 周）消失，症状显著改善（MPN-SAF TSS 积分下降≥10 分）；②外周血细胞计数持续（≥12 周）缓解：PLT≤400×10^9/L，WBC<10×10^9/L，无幼粒、幼红细胞；③无疾病进展，无任何出血或血栓事件；④无骨髓组织学缓解，有巨核细胞高度增生。

3. 无效（NR） 定义为疗效没有达到 PR。

4. 疾病进展（PD） 演进为 post-ET MF、骨髓增生异常综合征或急性白血病。

分子生物学疗效对于评价完全缓解（CR）或部分缓解（PR）不是必需的。完全分子生物学缓解（CRm）：原先存在的异常完全消失。部分分子生物学缓解：基线等位基因突变负荷≥20%的患者治疗后等位基因突变负荷下降≥50%。

【评 论】

1. ET 时的鉴别诊断

（1）反应性血小板增多症：常见的原因是缺铁性贫血、脾功能减低、炎症及某些恶性肿瘤等疾病。血清铁蛋白正常可以排除缺铁性贫血，但是血清铁蛋白降低并不能排除 ET。而且值得注意的是在 ET 患者骨髓的铁染色也可出现阴性，这增加了两者的鉴别难度。此时试验性铁剂治疗可作为鉴别两者的一种手段。先天性脾缺如，脾切除术后或其他疾病所致脾功能低下可以通过询问病史、腹部超声及相应疾病检查来鉴别。炎症或恶性肿瘤所致的反应性血小板增多，其血浆中的 IL-6、C 反应蛋白或其他急性期反应物可明显升高，而 ET 则不会出现类似情况。

（2）其他血液系统疾病所致的血小板增多：真性红细胞增多症、原发性骨髓纤维化、慢性粒细胞白血病、骨髓增生异常综合征中的 5q-综合征、骨髓增生异常综合征/骨髓增殖性肿瘤伴环状铁粒幼红细胞和血小板增多（MDS/MPN-RS-T）等血液系统疾病均可出现血小板增多，ET 应与这些疾病进行鉴别诊断。一般来讲，血细胞比容常作为鉴别 ET 与真性红细胞增多症的重要指标。

2. 对于血小板增多的患者，若伴有缺铁性贫血或者缺铁指标的改变，可以先给予补铁治疗，若血小板恢复正常水平可以考虑缺铁导致的反应性血小板增多，该类患者常见于发育期儿童和育龄期女性；若补铁治疗后血红蛋白水平或者血细胞比容超过正常，可以疑诊真性红细胞增多症。

3. 对于年龄<40 岁的患者，一线降细胞治疗首选干扰素，在干扰素治疗效果不佳或者不能耐受的情况下可以考虑使用羟基脲或者二线药物。服用羟基脲治疗的患者（无论男女）在受孕前至少应有 3 个月的洗脱期。女性患者受孕前应仔细评估是否有妊娠合并症高危因素。妊娠女性 ET 患者血小板计数高于 1500×10^9/L，可以使用干扰素治疗。无妊娠合并症高危因素的孕妇，给予阿司匹林；有妊娠合并症高危因素的孕妇，给予阿司匹林每日一次（出血则停用）联合低分子肝素至产后 6 周。

4. 值得注意的是，大量异常的血小板可以吸附高分子量的 vWF，可诱发获得性 vWD，因此在用阿司匹林治疗血小板>1000×10^9/L 的 ET 患者时，应注意排除获得性 vWD，防止出血的发生。

5. MPN-SAF TSS：骨髓增殖性肿瘤总症状评估量表。MPN-SAF TSS 由 MF-SAF 和 MPN-SAF 演化而来，包含乏力、早饱、注意力缺乏等 10 项指标，简称 MPN10。与 MF-SAF 和 MPN-SAF 相比，MPN10 更加简单、直观，可操作性强，并可以对 MPN 患者进行长期随访，动态评估，是一种实用、可靠的评估工具，现已逐步应用于临床。

6. 部分 ET 患者可以向骨髓纤维化或者白血病转化，按相应指南治疗。

（张　磊）

参 考 文 献

中华医学会血液学分会白血病淋巴瘤学组.2016.原发性血小板增多症诊断与治疗中国专家共识（2016 年版）.中华血液学杂志，37（10）：833-836.

Arber DA，Orazi A，Hasserjian R，et al. 2016.The 2016 revision to the World Health Organization classification of myeloid neoplasms and acute leukemia. Blood，127（20）：2391-2405.

Barbui T，Finazzi G，Carobbio A，et al. 2012.Development and validation of an International Prognostic Score of thrombosis in World Health Organization-essential thrombocythemia（IPSETthrombosis）. Blood，120（26）：5128-5133.

Barosi G，Mesa R，Finazzi G，et al. 2013.Revised response criteria for polycythemia vera and essential thrombocythemia：An ELN and IWG-MRT consensus project. Blood，121（23）：4778-4781.

Barosi G，Mesa RA，Thiele J，et al. 2008. Proposed criteria for the diagnosis of post- polycythemia vera and post- essential thrombocythemia myelofibrosis：A consensus statement from the International Working Group for Myelofibrosis Research and Treatment. Leukemia，22（2）：437-438.

Fu R，Xuan M，Lv C，et al. 2014. External validation and clinical evaluation of the International Prognostic Score of Thrombosis for Essential Thrombocythemia （IPSET-thrombosis）in a large cohort of Chinese patients. Eur J Haematol，92（6）：502-509.

Fu R，Zhang L，Yang R. 2013.Paediatric essential thrombocythaemia：Clinical and molecular features，diagnosis and treatment. Br J Haematol，163（3）：295-302.

HaiderM，GangatN，LashoT，et al. 2016.Validation of the revised international prognostic score of thrombosis for essential thrombocythemia（IPSET-thrombosis）in 585 Mayo clinic patients. Am J Hematol，91（4）：390-394.

六十四　巨血小板综合征

【诊 断 标 准】

巨血小板综合征（Bernard-Soulier syndrome）是一种罕见的遗传性出血性疾病，由于血小板膜糖蛋白Ⅰb-Ⅸ（GPⅠb-Ⅸ）质或量的异常，使得血小板不能黏附于损伤的血管壁，以及对凝血酶的反应减弱而导致各种出血倾向。1948 年由 Bernard 和 Soulier 首先报道，故称为 Bernard-Soulier 综合征（简称 BSS）。

（一）国内诊断标准

在《血液病诊断及疗效标准》（第 3 版）基础上，参阅国内文献修订如下：

1. 临床表现

（1）常染色体隐性遗传，男女均可发病。

（2）自幼表现轻度至中度的皮肤、黏膜出血。

（3）肝脾不大。

2. 实验室检查

（1）血小板减少。

（2）血小板体积巨大，30%～80%的血小板平均直径大于 3.5μm。

（3）出血时间延长，与血小板减少不平行。

（4）血小板聚集试验：瑞斯托霉素不能诱导血小板聚集，且加入正常人血浆后不能纠正；二磷酸腺苷、胶原和肾上腺素诱导的血小板聚集功能正常；低浓度凝血酶诱导的血小板聚集降低及延迟相延长，但高浓度凝血酶能纠正。

（5）血小板寿命缩短。

（6）血块收缩正常。

（7）vWF 正常。

（8）流式细胞术检测：血小板膜 GPⅠb-Ⅸ量明显减少或缺乏，个别患者呈 GPⅠb-Ⅸ质的异常。

（9）排除其他巨血小板症。

（10）基因分析发现 GPⅠb-Ⅸ基因 GP1BA、GP1BB 或 GP9 有纯合或多重杂合性突变。

（二）国外诊断标准

在《血液病诊断及疗效标准》（第 3 版）基础上，参阅国外文献修订如下：

1. 临床表现

（1）常染色体隐性遗传。

（2）轻度至中度出血表现为皮肤、黏膜出血，月经过多，外伤后血肿甚至颅脑出血等。

2. 实验室检查

（1）血小板中度至重度减少，个别也可正常。

（2）血小板体积巨大，大小分布不一。

（3）出血时间延长，与血小板减少不平行。

（4）血小板聚集功能异常，瑞斯托霉素、人或牛的 vWF 不能诱导富血小板血浆中血小板聚集；二磷酸腺苷、胶原和肾上腺素诱导的血小板聚集功能正常。

（5）血浆收缩试验、血浆 vWF 水平及骨髓象均正常。

（6）血小板膜 GPⅠb-Ⅸ质或量的异常为肯定的诊断依据。

（7）GP1BA、GP1BB 或 GP9 基因有纯合或多重杂合性突变。

【疗 效 标 准】

巨血小板综合征患者有明显出血时应输注新鲜血小板浓缩液，对个别反复与严重出血者可进行造血干细胞移植。

【评　　论】

（一）有关诊断标准

1.患者父母多为近亲结婚。患者的出血症状存在异质性，不同患者或同一患者的不同时期出血程度差异很大。出血严重程度与实验室检查结果往往不呈平行关系。

2.很多遗传性血小板疾病的血小板体积都有明显增大，除 Bernard-Soulier 综合征外，还包括灰色血小板综合征、MYH9 相关性血小板减少与植物固醇血症。此外，GPIb 突变也可与高分子 vWF 多聚物亲和力增高，致使血浆中缺乏高分子 vWF 多聚物，称为血小板型 vWD。

（二）有关疗效标准

国内外都未制定。与其他遗传性出血性疾病相同，疗效主要依据止血的情况。对个别反复与严重出血的 Bernard-Soulier 综合征患者，造血干细胞移植是唯一根治的方法。

【附】

1. MYH9 相关血小板减少综合征（MYH9-related thrombocytopenia syndrome）　是遗传性血小板病中最常见的一类疾病，呈常染色体显性遗传，临床表现为血小板巨大、血小板减少，以及中性粒细胞包涵体。MYH9 相关血小板减少是非肌性肌球蛋白重链 9 基因（nonmuscle myosin heavy chain 9，MYH9）突变导致的疾病；由于临床表现的不同，既往曾分为 May-Hegglin 异常（MHA）、Fechtner 综合征、Epstein 综合征和 Sebastian 综合征，后三种情况可能伴有不同程度耳聋、肾炎和白内障。

2. 植物固醇血症　又称β-谷固醇血症（phytosterolaemia/sitosterolaemia），是一种罕见的常染色体隐性遗传病。患者主要表现为脂质代谢异常，植物固醇在血液和组织中积聚，从而引起黄色瘤、早发性冠心病、动脉粥样硬化和关节炎等，常有血小板巨大与血小板减少，可能合并有溶血性贫血和脾大。本病是由于 ABCG5 和 ABCG8 基因的缺陷引起；这一对基因分别编码蛋白 sterolin-1 和 sterolin-2，其作用是减少肠吸收和促进肝脏排泄植物固醇。ABCG5 和 ABCG8 基因突变使肠道对植物固醇吸收增加，而由肝脏分泌到胆汁中的量减少，导致血液植物固醇如谷固醇、豆固醇、菜油固醇等明显增加。控制食物植物固醇量及给予固醇吸收抑制剂依泽替米贝（ezetimibe）治疗后，血液中植物固醇含量降低，巨血小板减少很快被扭转。

3. 血小板型血管性血友病　由于 GPⅠb 质的改变，与高分子 vWF 多聚物亲和力增高，致使血浆中缺乏高分子 vWF 多聚物，血小板黏附于内皮下组织能力减弱，引起出血。本病为常染色体显性遗传，往往有出血家族史。实验室检查示血小板减少，体积增大；出血时间延长。在血小板聚集试验中，瑞斯托霉素诱导后聚集增加，特别是低浓度瑞斯托霉素即能引起血小板聚集；正常冷沉淀或 vWF 能引起血小板聚集，部分患者有自发性血小板聚集。血浆Ⅷ：C、vWF 浓度及 vWF 瑞斯托霉素辅因子活性（vWF：RcoF）均降低。血小板与正常 vWF 结合率增高。vWF：Ag 多聚体分析提示高分子多聚体缺如。血小板 GPⅠb

量增高或异常为肯定诊断依据。

（王兆钺）

参考文献

阮长耿.2007. 巨血小板综合征//张之南，沈悌，主编. 血液病诊断及疗效标准. 第3版. 北京：科学出版社，183-186

Hinckley J，Di Paola J. 2014.Geneticbasis of congenitalplatelet disorders. Hematology Am Soc Hematol Educ Program，2014（1）：337-342.

Nurden AT，Freson K，Seligsohn U. 2012. Inherited platelet disorders. Haemophilia，18 （Suppl 4）：154-160.

Savoia A，Kunishima S，De Rocco D，et al. 2014.Spectrum of the mutations in Bernard-Soulier syndrome.Hum Mutat，35（9）：1033-1045.

Wang Z，Cao L，Su Y，et al. 2014.Specific macrothrombocytopenia/hemolytic anemia associated with sitosterolemia. Am J Hematol，89（3）：320-324.

Wang Z，Zhao X，Duan W，et al. 2004.A novel mutation in the transmembrane region of glycoprotein Ⅸ associated with Bernard-Soulier syndrome. Thromb Haemost，92（3）：606-613.

六十五 血小板无力症

【诊断标准】

血小板无力症（thrombasthenia）是一种罕见的遗传性血小板功能障碍性疾病，由于血小板膜糖蛋白Ⅱb/Ⅲa（GPⅡb/Ⅲa，CD41/CD61）质或量的异常，使得血小板聚集功能障碍而引起出血。1918年由Glanzmann首先报道，故又称Glanzmann thrombasthenia（简称GT）。

（一）国内诊断标准

在《血液病诊断及疗效标准》（第3版）基础上，参考国内文献修订如下：

1. 临床表现

（1）常染色体隐性遗传。

（2）常自幼发病，表现为轻度至重度皮肤、黏膜出血，外伤后出血不止等，女性月经过多。

2. 实验室检查

（1）血小板计数正常。血涂片上血小板散在分布，不聚集成簇。

（2）出血时间延长。

（3）血块收缩不良，也可正常。

（4）血小板聚集功能异常，ADP、胶原、凝血酶及肾上腺素诱导下的血小板不聚集或聚集明显减低，瑞斯托霉素诱导的血小板聚集正常。

（5）流式细胞术检测示血小板GPⅡb/Ⅲa复合物减少或质的异常。

（6）血小板纤维蛋白原结合试验降低或缺乏。

（二）国外诊断标准

在《血液病诊断及疗效标准》（第3版）基础上，参考国外文献修订如下：

1. 临床表现

（1）符合常染色体隐性遗传特征，杂合子无明显出血症状。

（2）出血表现常自幼发生，包括皮肤瘀点瘀斑、鼻出血、牙龈出血、外伤手术后出血不止，女性患者月经过多明显；无关节出血及深部组织脏器血肿。

（3）出血严重程度自轻度至重度不等。

2. 实验室检查

（1）血小板计数正常，形态大多正常。

（2）出血时间延长。

（3）血小板聚集试验：ADP、胶原、凝血酶及肾上腺素诱导下的血小板不聚集或明显减低，瑞斯托霉素诱导的血小板聚集基本正常。血小板对ADP、胶原、凝血酶及肾上腺素诱导释放反应消失或明显减低。

（4）血块收缩缺乏或明显减弱。

（5）血小板功能测定仪（PFA100/200）闭合时间延长。

（6）血小板释放反应明显降低。

（7）血小板纤维蛋白原结合试验降低或缺乏。

（8）血小板促凝活性表现为不同程度异常。

（9）血小板纤维蛋白原含量明显下降，除外一些变异型患者。

（10）流式细胞术提示血小板GPⅡb/Ⅲa复合物减少；少数患者GPⅡb/Ⅲa可能不减少，但有功能障碍。

【疗效标准】

见评论。

【评　　论】

（一）有关诊断标准

1. 临床表现　患者父母多为近亲结婚。患者的出血症状存在异质性，不同患者或同一患者的不同时期出血程度差异很大。出血严重程度与实验室检查结果往往不呈平行关系，携带者常无症状。

2. 根据血小板膜GPⅡb/Ⅲa复合物的含量、血小板与纤维蛋白原结合和血块收缩程度，将血小板无力症分为三种临床类型：Ⅰ型血小板无力症，患者血小板膜GPⅡb/Ⅲa复合物的含量为正常的5%以下，不能与纤维蛋白原结合或严重缺陷、血块不能退缩；Ⅱ型血小板无力症，患者血小板膜GPⅡb/Ⅲa复合物的含量为正常的5%～20%，与纤维蛋白原结合存在、血块退缩减低；变异型血小板无力症，患者血小板膜GPⅡb/Ⅲa复合物的含量为正常的50%以上，血小板与纤维蛋白原结合和血块收缩程度变化不一。

3. 采用核酸序列检测技术，可发现血小板GPⅡb/Ⅲa基因（ITGA2B，ITGB3）变异，常为复合杂合子或纯合子型。有助于明确诊断及实施相关精准治疗。

4. 本病需与获得性血小板无力症相鉴别：如多发性骨髓瘤，由于自身抗体抑制血小板膜 GPⅡb/Ⅲa 的纤维蛋白原受体功能；如骨髓增生异常综合征（MDS）、急性早幼粒细胞性白血病等，由于血小板 GPⅡb/Ⅲa 形成减少。

（二）有关疗效标准

国内外都未制定本病疗效标准，与其他遗传性出血性疾病相同，疗效主要依据止血的情况。血小板输注常在一般止血治疗无效时采用，但 30%～70%的 GT 患者在反复接受血小板输注后可产生抗 HLA 或抗 GPⅡb/Ⅲa 同种抗体，选用 HLA 相合供者或同一供者，以及使用去除白细胞的血小板可减少无效血小板输注发生。重组活化因子Ⅶ（rFVIIa）在临床预防和控制 GT 患者的出血发作中已取得明显疗效，尤其是对已产生抗 HLA 或抗 GPⅡb/Ⅲa 同种抗体的 GT 患者。有报道，造血干细胞移植已成功应用于血小板无力症患者的治疗。

（阮长耿　余自强）

参 考 文 献

阮长耿. 2007. 血小板无力症//张之南，沈悌，主偏. 血液病诊断及疗效标准. 第 3 版. 北京. 科学出版社，186-188.

王兆钺，阮长耿. 2016. 血小板无力症治疗的现状和展望. 中华血液学杂志，37：430-431.

Lentaigne C，et al. 2016. Inherited platelet disorders：Toward DNA-based diagnosis. Blood，127：2814-2823.

Nurden AT，et al. 2013. Glanzmann thrombasthenia：Staste of the art and future directions. Semin Thromb Hemost，39：642-655.

Poon MC，et al. 2015. The international，prospective Glanzmann thrombasthenia registry：Treatment and outcomes in surgical intervention. Haematologica，100：1038-1044.

Rao AK，Coller BS. 2016. Hereditary qualitative platelet disorders//Kaushansky K，et al，eds Williams Hematology. 9th ed. New York：McGraw-Hill，2039-2072.

Rao AK，Songdej N. 2016. Platelet disorders：The next generation is in. Blood，127：2781-2782.

六十六　血小板颗粒缺陷性疾病

【诊 断 标 准】

血小板颗粒缺陷性疾病是由于血小板胞质内α-颗粒和或致密颗粒缺陷使血小板释放功能障碍而引起出血，又称为储藏池病（storage pool disease，SPD）。包括α-颗粒缺陷症（α-SPD，又称灰色血小板综合征）与致密颗粒缺陷症（δ-SPD）。参照国内外文献制定以下诊断标准。

（一）α-SPD

1. 临床表现　α-SPD 为常染色体隐性遗传。儿童期即可有出血，主要是轻中度皮肤、黏膜出血，如鼻出血、经期延长、易青肿，多有脾大。

2. 实验室检查

（1）血小板轻中度减少，血小板巨大，外周血瑞氏染色后血小板呈灰色或蓝色，有空泡，呈灰色。

（2）出血时间延长，一般 10～30 分钟，与血小板减少程度相关，有的患者血小板计数正常也有出血时间延长，提示血小板存在质的缺陷。

（3）在 ADP、肾上腺素、花生四烯酸、钙离子载体 A23187 的诱导下，血小板聚集一般正常或轻度减低，但有报道胶原诱导的聚集异常，低浓度凝血酶诱导下，聚集和分泌减低，瑞斯托霉素诱导的聚集正常或减低，但不会缺乏，在凝血酶或胶原刺激下，血小板分泌 5-羟色胺减少或在正常低水平。α-颗粒的内容物如血小板第 4 因子（PF4）、β-血栓球蛋白（β-TG）、vWF、凝血酶敏感蛋白（TSP）、纤维连接蛋白、因子Ⅴ明显减少，但白蛋白和 IgG 正常，血浆中 PF4 和β-TG 浓度正常或增高。

（4）电镜检查：α-SPD 血小板缺乏α-颗粒。

（5）灰色血小板综合征基因检测可发现 NBEAL2 基因突变。

（二）δ-SPD

δ-SPD 是一组复杂的血小板致密颗粒缺陷，主要包括 Chediak-Higashi 综合征（CHS）与 Hermansky-Pudlak 综合征（HPS）。

1. 临床表现　两者均呈常染色体隐性遗传。出血症状往往较轻，以皮肤、黏膜出血为主，或外伤手术后出血。CHS 患者易发生感染，不同程度的白化病，以及周围神经病变与自主神经功能失调。HPS 患者往往同时有眼皮肤白化病、肉芽肿性结肠炎和高渗透性肺纤维化。

2. 实验室检查

（1）血小板轻度减少，血小板大小正常。在 CHS 患者粒细胞中含有多个粗大的嗜天青 Dohle 样小体。

（2）电镜检查：血小板缺乏致密颗粒，但α-颗粒正常。由于每个正常血小板仅含 4～8 个致密颗粒，需观察多个血小板切面才能确定致密颗粒缺乏。

（3）血小板颗粒内容物缺陷：δ-SPD 血小板缺乏内容物（如 5-羟色胺、ADP、ATP 等），血小板 ATP/ADP＞3.0。

（4）基因检测：Chediak-Higashi 综合征患者可能有 LYST 基因突变；Hermansky-Pudlak 综合征与 HPS 基因组（HPS1-9）突变有关。此外，FLI1 和 RUNX1 基因改变可能是部分血小板致密颗粒释放缺陷与轻度血小板减少症患者的发病原因。

【疗 效 标 准】

目前对血小板颗粒缺陷性疾病无特殊治疗。在有明显出血情况下，输注新鲜血小板浓缩液是唯一有效的治疗。

【评　　论】

正常每个血小板约含 50 个球形或椭圆形的α-颗粒，α-颗粒内含有血小板特异或相对特异的蛋白，前者如血小板第 4 因子、β-血栓球蛋白、凝血酶敏感蛋白与血小板源生长因子，后者如纤维蛋白原、因子Ⅴ、vWF、IgG、白蛋白与纤维连接蛋白等。致密颗粒主要含如 5-HT、ADP、ATP 等。血小板活化是止血与血栓过程最初的重要步骤，血小板活化时颗粒内容释放促进了血小板聚集与凝血反应，因此血小板颗粒缺陷性疾病都可引起出血。血小板颗粒缺陷性疾病是罕见的遗传性血小板病，诊断比较困难，常被误诊或漏诊。患者如自幼就有皮肤、黏膜出血倾向，或有家族史，或父母近亲婚配，应做血小板检查与血小板聚集实验。本类疾病除血小板异常以外，常伴有其他临床表现。血小板电镜检查有确诊价值。近年来分子生物学技术，特别是全基因组或全 DNA 测序的发展，已阐明了多数血小板颗粒缺陷性疾病的分子机制；这也为临床诊断提供了新的方法。目前对这类疾病的治疗仍以血小板输注为主。对单基因疾病基因治疗已有了很大的发展，随着血小板疾病分子诊断的不断完善，这类患者的个体化基因治疗也将成为一个重要的发展方向。

（王兆钺）

参考文献

阮长耿. 2007. 血小板颗粒缺陷性疾病//张之南，沈悌，主编. 血液病诊断及疗效标准. 第 3 版. 北京：科学出版社，189.

El-Chemaly S，Young LR. 2016.Hermansky-Pudlak syndrome. Clin Chest Med，37（3）：505-511.

Hinckley J，Di Paola J. 2014.Geneticbasis of congenital platelet disorders. Hematology Am Soc Hematol Educ Program，2014（1）：337-342.

Kahr WHA，Hinckley J，Li L，et al. 2011.Mutations in NBEAL2，encoding a BEACH protein，cause gray platelet syndrome. Nat Genet，43（8）：738-740.

Nurden AT，Freson K，Seligsohn U. 2012.Inherited platelet disorders. Haemophilia，18（Suppl 4）：154-160.

Stevenson WS，Morel-Kopp MC，Chen Q，et al. 2013. GFI1B mutation causes a bleeding disorder with abnormal platelet function. J Thromb Haemost，11（11）：2039-2047.

Stockley J，Morgan NV，Bem D，et al. 2013. Enrichment of FLI1 and RUNX1 mutations in families with excessive bleeding and platelet dense granule secretion defects. Blood，122（25）：4090-4093.

六十七　血小板信号转导和释放缺陷症

【诊断标准】

细胞信号转导是细胞间与细胞内的信息物质与受体特异性结合，启动细胞内多种信使系统而产生生物学效应，影响血小板的生成、代谢、分泌与功能。参照国内外文献，血小板信号转导和释放缺陷有以下共同特点：

1. 临床表现　轻度到中度皮肤与黏膜出血，外伤后出血不止。

2. 实验室检查

（1）血小板计数多数正常，但在影响巨核细胞生长与成熟时血小板显著减少。

（2）出血时间延长。

（3）血小板聚集异常，血小板加二磷酸腺苷、肾上腺素或低浓度凝血酶第一相聚集正常，第二相明显减低或无，瑞斯托霉素和凝血酶诱导富血小板血浆中血小板聚集正常。

血小板信号转导和释放缺陷是一类复杂的疾病，主要包括：

1. 先天性无巨核细胞（减少）性血小板减少　先天性无巨核细胞（减少）性血小板减少（congenital amegakaryocytic thrombocytopenia，CAMT）是一种罕见的巨核细胞减少性疾病，属常染色体隐性遗传。CAMT 是由血小板生成素（TPO）受体的 MPL 基因缺陷造成的，该基因突变后 TPO 不能促进血小板生成。突变使 MPL 不能正常表达，或影响了细胞内 MAPK、PI3K、JAKs 等信号转导通路。CAMT 患儿从出生后即表现有明显的血小板减少，有出血倾向，通常无骨骼或其他异常。CAMT 不仅促进巨核细胞生长成熟和血小板生成，而且对造血干细胞的发育也起着重要作用。患儿在幼年时就易转化为全血细胞减少，个别也可转为 MDS 或髓性白血病。CAMT 患者的血小板大小与形态正常，骨髓巨核细胞数减少与成熟障碍，有条件时可测定血浆 TPO 水平，往往较正常值增高 10 倍以上。MPL 基因分析可发现纯合或多重杂合突变。

2. 伴有红系异常的 GATA-1 连锁的巨血小板减少　GATA-1 是正常红细胞发育和成熟必需的转录因子，主要调控红系与巨核细胞的增殖和分化，GATA-1 基因突变为 X 伴性隐性遗传，常导致血小板减少，患者有自发性或轻微碰撞后的瘀斑，有不同程度贫血或地中海贫血，可能发展为骨髓增殖性疾病、急性巨核细胞性白血病伴 21-三体综合征。外周血涂片显示血小板减少，血小板体积增大，呈球形；红细胞大小与形态改变，呈低色素性。骨髓巨核细胞成熟障碍，红细胞发育异常。基因分析可发现 GATA-1 基因突变。

3. Wiskott-Aldrich 综合征　Wiskott-Aldrich 综合征（Wiskott-Aldrich syndrome，WAS）是 X 染色体隐性遗传性疾病，WAS 蛋白（WASP）是造血细胞表面到肌动蛋白骨架信号转导的重要调节分子，能促进肌动蛋白聚合、调节肌动蛋白活性和亚细胞定位。临床主要表现为血小板数量减少、血小板体积偏小、湿疹和免疫功能缺陷引起的反复感染。其中血小板体积偏小是本病的典型特征之一。无免疫缺陷的轻型患者又称为性连血小板减少症。男性儿童如有血小板偏小和血小板减少伴免疫缺陷应怀疑本病，通过蛋白印迹法或流式细胞仪检查有无 WASP 可确诊。淋巴细胞表面糖蛋白 CD43 表达降低也是其一个显著标记。WAS 基因测定可发现基因突变。

4. 血小板诱导剂特异性受体缺陷或受体后缺陷，从而出现阿司匹林样聚集和释放缺陷。受体介导的信号转导和释放缺陷包括花生四烯酸释放缺陷、环氧化酶缺陷、血栓素合成酶缺陷、对血栓素 A_2 敏感性降低和钙动员缺陷等。

【疗效标准】

血小板信号转导和释放缺陷症为先天性疾病，尚无根治的办法。患者有明显出血时应输注新鲜血小板浓缩液；已有报告，造血干细胞移植治愈严重出血的各种信号转导和释放缺陷患者。

【评　　论】

细胞信号转导包括多个系统，调节了细胞生成、代谢、分泌与功能的各个方面，以及细胞间的相互作用。血小板信号转导和释放缺陷症是一大类疾病，临床表现多样而缺乏特异性，诊断比较困难，最后往往需基因分析确定诊断。对这类疾病缺乏特异性治疗，应注意避免使用阿司匹林及其他非甾体抗炎止痛药。输注血小板是有效的治疗方法。近年来对各种主要的血小板信号转导和释放缺陷症都有成功进行骨髓移植的报导，但应仅限于反复严重出血的患者。基因治疗将是未来治疗的方向，现已有用反转录病毒作为载体，导入造血干细胞后成功治疗了 WAS。

（王兆钺）

参 考 文 献

阮长耿. 2007. 巨血小板综合征//张之南，沈悌，主编. 血液病诊断及疗效标准. 第 3 版. 北京：科学出版社，189.

Aiuti A，Biasco L，Scaramuzza S，et al. 2013. Lentiviral hematopoietic stem cell gene therapy in patients with Wiskott-Aldrich syndrome. Science，341（6148）：1233151. doi：10.1126/science. 1233151.

Balduini CL，Savoia A. 2012.Genetics of familial forms of thrombocytopenia.Hum Genet，131（12）：1821-1832.

Geddis AE. 2011.Congenital amegakaryocytic thrombocytopenia.Pediatr Blood Cancer，57（2）：199-203.

Hinckley J，Di Paola J. 2014. Geneticbasis of congenitalplatelet disorders. Hematology Am Soc Hematol Educ Program，（1）：337-342.

Nurden AT，Freson K，Seligsohn U. 2012.Inherited platelet disorders.Haemophilia，18（Suppl 4）：154-160.

六十八　血 友 病 A

【诊 断 标 准】

（一）国内诊断标准

2017 年中华医学会血液学分会血栓与止血学组与中国血友病协作组制定了《血友病诊断与治疗中国专家共识（2017 版）》。

1. 临床表现　患者绝大多数为男性，有家族史者符合 X 伴性隐性遗传特征，主要表现为关节、肌肉和深部组织出血，也可有胃肠道、泌尿道、中枢神经系统出血及拔牙后出血不止等。若反复出血，不及时治疗可导致关节畸形和/或假肿瘤形成，严重者可危及生命。外伤或手术后出血是本病的特点。根据患者凝血因子活性水平可将血友病分为轻型、中型和重型。轻型患者一般很少出血，只有在损伤或手术后才发生；重型患者自幼可有身体的任何部位的自发性出血；中间型患者出血的严重程度介于轻型和重型之间。

2. 实验室检查

（1）血小板计数正常、凝血酶原时间（PT）正常、凝血酶时间（TT）正常、出血时间正常；血块回缩试验正常，纤维蛋白原定量正常。

（2）重型血友病患者活化的部分凝血活酶时间（APTT）延长，轻型血友病患者 APTT 仅轻度延长或正常。

（3）确诊实验血友病 A 患者 FⅧ：C 减低或缺乏，vWF：Ag 正常，FⅧ：C/vWF：Ag 明显减低。

（4）抑制物检测若患者治疗效果不佳或接受手术前必须检测抑制物。抑制物筛选，一般采用 APTT 纠正试验，阳性者本身延长的 APTT 不能纠正；进一步应该采用 Bethesda 法或 Nijmegen 法检测抑制物滴度。

（5）基因检测：对患者进行 F8 基因检测，可以确定致病基因缺陷性质和部位，为同一家族中的女性携带者检测和产前诊断提供依据。此外，可以通过基因突变判定患者产生抑制物的风险。

3. 严重程度分型　见表 68-1。

表 68-1　血友病 A 的临床分型

临床分型	因子活性水平（IU/dl）	出血症状
轻型	＞5～40	大的手术或外伤可致严重出血，罕见自发性出血
中型	1～5	小手术外伤后可有严重出血，偶有自发性出血
重型	＜1	肌肉或关节自发性出血

（二）国外诊断标准

1. 临床表现　出血症状的特点同上。

2. 实验室检查　同国内标准。

3. 严重程度分型　见表 68-2。

表 68-2　Robert HR 和世界血友病联盟的分型

分型	FⅧ：C	临床特点
重型	≤1%（≤0.1U/ml）	从婴儿早期就有自发性出血（如频繁的关节和肌肉出血），需要凝血因子替代治疗
中型	1%～5%（0.01～0.05 U/ml）	创伤或手术后出血，偶尔有关节内自发性出血
轻型	6%～30%（0.06～0.30 U/ml）	创伤或手术后出血，很少有自发性出血

【疗效标准】

血友病 A 的疗效观察可以通过输注抗血友病球蛋白制剂后，患者出血症状的改善或 FⅧ：C 水平上升来判断。按照预定剂量输注后，若症状未见明显改善或 FⅧ：C 水平没有变化，需要警惕抑制物的产生。

【评　　论】

1. 临床表现　血友病患者绝大多数为男性，女性发病极为罕见。后者多为 F8 基因双杂合突变或 X 染色体非随机灭活导致。血友病患者的临床表现相差甚大，重型患者出生或出生后不久就可以表现为关节、肌肉和内脏严重程度不等的自发性出血，而轻型患者平时可以没有出血表现，仅仅在严重外伤或手术后出血。国内血友病的分型标准已经与国际接轨，即仅分重型、中间型和轻型三种型别，删除了亚临床型。事实上，后者大部分和轻型是重叠的。

2. 实验室检查　近年来，国内有关血友病的筛查和确证试验已经常规开展。我国普遍使用的是凝血因子活性的一期法检测，对于重型血友病A患者而言，一期法和发色底物法检测在FⅧ活性极低时具有很好的一致性；然而，部分中型或轻型血友病患者血浆中的FⅧ：C用这两种方法检测时可能会出现较大的偏差。当F8突变影响到FⅧ被凝血酶活化的位点、与vWF或FⅨa结合位点，如p.Tyr365Cys和p.Glu739Lys时，患者血浆中一期法测得的FⅧ活性显著低于发色底物法的检测结果。当突变影响了A1、A2和A3结构域结合面时（如p.Arg546Trp，p.Arg550Gly和p.Arg550His），FⅧa的稳定性下降，发色底物法更为敏感，而一期法则可能不能够发现这些突变所导致的FⅧ功能变化。有关Biggs及简易凝血活酶生成试验，由于操作烦琐，影响因素多，已不推荐使用。凝血因子抑制物的检测应该引起重视。APTT纠正试验用于凝血因子Ⅷ抑制物的筛查，具有简易、敏感的特点，各个基层单位均有条件实施。其中，37℃即刻检测和温育2小时检测结果的差异是凝血因子Ⅷ抑制物有别于其他抑制物的特点。FⅧ：C抗原检查，在诊断血友病A时并非必备。基因检测是血友病防治的重点。通过对患者的检测，可以发现各种致病突变。家族中有生育愿望的女性可以就此发现是否携带了致病基因。若为致病基因的携带者，可以选择胚胎植入前基因诊断或产前诊断的方法，避免患者的出生。基因诊断的另一用途，是根据基因缺陷的类型对患者接受替代治疗时抑制物产生风险进行评估。

（王学锋）

参考文献

张之南，沈悌. 2008. 血液病诊断及疗效标准. 第3版. 北京：科学出版社，191-194.

中华医学会血液学分会血栓与止血学组，中国血友病协作组. 2017. 血友病诊断与治疗中国专家共识（2017年版）. 中华血液学杂志，38（5）：364-370.

Dai J，Lu Y，Ding Q. 2012. The status of carrier and prenatal diagnosis of haemophilia in China. Haemophilia，18：235-240.

Peyvanf F，Oldenburg J，Friedman KD. 2016. A critical appraisal of one-stage and chromogenic assays of factor Ⅷ activity. Journal of Thrombosis and Haemostasis，14：248-261.

Kaushansky K，Lichtman MA，Beutler K，et al. 2010.Williams Hematology.8th ed. NewYork：McGraw-Hill Companies Inc，2009-2030.

六十九　血友病B

【诊断标准】

（一）国内诊断标准

2017年中华医学会血液学分会血栓与止血学组与中国血友病协作组制定了《血友病诊

断与治疗中国专家共识（2017版）》。

1. 临床表现　见血友病A部分。

2. 实验室检查　多数与血友病A相同，但本病的确诊试验是FⅨ：C检测，FⅨ：C的减少或缺乏是本病的直接诊断依据。抑制物检测同血友病A部分。F9基因较小，一般可以通过直接测序发现基因缺陷所在。

3. 严重程度分型　同血友病A，见表69-1。

（二）国外诊断标准

没有单一的诊断标准，其主要内容基本同血友病A的诊断。

【疗效标准】

血友病B的疗效观察可以通过输注凝血因子Ⅸ制剂（或含凝血因子Ⅸ的血浆制剂）后，患者出血症状的改善或FⅨ：C水平上升来判断。按照预定剂量输注后，若症状未见明显改善或FⅨ：C水平没有变化，需要警惕抑制物的产生。

【评　论】

1. 临床表现　本病的发病率较血友病A低，约为前者的1/5。同样的凝血因子水平，血友病B的临床表现要显著轻于血友病A，关节畸形的发生率也较低。患者发生抑制物的百分比明显低于血友病A。

2. 实验室检查　筛查试验中，结果同血友病A。本病的确诊依赖FⅨ：C检测，FⅨ：C的减少或缺乏是本病的直接诊断依据。不推荐采用Biggs及简易凝血活酶生成试验诊断与鉴别诊断血友病B。基因检测的重要性及实施方案同血友病A部分。

（王学锋）

七十　凝血因子Ⅺ缺乏症

【诊断标准】

国内外均未制定统一的诊断标准。综合文献，按以下标准诊断本病：

1. 临床表现

（1）不完全性常染色体隐性遗传，男女均可发病。

（2）纯合子及复合杂合子有出血倾向，杂合子出血较少。

（3）出血症状：自发性出血一般不严重，表现为鼻出血、月经过多等；创伤或手术相关出血较多见，特别是在富含纤溶激活物的部位，如口腔小手术后（拔牙、扁桃体切除）、鼻腔、泌尿道术后出血等；其他部位手术后如骨科手术、阑尾切除术，或皮肤切割伤等出血并不常见；关节、肌肉出血很少见；约20%的女性可出现产后出血。

2. 实验室检查

（1）血小板计数、出血时间正常。

（2）凝血酶原时间（PT）、纤维蛋白原和凝血酶时间（TT）正常。

（3）活化的部分凝血活酶时间（APTT）延长。

（4）血浆因子Ⅺ：C 和/或因子Ⅺ：Ag 测定明显减少。纯合子和复合杂合子通常＜15%；杂合子多在 25%～70%，个别可正常。

（5）血浆因子Ⅷ：C、因子Ⅸ：C 及 vWF：Ag 水平都正常。

（6）因子Ⅺ部分缺乏者（杂合子）需要进行基因诊断。

【评　论】

1. 诊断标准　以往本病名为血友病 C，现已少用。其发病率远较血友病 A、B 低，约 1/100 万，但在个别种族中发病率高，如在 Ashkenazi 犹太人中可高达 1/450。在实验室检查方面，经验提示检测因子Ⅺ时必须用患者新鲜血浆进行，若将患者的血浆储存，即使在冷冻条件下，也会影响检测结果。一期法检测因子Ⅺ：C 及必要时 ELISA 法检测因子Ⅺ：Ag，是诊断本病最可靠的方法。

2. 因子Ⅺ：C 减少与出血的严重程度并不一定呈平行关系。

3. 因子Ⅺ：C 与因子Ⅺ：Ag 一般呈平行关系，仅有少数杂合子的因子Ⅺ：Ag 可正常，仅因子Ⅺ：C 减少。

4. Ashkenazi 犹太人因子Ⅺ基因突变类型与其血浆因子Ⅺ：C 水平有一定的相关性。Ⅰ型为最后一个内含子剪接位点的突变；Ⅱ型为 Glu117stop；Ⅲ型为 Phe238Leu 突变。Ⅱ型纯合子因子Ⅺ平均为 1.2U/dl（1.2%）；Ⅲ型纯合子为 9.7U/dl（9.7%），而Ⅱ、Ⅲ型复合杂合子的因子Ⅺ在 3.3U/dl（3.3%）。国人的基因突变类型与犹太人不同，但未发现热点突变。

5. 第 3 版《血液病诊断及疗效标准》有关凝血因子Ⅸ缺乏症的实验室检查中提及了 Biggs 凝血活酶生成试验障碍，能够被正常吸附血浆及血清同时纠正。该试验因准确性差目前已很少应用，而被自动化程度高、更为准确的因子Ⅸ活性检测所替代，本版中未再采用。

（华宝来）

参考文献

王鸿利，王振义. 2007. 凝血因子Ⅺ缺乏症//张之南，沈悌，主编. 血液病诊断及疗效标准. 第 3 版. 北京：科学出版社，194-195.

Escobar MA，Roberts HR. 2013. Less common congenital disorders of hemostasis// Kitchens CS，Kessler CM，Konkle BA，eds. Consultative Hemostasis and Thrombosis. 3rd ed. Philadelphia：Saunders，60-78.

Gailani D，Neff AT. 2013. Rare coagulation factor deficiencies//Hoffman R，ed. Hematology ：Basic Principles and Practice. 6th ed. Philadelphia：Saunders，1971-1986.

Seligsohn U. 2009. Factor Ⅺ deficiency in humans. J Thromb Haemost，7（Suppl 1）：84-87.

七十一　血管性血友病

【诊 断 标 准】

（一）国内诊断标准

国内诊断标准主要依据中华医学会血液学分会血栓与止血学组通过的有关血管性血友病（von Willebrand disease，vWD）诊断与治疗中国专家共识（2012 年版），并参考国内有关文献归纳如下：

1. 有或无家族史，有家族史者符合常染色体显性或隐性遗传规律。

2. 有自发性出血或外伤、手术后出血增多史；并符合 vWD 临床表现特征，即以皮肤、黏膜出血为主，严重者内脏出血，关节、肌肉出血少见。

3. 血浆 vWF 抗原（vWF：Ag）＜30%和/或 vWF 瑞斯托霉素活性（vWF：RCo）＜30%；凝血因子Ⅷ凝血活性（FⅧ：C）＜30%见于 2N 型和 3 型 vWD。

4. 排除血友病、获得性 vWD、血小板型 vWD、遗传性血小板病等。

各型 vWD 临床特征见表 71-1。

表 71-1　各型 vWD 临床特征

	1 型	2A 型	2B 型	2M 型	2N 型	3 型
遗传方式	常染色体显性	常染色体显性或常染色体隐性	常染色体显性	常染色体显性或常染色体隐性	多为常染色体隐性	常染色体隐性
出血倾向	轻中度	多中度，个体差异大	多中度，个体差异大	多中度，个体差异大	多中度，个体差异大	重度
病理特征	vWF 部分数量减少	与血小板黏附降低	与血小板 GPIb 亲和力增加	vWF 多聚体正常，与血小板黏附降低	与 FⅧ亲和力明显降低	vWF 完全缺乏
vWF：Ag	减低（＜30%）	减低或正常（＜30%～200%）	减低或正常（＜30%～200%）	减低或正常（＜30%～200%）	多正常（30%～200%）	缺如（＜3%）
vWF：RCo	减低（＜30%）	减低（＜30%）	减低（＜30%）	减低（＜30%）	多正常（30%～200%）	缺如（＜3%）
FⅧ：C	减低	减低或正常	减低或正常	减低或正常	显著减低	显著减低
vWF：RCo/vWF：Ag	＞0.6	＜0.6	＜0.6	＜0.6	＞0.6	—
RIPA	减低	减低	增加	减低	多正常	缺如
vWF 多聚体	正常	异常（缺乏大中分子多聚物）	异常（缺乏大分子多聚物）	正常	正常	无
DDAVP 治疗反应	有效，多聚体增加	部分有效，中分子多聚体增加	致血小板减少	部分有效，多聚体增加	部分有效，多聚体增加	无效

（二）国外诊断标准

1. 临床表现　包括个人史、家族史和体格检查结果。典型患者存在皮肤易瘀青、鼻出血、牙龈出血、女性月经增多、轻微外伤或手术后出血异常增多，存在相似临床出血表现的近亲。

2. 实验室检查

（1）全血细胞计数和凝血常规检查无明显异常。部分病例 APTT 延长且可以被正常血浆纠正；2B 型 vWD 可见血小板计数减少。

（2）vWD 诊断试验包括血浆 vWF：Ag、vWF：RCo 和 FⅧ：C。vWF：Ag 和 vWF：RCo 诊断阈值定义为＜30IU/dl。vWF:RCo/vWF:Ag 的阈值定义为 0.6，可鉴别 1 型 vWD（≥0.6）与 2 型 vWD（＜0.6）（表 71-2）。

对血浆 vWF：Ag 和 vWF：RCo 在 30～50IU/dl 者称为“低 vWF 状态”。

（3）vWD 分型诊断试验包括 vWF 多聚体电泳，低剂量瑞斯托霉素诱导的血小板聚集试验（RIPA），vWF 因子Ⅷ结合试验（vWF：FⅧB）等，对 2 型 vWD 进行亚型诊断。

表 71-2　各型 vWD 诊断试验分析

分型	vWF：Ag（IU/dl）	vWF：RCo（IU/dl）	FⅧ	vWF:RCo/vWF:Ag 值
1 型	＜30	＜30	降低或正常	＞0.6
2A 型	＜30～200	＜30	降低或正常	＜0.6
2B 型	＜30～300	＜30	降低或正常	＜0.6
2M 型	＜30～200	＜30	降低或正常	＜0.6
2N 型	30～200	30～200	明显降低	＞0.6
3 型	＜3	＜3	＜10IU/dl	
低 vWF	30～50	30～50	正常	＞0.6

【疗效标准】

国内外尚未见有关本病疗效标准报道。由于 vWD 患者出血的主要原因是由于 vWF 数量和质量异常，以及相伴随的凝血因子Ⅷ活性减低或缺乏所致，因而使用血源或重组 vWF 制剂，或血源性凝血因子Ⅷ浓缩物进行替代治疗时，通过监测血浆 vWF：RCo 和 FⅧ：C 活性来评估疗效，并结合临床止血效果综合评估临床疗效（表 71-3）。

表 71-3　vWD 替代治疗方法及监测

	使用剂量	使用时间	监测指标（谷浓度）
大型手术预防或严重出血，如心胸手术、破宫产术、子宫切除术、开颅手术、开腹胆囊切除术及前列腺切除术等	初次用量：40～60vWF：RCoIU/kg 体重 维持用量：20～40vWF：RCoIU/kg 体重，每 8～24 小时一次	7～14 天	vWF：RCo＞50%或 FⅧ：C＞50%
小型手术预防或轻中度出血，如组织活检术、复杂拔牙术及口腔手术、中心置管术、腹腔镜检查术	初次用量：30～60vWF：RCoIU/kg 体重 维持用量：20～40vWF：RCoIU/kg 体重，每 12～24 小时一次	1～5 天	vWF：RCo＞50%或 FⅧ：C＞50%
轻度自发性出血或心导管术，如白内障手术、内镜检查、简单拔牙术	30vWF：RCoIU/kg 体重，一次使用	—	—

【评　论】

（一）有关诊断标准

1. 因 vWF 突变类型及功能区不同，vWD 患者间在临床表现上有较大的异质性。轻型患者可无自发性出血，重症者除自发性皮肤、黏膜出血外，可发生关节、肌肉出血或内脏出血，女性患者突出表现为月经出血过多。在患者就诊时，需仔细询问个人出血史和家族史，并与其他原因所致的出血相鉴别。ISTH 推荐采用积分法（ISTH-SSC-BAT）定量评估患者的出血严重程度，如男性积分≥3 分，女性积分≥5 分提示出血程度异常，需进行相应的实验室检查。

2. 关于 vWD 实验室检查　本病属于异源性综合征，轻型患者确立诊断较为困难，实验室检查结果在同一患者可能因生理、病理因素影响而变化不一，需要重复测定。推荐实验室检查按步骤进行：筛选项目简便易行，多数医疗单位能够开展，可排除血小板数量异常、凝血功能异常等疾病；vWD 诊断试验包括血浆 vWF：Ag、vWF：RCo、FⅧ：C 测定，现今已有全自动标准仪器和配套试剂可供使用，摆脱了以往手工操作烦琐、时效性差等不足；vWD 分型诊断试验较复杂，仅少数单位开展，在 2 型 vWD 诊断及鉴别诊断中具有重要作用。

因个体间血浆 vWF 水平受血型等因素影响较大，目前公认的具有诊断价值的血浆 vWF：Ag 和 vWF：RCo 阈值是＜30%，这不仅可以减少正常人群血浆 vWF 水平变异对诊断的影响，也尽可能提高了对 vWD 的诊断效率。而当患者血浆 vWF 水平为 30%～50%时，可诊断为“低 vWF 状态”，不归入 vWD 中。

vWF：RCo/vWF：Ag 比值反映 vWF 功能状态，是鉴别 2 型 vWD 的主要指标，目前推荐的诊断 2 型 vWD 阈值是＜0.6。有专家建议同时检测 vWF 胶原结合试验（vWF：CB）并结合 vWF：RCo 指标可以鉴别 2A 型 vWD 和 2M 型 vWD，前者两项均异常，而后者 vWF：CB 结果正常，可省去 vWF 多聚体分析。血浆 vWF 前肽（vWFpp）的检测，以及 vWFpp/vWF：Ag 比值增加有助于鉴别 1C 型 vWD 患者，该类型患者 vWF 清除加速、半衰期明显缩短，对 DDAVP 治疗不佳。

临床也有采用相关器械如 PAF-100/200 筛查 vWD 及其他出血性疾病，其敏感性较高，可以替代传统的出血时间测定，但确诊仍依赖血浆 vWF 相关水平测定。由于 vWF 基因特点及 vWD 发病机制的复杂性，采用一代测序技术进行的 vWD 基因诊断较少开展，随着二代测序技术的普及，该项检测已逐步推广，在确定诊断、家系调查，尤其是与血友病、血小板型 vWD 的鉴别诊断中具有价值。

（二）有关鉴别诊断

1. vWD 患者血浆 FⅧ：C 活性常与 vWF：Ag 等比例下降，但在 2N 型 vWD 患者中 FⅧ：C 下降尤其显著，需要与轻型血友病 A 相鉴别。vWF：FⅧB 和 vWF 基因检测有助于鉴别。

2. 血小板型 vWD　这是一种罕见的特殊类型疾病，系因血小板膜糖蛋白 GPⅠbα链上 vWF 结合区域基因突变导致与 vWF 的结合异常增强所致，易与 2B 型 vWD 相混淆。在低浓度瑞斯托霉素诱导条件下，2B 型 vWD 患者血浆可以使正常人血小板的 RIPA 增高，而血小板型 vWD 患者血浆与正常血小板的相互作用正常；基因检测也有助于鉴别。

3. 获得性 vWD　这是一种少见的获得性出血性疾病，原发病常为良性或恶性 B 细胞疾病、自身免疫性疾病、甲状腺功能减退症、恶性肿瘤、药物（如丙戊酸钠、环丙沙星）等。患者循环中抗 vWF 抗体诱发 vWF 清除加速，血浆 vWF 水平显著降低，常出现大分子 vWF 多聚体缺乏。血浆 vWF：Ag、vWF：RCo 和 FⅧ：C 水平降低，如能检出抗 vWF 抗体将有助于诊断。对成年后发病的 vWD 患者需注意寻找是否存在原发病。

（三）关于疗效标准

国内外都未制定本病疗效标准，与其他遗传性出血性疾病相同，疗效主要依据止血的情况。DDAVP 对多数 vWD 患者有效（2B 型、3 型 vWD 除外），推荐对初诊 vWD 患者进行 DDAVP 诊断性治疗，判断对 DDAVP 的反应程度，指导治疗。对出血发作频繁、程度严重 vWD 患者可以进行预防性治疗。极少数 3 型 vWD 患者接受多次替代治疗后可发生针对 vWF 的抑制物，如患者出现替代治疗效果下降，应考虑 vWF 抑制物产生。

（阮长耿　余自强）

参考文献

阮长耿. 2007. 血管性血友病//张之南，沈悌，主编. 血液病诊断及疗效标准. 第 3 版. 北京：科学出版社，195-198.

余自强. 2017. 血管性血友病//杨仁池，王鸿利，主编. 血友病. 第 2 版. 上海：上海科学技术出版社，78-93.

中华医学会血液学分会血栓与止血学组. 2012. 血管性血友病诊断与治疗中国专家共识（2012 年版）. 中华血液学杂志，33：980.

Johnsen JM and Ginsburg D. 2016. von Willebrand disease// Kaushansky K，et al，eds. Williams Hematology. 9th ed. New Yorк：McGraw-Hill，2163-2182.

Laffan MA，et al. 2014. The diagnosis and management of von Willebrand disease：A United Kingdom Haemophilia Centre Doctors Organization guideline approved by the British Committee for Standards in Haematology. Br J Haematol，167；453-465.

Nichols WL，et al. 2008. von Willebrand disease （vWD）：Evidence-based diagnosis and management guidelines，the National Heart，Lung，and Blood Institute （NHLBI） expert panel report（USA）. Haemophilia，14：171-232.

Rodeghiero F，et al. 2010. ISTH/SSC bleeding assessment tool：A standardized questionnaire and aproposal for a new bleeding score for inherited bleeding disorders. J Thromb Haemost，8：2063-2065.

七十二　获得性血友病 A

【诊 断 标 准】

国内外没有统一的诊断标准，根据国内外文献归纳如下：

1. 临床表现　既往无出血史，起病隐匿，发病较急。出血体征具有异质性，主要表现为皮肤或黏膜出血。患者可以无出血倾向或仅有轻微的出血，也可发生致命性出血，如消化道出血、腹膜后出血和颅内出血等，但很少关节出血。多数患者成年期发病，男女均可发病，无家族史。

2. 实验室检查

（1）部分活化凝血活酶时间（APTT）延长，凝血酶原时间和凝血酶时间均正常。

（2）APTT 纠正试验：即正常血浆和患者血浆按 1∶1 混合后，于即刻和 37℃孵育

2 小时后分别再测定 APTT，并与正常人和患者本身的 APTT 进行比较，APTT 延长不能被完全纠正。

（3）凝血因子Ⅷ活性＜50IU/dl。

（4）凝血因子Ⅷ抑制物滴度＞0.6BU/ml。

（5）狼疮抗凝物阴性。

3. 病因　本病多见于自身免疫性疾病、恶性肿瘤、感染、药物和围生期等，但约半数患者病因不明。

【疗效标准】

（一）国内疗效标准

国内没有统一的疗效标准，根据国内外专家共识或指南拟定如下：

1. 完全缓解

（1）出血停止，无新发出血现象。

（2）抑制物滴度＜0.6BU/ml。

（3）凝血因子Ⅷ活性＞50IU/dl。

2. 无效

（1）止血无效：单位时间内失血量不变；虽然输注红细胞治疗，血红蛋白不变或继续降低；影像学检查提示内出血增加；在止血治疗的同时有新发的出血部位。

（2）抑制物滴度无变化或者比治疗开始前升高

3. 部分缓解　介于完全缓解和无效之间者。

（二）国外疗效标准

1. 法国 FEIBHAC 登记组提出的疗效标准

（1）无效：治疗后抑制物滴度与治疗前相同或者增高。

（2）部分缓解：抑制物滴度≥0.6BU/ml，但比诊断时降低和/或凝血因子Ⅷ活性＜50IU/dl。

（3）完全缓解：抑制物滴度＜0.6BU/ml 且因子Ⅷ水平＞50IU/dl。

2. 德国波恩的疗效标准

（1）完全缓解：在没有凝血因子替代治疗的情况下凝血因子Ⅷ活性正常（70%～140%），且检测不到抑制物滴度，随访期最少 12 个月。

（2）部分缓解：凝血因子Ⅷ活性恢复至 30%，凝血因子Ⅷ抑制物滴度低于 5BU/ml，或者两条都具备。

3. 德国、奥地利和瑞士血栓止血协会获得性血友病工作组的疗效标准

（1）部分缓解：凝血因子Ⅷ活性＞50IU/dl 并且在停止任何止血治疗＞24 小时后没有活动性出血。

（2）完全缓解：达到部分缓解标准，抑制物滴度阴性，泼尼松用量＜15mg/d，其他免疫抑制治疗停用。

【评　　论】

（一）关于诊断标准

本病的诊断必须基于临床表现、实验室检查两方面，积极查找病因也有利于本病的诊断。由于本病少见，为了提高对本病的认识，2009 年国际专家推出共识。此后欧洲、美国等多个登记组进行了多中心前瞻性或者回顾性的登记工作，积累了大量的病例，总结出了本病的临床特点和治疗转归等。但是，无论是各国的专家共识、指南还是各种大系列的研究中，都没有单独列出完整的诊断标准，只是对临床表现进行表述，对实验室指标方面进行了明确的界定。国际上公认的定义为：凝血因子Ⅷ活性＜50IU/dl，凝血因子Ⅷ抑制物滴度＞0.6BU/ml。只有法国 FEIBHAC 登记组提出的诊断标准不同：孤立性的 APTT 延长，凝血因子Ⅷ活性＜20IU/dl，凝血因子Ⅷ抑制物滴度＞1BU/ml。

（二）关于疗效标准

由于本病的治疗包括止血治疗和抑制物清除两个方面，因此在拟定的国内标准中包括了对出血及抑制物两方面的评价指标。2009 年的国际共识对治疗的评估给出了以下几种定义：

1.治疗失败　有明显出血，单位时间内失血量不变；虽然输注红细胞治疗，血红蛋白不变或继续降低；影像学检查提示内出血增加；在止血治疗的同时有新发的出血部位；经过 48 小时（如果是关键部位则为 24 小时）合理治疗仍然有持续性出血；经过治疗，血肿相关的疼痛增加。

2.抑制物完全清除　抑制物滴度＜0.6BU/ml，凝血因子Ⅷ活性正常。

3.持续反应　抑制物滴度＜0.6BU/ml，免疫抑制治疗后凝血因子Ⅷ活性＞50IU/dl。欧洲获得性血友病登记组对于完全缓解的定义为抑制物阴性且凝血因子Ⅷ活性＞70IU/dl，没有关于部分缓解或者无效的定义。需要指出的是，由于本病或者抑制物动力学特点非线性，抑制物滴度并不与临床出血的严重程度或者凝血因子Ⅷ活性呈线性关系。因此，在评价患者的治疗效果时，是否成功止血更重要。

（杨仁池）

参考文献

中华医学会血液学分会血栓与止血学组，中国血友病协作组. 2014. 获得性血友病 A 诊断与治疗中国专家共识.中华血液学杂志，35（6）：575-576.

Borg JY，Négrier C，Durieu I，et al. 2015. FEIBA in the treatment of acquired haemophilia A：Results from the prospective multicentre French ‘FEIBA dans l’ hemophilie A acquise’（FEIBHAC）registry. Haemophilia，21（3）：330-337.

Collins P，Baudo F，Knoebl P，et al. 2012.Immunosuppression for acquired hemophilia A：Results from the European Acquired Haemophilia Registry（EACH2）. Blood，120（1）：47-55.

Collins PW，Chalmers E，Hart D，et al. 2013. Diagnosis and management of acquired coagulation inhibitors：A guideline from UKHCDO. Br J Haematol，162（6）：758-773.

Franchini M，Castaman G，Coppola A，et al. 2015.Acquired inhibitors of clotting factors：AICE recommendations for diagnosis and management. Blood Transfuse，13（3）：498-513.

Huth-Kühne A，Baudo F，Collins PW，et al. 2009.International recommendations on the diagnosis and treatment of patients with acquired hemophilia A. Haematologica，94：566-575.

Tiede A，Klamroth R，Scharf RE，et al. 2015.Prognostic factors for remission of and survival in acquired hemophilia A（AHA）：Results from the GTH-AH 01/2010 study. Blood，125（7）：1091-1097.

Yang Y， Xue F，Shi H，et al. 2015.Acquired hemophilia A：Retrospective analysis of 49 cases from a single Chinese hemophilia center. Clin Appl Thromb Hemost，21（1）：35-40.

Zeitler H，Ulrich-Merzenich G，Hess L，et al. 2005.Treatment of acquired hemophilia by the Bonn-Malmö protocol：Documentation of an in vivo immunomodulating concept. Blood，105：2287-2293.

七十三 弥散性血管内凝血

【诊 断 标 准】

（一）国内诊断标准

2014 年起通过多中心、大样本的回顾性与前瞻性研究，建立了中国弥散性血管内凝血诊断积分系统（Chinese DIC Scoring System，CDSS）（表 73-1）。

表 73-1 中国弥散性血管内凝血诊断积分系统

积分项	分数
基础疾病	
存在导致 DIC 的原发病	2
临床表现	
不能用原发病解释的严重或多发出血倾向	1
不能用原发病解释的微循环障碍或休克	1
广泛性皮肤、黏膜栓塞，灶性缺血性坏死、脱落及溃疡形成，或不明原因的肺、肾、脑等脏器功能衰竭	1
实验室指标	
血小板计数	
非恶性血液病	
≥100×10⁹/L	0
80×10⁹/L～100×10⁹/L	1
＜80×10⁹/L	2
24 小时内下降≥50%	1
恶性血液病	
＜50×10⁹/L	1
24 小时内下降≥50%	1
D-二聚体	
＜5mg/L	0
5～9mg/L	2
≥9mg/L	3

续表

积分项	分数
PT 及 APTT 延长	
PT 延长<3 秒且 APTT 延长<10 秒	0
PT 延长≥3 秒或 APTT 延长≥10 秒	1
PT 延长≥6 秒	2
纤维蛋白原	
≥1.0g/L	0
<1.0g/L	1

注：非恶性血液病：每日计分 1 次，≥7 分时可诊断为 DIC；恶性血液病：临床表现第一项不参与评分，每日计分 1 次，≥6 分时可诊断为 DIC。

（二）国外诊断标准

国际上一直没有统一的诊断标准，但均推荐采用积分系统进行诊断。目前，由国际血栓与止血协会（ISTH）标准、日本卫生福利部（JMHW）标准、日本急诊医学学会（JAAM）标准提出的三大积分系统在欧美及日本使用得最多，有关其诊断效能评判不一，具体指标如表 73-2。

表 73-2　目前国际诊断 DIC 的标准

	ISTH 标准	JMHW 标准	JAAM 标准
易患 DIC 的基础病			
临床情况	必有	1 分	必有
临床症状	未采用	出血=1 分 器官衰竭=1 分	SIRS 评分≥3=1 分
血小板计数（$\times10^9$/L）	50～100=1 分 <50=2 分	80～120=1 分 50～80=2 分 <50=3 分	80～120 或减少>30%=1 分 <80 或减少>50%=2 分
纤维蛋白相关指标	中度增加=2 分 显著增加=3 分	FDP10～20μg/ml=1 分 FDP20～40μg/ml=2 分 FDP>40μg/ml=3 分	FDP10～25μg/ml=1 分 FDP>25μg/ml=3 分
纤维蛋白原（g/L）	<1=1 分	1～1.5=1 分 <1=2 分	未采用
凝血酶原时间（s）	延长>3～6=1 分 延长>6=2 分	PT 比率 1.25～1.67=1 分 PT 比率>1.67=2 分	PT 比率≥1.2=1 分
DIC 诊断	≥5 分	≥7 分	≥4 分

【疗效标准】

（一）国内疗效标准

1. 痊愈

（1）引起 DIC 的基础疾病治愈或病情转为稳定。

（2）DIC 引起的出血、休克、血栓栓塞等症状、体征消失，脏器功能不全恢复正常或回到 DIC 前的状态。

（3）血小板计数、纤维蛋白原含量、其他凝血试验和实验室指标恢复正常或回到 DIC 前的水平。

2. 显效　以上三项指标中，有两项符合要求者。

3. 无效　经过治疗，DIC 症状、体征和实验室指标无好转，或病情恶化、死亡。

（二）国外疗效标准

国外文献中未见 DIC 的疗效标准。

【评　　论】

1. 积分系统使 DIC 诊断更加精准、科学。欧美和日本专家曾相继制定 DIC 诊断积分系统，1983 年 JMHW 建立了第一个 DIC 诊断评分系统，但由于当时人们对 DIC 的认识有限，还没有 DIC 确切的定义，因此它仅是通过 DIC 专家回顾性地统计分析了日本人典型 DIC 患者检查数据总结而来的，目前仅在日本使用。2001 年，ISTH 提出了显性 DIC 评分系统，它对 DIC 诊断的特异度较好，但灵敏度一般。2005 年，JAAM 提出的 DIC 评分系统包括了 SIRS 评分，所以它只能用于感染性 DIC 的诊断。

2. 中国国内早在 1986 年就首次提出了弥散性血管内凝血（disseminated intravascular coagulation，DIC）的诊断标准，2012 年修订的《弥散性血管内凝血诊断与治疗中国专家共识》在全国各家医疗机构广泛应用，使得 DIC 临床诊治水平不断提高，但仍存在不能精确定量等缺陷。而且上述国外三大积分系统在中国国内零星使用，诊断效能的优劣也存有争议。因此，2014 年中华血液学会血栓与止血学组第九届委员会（武汉）会议上，提出了第一个中国人弥散性血管内凝血诊断积分系统（Chinese DIC Scoring System，CDSS）。从 2014 年至 2016 年，在全国 18 家大型医学中心对该系统的诊断效能进行了回顾性和前瞻性评价，其科学性、实用性和可靠性得到了充分肯定，2017 年 6 月被正式写入《弥散性血管内凝血诊断中国专家共识（2017 年版）》，该系统使得我国有关 DIC 诊断标准更加科学规范，同时符合我国国情。此外，某些分子标志物对于早期 DIC 的诊断和 DIC 的分型具有一定价值。国外已经将部分新型分子标志物补充于量化系统中，国内正在进行的 DIC 诊断积分系统二期多中心临床观察中，也将 TAT、PIC、TM、t-PAI.C 等标志物联合 CDSS 积分系统，应用于 DIC 早期诊断和分期、分型。初期结果已表明通过多指标联合，可显著提高积分系统的灵敏度和特异度，因此下一步我们将选择分子标志物结合传统实验室指标，开发更精准的下一代积分系统，用于 DIC 发生与发展的监控、临床分型和预后判断。

3. DIC 的症状和体征有时不典型，需提高警惕，重视原发病和临床表现。DIC 不是独立的疾病，而是在基础疾病上发生的临床综合征，因此基础疾病的存在是 DIC 发生的前提条件；临床表现呈现多样性，可表现为出血、微循环障碍、微血管栓塞和微血管病性溶血等多种形式，各不相同的临床表现往往是医生怀疑和发现 DIC 的重要线索。因此，基础疾病和临床表现均作为重要项目直接被纳入积分系统。“出血”是最为重要的临床表现之一，然而在恶性血液病中，患者出血受多种因素影响，如血小板减少、肿瘤细胞释放多种促凝物质导致高凝状态、原发疾病原发性纤溶亢进（尤其在 APL 中）、化疗药物损耗血管内皮等，故在恶性血液病诊断中，剔除“出血的临床表现”有利于提高 DIC

诊断特异性。

4. DIC 病理过程复杂，实验室检查对于 DIC 诊断有重要的支撑作用，但没有一个单一的指标同时具有足够的灵敏性和特异性，因而，不论国内外 DIC 诊断积分系统中，实验室指标均为联合使用，包括以下几方面的证据：①凝血因子消耗的证据，包括凝血酶原时间（PT）、活化部分凝血活酶时间（APTT）、血小板计数、血浆纤维蛋白原含量等。②纤溶亢进表现的证据，包括 D-二聚体、纤维蛋白（原）降解产物（FDP）等。需要注意的是，由于恶性血液病的特殊性，原发病、化疗药物骨髓抑制及频繁的血液成分输注，使得血小板对恶性 DIC 诊断的灵敏度和特异度都受到影响，由此，通过统计学计算确定血小板在恶性血液病与非恶性血液病临界值分别为 80×10^9/L 和 50×10^9/L；此外，为了更好地强调血小板进行性下降在 DIC 诊断中的价值，弥补血小板绝对值在 DIC 诊断中的局限性，CDSS 系统强调给予血小板动态下降积分；在纤溶指标选择方面：D-二聚体提示继发性纤溶亢进，与 DIC 纤溶亢进的特点相符，有研究也表明，D-二聚体对 DIC 诊断的汇总 ROC 下面积（AUC），高于 FDP 对 DIC 诊断的 AUC 值，因此可能采用 D-二聚体作为纤溶相关指标比 FDP 更有利于 DIC 的诊断；过去，大家一直认为 PT 在 DIC 中变化较大，而大规模数据统计发现，在恶性血液病中，拟诊 DIC 患者 APTT 延长的人数是 PT 延长的近两倍，并且 APTT 延长超过 10 秒的患者 28 天死亡率、预后相关指标及国内 DIC 的积分和诊断率都明显高于没有明显变化者，说明 APTT 对 DIC 的诊断和预后预测有一定作用，将 APTT 同时纳入将增加积分对 DIC 诊断的敏感性。此外，DIC 是一个动态的过程，检测结果只反映这一过程的某一瞬间，而且临床状况会影响检测结果，因此密切结合临床及实验室指标的动态观察有助于 DIC 的诊断。

5. 既往曾根据病理生理改变将 DIC 分为三期，根据不同分期对 DIC 实施干预，有利于提高治疗效果。

（1）DIC 早期：又称为微血栓形成期或高凝期，以全身弥散的微血栓形成为主。由于此期病理过程较短，易被忽视，因而 DIC 的早期识别尤为重要。临床医生应在下列症状出现时提高警惕：广泛性皮肤、黏膜栓塞，灶性缺血性坏死、脱落及溃疡形成；不明原因的呼吸浅快、低氧血症；不明原因的肺、肾、脑等脏器衰竭；顽固性休克等。实验室检查特点为 PT、APTT 正常或缩短，血小板计数和纤维蛋白原不低。已有研究用反映早期凝血激活的分子标志物来判断 DIC 的早期，但目前尚处于探索中。

（2）DIC 中期：又称为消耗性低凝期，此期微血栓形成仍在进行，但因凝血因子进行性消耗，临床中常常出现严重或多发性出血倾向。实验室检查 PT、APTT 明显延长，血小板计数和纤维蛋白原进行性下降，可伴有纤维蛋白降解产物（如 FDP、D-二聚体）的轻度升高。

（3）DIC 晚期：又称为继发性纤溶亢进期，此期微血栓形成已基本停止，继发性纤溶亢进为主要矛盾。临床表现仍以出血为主，实验室检查以纤维蛋白降解产物（如 FDP、D-二聚体）的显著升高为突出特征，伴有 PT、APTT 延长，血小板计数和纤维蛋白原降低。

（梅 恒 胡 豫）

参 考 文 献

中华医学会血液学分会血栓与止血学组. 2017. 弥散性血管内凝血诊断中国专家共识（2017 年版）. 中华血液学杂志，38（5）：361-363.

Gando S，Saitoh D，Ogura H，et al. 2013. A multicenter，prospective validation study of the Japanese Association for Acute Medicine disseminated intravascular coagulation scoring system in patients with severe sepsis. Critical Care，17：R111.

Wada H，Matsumoto T，Hatada T. 2012. Diagnostic criteria and laboratory tests for disseminated intravascular coagulation. Expert Review of Hematology，5：643-652.

Wang M，Kou H，Deng J，et al. 2015. Retrospective evaluation of new Chinese diagnostic scoring system for disseminated intravascular coagulation. PLoS One，15；10（6）：e0129170.

Wu Y，Luo L，Niu T，et al. 2017. Evaluation of the new Chinese disseminated Intravascular coagulation scoring system in critically ill patients：A multicenter prospective study. Sci Rep，7（1）：9057.

七十四　遗传性低（无）纤维蛋白原血症

【诊 断 标 准】

遗传性低（无）纤维蛋白原血症是纤维蛋白原数量异常。国内外尚无统一标准，根据参考文献，拟定标准如下：

1. 常染色体不完全隐性遗传，男女均可发病，多数有近亲婚配的家族史。

2. 无纤维蛋白原血症患者可有出生后脐带出血、黏膜出血或颅内出血；月经过多、皮肤出血、胃肠道、泌尿道出血常见；有自发性脾破裂倾向。低纤维蛋白原血症通常在纤维蛋白原水平低于 0.5g/L 时才发生出血，可见较轻的自发性出血与手术、创伤后严重出血。女性患者可表现为自发性早期流产、胎盘早剥、产后出血等。

3. 凝血酶时间延长。

4. 爬虫酶凝固时间（reptilase time，RT）延长。

5. 凝血酶时间和爬虫酶凝固时间的延长不能或不能完全被甲苯胺蓝或鱼精蛋白纠正。

6. 无纤维蛋白原血症的患者血浆和血小板中检测不到或仅检测到水平极低的纤维蛋白原（＜0.1g/L）；低纤维蛋白原血症患者血浆中纤维蛋白原轻到中度减低。

7. 应排除获得性纤维蛋白原减少，譬如肝病。

【评　　论】

1. 诊断标准　遗传性无纤维蛋白原血症以纤维蛋白原缺乏或极低为特点。在欧美一些国家的发病率约 $1/10^6$。遗传性低纤维蛋白原血症系指纤维蛋白原低于正常水平，可能是无纤维蛋白原血症的一种杂合子状态，估计发病率为 1/100 万。

2. 实验室检查　无纤维蛋白原血症患者所有的凝固时间，包括 PT、APTT、TT 均延长。von Clauss 法是最常用的功能检测纤维蛋白原的方法，但此方法在纤维蛋白原水平极低（＜0.1g/L）时并不可靠，异常纤维蛋白原聚合减慢或有其他可干扰其聚合的物质存在（如副蛋白，纤维蛋白降解产物）时可导致低值结果假阴性。因此，通常需要用免疫学方法来证实无纤维蛋白原血症的诊断。低纤维蛋白原血症的抗原和功能水平是一致的，若两者不一致要考虑异常纤维蛋白原血症。纤维蛋白原轻中度减低时 PT、APTT 并不敏感，但 TT 较为敏感。

无纤维蛋白原血症患者血沉一般为 0。部分无或低纤维蛋白原血症患者可有轻至中度血小板减少，血小板聚集异常，出血时间延长。

（华宝来）

参考文献

包承鑫，李家增. 2007. 异常纤维蛋白原血症//张之南，沈悌，主编. 血液病诊断及疗效标准. 第 3 版. 北京：科学出版社，204-206.

Escobar MA，Roberts HR.2013. Less common congenital disorders of hemostasis//Kitchens CS，Kessler CM，Konkle BA，eds. 2013.Consultative Hemostasis and Thrombosis. 3rd ed. Philadelphia：Saunders，60-78.

Gailani D，Neff AT. 2013. Rare coagulation factor deficiencies//Hoffman R，ed. Hematology：Basic Principles and Practice. 6th ed. Philadelphia：Saunders，1971-1986.

七十五　异常纤维蛋白原血症

【诊断标准】

遗传性异常纤维蛋白原血症是指纤维蛋白原的结构异常导致其功能改变，是纤维蛋白原质的异常。异常纤维蛋白原血症和低纤维蛋白原血症可共存，即纤维蛋白原活性和抗原水平同时降低，称低（异常）纤维蛋白原血症。

国内外尚无统一标准，根据参考文献，拟定标准如下：

1. 大多数无症状，部分患者有出血或血栓形成，静脉血栓较动脉血栓多见，妊娠、手术可诱发本病。

2. 常染色体显性遗传。

3. 凝血酶时间（TT）和爬虫酶凝固时间（RT）延长。大多数患者 PT、APTT 也延长。

4. 血浆纤维蛋白原含量以生化法测得值比免疫法测得值低，通常纤维蛋白原活性/抗原（Fg：C/Fg：Ag）＜0.7。

5. 通过基因分析技术直接确定纤维蛋白原分子缺陷。

6. 确定本症与血栓形成相关时的诊断标准

（1）必须有明确的血栓栓塞证据。

（2）先证者或符合本症的一个家族成员，形成静脉血栓的年龄低于 41 岁，形成动脉血栓的年龄低于 51 岁。

（3）若患者现有血栓形成，则应除外其他可能引起血栓形成的疾病。

【评　论】

1. 异常纤维蛋白原血症中约 55%并无临床症状，25%有出血表现但多不严重，20%有血栓形成，其中约 1/3 的人伴有轻度出血。

2. 血浆纤维蛋白原含量（用免疫法测定）下降者约为 20%，多数患者均为正常。

3. 约有 7%的异常纤维蛋白原血症与蛋白 C、蛋白 S、抗凝血酶缺陷症、因子Ⅴ Leiden 和血友病 B（凝血因子Ⅸ缺乏）合并存在，譬如 Bethesda Ⅲ型可伴抗凝血酶含量降低。

4. 由于异常纤维蛋白原分子缺陷部位不同，现报道有下列几种类型的功能缺陷：①纤维蛋白肽键释放异常；②单体聚合和交联异常；③与纤溶酶原结合能力下降；④对纤溶酶的纤维蛋白（原）降解作用不敏感；⑤与血小板相互作用存在缺陷，显示 ADP 诱导血小板聚集反应下降；⑥钙结合点缺陷，致使纤维蛋白原γ链易被纤溶酶切断。在 Oslo-I 型异常纤维蛋白原血症中，凝血酶时间不延长而是缩短，并有增强 ADP 诱导血小板聚集的作用；在 Naples 型和 Pamplona Ⅱ型中，爬虫酶凝固时间正常；Naples 型的遗传方式表现为隐性遗传。在 Chapel Hill Ⅲ型中，患者纤维蛋白凝块在 15 个酪蛋白单位/L 活性强度的纤溶酶溶解中不溶解，此类患者均需做功能上的进一步检查。

5. 本症应与先天性低纤维蛋白原血症鉴别，后者为常染色体隐性遗传性疾病，临床上以出血表现为主或无症状，血浆纤维蛋白原显著降低，但纤维蛋白原的电泳行为正常。胎儿纤维蛋白原血症者无出血和血栓形成倾向，出生后 1 个月内自行消失。

6. 目前临床常用的检测纤维蛋白原功能的方法有两种，即 Clauss 和 PT 衍生法（PT-derived）。据报道，在异常纤维蛋白原血症的患者，PT 衍生法测得的纤维蛋白原水平过高，而且与设备和试剂无关，可导致漏诊，因此在临床诊断时应加以注意。

（华宝来）

参 考 文 献

包承鑫，李家增. 2007. 异常纤维蛋白原血症//张之南，沈悌，主编. 血液病诊断及疗效标准. 第 3 版. 北京：科学出版社，204-206.

Casini A，Neerman-Arbez M，Ariëns RA，et al. 2015.Dysfibrinogenemia：From molecular anomalies to clinical manifestations and management.J Thromb Haemost，13（6）：909-19.

Escobar MA，Roberts HR.2013. Less common congenital disorders of hemostasis// Kitchens CS，Kessler CM，Konkle BA，eds. Consultative Hemostasis and Thrombosis. 3rd ed. Philadelphia：Saunders，60-78.

Gailani D，Neff AT. 2013. Rare coagulation factor deficiencies//Hoffman R，ed. Hem atology：Basic Principles and Practice. 6th ed. Philadelphia：Saunders，1971-1986.

Miesbach W，Schenk J，Alesci S，et al. 2010. Comparison of the fibrinogen clauss assay and fibrinogen PT derived method in patients with dysfibrinogenemia. Thromb Res，126：e428-e433.

七十六　遗传性蛋白C缺陷症

【诊断标准】

1. 临床表现：无症状或有静脉血栓栓塞症；华法林诱导的皮肤坏死；新生儿暴发性紫癜。

2. 常染色体显性遗传。

3. 至少两次以上检测提示蛋白C活性减低，伴或不伴抗原水平下降。

4. 可排除导致蛋白C减少或缺乏的继发病因。

5. 家系研究或基因检测证实蛋白C基因（PROC）缺陷。

【分　　型】

遗传性蛋白C缺陷症分型见表76-1。

表76-1　遗传性蛋白C缺陷症分型

型别	抗原	活性
Ⅰ型	降低	降低
Ⅱ型	正常	降低

【评　　论】

分型及临床表现：Ⅰ型蛋白C缺陷症为量的缺陷，表现为蛋白C抗原与活性同步下降，而Ⅱ型为质的缺陷，表现为抗原水平正常而活性下降。其中Ⅰ型蛋白C缺陷最为常见。不同类型的蛋白C缺陷患者其临床表现并无明显差异。杂合子型蛋白C缺陷患者可无症状或合并静脉血栓栓塞症，个别患者在华法林抗凝治疗的早期可发生华法林诱导的皮肤坏死。纯合子或双重杂合子型蛋白C缺陷在新生儿可导致暴发性紫癜或DIC。

实验室检测：蛋白C缺陷的筛查试验首选蛋白C活性检测，因其可同时发现Ⅰ型和Ⅱ型蛋白C缺陷患者。蛋白C的活性检测通常采用凝固法或发色底物法进行。相较而言，发色底物法检测受到的干扰较凝固法少，例如血浆FⅧ升高、狼疮抗凝物及直接凝血酶抑制剂的使用均可能影响凝固法检测的结果。因此，许多学者推荐发色底物法作为蛋白C活性检测的首选。然而部分Ⅱ型蛋白C缺陷症患者可表现为蛋白C的抗凝活性下降而其蛋白水解活性正常，因此采用发色底物法检测可能会导致该部分患者的漏诊。蛋白C活性降低的患者应在不同时间至少重复测定一次以进一步确证。采用免疫法进行抗原水平的测定有助于进一步区分Ⅰ型和Ⅱ型蛋白C缺陷，但其临床意义有限。血浆蛋白C活性及抗原的正常值通常为70%～140%，多数杂合子型患者其活性及抗原水平为50%左右。各实验室应依据其选用的检测方法、试剂及仪器建立自己的参考值范围。

影响蛋白C水平的获得性因素：多种获得性因素可影响血浆蛋白C水平。例如，肝病、维生素K缺乏、口服华法林、门冬酰胺酶均可导致蛋白C合成减少，而血栓急性期、DIC、严重感染或术后可因蛋白C消耗增多而致其水平降低。新生儿期蛋白C水平显著低于成人，而妊娠及口服避孕药对蛋白C水平的影响报道不一。此外，肾病综合征患者蛋白C水平可有轻度升高。诊断遗传性蛋白C缺陷时应注意排除这些获得性因素。家系调查或基因检测（有条件时进行）有助于进一步确定遗传性蛋白C缺陷的诊断。

（朱铁楠）

参考文献

Anderson JA，Weitz JI. 2012. Hypercoagulable states// Hoffman R，ed. Hematology：Basic Principles and Practice. 6th ed. Philadelphia：Churchill Livingstone，2013-2024.

Cooper PC，Hill M，Maclean RM. 2012.The phenotypic and genetic assessment of protein C deficiency. Int J Lab Hematol，34：336-346.

Khor B，Van Cott EM. 2010. Laboratory tests for protein C deficiency. Am J Hematol，85：440-442.

Reitsma PH，Bernardi F，Doig RG，et al. 1995. Protein C deficiency：A database of mutations，1995 update. On behalf of the Subcommittee on Plasma Coagulation Inhibitors of the Scientific and Standardization Committee of the ISTH. Thromb Haemost，73：876-889.

七十七　遗传性蛋白S缺陷症

【诊断标准】

1. 临床表现：无症状，或发生静脉血栓栓塞症。
2. 常染色体显性遗传。
3. 至少两次以上检测提示蛋白S活性减低或游离蛋白S含量下降。
4. 可排除导致蛋白S减少或缺乏的继发病因。
5. 家系研究或基因检测证实蛋白S基因（PROS1）缺陷。

【分　　型】

遗传性蛋白S缺陷症分型见表77-1。

表77-1　遗传性蛋白S缺陷症分型

型别	蛋白S活性	总蛋白S含量	游离蛋白S含量
Ⅰ型	降低	降低	降低
Ⅱ型	降低	正常	正常
Ⅲ型	降低	正常	降低

【评　　论】

1. 分型及其临床表现　蛋白S在循环中有两种形式，约40%为游离形式，其余60%与补体成分C4b结合蛋白结合，其中只有游离蛋白S具有抗凝活性。依据总蛋白S、游离蛋白S水平及蛋白S的活性，遗传性蛋白S缺陷症可分为三个亚型（见表77-1）。Ⅰ型和Ⅲ型蛋白S缺陷为量的缺陷，其中Ⅰ型蛋白S缺陷因正常蛋白S的合成减少，导致总蛋白S、游离蛋白S的含量及蛋白S活性均出现下降，而Ⅲ型蛋白S缺陷表现为总蛋白S水平正常，而游离蛋白S含量伴蛋白S活性减低。目前认为Ⅰ型和Ⅲ型蛋白S缺陷症其分子学发病机制基本一致，可能为相同基因型的不同表现变异型。Ⅱ型蛋白S缺陷为质的缺陷，因异常蛋白S合成导致总蛋白S和游离蛋白S含量正常而活性减低。Ⅰ和Ⅲ型为最主要的遗传性蛋白S缺陷类型，而Ⅱ型相对罕见。与蛋白C缺陷症类似，蛋白S缺陷主要增加静脉血栓栓塞症发生的风险，不同亚型间其临床表现并无明显差异。

2. 实验室检测 蛋白S缺陷症的实验室检测主要包括免疫学方法测定总蛋白S和游离蛋白S的含量，以及通过凝固法测定蛋白S的活性（活化蛋白C辅因子活性）。虽然蛋白S活性检测理论上可发现所有类型蛋白S缺陷，但其特异性和重复性差，受到的影响因素众多（如狼疮抗凝物、血浆FⅧ水平升高、活化蛋白C抵抗等）。因此，许多学者推荐将游离蛋白S含量测定作为首选筛查试验，在减低的患者随后进行蛋白S活性检测以进一步验证。无论是游离蛋白S含量还是蛋白S活性减低者，均应在不同时间点进行重复测定确认。应提醒的是，选用游离蛋白S含量作为筛查试验可能会漏诊较为罕见的Ⅱ型蛋白S缺陷症患者。由于蛋白S水平受到年龄和性别的影响显著，因此宜根据年龄和性别制定不同的参考值范围。

3. 影响蛋白S的获得性因素 肝病、维生素K缺乏、门冬酰胺酶使用及口服华法林等可使蛋白S的合成减少，血栓事件急性期及DIC可导致蛋白S的消耗增加。C4b结合蛋白为急性时相蛋白，各种炎症性疾病、妊娠期或口服避孕药均可因C4b结合蛋白水平升高，致更多的游离型蛋白S转变为结合型蛋白S，进而降低游离蛋白S水平及其活性。肾病综合征患者游离蛋白S可从尿液中丢失，而由于C4b结合蛋白水平升高，故总蛋白S常可维持正常水平。新生儿总蛋白S显著低于成人，但由于C4b结合蛋白也有显著减低，因此游离蛋白S含量及活性与成人相比仅有轻度下降。

（朱铁楠）

参考文献

Anderson JA，Weitz JI. 2012. Hypercoagulable states// Hoffman R，ed. Hematology：Basic Principles and Practice. 6th ed. Philadelphia：Churchill Livingstone，2013-2024.

Gandrille S，Borgel D，Sala N，et al. 2000.Protein S deficiency：A database of mutations—summary of the first update. Thromb Haemost，84：918.

García de Frutos P，Fuentes-Prior P，Hurtado B，et al. 2007. Molecular basis of protein S deficiency. Thromb Haemost，98：543-556.

Marlar RA，Gausman JN. 2011. Protein S abnormalities：A diagnostic nightmare. Am J Hematol，86：418-421.

Ten Kate MK，van der Meer J. 2008. Protein S deficiency：A clinical perspective. Haemophilia，14：1222-1228.

Zhu T，Ding Q，Bai X，et al. 2011. Normal ranges and genetic variants of antithrombin，protein C and protein S in the general Chinese population. Results of the Chinese Hemostasis Investigation on Natural Anticoagulants Study I Group. Haematologica，96：1033-1040.

七十八　抗活化蛋白C症与FⅤ Leiden突变

【诊断标准】

1. 临床表现：无症状或静脉血栓形成。

2. 常染色体显性遗传（FⅤ Leiden突变患者）。

3. 改良法测定抗活化蛋白C敏感比值（APC-SR）<2.0或标准化的抗活化蛋白C敏感比值（n-APC-SR）<0.84。

4. 基因检测证实FⅤ Leiden突变。

【评　论】

1. APCR发生机制　活化的蛋白C（APC）通过灭活因子Ⅴa和Ⅷa而发挥其抗凝作用。在进行APTT试验时若加入APC，由于APC使因子Ⅴa和Ⅷa灭活，APTT出现延长。如果加入APC后未出现相应凝血时间的延长，表明患者血浆对APC的抗凝活性反应低下，该现象被称为抗活化蛋白C症（APC resistance，APCR）或活化蛋白C抵抗症。Dahlbäck等于1993年在静脉血栓栓塞症患者中最早发现并提出APCR现象，随后的研究显示导致APCR的最主要原因为凝血因子Ⅴ（FⅤ）的Leiden突变，即FⅤ基因1691位核苷酸发生错义突变（G→A），致使FⅤ第506位氨基酸由Arg变为Gln，而该位点为APC灭活FⅤ最为重要的剪切位点之一。FⅤ Leiden突变不仅可导致FⅤa不能被有效灭活而致其促凝活性增强，而且同时降低了FⅤ作为APC灭活FⅧa的重要的辅因子功能，进一步导致体内高凝倾向的产生。

多种遗传或获得性因素可导致APCR现象的产生。除了Leiden突变外，其他类型的FⅤ基因变异同样可导致APCR表型的产生，已报道的包括FⅤ R_2（H1299R）、$FⅤ_{Liverpool}$（I359T）、$FⅤ_{Cambridge}$（R306T）和$FⅤ_{Hongkong}$（R306G）等。近期，我国内地亦报道有1个因FⅤ E666D突变导致遗传性APCR的家系。由于APCR是通过功能性凝血试验进行界定，因此受到除FⅤ突变以外许多其他因素的影响，例如炎症性疾病、妊娠、口服避孕药或激素替代治疗、肿瘤及狼疮抗凝物均可导致获得性APCR。应强调的是，除了FⅤ Leiden突变外，其他原因导致的APCR亦可能增加静脉血栓栓塞症发生的风险。

2. APCR及FⅤ Leiden突变的种族差异　不同种族或人群APCR的发生机制及FⅤ Leiden突变的发生率存在显著差异。在高加索人群中，90%～95%的APCR为FⅤ Leiden突变所导致，而FⅤ Leiden突变为高加索人群最为常见的遗传性、致栓因素。据报道，FⅤ Leiden杂合突变在高加索人群中的总检出率可达5%，在静脉血栓栓塞症患者中的检出率约20%。相较而言，在我国汉族人群中APCR的阳性率为1%～3%，静脉血栓患者中为10%～20%，而FⅤ Leiden突变极为罕见，仅有个例报道。这提示在中国汉族人群，APCR虽然可能为静脉血栓发生的危险因素之一，但主要因其他获得性因素而非FⅤ Leiden突变所导致。因此，目前不提倡在我国静脉血栓栓塞症患者中常规进行APCR及FⅤ Leiden突变的检测。

3. APCR的实验室检测　APCR测定的主要目的在于筛查患者有无FⅤ Leiden突变。早期的第一代APCR试验是通过测定标本加入APC后的APTT与加入APC前基线APTT两者的比值，即抗活化蛋白C敏感比值（APC-SR）来判定是否存在APCR。该方法虽然简便易行，但其诊断 FⅤ Leiden 突变的敏感性和特异性均有欠缺，分别为 50%～86%和 75%～98%。这主要是由于参与该凝血反应的多种凝血因子的水平升高或降低均可能影响 APTT 并进而影响 APCR 的检测。炎症性疾病和妊娠（因 FⅧ水平升高而蛋白 S 水平降低）、口服避孕药或激素替代治疗（因蛋白 S 水平降低）、肿瘤及狼疮抗凝物均可能导致 APCR 检测阳性，而各种原因导致的凝血因子缺乏（如肝病、维生素K缺乏、华法林治疗、DIC）或抗凝治疗则可能出现 APCR 检测假阴性的结果。目前推荐采用改良的（第二代）APCR 试验，即采用乏 FⅤ血浆将待测血浆稀释后再进行 APCR 测定，其诊断 FⅤ Leiden 突变的敏感性和特异性可接近 100%。为减少批内差异和批间差异，通过将患者的 APC-SR 除以正常混合血浆的 APC-SR，可得到标准化的 APC-SR（即 n-APC-SR）。通常情况下，APC-SR ＜2.0 或 n-APC-SR＜0.84 视为 APCR 阳性。虽然诊断标准中给出了 APC-SR 和 n-APC-SR 的参考值，但采用不同的检测试剂或仪器得到的结果有所不同，因此各实验室应建立自己的正常参考值。除了可以应用 APTT 试验进行 APCR 的检测外，近年来已发展出基于蝰蛇毒凝血时间（RVVT）、FⅩa 凝血时间及凝血酶生成试验等多种方法对 APCR 进行检测。在 APCR 检测阳性并高度怀疑存在 FⅤ Leiden 突变的患者（如具有高加索血统的少数民族或有明确血栓家族史而其他易栓症检测阴性），可进一步通过基因检测确证有无 FⅤ Leiden 突变的存在。

（朱铁楠）

参考文献

中华医学会血液学分会血栓与止血学组. 2012. 易栓症诊断中国专家共识（2012 年版）. 中华血液学杂志，33：982.

Angchaisuksiri P.2011.Venous thromboembolism in Asia—an unrecognized and under-treated problem? Thromb Haemos，106：585-590.

Cai H，Hua B，Fan L，et al.2010. A novel mutation （G2172→C）in the factor V gene in a Chinese family with hereditary activated protein C resistance.Thromb Res，125：545-548.

Castoldi E，Rosing J. 2010. APC resistance：Biological basis and acquired influences. J Thromb Haemost，8：445-453.

Dahlbäck B. 2003. The discovery of activated protein C resistance. J Thromb Haemost，1：3-9.

Kadauke S，Khor B，Van Cott EM. 2014. Activated protein C resistance testing for factor V Leiden. Am J Hematol，89：1147-1150.

Rosendorff A，Dorfman DM. 2007. Activated protein C resistance and factor Ⅴ Leiden：A review. Arch Pathol Lab Med，131：866-871.

七十九　遗传性抗凝血酶缺陷症

【诊 断 标 准】

1. 临床表现：无症状或血栓形成（以静脉血栓为主），部分患者表现为肝素抵抗。

2. 常染色体显性遗传。

3. 至少两次以上检测提示抗凝血酶活性减低，伴或不伴抗原水平下降。

4. 可排除导致抗凝血酶减少或缺乏的继发病因。

5. 家系研究或基因检测证实抗凝血酶基因（SERPINC1）缺陷。

【分　型】

抗凝血酶缺陷症分型见表 79-1。

表 79-1　抗凝血酶缺陷症分型

型别	凝血酶灭活活性	肝素结合活性	抗凝血酶含量	交叉免疫电泳
Ⅰ型	降低	降低	降低	正常
Ⅱa 型	降低	降低	正常	正常
Ⅱb 型	正常	降低	正常	异常
Ⅱc 型	降低	降低	降低	异常

Ⅰ型：抗凝血酶含量（抗原）与功能（活性）同步下降，通常为正常血浆水平的 50%。

Ⅱa 型（reactive site defect）：抗凝血酶活性部位的缺陷，导致抗凝血酶活性降低。

Ⅱb 型（heparin binding site defect）：抗凝血酶与肝素结合部位的缺陷，导致肝素辅因子活性降低。

Ⅱc 型（pleiotropic effect mutation）：表现为多效性缺陷，抗凝血酶活性与肝素结合能力均下降，且血浆抗原水平降低。

【评　论】

1.分型及其临床表现　Ⅰ型抗凝血酶缺陷症主要为量的缺陷，因功能正常的抗凝血酶的合成减少而导致其抗原和活性平行下降。Ⅱ型主要为抗凝血酶结构与功能的异常，其抗原含量通常不受影响。依据基因突变位点的不同，Ⅱ型又可进一步分为 3 个亚型，其缺陷部位分别位于抗凝血酶的反应位点（凝血酶结合位点）、肝素结合位点及 C 末端的反应中心环附近。需注意的是，Ⅱc 型患者其抗凝血酶抗原水平亦有下降，可能与其合成/分泌减少及代谢增强相关。不同类型的抗凝血酶缺陷其临床表现差异明显，其中Ⅰ型突变和Ⅱa 型突变纯合子因其胚胎毒性常导致胎儿难以存活，而杂合突变则具有较高的血栓风险。Ⅱb 型为最常见的抗凝血酶缺陷类型，其杂合突变通常并不增加血栓事件的风险，而其纯合突变患者则可能发生严重的血栓事件。

2.实验室检测　由于Ⅱ型抗凝血酶缺陷患者其抗原水平常无下降，因此应选择抗凝血酶活性（即抗凝血酶的肝素辅因子活性）检测作为抗凝血酶缺陷的首选筛查试验，通常采用发色底物法进行。为保证结果的准确性，应在不同时间至少重复测定一次。在抗凝血酶活性减低的患者，可进一步通过免疫学方法（免疫比浊法或 ELISA 法）测定其抗原含量，以进一步鉴别Ⅰ型和Ⅱ型缺陷。Ⅱb 型和Ⅱc 型缺陷由于其抗凝血酶与肝素亲和力的下降，交叉免疫电泳可显示抗凝血酶蛋白的泳动速度下降，因此有助于与其他类型的抗凝血酶缺陷鉴别。在不加入外源性肝素并延长孵育时间的条件下进行抗凝血酶活性的测定（亦称为渐进性抗凝血酶抑制试验），也有助于鉴别Ⅱb型患者。抗凝血酶活性及抗原的正常参考值通常为80%～120%。各实验室应依据其选用的检测方法、试剂及仪器建立自己的参考值范围。

3. 获得性抗凝血酶缺陷　诊断遗传性抗凝血酶缺陷症，应注意排除可导致抗凝血酶含量或活性减低的继发性因素。常见导致抗凝血酶获得性缺乏的原因包括合成减少（如严重肝病、营养不良、早产、门冬酰胺酶使用等）、消耗增加（如血栓事件急性期、DIC、肝素抗凝治疗期间、脓毒血症、大手术、恶性肿瘤等）及尿液中丢失增多（如肾病综合征）。此外，华法林治疗可能导致抗凝血酶水平的升高，而口服避孕药或妊娠期间抗凝血酶水平可有轻度下降。因此，应避免在血栓急性期、肝素或华法林抗凝治疗期间进行抗凝血酶活性的检测。家系调查或基因检测（有条件时进行）有助于进一步确定遗传性抗凝血酶缺陷的诊断。

（朱铁楠）

参考文献

Anderson JA，Weitz JI. 2012. Hypercoagulable states// Hoffman R，ed. Hematology：Basic Principles and Practice. 6th ed. Philadelphia（PA）：Churchill Livingstone，2013-2024.

Khor B，Van Cott EM. 2010. Laboratory tests for antithrombin deficiency. Am J Hematol，85：947-950.

Lane DA，Bayston T，Olds RJ，et al. 1997. Antithrombin mutation database：2nd（1997）update. For the Plasma Coagulation Inhibitor Subcommittee of the Scientific and Standardization Committee of the International Society on Thrombosis and Haemostasis. Thromb Haemost，77：197-211.

Patnaik MM，Moll S. 2008. Inherited antithrombin deficiency：A review. Haemophilia，4：1229-1239.

第四部分

淋巴瘤及其他

八十　霍奇金淋巴瘤

【诊断标准】

霍奇金淋巴瘤（Hodgkin lymphoma，HL）确诊依靠病理组织学检查，并没有特征性的临床表现或其他实验室检查可据以做出诊断。然而，临床征象可提示本病存在的可能，通过进一步的活体组织检查确诊。

1. 临床表现

（1）无痛性淋巴结肿大。

（2）肿大的淋巴结引起相邻器官的压迫症状。

（3）随着病程进展病变侵犯结外组织，如肝、脾、骨、骨髓等，引起相应的症状。

（4）可伴有发热、消瘦、盗汗、皮肤瘙痒等全身症状。

2. 实验室检查

（1）可有中性粒细胞增多及不同程度的嗜酸粒细胞增多。

（2）血沉增快，以及中性粒细胞碱性磷酸酶、乳酸脱氢酶、β_2-微球蛋白活性增高往往反映疾病活跃。

（3）在本病晚期，骨髓穿刺可能发现典型 Reed-Sternberg 细胞（以下称 R-S 细胞）或单个核的类似细胞。

（4）少数患者可并发溶血性贫血，Coombs 试验阳性或阴性。

3. 病理组织学检查　诊断本病的主要依据即发现 R-S 细胞，典型的 R-S 细胞为巨大的双核或多核细胞，直径 25～30μm，核仁巨大而明显；若为单核者，则称为霍奇金细胞，免疫组化提示肿瘤细胞多表达 CD15、CD30、PAX5 阳性；在肿瘤细胞周围有大量小淋巴细胞、浆细胞、组织细胞等炎性细胞浸润。

【组织学分型标准】

HL 最早是 1966 年由 Lukes 及 Butler 将其分为四种组织学亚型，但目前临床上主要应用的是 2016 年淋巴瘤 WHO 分类方法，HL 分为两个基本类型。

1. 结节性淋巴细胞为主型（nodular lymphocyte predominant Hodgkin lymphoma，NLPHL）　在小淋巴细胞背景中可见模糊的较大结节状结构，结节内可见散在肿瘤性大细胞，胞质丰富，核大、呈爆米花样，核仁多个、嗜碱性，称为“popcorn（爆米花）”细胞，另见体积较大的单核细胞，似转化淋巴细胞或组织细胞样细胞，称为 L&H 细胞。瘤细胞表达 CD20，但不表达 CD15、CD30，绝大多数不见诊断性的 R-S 细胞。

2. 经典型（classical Hodgkin lymphoma，CHL）　又包括 4 个亚型。

（1）结节硬化型（nodular sclerosis classical Hodgkin lymphoma，CHL-NS）。

（2）混合细胞型（mixed cellularity classical Hodgkin lymphoma，CHL-MC）。

（3）富于淋巴细胞型（lymphocyte-rich classical Hodgkin lymphoma，CHL-LR）。

（4）淋巴细胞消减型（lymphocyte-depleted classical Hodgkin lymphoma，CHL-LD）。

【临床分期标准】

霍奇金淋巴瘤需要根据病变解剖部位分布的广泛程度予以分期，指导治疗。1971 年霍奇金淋巴瘤工作组在美国 Ann Arbor 制定并公布了分期方案；1989 年，在英国 Cotswolds 作了修订，形成 Ann Arbor-Cotswolds 分期方案，目前这一分期法为国内外临床广泛使用。标准的淋巴结区域划分见图 80-1。

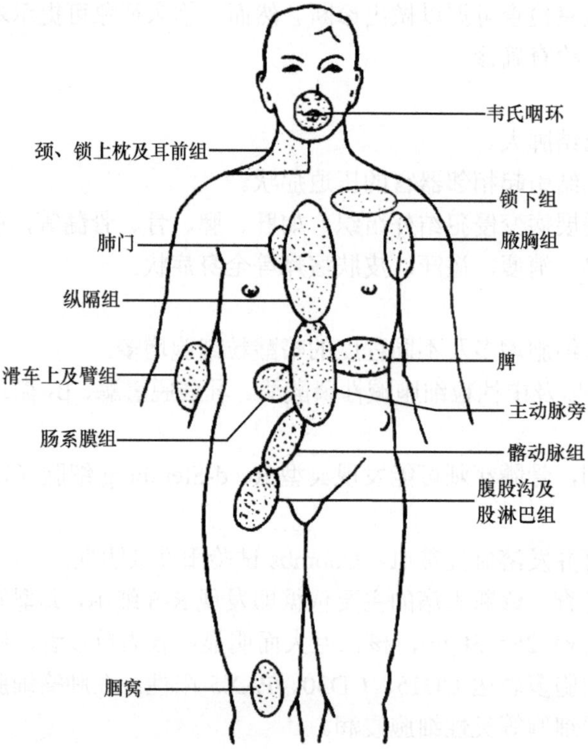

图 80-1 标准的淋巴结区域划分

Ann Arbor-Cotswolds 分期方案将 HL 分为四期。

Ⅰ期：病变侵犯单个淋巴区域或淋巴组织（如脾脏、胸腺、咽淋巴环等）（Ⅰ）或单个结外器官或部位受累（ⅠE）。

Ⅱ期：病变侵犯膈肌同侧两个或更多淋巴区域或组织（Ⅱ）（纵隔是一个部位，而双侧肺门淋巴结受累是两个部位）；局部侵犯单个结外器官或部位伴膈肌同侧一个或多个淋巴结区域（ⅡE）。受累的解剖部位数目应以脚注标出（如Ⅱ3）。

Ⅲ期：病变侵犯膈肌两侧淋巴结区域或组织（Ⅲ），可伴有单个结外器官或部位侵犯（ⅢE），或脾侵犯（ⅢS），或两者均受侵犯（ⅢSE）。

Ⅲ1 有脾门淋巴结、腹腔淋巴结或肝门淋巴结受累。

Ⅲ2 有主动脉旁、肠系膜、髂血管淋巴结受累。

Ⅳ期：广泛侵犯一个或多个结外器官或组织，伴有或不伴有淋巴结的侵犯。

各期又按有无“B”症状分为 A 或 B。

A：无 B 症状

B：有“B”症状：即发热（体温＞38℃）；或盗汗；或 6 个月内不明原因的体重下降＞10%。

下列情况需以符号标示：

X.巨大瘤块（在 $T_{5/6}$ 水平纵隔宽度大于胸腔直径的 1/3，或肿块最大直径＞10cm）。

E.单一结外部位受累，邻近已知淋巴结区。

【疗效标准】

1. 经典的疗效标准　结合我国学者提出的疗效标准与 1989 年英国 Cotswold 会议的报告，将 HL 的疗效分为四级：完全缓解（CR）、部分缓解（PR）、疾病稳定（SD）、疾病进展（PD）。

（1）完全缓解（complete remission，CR）：无临床、影像学或其他的 HL 证据，肿瘤完全消失达 1 个月以上。可能存在治疗后引起的改变，如放疗后的纤维化。

（2）部分缓解（partial remission，PR）：肿瘤两个最大直径的乘积缩小 50%以上，其他病灶无增大，并且维持 1 个月以上。B 症状消失。

（3）疾病稳定（stable disease，SD）：肿瘤两个最大直径的乘积缩小不足 50%，或大小无明显变化。

（4）疾病进展（progressive disease，PD）：肿瘤增大超过 25%以上或有新的病灶出现，或重新出现 B 症状而无其他解释。

2. 1999 年国际工作组 IWC 的 Cheson 等提出了淋巴瘤的疗效标准，成为目前常用的疗效判定标准，但局限性是以 CT 为基础，未包括结外病变；同时也提出了 CRu（CR uncertain），即“不能确定的完全缓解”这一概念（表 80-1）。

表 80-1　IWC 的 Cheson 等提出的淋巴瘤疗效标准

疗效	体格检查	淋巴结	融合淋巴结团块	骨髓
CR	正常	正常	正常	正常
CRu	正常	正常	正常	未确定
	正常	正常	缩小≥75%	正常或不确定
PR	正常	正常	正常	受侵
	正常	缩小≥50%	缩小≥50%	无关
	肝/脾缩小	缩小≥50%	缩小≥50%	无关
复发/进展	肝/脾增大，新病灶	新病灶或增大	新病灶或增大	重新出现，骨髓受侵

3. 2014 年 Lugano 疗效标准　增加了 PET 检查，同时对肝、脾进行评估，采用流式细胞的检测评估骨髓，对疗效的评价更准确（诊断时应同时进行 PET 与增强 CT 检查，表 80-2）。

表 80-2 Lugano 疗效标准

疗效	部位	PET-CT	CT
完全缓解	淋巴结及结外	1～3 分，伴或不伴残留病灶	目标淋巴结长径≤1.5cm 且无结外病灶
	非可测量病灶	不适用	无
	器官肿大	不适用	无
	新发病灶	无	无
	骨髓	无 FDG 聚集证据	形态学无异常；如果不能确定，则流式或 ICH 阴性
部分缓解	淋巴结及结外	4～5 分且较基线水平摄取减少，无新发或进展病灶 治疗中期评估提示治疗有效病灶 治疗末期评估提示残留病灶	淋巴结 SPD 值（如单一淋巴结为最大横径）缩小≥50%；如果病变小到 CT 无法测量，默认为 5mm×5mm；若病灶消失为 0×0；大于 5mm×5mm 者按实际测量结果
	非可测量病灶	不适用	无/缩小/无增大
	器官肿大	不适用	脾脏增大的部分减少 50%以上（长径））
	新发病灶	无	无
	骨髓	局灶摄取较正常骨髓增高，但较基线水平下降（化疗后允许有骨髓弥漫摄取增强），如果淋巴结缓解的同时出现骨髓灶性摄取增强，建议再次活检，或进行阶段性复查	不适用
无反应/疾病稳定	淋巴结及结外病灶	4～5 分且治疗中期及末期摄取较基线水平均无改变，无新发或进展病灶	淋巴结 SPD 值或结外病灶（如单一淋巴结为最大横径）缩小＜50%；不符合疾病进展标准
	非可测量病灶	不适用	不符合疾病进展标准
	器官肿大	不适用	不符合疾病进展标准
	新发病灶	无	无
	骨髓	较基线无改变	不适用
疾病进展	淋巴结及结外病灶	4～5 分且摄取较基线水平增高 出现新的 FDG 高摄取灶	符合下面至少一项横径和长径乘积（PPD）标准： 1.长径＞1.5cm 且 PPD 增加≥50%且对于长径及短径增加要求符合： ≤2cm 的增加大于 0.5cm ＞2cm 的增加大于 1cm 2.脾大者，脾脏长径较前增加 50%以上；非脾大者，脾脏长径较基线延长 2cm 以上
	非可测量病灶	无	出现新发病灶或既往病灶明确进展
	新发病灶	出现新的 FDG 高摄取灶且不符合感染及炎症，若不能除外，建议再次活检或阶段性复查	既往有效的病灶再次进展：新发淋巴结的任何径线＞1.5cm；新发结外病灶的任何径线＞1.0cm，若任何径线小 1cm，则此处需活检证实 任何活检证实的新发病灶
	骨髓	新发或再发 FDG 高摄取	新发或再发侵犯

注：SPD 指 6 个最大淋巴结或结节状肿块的最大垂直径乘积之和。

PET 五分级制：1 分，较背景无摄取增高；2 分，摄取≤纵隔；3 分，摄取＞纵隔，但是≤肝脏；4 分，摄取较肝脏中度升高；5 分，摄取较肝脏显著升高和/或出现新发病灶；X，无淋巴瘤相关摄取病灶。

【评　　论】

经典型HL的诊断已持续多年没有改变，2001版WHO分类在此基础上增加了结性淋巴细胞为主型这一新的亚型，由于其肿瘤细胞CD20阳性，临床治疗时可以加用美罗华。关于诊断分期和疗效评判，2016年NCCN指南推荐初诊分期时，应同时进行PET与增强CT检查，疗效评定推荐Lugano评价标准，增加了PET检查，同时对肝、脾进行评估，采用流式细胞的检测评估骨髓，这些新的检测手段的应用使疗效评价更准确。此外，化疗间期（如2～3个疗程后）复查PET-CT，也可根据疗效指导临床进行方案和剂量调整。

（克晓燕　田　磊）

参考文献

Cheson BD，Fisher RI，Barrington SF，et al. 2014.Recommendations for initial evaluation，staging，and response assessment of Hodgkin and non-Hodgkin lymphoma：The Lugano classification. J Clin Oncol，32：3059-3068.

Cheson BD，Horning SJ，Coiffier B，et al. 1999.Report of an International Workshop to standardize response criteria for non-Hodgkin's lymphomas. J Clin Oncol，17：1244-1253.

Harris NL，Jaffe ES，Stein H，et al. 1994. Arevised European-American classification of lymphoid neoplasms：A proposal from the International Lymphoma Study Group. Blood，84（5）：1361-13921.

Jaffe ES，Harris HL，Stein M，et al. 2001. Pathology and Genetics：Tumours of Hematopoietic and Lymphoid Tissue. World Health Organization Classification of Tumour. Lyon：IARC Press.

Steven H. Swerdlow，Elias Campo，et al. 2016. The 2016 revision of the World Health Organization classification of lymphoid neoplasms. Blood，127（20）：2375-2390.

八十一　非霍奇金淋巴瘤

【诊 断 标 准】

1. 临床表现

（1）非霍奇金淋巴瘤（NHL）多有无痛性淋巴结肿大。

（2）病变也常首发于结外，几乎可以侵犯任何器官和组织，分别表现为相应的肿块、压迫、浸润或出血等症状。

（3）全身症状：发热、消瘦、盗汗等。

2. 实验室检查　可有血常规、乳酸脱氢酶等异常，骨髓受侵犯时骨髓检查可见淋巴瘤细胞，中枢神经系统受累时可有脑脊液异常。通过流式细胞术等可发现克隆性淋巴细胞，FISH等可发现染色体异常，二代测序技术有助于发现某些基因突变、易位等异常。

3. 影像学检查　不仅能发现异常占位等，而且是评估肿瘤范围等的主要手段。

4. 病理组织学检查　是诊断本病的金标准。常表现为受累淋巴结或结外器官被不同分化程度的淋巴瘤细胞浸润，淋巴结结构有不同程度破坏。由于淋巴细胞分化阶段不同，可以表现为不同分化程度的瘤细胞。免疫组织化学方法有助于确定肿瘤细胞来源和类型。常用的免疫组织化学标志有：前体淋巴细胞，如 Tdt；全 T 细胞：CD3、CD5、CD7；辅助 T 细胞，如 CD4；抑制 T 细胞，如 CD8；NK细胞，如 CD16、CD56；全 B 细胞，如 CD20、CD79a、PAX5。

【NHL　分　型】

目前国内外均采用 WHO 造血和淋巴系统肿瘤诊断标准与分类，2016 年 WHO 对其进行了更新。非霍奇金淋巴瘤如下：

成熟 B 细胞淋巴瘤

慢性淋巴细胞性白血病/小淋巴细胞性淋巴瘤

单克隆 B 淋巴细胞增多症

B 细胞幼淋细胞性白血病

脾边缘区淋巴瘤

毛细胞白血病

脾脏 B 细胞淋巴瘤/白血病，未分类

　脾弥漫性红髓小 B 细胞淋巴瘤

　毛细胞白血病-变异型

淋巴浆细胞性淋巴瘤

　Waldenstrom 巨球蛋白血症

意义未明的单克隆丙种球蛋白病（MGUS），IgM

μ重链病

γ重链病

α重链病

意义未明的单克隆丙种球蛋白病（MGUS），IgG/A

浆细胞骨髓瘤

骨的孤立性浆细胞瘤

骨外浆细胞瘤

单克隆免疫球蛋白沉积病

黏膜相关组织结外边缘区淋巴瘤

淋巴结边缘区淋巴瘤

　儿童淋巴结边缘区淋巴瘤

滤泡性淋巴瘤

　原位滤泡性肿瘤

　十二指肠型滤泡性淋巴瘤

儿童型滤泡性淋巴瘤

伴 IRF4 重排的大 B 细胞淋巴瘤

原发皮肤滤泡中心淋巴瘤

套细胞淋巴瘤

　原位套细胞肿瘤

弥漫大 B 细胞淋巴瘤（DLBCL），非特指型

　生发中心 B 细胞型（GCB 型）
　活化 B 细胞型（ABC 型）
富于 T 细胞/组织细胞大 B 细胞淋巴瘤
原发中枢神经系统（CNS）的弥漫大 B 细胞淋巴瘤
原发性皮肤弥漫大 B 细胞淋巴瘤，腿型
EBV 阳性弥漫大 B 细胞淋巴瘤，非特指型
EBV 阳性黏膜皮肤溃疡
慢性炎症相关弥漫大 B 细胞淋巴瘤
淋巴瘤样肉芽肿
原发性纵隔（胸腺）大 B 细胞淋巴瘤
血管内大 B 细胞淋巴瘤
ALK阳性大 B 细胞淋巴瘤
浆母细胞性淋巴瘤
HHV8 阳性弥漫大 B 细胞淋巴瘤，非特指型
原发性渗出性淋巴瘤
伯基特淋巴瘤
伴 11q 异常的伯基特样淋巴瘤
高级别 B 细胞淋巴瘤，伴有 MYC 及 BCL2 和/或 BCL6 重排
高级别 B 细胞淋巴瘤，非特指型
介于弥漫大B细胞淋巴瘤和经典型霍奇金淋巴瘤特征之间的不能分类的B细胞淋巴瘤
成熟 T 和 NK 细胞淋巴瘤
T 细胞幼淋细胞白血病
T 细胞大颗粒淋巴细胞白血病
慢性 NK细胞淋巴组织增生性疾病
侵袭性 NK细胞白血病
儿童系统性 EBV 阳性 T 细胞淋巴瘤
种痘水疱病样淋巴组织增生性疾病
成年人 T 细胞白血病/淋巴瘤
结外 NK/T 细胞淋巴瘤，鼻型
肠病相关 T 细胞淋巴瘤
单形性嗜上皮肠道 T 细胞淋巴瘤
胃肠道惰性 T 细胞淋巴组织增生性疾病
肝脾 T 细胞淋巴瘤
皮下脂膜炎样 T 细胞淋巴瘤
蕈样霉菌病
Sezary 综合征
原发皮肤 $CD30^{+}$T 细胞淋巴组织增生性疾病
　淋巴瘤样丘疹病
　原发皮肤间变性大细胞淋巴瘤

原发皮肤γδT 细胞淋巴瘤
原发皮肤 $CD8^+$侵袭性嗜表皮毒性 T 细胞淋巴瘤
原发肢端皮肤 $CD8^+$T 细胞淋巴瘤
原发皮肤 $CD4^+$小/中 T 细胞淋巴组织增生性疾病
外周 T 细胞淋巴瘤，非特指型
血管免疫母细胞性 T 细胞淋巴瘤
滤泡性 T 细胞淋巴瘤
淋巴结伴有 TFH 表型的外周 T 细胞淋巴瘤
间变性大细胞淋巴瘤，ALK阳性
间变性大细胞淋巴瘤，ALK阴性
乳腺植入物相关间变性大细胞淋巴瘤

【疗 效 标 准】

目前国内外均采用 2014 年 Lugano 标准进行疗效评价（表 81-1）。

表 81-1 Lugano 非霍奇金淋巴瘤疗效标准

缓解程度	基于 PET/CT 评价	基于 CT 评价
完全缓解（CR）	完全代谢缓解	完全放射学缓解（需满足以下所有条目）
淋巴结及结外病变	无残留病灶；或 残留病灶摄取为 1，2，3 分	病变淋巴结 LDi 缩小至 1.5cm 以下； 没有结外病变残留
非可测量病灶	不适用	无
脏器肿大	不适用	回复至正常大小
新发病灶	无	无
骨髓	骨髓无 FDG 摄取证据	无
部分缓解（PR）	部分代谢缓解	部分缓解
淋巴结和结外病变	残留病灶大小及 FDG 摄取较基线下降，摄取为 4～5 分	6 个可测量靶淋巴结及结外靶病灶 SPD 缩小 50%以上
非可测量病灶	不适用	病灶缩小至正常； 或病灶消失
脏器肿大	不适用	脾脏长径缩小 50%以上
新发病灶	无新发病灶	无
骨髓	摄取高于正常骨髓但较基线有下降	不适用
疾病稳定（SD）	无代谢改变	疾病稳定
淋巴结和结外病变	FDG 摄取较基线无下降，Deauville 评分为 4，5 分	6 个可测量淋巴结和结外病变的 SPD 缩小不足 50%，且未达到疾病进展
非可测量病灶	不适用	未达到疾病进展
脏器肿大	不适用	没有达到疾病进展
新发病灶	无	无
骨髓	较基线无变化	不适用

续表

缓解程度	基于 PET/CT 评价	基于 CT 评价
疾病进展（PD）	疾病代谢进展	疾病进展（满足以下任一条即可）
淋巴结或结外病变	病灶的 FDG 摄取较基线增加，且达到 4，5 分；和/或出现新的 FDG 摄取病灶	一个淋巴结/病灶的 LDi＞1.5cm 且较 PPD 最低值增加 50% 以上 对于≤2cm 病灶，LDi 或 SDi 较最低值增加 0.5cm 对于＞2cm 病灶，需要增加 1.0cm 以上 对于脾大患者，脾脏长径增长超过基线增大程度 50% 基线无脾大者，脾脏长径需要增加 2cm 以上
不可测量病灶	无	出现原有病灶增大
新发病灶	出现非其他疾病引起的新发 FDG 高摄取病灶	原有病灶消失后再发 新的淋巴结病变任何径向均＞1.5cm 新发结外病变要求任何径向均＞1cm，如果＜1cm，应明确为淋巴瘤导致 出现淋巴瘤引起的任何可评估病灶
骨髓	出现新发或复发的骨髓 FDG 高摄取病灶	出现新发或复发病灶

注：PET 5 分法：1 分，无摄取；2 分，摄取高于纵隔血池；3 分，摄取高于纵隔血池但低于肝脏；4 分，摄取略高于肝脏；5 分，摄取明显高于肝脏或出现新发病灶；X 线检查出现新发摄取病灶但可能与淋巴瘤无关。LDi.病灶最长横径；PPD.病灶 LDi 和其垂直径的交叉乘积；SDi.病灶垂直于 LDi 的短轴长度；SPD.多个病灶的垂直径乘积之和。

【评　论】

（一）有关诊断的评论

自 2001 年 WHO 的淋巴瘤分类获得公认后，结束了既往存在的各种分类现状，使全球的病理、临床学家有了共同语言，是淋巴瘤诊治方面的重要贡献，但自 2008 年更新后的 8 年时间里，因各种原因 WHO 正式文本（俗称蓝皮书）迟迟未出版，但在 *Blood* 杂志上发布了 2016 版的 WHO 分类，新的分类最大可能地结合了临床表现、形态学、免疫表型和遗传学的资料。其分类尽可能多地获得讨论专家的共识。分类的提出是以病理学家为主导，同时也有临床医师参与其中。其中的一些变化是基于分子/细胞遗传学异常而命名的疾病，如伴 IRF4 重排的大 B 细胞淋巴瘤、Burkitt 样淋巴瘤伴有 11q 异常、高级别 B 细胞淋巴瘤伴有 MYC 及 BCL2 和/或 BCL6 重排。还有一些是基于临床特点的，如因隆胸假体植入而引起的 ALK间变大 T 细胞淋巴瘤、胃肠道惰性 T 细胞淋巴瘤等。

2016 年发布的淋巴瘤分类，在原有的基础上分为五大类，又在此基础上分为八十余个独立的疾病，确实反映了淋巴瘤的临床多样性。但该分类也有其不足，没有充分结合疾病的临床特点。如依其临床特点，可将淋巴瘤可分为惰性、侵袭性、高度侵袭性等几大类，将来的淋巴瘤分类如能充分结合临床表现，将更易于临床应用和掌握。

临床上根据临床表现和实验室检查，提出了判断预后的指标，如 IPI、FLIPI 等，因其简单实用的特点，获得广泛应用。也有学者将生物学标志列入预后指标，如 M7FLIPI 就是将 7 个基因突变整合至滤泡性淋巴瘤预后指数（FLIPI）和东部肿瘤组（ECOG）体能状态，产生了一种临床遗传性模型（m7-FLIPI），这种模型可改善滤泡淋巴瘤患者预后评估，是将来的发展方向，有待进一步验证。

随着淋巴瘤分子机制研究的深入，一些关键分子在疾病发生发展中的作用得到证实。同时，围绕着这些关键的靶点也研发出许多新药，如在BCR通路上的依鲁替尼、PKCβ抑制剂等。PI3K/AKT/mTOR通路上的idelalisib和依维莫司。T细胞淋巴瘤中的表观遗传学药物组蛋白去乙酰化酶抑制剂（HDACi）等。未来的分类是否会结合特定的分子学异常，如MYD88 L265P、BRAF V600E等，围绕着某个基因异常命名个别疾病，我们将拭目以待。

PET-CT在淋巴瘤的分期、预后、疗效评估等方面得到广泛应用，其FDG高摄取率见表81-2。^{18}F-FDG PET/CT检查在淋巴瘤分期中的作用高于增强CT显像。目前^{18}F-FDG PET显像是HL及多数侵袭性NHL治疗前评估的一部分，尤其是针对HL和DLBCL，而少数惰性淋巴瘤FDG摄取低，不适合用PET/CT评估病情，如CLL/SLL、黏膜相关淋巴瘤和淋浆细胞淋巴瘤。PET/CT较CT检查可以改变15%～20%的初治患者的临床分期。

表81-2　国际淋巴瘤委员会（ICML）推荐的PET在淋巴瘤中的应用

推荐意见
第一部分：关于PET-CT的说明
1.建议采用视觉评估法对FDG高摄取性淋巴瘤进行PET-CT分期，报告应附上标有固定SUV值的PET图像和色阶表；PET/CT对于HL及侵袭性NHL侵犯骨髓引起的局灶性FDG摄取增高，具有很高的敏感性，甚至可以替代骨髓活检；对于临床怀疑中枢神经系统淋巴瘤的患者，MRI应作为首选的评估方法。（1类推荐）
2.PET/CT报告建议采用5分法；结果判读应当与预后判断、临床症状及其他治疗反应标记相结合。1～2分代表完全代谢缓解（CMR）；在接受标准治疗的患者进行评估时，3分很可代表CMR。（1类推荐）
3.摄取较基线下降，但仍可达到4～5分代表部分代谢缓解（PMR）；但在治疗终末期评估时，4～5分代表代谢残留病灶。原病灶FDG摄取升高并达到5分，或仍为5分且较基线无下降，或出现新的淋巴瘤相关FDG高摄取病灶，则被认为治疗失败或疾病进展。（2类推荐）
第二部分：PET/CT在分期中的地位
1.在临床工作及临床研究中应采用PET/CT对淋巴瘤患者进行分期。但是并不推荐用于FDG低摄取淋巴瘤患者。PET/CT可以指导选取最佳活检部位。（1类推荐）
2.如果患者从未接受过增强CT检查，那么一次检查中采用增强CT与PET/CT联合的方式，对患者进行分期或再分期是合理的。无论是增强CT还是低剂量普通CT，均可为基线评估提供足够清晰的影像资料。（2类推荐）
3.在部分淋巴瘤患者中，巨块型病变仍是预后不良因素；采用代谢活性与肿瘤解剖大小相结合的方法，对巨块型病灶及全身肿瘤负荷进行容量测定，可能成为新的预后因子。（3类推荐）
第三部分：中期PET的地位
1.如果在治疗中进行疗效早期评估，PET/CT优于单纯CT；已经有研究正在评估根据中期PET结果调整治疗强度的治疗策略是否可行；而在日常工作中，除非有明确进展的证据，否则并不推荐仅依照中期PET结果而更换治疗方案。（1类推荐）
2.推荐采用定量方法对PET测量进行标准化，日常工作也应采用这种方法。（1类推荐）
3.有研究显示在DLBCL的评估中，通过δSUV_{max}等定量方法进行PET判读，较传统视觉评估法更优；但需要更多的临床研究数据支持。（2类推荐）

续表

推荐意见
第四部分：治疗结束 PET 的地位
1.PET/CT 是评估 FDG 高摄取淋巴瘤是否缓解的标准方法；如果仍有残留病灶，建议采用挽救化疗方案前，首先进行残留病灶活检。（1 类推荐）
2.PET 阴性残留病灶的临床意义尚不明确，需要前瞻性收集临床数据，以供日后分析；治疗结束 PET 报告中，应尽可能描述残留病灶的大小和位置。（3 类推荐）
3.新近资料显示，高瘤负荷 FL 患者使用含有利妥昔单抗化疗方案治疗后，采用 PET 评估疗效是可行的；但利妥昔单抗维持治疗患者是否适用，则需更多的研究数据。（2 类推荐）
4.可以通过 PET/CT 评估结果，协助医生判断患者是否进行大剂量化疗联合自体造血干细胞移植；但仍需更多研究数据支持。（3 类推荐）

注：SUV. 标准摄取值；FDG. ^{18}F-脱氧葡萄糖。

既往淋巴瘤骨髓是否受累均是通过骨髓活检确定，但足量的活检标本要求至少 2.5cm，实际操作经常因为标本太少造成假阴性，且活检仅仅做一侧髂后上棘，可能遗漏其他部位的灶性受累。PET/CT 对淋巴瘤受累的高敏感特异性，使得近年淋巴瘤及影像学专家提出骨髓受累以 PET/CT 评估，尤其是霍奇金淋巴瘤，PET/CT 评估骨髓受累的敏感性和阴性预测值都超过 95%，而活检的敏感性仅为 33%。同样，对于 DLBCL，PET/CT 诊断骨髓受累较活检敏感，但影像表现为弥漫受累或骨髓浸润少于 10%时会出现假阴性，因此建议先行 PET/CT 检查，对模棱两可或弥漫受累的需要通过活检证实。T 细胞淋巴瘤 PET/CT 的研究相对较少，LYSA/Danish 研究组回顾提示 PET/CT 基线虽然可以发现更多的结外病灶，但对脾脏和骨髓受累都并不敏感，所以目前还不推荐用于T细胞淋巴瘤的分期和中期预测。

PET 的应用虽然在淋巴瘤中获得充分肯定，但在各个亚型中其摄取率不同（表 81-3），目前临床应用的价值也不尽相同。

表 81-3　不同淋巴瘤类型的 FDG 摄取情况（WHO 分类标准）

组织类型	患者数	FDG 摄取率（%）
HL	489	97～100
DLBCL	446	97～100
FL	622	91～100
MCL	83	100
伯基特淋巴瘤	24	100
结内边缘带淋巴瘤	14	100
淋巴母细胞淋巴瘤	6	100
间变大细胞淋巴瘤	37	94～100[a]
NK/T 细胞淋巴瘤	80	83～100
血管免疫母细胞淋巴瘤	31	78～100
外周 T 细胞淋巴瘤	93	86～98
MATL 边缘带淋巴瘤	227	54～81

续表

组织类型	患者数	FDG 摄取率（%）
小淋巴细胞淋巴瘤	49	47～83
肠病相关 T 细胞淋巴瘤	20	67～100
脾边缘带淋巴瘤	13	53～67
边缘带淋巴瘤，非特指型	12	67
蕈样肉芽肿	24	83～100
Sezary 综合征	8	100[b]
原发皮肤间变大细胞淋巴瘤	14	40～60
淋巴瘤样丘疹病	2	50
皮下脂膜炎样 T 细胞淋巴瘤	7	71
皮肤 B 细胞淋巴瘤	2	0

注：DLBCL.弥漫大 B 细胞淋巴瘤；FDG . ^{18}F-脱氧葡萄糖；FL.滤泡性淋巴瘤；MCL.套细胞淋巴瘤；HL.霍奇金淋巴瘤；MALT.黏膜相关淋巴组织；NK.自然杀伤。

a 皮损部位阳性率为 27%。

b 皮损部位阳性率为 62%。

（二）有关疗效评估的评论

淋巴瘤的疗效评估，除了个别类型如慢性淋巴细胞白血病、巨球蛋白血症等外，多数是以影像学中肿块的变化为评判标准。但在有些情况下，有残留淋巴结但未知是否有肿瘤，所以命名为 CRu，随着 PET-CT 成功应用于淋巴瘤的分期和疗效判断，可以明确判断残留的淋巴结是否有肿瘤残存，既往疗效评估中的 CRu 不再沿用。如有些单位或患者无法承担 PET-CT 检查，也可借用旧的标准。

如何解读 PET-CT 的结果，尤其是 PET-CT 中的 SUV 值无法标准化，使其用统一的界值判断阳性和阴性有一定困难。PET 中的 SUV 绝对值在各个中心间不同，难以相互比较。为保持统一，在法国的 Deauville 召开了第一届 PET 在淋巴瘤应用的工作会议，设定了 Deauville 五分法标准。利用纵隔和肝脏的代谢值作为参照，使得疗效解读更具备重复性和统一性，把疗效定义为 1～5 分，即 Lugano 五分法，1～3 分被定义为缓解。

采用 5 分法评估初始病灶中摄取最高的区域，具体标准如下：

1 分：无摄取；

2 分：摄取≤纵隔；

3 分：摄取＞纵隔但≤肝脏；

4 分：摄取略高于肝脏；

5 分：摄取明显高于肝脏和/或出现新发病灶；

X：出现很可能与淋巴瘤无关的高摄取病灶。

对于疗效评价，结束后的 PET/CT 评价较中期 PET 有更高的敏感和特异性，中期 PET 评估假阳性率高，尤其是在免疫治疗时。近来随着免疫治疗如来那度胺、依鲁替尼、检查点抑制剂等的使用，在治疗早期一过性疾病的燃瘤反应（tumor flare），如果以既往疗效标准评估则属于疾病进展，但实际上是临床治疗有效的表现之一，需要与真正的疾病进展相鉴别。所以在免疫治疗时代，有学者提出免疫调节治疗下 Lugano 疗效评估标准的临时修订，即免疫调节治疗时的淋巴瘤疗效反应（LYRIC）。提出“不确定反应”（IR）。

不确定反应（IR）是指如下三种情况之一：IR（1），在治疗的开始 12 周内，肿瘤的总体积增加≥50%，但无临床恶化。IR（2），治疗过程中出现新的病灶或病灶≥50%，但肿瘤总负荷的增加<50%。IR（3），一个或多个部位 FDG 摄取增加，但无病灶大小或数目增加。

（周道斌）

参考文献

Barrington SF，Mikhaeel NG，Kostakoglu L，et al.2014.Role of imaging in the staging and response assessment of lymphoma：Consensus of the international conference on malignant lymphomas imaging working group.J Clin Oncol，32：3048-3058.

Cerci JJ，Györke T，Fanti S，et al.2014.Combined PET and biopsy evidence of marrow involvement improves prognostic prediction in diffuse large B-cell lymphoma. J Nucl Med，55（10）：1591-1597.

Cheson BD，Ansell S，Schwartz L，et al.2016.Refinement of the Lugano Classification lymphoma response criteria in the era of immunomodulatory therapy. Blood，128（21）：2489-2496.

Cheson BD，Fisher RI，Barrington SF，et al.2014.Recommendations for initial evaluation，staging，and response assessment of Hodgkin and non-Hodgkin lymphoma：The Lugano classification. J Clin Oncol，32（27）：3059-3068.

Cheson BD. 2011. Role of functional imaging in the management of lymphoma. J Clin Oncol，29（14）：1844-1854.

El-Galaly TC，d'Amore F，Mylam KJ，et al.2012.Routine bone marrow biopsy has little or no therapeutic consequence for positron emission tomography/computed tomography-staged treatment-naive patients with Hodgkin lymphoma. J Clin Oncol，30（36）：4508-4514.

International Non-Hodgkin's Lymphoma Prognostic Factors Project.1993.A predictive model for aggressive non-Hodgkin' s lymphoma.N Engl J Med，329（14）：987-994.

Kostakoglu L，Schöder H，Johnson JL，et al.2012.Use of interim ［^{18}F］fluorodeoxyglucose positron emission tomography is not justified in diffuse large B-cell lymphoma during first-line immunochemotherapy. Leuk Lymphoma，53（11）：2143-2150.

Pastore A，Jurinovic V，Kridel R，et al.2015.Integration of gene mutations in risk prognostication for patients receiving first-line immunochemotherapy for follicular lymphoma：a retrospective analysis of a prospective clinical trial and validation in a population-based registry. Lancet Oncol，16（9）：1111-1122.

Solal-Céligny P，Roy P，Colombat P，et al.2004. Follicular lymphoma international prognostic index. Blood，104（5）：1258-1265.

Swerdlow SH，Campo E，Pileri SA，et al.2016.The 2016 revision of the World Health Organization classification of lymphoid neoplasms. Blood，127（20）：2375-2390.

Wilson WH.2013.Treatment strategies for aggressive lymphomas：What works? Hematology Am Soc Hematol Educ Program，584-590.

八十二 B细胞非霍奇金淋巴瘤

诊断标准和分类标准详见“非霍奇金淋巴瘤”部分。

疗效评估依2014年Lugano标准，详见“非霍奇金淋巴瘤”部分。

【评　　论】

恶性淋巴瘤的各亚型分布，东西方比例明显不同，在国内20余家中心统计的10 020例患者中，根据2008 WHO分类，B细胞非霍奇金淋巴瘤占66.31%，T细胞和NK细胞非霍奇金淋巴瘤占21.38%，霍奇金淋巴瘤占8.54%，不能分类的占3.78%。其中B细胞淋巴瘤中最常见的是弥漫大B细胞淋巴瘤（非特指型），占50.18%，其次依次为黏膜相关淋巴组织淋巴瘤10.33%、滤泡性淋巴瘤8.31%、慢性淋巴细胞白血病/小淋巴细胞性淋巴瘤6.39%、套细胞淋巴瘤4.63%、淋巴浆细胞淋巴瘤3.33%及其他少见类型。

新的分类确实反映了淋巴瘤的临床多样性。但该分类也有其不足，没有充分结合疾病的临床特点。如依其临床预后，可将淋巴瘤可分为惰性、侵袭性、高度侵袭性等几大类，将来的淋巴瘤分类如能充分结合其预后，将更易于临床应用和掌握。

临床上根据临床表现和实验室检查，提出了判断预后的指标，如IP I、FLIP I等，因其简单实用，获得广泛应用。也有学者将生物学标志列入预后指标，如M7FLIPI就是将7个基因突变整合至滤泡性淋巴瘤预后指数（FLIPI）和东部肿瘤组（ECOG）体能状态，产生了一种临床遗传性模型（m7-FLIPI），这种模型可改善滤泡淋巴瘤患者预后评估，是将来的发展方向，有待进一步验证。

随着淋巴瘤分子机制研究的深入，一些关键分子在疾病发生发展中的作用得到证实。同时，围绕着这些关键的靶点也研发出许多新药，如在BCR通路上的依鲁替尼、PI3K/AKT/mTOR通路上的idelalisib和依维莫司等。未来的分类是否会结合特定的分子学异常，如MYD88 L265P、BRAF V600E等，围绕着某个基因异常命名个别疾病，我们将拭目以待。

近年来新的基因及传导通路的发现及流式细胞仪的广泛应用为新分类提供了基础。其中对惰性及侵袭性B细胞淋巴瘤均有新的定义或划分。如CLL/SLL中将2008版外周血淋巴细胞＜5×10^9/L无骨髓外症状，划归为单克隆性B淋巴细胞增多症（MBL）。

淋浆细胞淋巴瘤/华氏巨球蛋白血症（LPL/WM）因MYD88L265突变的发生率高达90%，为其诊断及鉴别诊断其他惰性B细胞淋巴瘤提供了依据。但MYD88L265突变不是LPL/WM所特有，在20%的IgM型MGUS及30%非生发中心来源的弥漫大B细胞淋巴瘤（DLBCL）和少数边缘B细胞淋巴瘤中也有表达。

随着新一代测序技术（NGS）的发展，发现几乎所有毛细胞白血病（HCL）患者都具有BRAFV600E突变，而不见于变异性HCL和其他小B细胞淋巴瘤，在新的诊断标准中增加了该基因检测。

弥漫大B细胞淋巴瘤在2016版中再次强调了诊断同时需明确细胞来源，因为生发中心（GCB）和活化B细胞（ABC）或非生发中心来源DLBCL在RCHOP治疗下预后不同，ABC（或非GCB）来源者有来那度胺等新药可以联合治疗以提高疗效，虽然基因表达谱

（GEP）较免疫组化（IHC）更加准确，但由于难以作为常规广泛应用，新分类还是建议可采用 Hans 法利用 CD10、BCL6、IRF4/MUM1 进行判断。新一代测序揭示了 DLBCL 不同细胞来源 GCB 和 ABC 亚型从分子层面的生物学特性的差别，GCB 更常见甲基转移酶相关基因 EZH2 突变、BCL2 易位、细胞迁移调控因子 GNA13 突变，ABC 型则主要表现为 BCR/Toll 样受体和核因子κB（NF-κB）信号通路的活化，MYD88、CD79A、CARD11、TNFAIP3 的突变。

MYC 基因异常在 DLBCL 中的不利影响越来越得到重视，2016 版新分类中把 MYC 基因重排伴有 BCL2 重排或/和 BCL6 易位作为一个独立分类，即高级别 B 细胞淋巴瘤（HGBL），而在 2008 版中“介于 DLBCL 和伯基特淋巴瘤（BL）之间不能分类 B 细胞淋巴瘤”名称被取消，其中一部分就是前述 HGBL 伴有 MYC 重排和 BCL2 或/和 BCL6 重排，一部分缺乏上述基因异常但为母细胞型形态介于 DLBCL 和 BL 之间者被命名为 HGBL，NOS。

表 82-1 汇总了常见 B 细胞非霍奇金淋巴瘤的免疫表型及遗传学异常。

表 82-1　常见 B 细胞非霍奇金淋巴瘤免疫表型及遗传学异常（WHO 2008 版分类标准）

淋巴瘤亚型	免疫表型	遗传学异常
成熟 B 细胞淋巴瘤		
慢性淋巴细胞白血病/小淋巴细胞淋巴瘤（CLL/SLL）	sIg^+（dim），$CD5^+$，$CD10^-$，$CD19^+$，$CD20^+$（dim），$CD22^+$（dim），$CD23^+$，$CD45^+$，FMC-7^-	IgR^+； trisomy12（～30%）； del 13q14 （～50%）； 11q22—q23，17p13，IGHV 突变状态与不良预后相关
滤泡性淋巴瘤（FL）	sIg，$CD5^-$，$CD10^+$，$CD19^+$，$CD20^+$（bright），$CD23^{-/+}$，$CD38^+$，$CD45^+$	IgR^+； t（14; 18）（q32; q21）（～85%）涉及基因 BCL-2 和 IgH 3q27 突变（5%～15%），涉及基因 Bcl6
边缘带淋巴瘤（MZL）		
结内边缘带淋巴瘤	$sIgM^+$，$sIgD^-$，cIg^+（～50%），$CD5^-$，$CD10^-$，$CD19^+$，$CD20^+$，$CD23^-$，	IgR^+； trisomy3，7，18
黏膜相关淋巴组织淋巴瘤（MALT）	同上	t（11；18）（q21；q21），涉及基因 API2，MLT1； t（1; 14）（p22; q32），涉及基因 BCL10 和 IgH
脾边缘带淋巴瘤（SMZL）	$sIgM^+$，$sIgD^-$，$CD5^{+/-}$，$CD19^+$，$CD20^+$，$CD23^-$，$CD103^-$	IgR^+， 7q31—q32 等位基因缺失突变 （40%）
套细胞淋巴瘤（MCL）	$sIgM^+$，$sIgD^+$，$CD5^+$，$CD10^-$，$CD19^+$，$CD20^+$，$CD23^-$，Cyclin $D1^+$，FMC-7^+，$SOX11^+$（68%～86%）	IgR^+； t（11; 14）（q13; q32）（>80%），涉及基因 Cyclin D1 和 IgH; TP53 突变、INK4a/ART 及 p18INK4c 缺失与疾病侵袭性相关
毛细胞白血病（HCL）	sIg^+（bright），$CD5^-$，$CD10^-$，$CD11c^+$，$CD19^+$，$CD20^+$，CD25+，$CD45^+$，$CD103^+$，$CD123^+$，Annexin $A1^+$	BRAF 突变 （～100%）； IgR^+；
淋巴浆细胞淋巴瘤/华氏巨球蛋白血症（LPL/WG）	cIg^+，$CD19^+$，$CD20^+$，$CD5^-$，$CD10^-$，CD23 浆细胞：$CD38^+$，$CD138^+$，$cIgM^+$	IgR^+； 骨髓受累患者中，del 6q 高达 50%; +4（20%）

续表

淋巴瘤亚型	免疫表型	遗传学异常
弥漫大 B 细胞淋巴瘤，非特指型（DLBCL，NOS）	sIgM⁺，CD5⁻，CD19⁺，CD20⁺，CD22⁺，CD79a⁺，PAX5⁺	IgR⁺， 3q27 突变 t（3; 14）（q27; q32）（30%），涉及 BCL6 基因； t（14; 18）（q32; q21）（25%），涉及 BCL2 基因
原发纵隔大 B 细胞淋巴瘤（PMBL）	sIg⁻，CD5⁻，CD15⁻，CD19⁺，CD20⁺，CD22⁺，CD23⁺，CD30⁺（80%），CD79a⁺，IRF4/MUM1（75%），BCL2⁺（50%～80%），BCL6⁺（45%～100%）	IgR⁺； 9q24 扩增（75%）； 2p15 扩增（50%）； 存在 REL，BCL11A，JAK2，PDL1，PDL2 等基因扩增； 转录组与经典霍奇金淋巴瘤相似
浆母细胞淋巴瘤（PBL）	CD138⁺，CD38⁺，IRF4/MUM1⁺，high Ki67，CD79a⁺，CD30⁺，CD45⁻，CD20⁻，PAX5⁻，CD56⁻，cIg（50%～70%）	IgR⁺； EBER⁺（60%～70%）
原发渗出性淋巴瘤（PEL）	CD45⁺，CD19⁻，CD20⁻，CD79a⁻，sIg⁻	IgR⁺； 无重复性染色体异常
伯基特淋巴瘤（BL）	CD19⁺，CD20₊，CD10⁺，BCL6⁺，CD38⁺，CD43⁺，BCL2⁻，TdT⁻，Ki-67≈100%	t（8; 14）（q24; q32）（80%），或 t（2; 8）（q11; q24）（15%），或 t（8; 22）（q24; q11）（5%） 涉及免疫球蛋白编码基因和 C-MYC 基因

注：IgR.免疫球蛋白重排；IGHV.免疫球蛋白重链可变区。

PET-CT 在淋巴瘤的分期、预后、疗效评估等方面得到广泛应用，具体详见淋巴瘤总论。其中包括 B 细胞非霍奇金淋巴瘤，其 FDG 高摄取率见总论。

既往淋巴瘤骨髓是否受累均是通过骨髓活检确定，但足量的活检标本要求至少 2.5cm，实际操作经常因为标本太少造成假阴性，且活检仅仅做一侧髂后上棘，可能遗漏其他部位的灶性受累。PET/CT 对淋巴瘤受累的高敏感特异性，使得近年淋巴瘤及影像学专家提出骨髓受累以 PET/CT 评估。同样，对于 DLBCL，PET/CT 诊断骨髓受累较活检敏感，但影像表现为弥漫受累或骨髓浸润少于 10%时会出现假阴性，因此建议先行 PET/CT 检查，对模棱两可或弥漫受累的需要通过活检证实。

疗效评估的评论详见淋巴瘤总论，但在 B 细胞淋巴瘤中，近来随着免疫治疗如来那度胺、依鲁替尼、检查点抑制剂等的使用，在治疗早期一过性疾病的燃瘤反应（tumor flare），如果以既往疗效标准评估则属于疾病进展，但实际上是临床治疗有效的表现之一，需要与真正的疾病进展相鉴别。所以在免疫治疗时代，有学者提出免疫调节治疗下 Lugano 疗效评估标准的临时修订，即免疫调节治疗时的淋巴瘤疗效反应（LYRIC）。提出“不确定反应”（IR）。

不确定反应（IR）是指如下三种情况之一：IR（1），在治疗的开始 12 周内，肿瘤的总体积增加≥50%，但无临床恶化。IR（2），治疗过程中出现新的病灶或病灶≥50%，但肿瘤总负荷的增加＜50%。IR（3），一个或多个部位 FDG 摄取增加，但无病灶大小或数目增加。

（周道斌）

参考文献

李小秋，李甘地，高子芬，等. 2012. 中国淋巴瘤亚型分布：国内多中心病例 10020 例分析.诊断学理论与实践，11（2）：111-115.

Barrington SF，Mikhaeel NG，Kostakoglu L，et al. 2014. Role of imaging in the staging and response assessment of lymphoma：Consensus of the international conference on malignant lymphomas imaging working group. J Clin Oncol，32：3048-3058.

Cerci JJ，Györke T，Fanti S，et al. 2014. Combined PET and biopsy evidence of marrow involvement improves prognostic prediction in diffuse large B-cell lymphoma. J Nucl Med，55（10）：1591-1597.

Cheson BD，Ansell S，Schwartz L，et al. 2016.Refinement of the Lugano classification lymphoma response criteria in the era of immunomodulatory therapy. Blood，128（21）：2489-2496.

Cheson BD. 2011.Role of functional imaging in the management of lymphoma. J Clin Oncol，29（14）：1844-1854.

El-Galaly TC，d'Amore F，Mylam KJ，et al. 2012. Routine bone marrow biopsy has little or no therapeutic consequence for positron emission tomography/computed tomography-staged treatment-naive patients with Hodgkin lymphoma. J Clin Oncol，30（36）：4508-4514.

International Non-Hodgkin's Lymphoma Prognostic Factors Project. 1993. A predictive model for aggressive non-Hodgkin's lymphoma. N Engl J Med，329（14）：987-994.

Kaushansky K，Prchal JT，Press OW，et al.2016.Williams Hematology.9th ed （ebook）. In classification of malignant lymphoid disorders. New York：McGraw-Hill Education Press，1493-1503.

Pastore A，Jurinovic V，Kridel R，et al. 2015. Integration of gene mutations in risk prognostication for patients receiving first-line immunochemotherapy for follicular lymphoma：A retrospective analysis of a prospective clinical trial and validation in a population-based registry. Lancet Oncol，16（9）：1111-1122.

Solal-Céligny P，Roy P，Colombat P，et al. 2004. Follicular lymphoma international prognostic index. Blood，104（5）：1258-1265.

Wilson WH. 2013.Treatment strategies for aggressive lymphomas：What works? Hematology Am Soc Hematol Educ Program，584-590.

八十三　弥漫大 B 细胞淋巴瘤

弥漫大 B 细胞淋巴瘤（DLBCL）是最常见的成人非霍奇金淋巴瘤（NHL）类型，在全球多数地区均占 NHL 的 1/3 左右，发展中国家更为常见。

DLBCL 可为原发，也可继发于惰性 B 细胞淋巴瘤，称为转化型 DLBCL。2008 版 WHO 淋巴造血系统肿瘤分类对 DLBCL 的定义是：弥漫性增生的肿瘤性大 B 淋巴样细胞，胞核大小相当于正常吞噬细胞核，或正常淋巴细胞的两倍。在这一广泛定义范围内，又根据其肿瘤细胞的形态、分子生物学特点及免疫表型，将 DLBCL 分为诸多亚型，并于 2016 年进行了修订（表 83-1）。

表 83-1 弥漫大 B 细胞淋巴瘤分型

弥漫大 B 细胞淋巴瘤，非特指型
生发中心亚型
活化 B 细胞亚型
原发中枢神经系统弥漫大 B 细胞淋巴瘤
原发皮肤弥漫大 B 细胞淋巴瘤，腿型
原发纵隔（胸腺）大 B 细胞淋巴瘤
血管内大 B 细胞淋巴瘤
原发渗出性淋巴瘤
T 细胞/组织细胞丰富型大 B 细胞淋巴瘤
ALK 阳性大 B 细胞淋巴瘤
浆母细胞淋巴瘤
淋巴瘤样肉芽肿
慢性炎症相关弥漫大 B 细胞淋巴瘤
EBV 阳性 DLBCL，NOS
EBV 阳性黏膜皮肤溃疡
HHV8 阳性 DLBCL，NOS
高级别 B 细胞淋巴瘤，伴 MYC 及 BLC-2 和/或 BCL-6 基因重排（三打击、双打击）
高级别 B 细胞淋巴瘤，非特指型
B 细胞淋巴瘤，介于弥漫大 B 细胞和经典霍奇金淋巴瘤之间不能分类

【诊 断 标 准】

（一）临床表现

DLBCL 在淋巴结和结外淋巴组织均可发生。原发于淋巴结外的患者可达 40%，最常见结外部位是胃肠道，亦可侵及中枢神经、骨软组织、呼吸系统、泌尿生殖系统等。由于亚型多、病变部位和范围差异很大，因此临床表现呈现高度异质性：

1. 中老年发病多、男性略多见，临床诊断常为Ⅲ或Ⅳ期。

2. 局部症状　无痛性进行性淋巴结肿大；肿大的淋巴结压迫周围组织器官并出现相应的临床症状，如纵隔淋巴结肿大导致胸闷、憋气和咳嗽；结外器官受侵的相应表现，如侵及胃肠道，表现为腹痛、腹胀、腹部肿块、呕血和便血等。

3. 全身症状　可出现发热、盗汗、体重减轻等 B 症状，可有皮肤瘙痒、疲劳乏力等不适。

（二）实验室检查详见“分期”

少数患者可因骨髓受侵犯而致贫血、白细胞增多或减少、血小板减少等；也可合并自身免疫性溶血性贫血和血小板减少；可有血β_2-MG、LDH 及血沉（ESR）升高。

（三）病理诊断

系确诊本病的主要依据。应尽可能明确病理亚型，尽可能明确肿瘤细胞来源（生发中心与非生发中心）。

1. 形态学　典型病理形态学表现为弥漫性肿瘤性大B细胞增生，中心母细胞或免疫母细胞或两者混合存在。有数种形态学变异型，其中间变亚型的细胞形态类似于间变型大T细胞淋巴瘤，多形核，胞质丰富，呈窦性生长，表达CD30。

2. 免疫表型　DLBCL表达一个或多个B细胞相关抗原（CD19，CD20，CD22，CD79a，PAX5）及CD45、CD5、CD10，常表达表面免疫球蛋白（Ig）；伴有浆细胞分化者可不表达CD20和PAX5，仅表达CD79a；可根据CD10、BCL6和IRF4/MUM1的表达情况，将DLBCL-NOS进一步诊断为生发中心亚型（GCB）和非生发中心亚型（non-GCB）；Ki-67常高于40%，甚至＞90%；25%～80%的病例表达BCL-2，可能与预后不良有关。

3. 细胞遗传学与基因突变　DLBCL存在IgH重排；应用FISH检测方法，可以发现约1/3的DLBCL病例存在BCL-2或BCL-6基因重排，MYC基因重排发生率仅5%～14%。如果存在MYC和BCL-2或BCL-6基因重排称为“双打击（DH）”DLBCL，三者均存在基因重排则称为“三打击（TH）”DLBCL，在2016版WHO分类中被作为一种独立亚型；FISH方法未能发现MYC和BCL-2/BCL-6基因重排，但是IHC检测到MYC表达高于40%和BCL-2高于50%，称为“双表达（DE）”DLBCL，但是不作为一种独立亚型。一般认为双表达或者双（三）打击DLBCL预后差。

（四）分期

详见“霍奇金淋巴瘤”部分。

【疗效标准】

详见“非霍奇金淋巴瘤”部分。

【评　　论】

DLBCL是病理与临床特征相结合的综合诊断。组织病理诊断是DLBCL的主要确诊方式，需要尽可能切除，或切取部分淋巴结或结外病灶组织，根据形态学、免疫组化及细胞或分子遗传学检查结果，结合临床特征进行诊断。应尽量明确病理亚型。如果患者仅表现为骨髓和外周血受侵，可以通过骨髓活检和流式细胞学检查相结合而诊断。淋巴结细针穿刺通常不推荐用于确诊DLBCL。

DLBCL是NHL中的一组侵袭性较强且高度异质性的疾病。具有不同的生物学特性，从发病机制、病理特征、遗传学异常到临床表现和疗效预后均有明显差异，因此应按照WHO分类的要求尽可能做到亚型诊断。通过正确的病理取材和形态学、免疫组化检查，结合临床表现，80%左右的DLBCL病例可以得到明确诊断，部分病例需要借助FISH检查或者PCR方法明确诊断和分型。

目前DLBCL临床上主要通过国际预后指数（IPI）评分或年龄调整的IPI（aIPI）评分来判断预后（表83-2和表83-3）。

表 83-2 国际预后指数（IPI）

相关因素	预后好	预后不良
年龄	≤60 岁	＞60 岁
分期	Ⅰ、Ⅱ期	Ⅲ、Ⅳ期
结外侵犯部位数	0、1	＞1
体能分级(ECOG 标准)	0，1	2，3，4
LDH	正常	高于正常上限
预后分级	不良因素	
低危	0，1	
低中危	2	
高中危	3	
高危	4，5	

表 83-3 年龄调整的国际预后指数（aIPI）：年龄≤60 岁患者

相关因素	预后好	预后不良
分期	Ⅰ、Ⅱ期	Ⅲ、Ⅳ期
体能分级(ECOG 标准)	0，1	2，3，4
LDH	正常	高于正常上限
预后分级	不良因素	
低危	0	
低中危	1	
高中危	2	
高危	3	

病理学检查除了常规组织学染色外，推荐以下指标：

1. 基本免疫组化指标，如 CD20，CD3，CD5，CD45，CD10，bcl-2，bcl-6，Ki-67，IRF4/MUM-1，myc。
2. 建议增加 EBER-ISH，CyclinD1，κ/λ，CD30，CD138，ALK，HHV8，SOX11。
3. 流式细胞学检查，如κ/λ，CD20，CD19，CD3，CD5，CD45，CD10。
4. FISH 检查，如 MYC，BCL-2，BCL-6。
5. 必要时 PCR 检查，如 IgH 或 TCR 基因重排。

更进一步采用基因表达谱方法，可以将 DLBCL 根据肿瘤细胞起源分为不同分子亚型，其预后不尽相同，也为来那度胺、BTK 抑制剂等新型药物提供了更精准的治疗对象；随着 DLBCL 基因组学和蛋白质组学的深入研究，正在为 DLBCL 寻找更多、更新的治疗靶点和预后评估因素，实现更特异的治疗，但遗憾的是多数仍然局限于基础研究阶段。

DLBCL 是否需要并能够进一步分类，不仅有赖于新诊断技术的研发，还在于能否研发出更具特异性的治疗方案和药物，如此分类才具有意义。期望随着对 DLBCL 生物学行为的深入了解，其治愈率可进一步提高。

（朱　军）

参考文献

Armitage JO，Mauch PM，Harris NL，et al. 2010. Non-hodgkin's Lymphoma. Philadelphia：Wolters Kluwer/Lippincott Williams & Wilkins.

Aukema SM，Siebert R，Schuuring E，et al. 2011. Double-hit B-cell lymphomas. Blood，117（8）：2319-2331.

Hans CP，Weisenburger DD，Greiner TC，et al. 2009. A new immunostain algorithm classifies diffuse large B cell lymphoma into molecular subtypes with high accuracy. Clin Cancer Res，15：5494-5502.

Swerdlow SH，Campo E，Harris NL，et al. 2008. WHO Classification of Tumours of Haematopoietic and Lymphoid Tissues. 4th ed. Lyon：IARC Press，262-264.

Swerdlow SH，Campo E，Pileri SA，et al. 2016. The 2016 revision of the World Health Organization classification of lymphoid neoplasms. Blood，127（20）：2375-2390.

八十四　滤泡淋巴瘤

滤泡淋巴瘤（follicular lymphoma，FL）诊断主要基于病灶活检结合免疫组化和形态学，必要时流式细胞学免疫分型、PCR 检测免疫球蛋白重链或轻链（IGH 或 IgL）及 T 细胞受体（TCR）基因重排、荧光原位杂交（FISH）检测主要的染色体易位等指标，用于 FL 的诊断及鉴别诊断。

【诊断标准】

1. 病理学改变　有滤泡存在，外套区消失；细胞形态包括小至中等的生发中心细胞和大的无核裂中心母细胞。根据 WHO 淋巴瘤分类方法，FL 进一步可分为 1～3 级。1 级：每个高倍镜视野内中心母细胞 0～5 个；2 级：每个高倍镜视野内中心母细胞 6～15 个；3 级：每个高倍镜视野内中心母细胞＞15 个，其中仍保留少数中心细胞者为 3a 级，成片中心母细胞浸润，不见中心细胞者为 3b 级（表 84-1）。

表 84-1　滤泡淋巴瘤分级

分级	定义
1	每个高倍镜视野内母细胞≤5 个
2	每个高倍镜视野内中心母细胞 6～15 个
3a	每个高倍镜视野内中心母细胞＞15 个，仍保留少数中心细胞
3b	每个高倍镜视野内中心母细胞＞15 个，成片中心母细胞浸润，不见中心细胞

2. 免疫表型　细胞表面表达泛 B 细胞的标志，典型的免疫组化标志为 $CD20^{+}$、$CD23^{+/-}$、$CD10^{+}$、$CD43^{-}$、$BCL\text{-}2^{+}$、$BCL\text{-}6^{+}$、$CD5^{-}$、$CCND1^{-}$，部分病例可出现 $BCL\text{-}2^{-}$或 $CD10^{-}$。

3. 染色体核型分析或 FISH 检测 t（14; 18）；BCL-6，1q36，IRF4/MUM1 重排。

4. 特殊类型的滤泡肿瘤

（1）原位滤泡肿瘤：在 2008 年 WHO 分类中，“原位滤泡淋巴瘤”曾经是作为 FL 的一种变异型。新近研究提示原位 FL 可以在 FL 发病后出现，或者同时合并 FL 或者其他类型的淋巴瘤，临床上要对此类患者进行系统检查，加以鉴别。与 FL 部分累及不同的是，原位 FL 几乎不会进展为临床 FL。因为其进展为临床 FL 的风险极低，2016 年 WHO 分类更新将其更名为“原位滤泡肿瘤”。

（2）儿童型 FL：2008 年 WHO 分类中曾经提出了“儿童 FL”这一暂定类型，纳入 FL 中。鉴于这类疾病亦可出现在成人中，2016 年 WHO 分类更新中将其更名为“儿童型”。这类疾病起病时均为Ⅰ期，形态学特点为显著扩张的增殖旺盛的滤泡，常具有显著的母细胞样滤泡中心细胞。尽管部分儿童型 FL 可能出现 BCL-2 蛋白阳性，但是肯定没有 BCL-2 易位，且 Ki-67 表达常＞30%。儿童型 FL 预后良好，针对局限性病灶仅需手术切除即可。该病变需要与 FL 3 级区分，尤其对于成年患者必须严格使用诊断标准。鉴于儿童型 FL 独特的临床、形态学、遗传学特征，2016 年 WHO 分类更新将其作为独立的类型。

（3）十二指肠型 FL：在 2008 年 WHO 分类中，曾经把“原发肠道 FL”作为 FL 的一个变异型。发生在十二指肠部位的病例病灶局限在黏膜及黏膜下层，为Ⅰ期病灶，形态学为 FL 1～2 级。针对此类患者研究显示：症状轻微，预后良好，不会出现大 B 细胞转化，可以选择观察等待作为治疗策略。与十二指肠型 FL 不同的是，结肠及其他部位肠道的 FL 常会以肠梗阻症状起病，这些患者需要接受肠切除手术。鉴于其独特的临床病理特征以及与其他胃肠道 FL 的差异，2016 年 WHO 分类将“十二指肠型 FL”作为一个新的类型。

（4）滤泡 T 细胞淋巴瘤（FTCL）：在 2008 年 WHO 分类中，曾经把 FTCL 作为外周 T 细胞淋巴瘤非特指型（PTCL NOS）的一个亚类，称为 PTCL NOS 滤泡变异型，尽管与血管免疫母细胞 T 细胞淋巴瘤（AITL）相似：即至少表达 PD-1、CD10、BCL-6、CXCL-13、CCR5、ICOS 和 SAP 中的 2～3 种抗原。但鉴于这类淋巴瘤临床上通常病变局限，且缺乏全身症状；形态学上与 AITL 差别较大，故还是将其与 AITL 区分开了。近年来发现，这些淋巴瘤中同样具有 AITL 中出现的遗传学异常，如 TET2、IDH2、DNMT3A、RHOA 和 CD28 突变，以及 ITK-SYK 和 CTLA4-CD28 基因重排等。这些淋巴瘤与 AITL 具有相似的基因表达谱（GEP）特征。组织学上，两者同样具有 EBV^{+}大 B 细胞，均有转化为弥漫大 B 细胞淋巴瘤（DLBCL）可能。在此基础上，2016 年 WHO 分类更新将 FTCL 作为一个暂定类型。FTCL 与 AITL 两者均属于“TFH 表型的结内 TCL”。

【分 期 标 准】

Lugano 修订的 Ann Arbor 分期详见“霍奇金淋巴瘤”部分。

【疗 效 标 准】

目前 FL 的疗效评价建议参照 2014 版 Lugano 标准，详见“非霍奇金淋巴瘤”部分。

【评　　论】

免疫组化通常选用CD20、CD3、CD5、CD10、BCL-6、BCL-2、CD21、CD23、cyclin D1这一组指标，此外建议检查Ki-67及MYC。

1、2和3a级FL临床表现为惰性，而FL3b患者处理则参照弥漫大B细胞淋巴瘤（diffuse large B cell lymphoma，DLBCL）治疗策略。

FL临床上使用滤泡淋巴瘤特异性国际预后指数（FLIPI1或FLIPI2）来判断预后，而使用高肿瘤负荷标准（GELF）来判断肿瘤负荷（表84-2和表84-3）。

表84-2　滤泡淋巴瘤特异性国际预后指数1和2

指数	危险因素定义	
	FLIPI1	FLIPI2
淋巴结	≥5个淋巴结区域数目	淋巴结长径>6cm
年龄	≥60岁	≥60岁
血清学指标	LDH升高	β_2-微球蛋白升高
分期	Ⅲ～Ⅳ期	骨髓受累
血红蛋白	<12g/dl	<12g/dl
危险度分层	低危：0～1分 中危：2分 高危≥3分	低危：0分 中危：1～2分 高危：≥3分

表84-3　滤泡淋巴瘤高肿瘤负荷标准

参数	高肿瘤负荷标准
淋巴结	任意淋巴结或结外瘤块直径（≥7cm）；受累淋巴结区≥3个，每个区域的淋巴结直径均≥3cm
脾脏	症状性脾大
可能并发症	器官被肿瘤压迫、胸腔积液或腹腔积液
实验室检查	血细胞减少（白细胞<1×10^9/L，血小板<100×10^9/L），白血病（恶性细胞>5×10^9/L）
临床表现	B症状

部分FL患者可能转化为侵袭性淋巴瘤，主要为DLBCL，预后差，且因FL中BCL-2、BCL-6可呈阳性表达，建议加做MYC及Ki-67，将其中具有高增殖活性的FL区分出来，以便提高诊治疗效，改善预后。新近提出的基于包括7个候选基因突变（EZH2、ARID1A、MEF2B、EP300、FOXO1、CREBBP和CARD11）在内的临床遗传学风险积分（m7-FLIPI），因其尚未在临床广泛推广，其风险评估价值有待进一步考证。此外，针对PETCT高FDG摄取的病灶建议完善病灶病理及免疫组化，谨防其向DLBCL转化。针对特殊类型的FL，需参照WHO 2016淋巴瘤的更新，加以鉴别，避免过度诊治。

（范　磊　李建勇）

参考文献

缪祎,朱华渊,徐卫. 2016. 世界卫生组织2016年淋巴瘤分类更新解读. 中国实用内科杂志,8(36):647-653

中华医学会血液学分会,中国抗癌协会淋巴瘤专业委员会. 2013. 中国滤泡性淋巴瘤诊断与治疗指南(2013年版). 中华血液学杂志,34(9):820-822.

Cheson BD, Fisher RI, Barrington SF, et al. 2014. Recommendations for initial evaluation, staging, and response assessment of Hodgkin and non-Hodgkin lymphoma: The Lugano classification. J Clin Oncol, 32(27): 3059-3068.

Dreyling M, Ghielmini M, Rule S, et al. 2016. Newly diagnosed and relapsed follicular lymphoma: ESMO Clinical Practice Guidelines for diagnosis, treatment and follow-up. Ann Oncol, 27(Suppl 5): v83-v90.

Swerdlow SH, Campo E, Pileri SA, et al. 2016. The 2016 revision of the World Health Organization classification of lymphoid neoplasms. Blood, 127(20): 2375-2390.

八十五 边缘区淋巴瘤

边缘区淋巴瘤(marginal zone lymphoma, MZL)是起源于边缘带区的B细胞淋巴瘤,恶性程度较低,按照起源部位不同可分为黏膜相关淋巴组织结外边缘区淋巴瘤(MALT淋巴瘤)、淋巴结边缘区淋巴瘤(NMZL)及脾边缘区淋巴瘤(SMZL)。

MALT淋巴瘤

MALT淋巴瘤是最常见的MZL亚型,占B细胞淋巴瘤的5%~8%,通常累及起源于生发中心的组织和器官,最常见的原发部位为胃。非胃MALT淋巴瘤常见累及部位有肠道、乳腺、头颈部、肺、眼附属器、卵巢、腮腺、前列腺和甲状腺等。

【诊断标准】

1. 临床表现 胃MALT淋巴瘤常见症状有消化不良、上腹部痛和恶心等,大多不伴全身症状如长期发热、乏力和消瘦。非胃MALT淋巴瘤表现为累及相应器官或组织时的临床症状。

2. 实验室检查 血清乳酸脱氢酶(LDH)和β_2-微球蛋白(β_2-MG)通常在正常范围,90%的胃MALT淋巴瘤患者的幽门螺杆菌(*Hp*)阳性。

3. 病理诊断和免疫表型 胃MALT淋巴瘤的诊断需要胃镜活检明确。MALT淋巴瘤的典型形态是小的、成熟的淋巴细胞密集浸润,破坏黏膜,形成淋巴上皮病变。肿瘤细胞表达细胞膜免疫球蛋白(IgM为主,部分为IgA、IgG)、免疫球蛋白轻链限制性表达(κ^-/λ^+或κ^+/λ^-)、B细胞标志(CD19、CD20、CD22)、CD79a,不表达CD5、CD10、cyclinD1,$CD23^{-/+}$和$CD43^{-/+}$。

【分期标准】

胃肠道MALT淋巴瘤分期参照胃肠道淋巴瘤的Lugano分期系统。

I_{E}：局限于胃肠道（单个原发病灶或多个非连续性病灶）。

I_{E1}：黏膜，黏膜下层。

I_{E2}：固有肌层，浆膜。

II_{E}：扩散到腹腔。

II_{E1}：局部淋巴结受累。

II_{E2}：远处淋巴结受累。

II_{E}：突破浆膜层累及邻近器官或组织。

Ⅳ：弥漫性结外受累或伴有横膈上淋巴结受累。

淋巴结 MZL

淋巴结 MZL 亚型少见，占所有淋巴瘤的 1.5%～1.8%，中位发病年龄 60 岁，男女比例相仿。淋巴结 MZL 累及淋巴结，需除外 MALT 淋巴瘤或脾 MZL 合并淋巴结受累。

【诊 断 标 准】

1. 临床表现　常见症状为局部或多发无痛性淋巴结肿大，局部淋巴结肿大以累及头颈部淋巴多见，全身淋巴结肿大以腹部淋巴结肿大多见。30%的患者累及骨髓，偶可累及外周血。20%～40%的患者伴有 B 症状，体能状态总体较好。

2. 病理诊断和免疫表型　肿瘤细胞围绕反应性滤泡周围，向滤泡间区增生。肿瘤细胞形态是多样性的，可呈现为中心细胞样细胞、单核细胞样细胞、散在的大 B 细胞及浆样细胞/浆细胞。肿瘤细胞表达 B 细胞标志（CD19、CD20、CD22）、CD79a，不表达 CD5、CD10、cyclinD1，不表达细胞膜免疫球蛋白 IgD，$BCL2^{-/+}$、$CD23^{-/+}$和 $CD43^{-/+}$。

脾 MZL

脾 MZL 占所有淋巴瘤的 1%～2.7%，中位发病年龄 65 岁，男女比例相仿。起病隐匿，诊断时几乎均累及骨髓，近 1/3 累及肝脏，因而Ⅳ期病变多见。约半数患者累及外周血（外周血出现淋巴细胞增多或＞5%肿瘤细胞）。

【诊 断 标 准】

1. 临床表现　主要表现为脾大，可伴有自身免疫性血小板减少、贫血。部分患者无症状，因血常规检查出现淋巴细胞增多就诊。大多不伴有 B 症状。

2. 实验室检查　近 1/3 患者呈现单克隆免疫球蛋白表达。需要进行丙型肝炎病毒的检测。

3. 病理诊断和免疫表型　在脾的白髓中，小圆淋巴细胞围绕或更常见地替代反应性生发中心，破坏正常套区结构。周围区中的细胞小到中等大小，染色质较疏松，胞质丰富浅染，与边缘区细胞相似，有转化的母细胞散在分布其间。红髓中小结节样聚集的较大的细胞和成片的小淋巴细胞常浸润髓窦。上皮样组织细胞可见于聚集的淋巴细胞间。肿瘤可有浆细胞性分化。在脾门淋巴结，淋巴窦扩张，肿瘤细胞围绕并替代生发中心，但两种类型的细胞（小淋巴细胞和边缘区细胞）紧密混合，不形成明显的“边缘区”。

肿瘤细胞多数表达细胞膜免疫球蛋白（IgM 和 IgD），表达 B 细胞标志（CD19、CD20、CD22）、CD79a，不表达 CD10、cyclinD1、annexin A1 及 CD103，$CD23^{-/+}$、$CD5^{-/+}$和 $CD43^{-/+}$。

4. 最低诊断标准　①脾组织学病理及免疫表型提示脾MZL，且慢性淋巴细胞白血病（CLL）积分≤2分；或者②有脾大的临床表现，但不能获得脾组织学病理时，具有典型血液和骨髓形态学及免疫表型，窦内CD20阳性细胞浸润。

【疗 效 标 准】

1. 胃 MALT 淋巴瘤在抗 *Hp* 抗生素治疗后的组织学反应的 GELA 分级系统

（1）完全缓解（CR）：正常或空固有层和/或纤维化伴有固有层中无或散在浆细胞和小淋巴细胞，无淋巴上皮病变。

（2）可能的微小残留病灶（pMRD）：空固有层和/或纤维化伴有固有层/黏膜肌层和/或黏膜下层中淋巴样细胞或淋巴样结节聚集，无淋巴上皮病变。

（3）反应的残留病灶（rRD）：局灶空固有层和/或纤维化伴有固有层中围绕腺体扩展的淋巴样细胞密集弥漫或结节性浸润，局灶性或无淋巴上皮病变。

（4）无改变（NC）：淋巴样细胞密集弥漫或结节性浸润，常常有淋巴上皮病变。

2. SMZL 疗效标准

（1）脾切除术：有效为血细胞计数≥50%改善，无淋巴细胞进行性增多，并且在骨髓浸润程度上无变化。

（2）完全缓解（CR）：①所有病灶消失，脾脏前后径＜13cm；②血红蛋白＞120g/L，血小板＞100×10^9/L，中性粒细胞＞1.5×10^9/L；③流式细胞术检测无克隆性 B 细胞证据（轻链限制性 B 细胞）；④免疫组化检测无骨髓浸润证据。

（3）部分缓解（PR）：①所有可测量病灶缩小达 50%及以上；②无新发病灶；③血细胞减少好转；④骨髓肿瘤细胞浸润减少，骨髓造血功能好转。

（4）未缓解：未达部分缓解标准者。

（5）疾病进展（PD）：任何新增加的病灶或原病灶直接增大＞50%。

【评　　论】

1. MALT 淋巴瘤特异性染色体易位包括 t（14; 18）（q32; q21）/IGH-MALT1、t（1; 14）（p22; q32）/BCL-10-IGH 及 t（11; 18）（q21; q21）/BIRC3（API2）-MALT1。而检测 t（14; 18）/IGH-BCL-2 有助于鉴别诊断滤泡淋巴瘤。虽然有 t（11; 18）易位的 MALT 淋巴瘤转化为弥漫大 B 细胞淋巴瘤（DLBCL）的风险降低，但是有 t（11; 18）易位的原发胃 MALT 淋巴瘤更容易产生抗生素治疗耐药，且多见于 *Hp* 感染阴性患者，预后不佳。

2. 若存在浆细胞分化，$MYD88^{L265P}$ 突变状态检测有助于鉴别 MZL 和淋巴浆细胞淋巴瘤/华氏巨球蛋白血症（LPL/WM）；$BRAF^{V600E}$ 突变状态的检测有助于鉴别 SMZL 和毛细胞白血病（HCL）。

3. 除非怀疑 MZL 有向高级别淋巴瘤转化的可能，PET-CT 检查在 MZL 的诊断中并不作为常规推荐。但现有研究表明，很多非胃 MALT 淋巴瘤常常 PET 阳性。另有研究显示在 MALT 淋巴瘤中 ^{18}F-FDG PET 或 PET-CT 阳性率达 71%，尤其在肺（94%）和头颈部（90%），提示 PET-CT 检查在诊断中的价值，特别是疾病是局限性的，以及计划放疗时。

（范 磊 李建勇）

参 考 文 献

杜心怡，范磊，李建勇. 2017. 边缘区淋巴瘤研究进展. 白血病·淋巴瘤，26（1）：24-27.

石远凯，孙燕，刘彤华. 2015. 中国恶性淋巴瘤诊疗规范（2015 年版）. 中华肿瘤杂志，37（2）：148-158.

Dreyling M，Thieblemont C，Gallamini A，et al. 2013. ESMO Consensus conferences：Guidelines on malignant lymphoma. part 2：Marginal zone lymphoma，mantle cell lymphoma， peripheral T-cell lymphoma. Ann Oncol，24（4）：857-877.

Matutes E，Oscier D，Montalban C，et al. 2008. Splenic marginal zone lymphoma proposals for a revision of diagnostic，staging and theutic criteria. Leukemia，22（3）：487-495.

Swerdlow SH，Campo E，Pileri SA，et al. 2016. The 2016 revision of the World Health Organization classification of lymphoid neoplasms. Blood，127（20）：2375-2390.

Swerdlow S，Campo E，Harris NL，et al. 2008. WHO Classification of Tumours of Haematopoietic and Lymphoid Tissues. Lyon：IARC Press.

Thieblemont C，Zucca E. 2017. Clinical aspects and therapy of gastrointestinal MALT lymphoma. Best Pract Res Clin Haematol，30（1-2）：109-117.

八十六 套细胞淋巴瘤

套细胞淋巴瘤（mantle cell lymphoma，MCL）是一种少见的成熟 B 细胞非霍奇金淋巴瘤（B-NHL）亚类，由其淋巴结套区侵犯的组织学特点而得名，t（11; 14）（q13; q34）是其相对特征性遗传学异常。

【诊 断 标 准】

1. 组织形态学特点 MCL 主要发生于淋巴结或脾脏滤泡的套细胞区。典型的 MCL 常由形态单一、小到中等大小淋巴细胞构成，核不规则，染色质浓聚、核仁不明显，胞质较少。10%～15%的 MCL 细胞形态呈“母细胞样变”，母细胞变型又可分为经典型母细胞变型和多形性母细胞变型，这些患者临床侵袭性较高，预后差。

组织病理学多数表现为淋巴结呈弥漫性、结节状浸润模式，少数为套区型模式，极少数表现为滤泡性生长模式。少部分病例仅仅侵犯淋巴结套区的内套层内或仅表现为套区变窄，称之为 ISMCN。

2. 免疫表型特点 瘤细胞为单克隆性 B 细胞淋巴细胞，表达成熟 B 细胞相关抗原。典型的免疫表型为 CD5、CD19、CD20 阳性，CD23 和 CD200（1）阴性或弱阳性，CD43 阳性，强表达 sIgM 或 IgD，但 CD10、CD11c 和 BCL6 常阴性。免疫组化染色几乎所有患者均有 cyclin D1 和 BCL2 阳性（包括少数 CD5 阴性 MCL）。cyclin D1 核内强阳性是 MCL 特异性的免疫标志，少部分患者 cyclin D1 阴性，但 cyclin D2 或 cyclin D3 阳性，SOX11 阳性。值得注意的是，cyclin D2/cyclin D3 在其他 B 细胞淋巴瘤中也表达，不具有特异性，

SOX11 在其他类型的惰性 B 细胞淋巴瘤中不表达，故其阳性对 MCL 具有一定的特异性，是 cyclin D1/t（11; 14）阴性 MCL 患者的诊断标志。我国 MCL 患者 CD23 阳性率近 50%，高于国外报道，而 sIgM 阳性率仅 50%，低于国外报道。

3. 细胞分子遗传学特点　染色体 t（11; 14）（q13; q32）异常导致 CCND1 基因与免疫球蛋白重链（IGH）基因易位被认为是 MCL 的遗传学基础，见于 95%以上的 MCL 患者。

4. 综合国内外诊断分型标准

（1）诊断：主要依据典型的组织形态学特征+免疫组化 B 细胞 cyclin D1 核内阳性和/或 t（11; 14）（q13; q34）异常。如果没有组织学检查，而流式检测肿瘤细胞免疫表型符合典型 MCL、常规染色体核型分析或 FISH 检出 t（11; 14）（q13; q32）异常亦可诊断 MCL。

如果组织形态学特征符合典型 MCL 表现，但 cyclin D1 和 t（11; 14）（q13; q32）均阴性，则应该加做 SOX11。如果 SOX11 阳性，在两位有经验的病理学家一致同意的情况下亦可诊断 MCL。

（2）分型：①经典型 MCL，即呈侵袭性过程的 MCL，占 MCL 的绝大部分。②白血病样非淋巴结性 MCL，即所谓惰性 MCL，评判可参考如下标准：a.临床上惰性起病，白血病性表现，脾大而淋巴结不大；b.生物学特点为非复杂核型，伴 IGHV 基因突变，无 TP53 基因突变或缺失，不表达或低表达 SOX11。③原位套细胞肿瘤（ISMCN），指 cyclin D1 阳性的 B 细胞局限于滤泡套区的内套层，仍保存有完整的淋巴结结构，并未达到 MCL 的诊断标准，亦没有 MCL 相关临床表现。ISMCN 常偶然被发现，有时与其他淋巴瘤共存，可呈播散性表现，侵犯骨髓、外周血或胃肠道，但很少出现进展。

【疗 效 标 准】

详见“非霍奇金淋巴瘤”部分。

【评　　论】

套细胞淋巴瘤的诊断需要结合形态学、典型免疫表型和分子遗传学异常。遗传学异常 t（11; 14）（IgH/CCND1）具有鉴别诊断价值。

除了 t（11; 14）（IgH/CCND1）外，少数患者表现为 t（14; 18）（IgH/CCND2）或 t（6; 14）（IgH/CCND3）。因此，如果形态和免疫表型符合 MCL 而 t（11; 14）阴性，应检测 t（14; 18）和 t（6; 14）。遗传学异常以 FISH 检测结果为准。

白血病样非结性套细胞淋巴瘤即惰性 MCL 的诊断需要综合病史、临床表现、IgH 突变分析及 SOX11 等进行综合判断。

（邱录贵）

参 考 文 献

易树华，王慧君，刘薇，等. 2014. 260 例 $CD5^+$慢性 B 淋巴增殖性疾病患者免疫表型分析. 中华血液学杂志，35（4）：337-341.

易树华，邹德慧，Young KH，等. 2016. 2016 版 WHO 淋巴肿瘤分类修订解读. 中华医学杂志，96（42）：3365-3369.

中国抗癌协会血液肿瘤专业委员会，中华医学会血液学分会白血病淋巴瘤学组，中国抗淋巴瘤联盟. 2016. 套细胞淋巴瘤诊断与治疗中国专家共识（2016 年版）. 中华血液学杂志，37（9）：735-741.

Carvajal-Cuenca A，Sua LF，Silva NM，et al. 2012. In situ mantle cell lymphoma：Clinical implications of an incidental finding with indolent clinical behavior. Haematologica，97（2）：270-278.

Cheson BD，Fisher RI，Barrington SF，et al. 2014. Recommendations for initial evaluation，staging，and response assessment of Hodgkin and non-Hodgkin lymphoma：the Lugano classification. J Clin Oncol，32（27）：3059-3068.

Fan L，Miao Y，Wu YJ，et al. 2015. Expression patterns of CD200 and CD148 in leukemic B-cell chronic lymphoproliferative disorders and their potential value in differential diagnosis. Leuk Lymphoma，56（12）：3329-3335.

Salaverria I，Royo C，Carvajal-Cuenca A，et al. 2013. CCND2 rearrangements are the most frequent genetic events in cyclin D1（-）mantle cell lymphoma. Blood，121（8）：1394-1402.

Swerdlow SH，Campo E，Pileri SA，et al. 2016. The 2016 revision of the World Health Organization classification of lymphoid neoplasms. Blood，127（20）：2375-2390.

八十七　伯基特淋巴瘤/白血病

【诊断标准】

伯基特淋巴瘤是相对少见而侵袭性很高的一种 B 细胞淋巴瘤，常伴有结外侵犯。MYC 基因易位是其特征性表现但并不特异，没有一种单一方法（如形态学、遗传学或免疫表型）能作为诊断的金标准，需将这几种方法结合起来进行诊断。在 2008 版 WHO 淋巴造血系统肿瘤分类中，将其分为三种类型：地方性伯基特淋巴瘤、散发性伯基特淋巴瘤和免疫缺陷相关的伯基特淋巴瘤。

1. 临床表现　不同亚型及肿瘤侵犯部位不同，临床表现不同。患者通常有大包块，肿瘤负荷大且快速进展。70%的患者诊断时为进展期（Ⅲ期和Ⅳ期）。部分患者可以表现为白血病，但仅仅表现为骨髓或外周血侵犯的病例较少见。初始治疗易发生肿瘤溶解综合征。

2. 实验室检查

（1）形态学：肿瘤细胞形态单一，中等大小，弥漫浸润。核圆形、中等大小、居中，嗜碱性，染色质粗。胞质深嗜碱，常伴有脂质空泡。印片中这些细胞的细微结构更容易观察。肿瘤增殖率很高（核分裂多见），并且细胞自发性死亡率高（凋亡）。“满天星”现象常见，这是巨噬细胞吞噬凋亡的肿瘤细胞所致。肿瘤细胞核的大小近似于“满天星”中的组织细胞核。

（2）免疫表型：肿瘤细胞通常表达中等到强程度的 IgM，并具有免疫球蛋白轻链限制性，同时表达 B 细胞相关抗原（如 CD19、CD20、CD22）、CD10、BCL-6、CD38、CD77 和 CD43。BCL-2 通常为阴性或弱阳性（约 20%的病例），TDT 均阴性，Ki-67 近 100%阳性。在少数不典型的病例中 BCL-2 阳性，如果这些病例要诊断伯基特淋巴瘤，则要求其他特征都要符合，包括基因检测有 IG 和 MYC 的易位，而没有 BCL-2 和 BCL-6 的易位。

（3）细胞遗传学：几乎所有的伯基特淋巴瘤患者中都可以检测到 MYC 基因的易位。

大部分（80%）的病例表现为t（8; 14），还有一些少见的易位表现为t（8; 22）或t（2; 8）。但在某些弥漫大B细胞淋巴瘤病例中也可以检测到MYC基因重排，需进一步鉴别。

【疗 效 标 准】

详见“非霍奇金淋巴瘤”部分。

【评　　论】

随着各种技术手段的不断进步，伯基特淋巴瘤的综合诊断（形态学、免疫表型和细胞遗传学）目前基本达成共识，但仍然还有未完全解决的争议，如到底有没有真正的不伴MYC基因重排的伯基特淋巴瘤存在？最近有研究发现，一些病例形态学、免疫表型和基因表达谱都非常符合伯基特淋巴瘤，却缺乏MYC基因重排。这些病例都有11q染色体的异常。与典型的伯基特淋巴瘤相比，这些淋巴瘤核型更复杂，MYC表达水平更低，临床过程与伯基特淋巴瘤相似。但目前病例数还有限，在最新修订的2008版WHO淋巴造血系统肿瘤分类中暂时将其命名为伴有11q异常的伯基特样淋巴瘤。另外，还需要与高级别B细胞淋巴瘤伴或不伴MYC和BCL-2或BCL-6易位的淋巴瘤相鉴别。随着二代基因测序技术的发展，我们对伯基特淋巴瘤的认识也在不断深入，目前发现70%的散发性和免疫缺陷相关的伯基特淋巴瘤和40%的地方性伯基特淋巴瘤中可以检测到转录因子TCF3或其辅助调控因子ID3的突变，也许在未来这些突变也能帮助我们更准确地诊断伯基特淋巴瘤。

（朱　军）

参 考 文 献

Salaverria I, Martin-Guerrero I, Wagener R, et al. 2014. Molecular mechanisms in malignant lymphoma network project; Berlin-Frankfurt-Munster non-Hodgkin Lymphoma Group. A recurrent 11q aberration pattern characterizes a subset of MYC-negative high-grade B-cell lymphomas resembling Burkitt lymphoma. Blood, 123（8）：1187-1198.

Schmitz R，Young RM，Ceribelli M，et al. 2012. Burkitt lymphoma pathogenesis and therapeutic targets from structural and functional genomics. Nature，490（7418）：116-120.

Swerdlow SH，Campo E，Harris NL，et al. 2008. WHO Classification of Tumours of Haematopoietic and Lymphoid Tissues. 4th ed. Lyon：IARC Press，262-264.

Swerdlow SH，Campo E，Pileri SA，et al. 2016. The 2016 revision of the World Health Organization classification of lymphoid neoplasms. Blood，127（20）：2375-2390.

八十八　原发性中枢神经系统淋巴瘤

【诊 断 标 准】

1. 原发性中枢神经系统淋巴瘤（primary CNS lymphoma，PCNSL）是一种局限于脑、软脑膜、眼、脊髓、神经根的非霍奇金淋巴瘤。

2. 无其他部位淋巴瘤受累的证据。

3. 组织病理是诊断 PCNSL 的金标准。病理光镜可见肿瘤呈血管中心型生长方式；一般都表达常见 B 细胞相关抗原 CD20、CD22、CD79 α；10%～20%患者病灶表达 CD10，60%～80%表达 BCL-6 和 90%强表达 IRF4/MUM1；超过 90%为 ABC（活化 B 细胞）来源。

4. 脑脊液中发现淋巴瘤细胞并经流式细胞术证实，也可作为 PCNSL 的诊断依据。

5. 对于眼部淋巴瘤，房水或玻璃体液中发现淋巴瘤细胞，或者 IL-10/IL-6 升高可以作为 PCNSL 的诊断依据。

【疗 效 标 准】

PCNSL 的疗效标准见表 88-1。

表 88-1　PCNSL 的疗效标准

治疗反应	头部影像学	糖皮质激素剂量	眼科检查	脑脊液细胞学
完全缓解（CR）	无强化病灶	无	正常	阴性
尚未确定的完全缓解（CRu）	无强化病灶	任何	正常	阴性
	微小异常	任何	微小视网膜色素上皮细胞（RPE）异常	阴性
部分缓解（PR）	强化病灶缩小 50%	无关	微小视网膜色素上皮细胞（RPE）异常或正常	阴性
	无强化病灶	无关	玻璃体或视网膜浸润减少	存在或可疑
疾病进展	病灶增大 25%	无关	复发或新的眼部病灶	复发或阳性
	任何部位新发病灶，中枢神经系统或全身			

【评　　论】

1. PCNSL 最常见的病理类型为弥漫大 B 细胞淋巴瘤（超过 90%），T 细胞淋巴瘤、边缘区淋巴瘤、淋巴母细胞性淋巴瘤和伯基特淋巴瘤等少见。

2. 在治疗前，应该完善脑脊液细胞学、流式细胞术、检眼镜与裂隙灯、全身 PET-CT 或胸腹盆增强 CT、骨髓穿刺与活检、睾丸超声等检查，以除外其他部位受累。

3. 预后方面最常采用的是国际结外淋巴瘤研究组（IELSG）预后模型，其主要包括年龄、体能状态评分、外周血淋巴细胞绝对值、血清 LDH 和脑脊液生化等。积分 0～1 分、2～3 分和 4～5 分的 2 年生存率分别为 80%、48%和 15%。

4. CSF 中的 IL-10 浓度的检测及 IL-10/IL-6 浓度比，有助于 PCNSL 的诊断。而治疗结束后 CSF 中的 IL-10 阴性患者无疾病进展时间（PFS）较阳性患者长。

（韩　潇　张　薇）

参 考 文 献

Deckert M，Brunn A，Montesinos-Rongen M，et al. 2014. Primary lymphoma of the central nervous system—A diagnostic challenge. Hematol Oncol，32（2）：57-67.

Deckert M，Engert A，Bruck W，et al. 2011. Modern concepts in the biology，diagnosis，differential diagnosis and treatment of primary central nervous system lymphoma. Leukemia，25（12）：1797-1807.

Fend F，Ferreri AJM，Coupland SE. 2016. How we diagnose and treat vitreoretinal lymphoma. Br J Haematol，173（5）：680-692.

Hoang-Xuan K，Bessell E，Bromberg J，et al. 2015. Diagnosis and treatment of primary CNS lymphoma in immunocompetent patients：Guidelines from the European Association for Neuro-Oncology. Lancet Oncol，16（7）：e322-e332.

Korfel A，Schlegel U. 2013. Diagnosis and treatment of primary CNS lymphoma. Nat Rev Neurol，9（6）：317-327.

八十九　T/NK 细胞淋巴瘤

诊断标准和分类详见“非霍奇金淋巴瘤”总论部分。

疗效评估依 2014 年 Lugano 标准，详见“非霍奇金淋巴瘤”部分。

【评　　论】

恶性淋巴瘤的各亚型分布，东西方比例明显不同，在国内 20 余家中心统计的 10 020 例患者中，根据 2008 版 WHO 分类，B 细胞非霍奇金淋巴瘤占 66.31%，T 细胞和 NK 细胞非霍奇金淋巴瘤占 21.38%，霍奇金淋巴瘤占 8.54%，不能分类的占 3.78%。T 细胞和 NK 细胞非霍奇金淋巴瘤比例明显高于西方。个别亚型在临床表现上略显不同。在 T/NK 细胞淋巴瘤中，占比依次为结外 NK/T 细胞淋巴瘤（鼻型）占 28.16%、外周 T 细胞淋巴瘤（非特指型）占 19.88%、T 淋巴母细胞性白血病/淋巴瘤占 13.84%、血管免疫母细胞性 T 细胞淋巴瘤占 12.44%、间变大细胞淋巴瘤（ALK^+）占 7.34%、间变大细胞淋巴瘤（ALK^-）占 4.21%，以及其他少见类型。

新版的淋巴瘤分类，未能涵盖临床上尤其是国内实际遇到的所有 T/NK 淋巴瘤亚型。

与 B 细胞淋巴瘤一样，国际上也根据临床因素提出了判断预后的指标 IPI。在 PTCL-NOS 中骨髓受累显著影响预后，将它取代分期和结外大于 1 组成新的四个变量的预后指标称为 PIT，第一组 0 个因素的 5 年和 10 年 OS 为 62.3%和 54.9%，而 3～4 个不良因素则仅为 18.3%和 12.6%。

NK/T 细胞淋巴瘤有其异质性，不同于其他 T 细胞淋巴瘤，Kim 教授回顾了 11 个国家 527 例 NK/T 细胞淋巴瘤患者的临床和治疗资料，以分期、年龄、远处淋巴结受累和非鼻型受累四个指标组成 NK/T 预后指标 PINK，同时 EB 病毒水平对于 NK/T 有诊断和监测疗效的作用，将其引入 PINK，又命名为 PINK-E 预后指标，更适合 NK/T 患者的预后评估。

2016 版 WHO 分类 T/NK 细胞淋巴瘤同样引入了基因表达和细胞遗传学特征，以生物学特点重新对 2008 版分类进行了修订。如 PTCL-NOS（外周 T 细胞淋巴瘤，非特指）中存在一类滤泡变异型，细胞遗传学显示其来源于辅助性 T 细胞（FTH），表达生发中心标志物 CD10 和 BCL-6，还表达 CD4、PD-1/CD279、ICOS、CD200、SAP 和趋化因子 CXCL13 及其受体 CXCR5，与血管免疫母 T 细胞淋巴瘤（AITL）免疫表型有很多相似性。新版中将来源于 FTH 的类型称为“伴 FTH 表型的结外外周 T 细胞淋巴瘤”。其他 PTCL-NOS 依据基因表达谱可分为三个类型：过表达 GATA-3、过表达 TBX21 和过表达其他细胞毒基因，其中 GATA3 基因过表达预后不佳。

ALK 间变大细胞淋巴瘤也是一组异质性疾病，其中发生 DUSP22 和 IRF4 重排者形态更均一，缺乏细胞毒颗粒，预后良好，而发生 TP65 重排者则表现为侵袭性。乳腺种植相关 ALCL 是 2016 版分类中新增的，淋巴瘤的发生中位时间为硅胶种植后 10 年。

皮肤淋巴瘤又将淋巴瘤样丘疹病等惰性皮肤淋巴瘤进行分类和强调其惰性的性质，以避免过度治疗。肠病相关性 T 细胞淋巴瘤以前分为Ⅰ型和Ⅱ型，亚洲人多见Ⅱ型细胞，较Ⅰ型单一，免疫表型表达 CD8、CD56 和 MAPK，新版把它单独命名为单形性嗜上皮性肠道 T 细胞淋巴瘤。新版分类更强调了肿瘤的生物学特征、基因表达和免疫表型。

表 89-1 列出了常见 T/NK 细胞淋巴瘤免疫表型及遗传学异常（2008 版 WHO 分类标准）。

表 89-1 常见 T/NK 细胞淋巴瘤免疫表型及遗传学异常（2008 版 WHO 分类标准）

成熟 T 及 NK 细胞淋巴瘤	免疫表型	遗传学异常
外周 T 细胞淋巴瘤，非特指型（PTCL-NOS）	$CD2^+$，$CD3^+$，$CD5^+$，$CD7^-$，多为 $CD4^+CD8^-$；但存在 $CD4^-CD8^+$、$CD4^+CD8^+$	α/β TCR 重排阳性
血管免疫母 T 细胞淋巴瘤（AITL）	$CD3^+$，$CD4^+$，$CD10^+$，$CXCL13^+$，PD-1^+（60%～100%）	α/β TCR 重排阳性（75%～90%）；IgR^-（25%～30%）；Trisomy 3，5
ALK 阳性间变大细胞淋巴瘤（ALK^+，ALCL）	TdT^-，$ALK1^+$，$CD3^{-/+}$，$CD30^+$，$CD45^+$，HLA-DR^+	TCR 重排阳性；t（2；5）（p23；q35）形成 NPM/ALK 融合蛋白；亦有涉及 2p23 的其他易位
皮下脂膜炎样 T 细胞淋巴瘤（SPTCL）	$CD2^+$，$CD3^+$，$CD4^-$，$CD5^+$，$CD7^-$，$CD8^+$，$perforin^+$，$GranB^+$，$TIA1^+$	α/β TCR 重排阳性
结外 NK/T 细胞淋巴瘤，鼻型（ENKTCL）	$CD2^+$，$cCD3^+$，$CD4^-$，$CD7^+$，$CD8^-$，$CD56^+$	TCR 重排阴性；$EBER^+$
蕈样肉芽肿（MF）/Sezary 综合征	$CD2^+$，$CD3^+$，$CD4^+$，$CD5^+$，$CD7^{+/-}$，$CD8^-$，$CD25^-$，$CD26^+$	α/β TCR 重排阳性；复杂核型常见；存在 STAT3 激活
成人 T 细胞淋巴瘤/白血病（ATLL）	$CD2^+$，$CD3^+$，$CD5^+$，$CD7^-$，$CD25^+$，$CD4^+$，$CD8^-$	α/β TCR 重排阳性，HTLV-1 阳性

注：EBER.原位杂交检测 EB 病毒编码 mRNA；perforin.穿孔素；GranB.颗粒酶 B；TCR.T 细胞受体；HTLV.人类 T 细胞白血病病毒。

PET-CT 已成功地运用在淋巴瘤的分期、预后和疗效评估等，详见淋巴瘤总论。但在 T 细胞淋巴瘤中，相对资料较少。T 细胞淋巴瘤尽管 PET-CT 可发现更多结外病灶，但对脾脏受累的准确性不如 CT，对骨髓亦不像霍奇金淋巴瘤和 DLBCL 具备高敏感性，所以目前并不建议用 PET-CT 作为标准评估和疗效评估。

近年来 T 细胞淋巴瘤在治疗上从对其生物学特征的深入研究通过转化医学，突破了既往治疗中传统化疗的瓶颈。以基因表达和分子学特征、信号通路作为治疗靶点，如 CD30 阳性的 ALCL 和部分 PTCL，运用 CD30 单抗作为挽救治疗或联合 CHOP 作为诱导治疗均取得令人鼓舞的疗效；ALK 抑制剂克唑替尼单药挽救治疗 ALK 阳性 ALCL 有效率达到 60%；表观遗传学异常在 PTCL 尤其是血管免疫母细胞淋巴瘤中更为多见，组蛋白去乙酰化酶抑制剂（HDACi）目前全球已有上市新药超过 20 个，为挽救治疗和增强化疗疗效提供了新的治疗组合，其中一些口服剂型给维持治疗提供了可能；免疫调节剂来那度胺亦初步显示了与化疗联合和作为维持治疗的安全有效性；其他一些新的靶点如 PI3K 抑制剂、极光激酶抑制剂、mTOR 通路抑制剂均将成为 T 细胞淋巴瘤新的治疗手段。

由于 T 细胞淋巴瘤的机制研究远不如 B 细胞淋巴瘤，缺乏一些应用于 B 细胞淋巴瘤的免疫治疗，如来那度胺、依鲁替尼、检查点抑制剂等，也缺少在治疗早期一过性疾病的燃瘤反应。所以在疗效评估方面，无新的进展，具体可参考淋巴瘤总论。将来，如诞生某些新的靶向药物，如也出现燃瘤反应，有可能也会参照 B 细胞淋巴瘤，引入“不确定反应”（IR）。

（周道斌）

参考文献

李小秋，李甘地，高子芬，等. 2012. 中国淋巴瘤亚型分布：国内多中心病例 10020 例分析. 诊断学理论与实践，11（2）：111-115.

Barrington SF，Mikhaeel NG，Kostakoglu L，et al. 2014. Role of imaging in the staging and response assessment of lymphoma：Consensus of the International Conference on Malignant Lymphomas Imaging Working Group. J Clin Oncol，32：3048-3058.

Cheson BD，Fisher RI，Barrington SF，et al. 2014. Recommendations for initial evaluation，staging，and response assessment of Hodgkin and non-Hodgkin lymphoma：The Lugano classification. J Clin Oncol，32（27）：3059-3068.

Cheson BD. 2011. Role of functional imaging in the management of lymphoma. J Clin Oncol，29（14）：1844-1854.

Gallamini A，Stelitano C，Calvi R，et al. 2004. Peripheral T-cell lymphoma unspecified（PTCL-U）：A new prognostic model from a retrospective multicentric clinical study. Blood，103（7）：2474-2479.

Kaushansky K，Prchal JT，Press OW，et al. 2016. Williams Hematology. 9th ed. New York：McGraw-Hill Education Press，1493-1503.

Kim SJ，Yoon DH，Jaccard A，et al. 2016. A prognostic index for natural killer cell lymphoma after non-anthracycline-based treatment：A multicentre，retrospective analysis. Lancet Oncol，17（3）：389-400.

Skarbnik AP，Burki M，Barbara P，et al. 2013. PeripheralT-cell lymphomas：A review of current approaches and hopes for the future. Front Oncol，3（138）：1-9.

Swerdlow SH，Campo E，Pileri SA，et al. 2016. The 2016 revision of the World Health Organization classification of lymphoid neoplasms. Blood，127（20）：2375-2390.

九十　结外 NK/T 细胞淋巴瘤

【诊断标准】

1. 临床表现　10%～40%的患者伴有不明原因发热、盗汗、消瘦等 B 症状。多数患者就诊时常表现为鼻塞、流涕伴血涕或鼻出血、耳鸣、声嘶、咽痛、吞咽不适和黏膜溃疡等。中线部位破坏是其突出的面部特征，如鼻中隔穿孔、硬腭穿孔等。进行性发展可有鼻窦、眼眶、面颊部及额骨等处侵犯。结外部位病变如皮肤，可表现为结节、溃疡和黏膜红斑等；胃肠道，可引起腹痛、肠梗阻或穿孔等；肺部可有咳嗽、咯血和肺部肿块等症状。

2. 实验室检查　75%～100%的患者可用原位杂交的方法检测到EBV-DNA。

3. 病理组织学检查　组织学形态上表现为非均质性，细胞大小不等，伴不规则核形，胞质淡染。特征性表现为血管中心性病变，肿瘤细胞侵犯小血管或血管周围组织，导致血管闭塞、组织缺血和广泛坏死。在免疫表型上，ENKTCL表达NK或T细胞抗原，肿瘤细胞的LCA（CD45）$^{+}$、CD45RO（UCHL1）$^{+}$、CD43^{+}、胞质CD3（CD3ε）$^{+}$，细胞表面CD3^{-}、CD20^{-}。最重要的是NK细胞特征性表达CD56。NK/T细胞淋巴瘤多数表达细胞毒颗粒相关蛋白，包括T细胞内抗原-1、穿孔素、颗粒酶B。

【临床分期及预后】

ENKTCL临床分期仍按恶性淋巴瘤的Ann Arbor分期进行，我国Ⅰ和Ⅱ期占80%～90%。国内进一步将Ⅰ期分为局限期和超腔期，认为预后不同。局限期指病变仅累及单侧或双侧鼻腔，而超腔期指病变超出鼻腔，累及周围其他解剖结构。经典的国际预后指数（internaional prognostic index，IPI）可用于ENKTCL的预后评估。

【疗效标准】

详见“非霍奇金淋巴瘤”部分。

【评　　论】

1. NK/T细胞淋巴瘤是1997年WHO在淋巴系统分类草案中提出的一种恶性淋巴瘤新类型。病变的名称也随着研究的深入而不断变化。恶性肉芽肿、致死性中线肉芽肿、多形性网织细胞增生症、血管中心性T细胞淋巴瘤等名称先后被使用过。2001年WHO淋巴瘤分类正式将之命名为“结外NK/T细胞淋巴瘤，鼻型”（extranodal NK/T cell lymphoma，nasal type，ENKTCL）。其定义为：鼻区及鼻区以外的结外NK/T细胞淋巴瘤。

2. EB病毒（EBV）感染与ENKTCL关系密切。大量研究发现在75%～100%的患者中可用原位杂交的方法检测到EBV-DNA。很多学者在比较ENKTCL和其他类型淋巴瘤后发现，EB病毒在前者几乎全部阳性，在后者均没有表达，提示EB病毒在ENKTCL的发生发展中起了重要作用，有条件进行此项检查的单位可将其作为诊断标准之一。

3. 关于ENKTCL的分期：目前绝大多数的临床研究仍采用Ann Arbor分期。尽管Ann Arbor分期应用在ENKTCL中并不理想，但至今尚无经大样本研究验证的更好的分期系统，因此NCCN指南及中国医生仍使用Ann Arbor分期指导临床实践。

4. 新的预后指标（Korean prognostic index，KPI）基于临床分期、区域淋巴结受累、乳酸脱氢酶（LDH）和B症状而设计，并提出ENKTCL的风险因素包括：年龄＞60岁；B症状；ECOG体能状态评分（PS）≥2；LDH升高；区域性淋巴结受累；肿瘤局部侵犯（LTI）骨或皮肤；高Ki-67染色的组织学证据；EBV-DNA滴度升高。与IPI相比，KPI对预后的预测效能较IPI高，但仍有不足。一些新的分子指标和其他功能检查的指标，将有助于进一步提高纯临床预后指标的预测效果。

（黄慧强　姜文奇）

参 考 文 献

Gao Y，Guan ZZ，Huang HQ，et al. 2013. Efficacy and safety of pegaspargase with gemcitabine and oxaliplatin in patients with treatment-naive，refarctory extranodal natural killer/T-cell lymphoma：A single-centre experience. Blood，122：abstract 642.

Harris NL，Jaffe ES，Stein H，et al. 1994. A revised European-American classification of lymphoid neoplasms：A proposal from the International Lymphoma Study Group. Blood，84：1361.

Jaccard A，Gachard N，Marin B，et al. 2011. Efficacy of L-asparaginase with methotrexate and dexamethasone（AspaMetDex regimen）in patients with refractory or relapsing extranodal NK/T-cell lymphoma，a phase 2 study. Blood，117（6）：1834-1839.

Kwong YL，Chan T，Tan D，et al. 2017. PD1 blockade with pembrolizumab is highly effective in relapsed or refractory NK/T-cell lymphoma failing L-asparaginase. Blood，129：2437-2442.

Kwong YL，Kim WS，Lim ST，et al. 2012. SMILE for natural killer/T-cell lymphoma：Analysis of safety and efficacy from the Asia Lymphoma Study Group. Blood，120（15）：2973-2980.

Li YX，Yao B，Jin J，et al. 2006. Radiotherapy as primary treatment for stage ⅠE and ⅡE nasal natural killer T-cell lymphoma. J Clin Oncol，24（1）：181-189.

Yamaguchi M，Tobinai K，Oguchi M，et al. 2009. Phase Ⅰ/Ⅱ study of concurrent chemoradiotherapy for localized nasal natural killer/T-cell lymphoma：Japan Clinical Oncology Group Study JCOG0211. J Clin Oncol，27（33）：5594-5600.

九十一　外周 T 细胞淋巴瘤，非特指型

外周 T 细胞淋巴瘤，非特指型（PTCL-NOS）是一组异质性肿瘤，由 T 细胞来源的恶性细胞构成，可呈现多种不同的组织学表现。

【诊 断 标 准】

PTCL-NOS 的诊断依据包括组织活检（通常是淋巴结活检）时表现出 T 细胞淋巴瘤的证据，且不符合其他 T 细胞淋巴瘤亚型的诊断标准。

1. 组织学　淋巴结正常结构消失，代之以层状排列的异型淋系细胞，分布于副皮质区或弥漫分布。肿瘤细胞无典型形态学特征。肿瘤细胞的细胞核呈多形性、不规则、空泡状或深染，核仁明显，通常呈高核分裂率。通常肿瘤组织中混有不同数量的嗜酸粒细胞、浆细胞、静止或活化的 B 细胞、上皮样组织细胞等。结外受累组织的活检显示类似的弥漫性异型淋巴样细胞浸润。

2. 免疫表型　PTCL-NOS 缺乏特征性免疫表型，常见特征是 T 细胞表型异常，如 CD5、CD7 表达下降，同时缺乏 B 细胞相关抗原表达。最常见的表型是 $CD4^+CD8^-$ α/β^+，但 CD4 和 CD8 双阳性、双阴性病例亦有报道。CD30 可有表达，但 CD15 阴性。增殖指数往往很

高，Ki-67 超过 70%为预后不良提示。

3. 遗传学特征　部分患者可测到克隆性的 T 细胞受体（T cell receptor，TCR）基因重排；约 90%的 PTCL 具有细胞遗传学异常，但均非 PTCL-NOS 特异性改变。基因表达谱（gene expression profile，GEP）研究显示 PTCL-NOS 与活化 T 淋巴细胞关系最为密切。二代测序技术（NGS）研究显示，PTCL-NOS 存在表观遗传学基因（如 KMT2D、TET2、KDM6A、ARID1B、DNMT3A、CREBBP、MLL、ARID2），胞内信号转导基因（如 TNFAIP3、APC、CHD8、ZAP70、NF1、TNFRSF14、TRAF3）及肿瘤抑制基因（如 TP53、FOXO1、BCORL1、ATM）等突变。

【疗 效 标 准】

与其他 NHL 一样，采用 2014 年 Lugano 标准进行疗效评价，详见“非霍奇金淋巴瘤”部分。

【评　　论】

1. PTCL-NOS 是一组异质性的 T 细胞淋巴瘤，可起源于多种成熟 T 细胞，不符合 WHO 分类标准中所列出的其他有具体定义的 PTCL 亚型的标准。

2. PTCL-NOS 是最常见的 PTCL 亚型，约占所有 PTCL 的 30%，亚洲国家 PTCL-NOS 发病率略低。绝大部分患者为成年人，确诊的中位年龄为 60 岁，男性多见。

3. 按照目前的诊断标准，30%～50%的 PTCL 无法进一步分类，而被归入 PTCL-NOS。基因表达谱（GEP）技术有助于 PTCL 精确分类。例如部分 PTLC-NOS 因存在 TET2、IDH2、DNMT3A、RHOA、CD28 等滤泡辅助 T 细胞的表型，而被归入血管免疫母细胞淋巴瘤。

4. GEP 对预后判断也有帮助，研究显示，根据 GEP 差异，PTCL-NOS 可分为两个亚组：一组高表达 GATA3、MYC、mTOR、β-catenin 等基因，预后更差；另一组高表达 TBX1、INF-γ、NF-κB 等，预后相对好。

5. 目前用于 PTCL-NOS 预后判断的临床评分系统主要为 IPI、PIT 和 m-PIT。

6. 虽然 90%以上的 PTCL-NOS 为 FDG 高摄取肿瘤，但目前的指南并没有推荐 PET-CT 用于分期和疗效评价。

7. PTCL 尚无标准的一线治疗，CHOP 仍是最为常用的化疗方案。对于小于 60 岁患者，在 CHOP 方案基础上添加依托泊苷可改善年轻患者的预后。对于化疗后取得 PR 及以上疗效的患者，序贯自体造血干细胞移植巩固是有效的治疗手段。但目前的治疗方案效果并不满意，很多新药用于 PTCL-NOS 的治疗，比如 pralatrexate，romidepsin，brentuximab vedotin，belinostat，Chidamide，bortizomib、lenalidomide、bendamustine、alemtuzumab 等，前期试验也取得了疗效。这些新药与传统化疗联合的治疗方案，是现阶段研究的热点。

【附　PTCL-U 预后指数（PIT）】

危险因素	预后分组	危险因素数目
年龄＞60 岁	1 组	0
血清 LDH 高于正常	2 组	1

续表

危险因素	预后分组	危险因素数目
体能评分≥2 分	3 组	2
骨髓受累	4 组	3～4

（张　炎　张　薇）

参 考 文 献

Broccoli A. 2017. Peripheral T-cell lymphoma，not otherwise specified. Blood，129（9）：1103-1112.

Cheson BD. 2014. Recommendations for initial evaluation，staging，and response assessment of Hodgkin and non-Hodgkin lymphoma：The Lugano classification. J Clin Oncol，32（27）：3059-3067.

Moskowitz AJ. 2014. How I treat the peripheral T-cell lymphomas. Blood，123（17）：2636-2644.

Schmitz N. 2016. How I manage peripheral T-cell lymphoma，not otherwise specified and angioimmunoblastic T-cell lymphoma：Current practice and a glimpse into the future. Br J Haematol，34（Suppl 5）：963.

Swerdlow HS. 2008. World Health Organigation Classification of Tumours of Haematopoietic and Lymphoid Tissues. Lyon：IARC Press.

Swerdlow SH. 2016. The 2016 revision of the World Health Organization classification of lymphoid neoplasms. Blood，127（20）：2375-2390.

九十二　血管免疫母细胞性 T 细胞淋巴瘤

【诊 断 标 准】

1. 临床表现　全身多处淋巴结肿大，同时常有肝脾大和骨髓受累，可有发热、乏力、体重减轻和盗汗等全身症状。部分患者可能出现皮肤瘙痒、斑丘疹，少数患者还可能出现浆膜腔积液、关节积液、水肿等表现。

2. 实验室检查　大部分患者血清乳酸脱氢酶（LDH）升高，可出现多克隆丙种球蛋白血症、溶血性贫血、血小板减少等免疫异常；EBV 及 HHV-6 检测可呈阳性。

3. 组织病理学检查　是确诊本病的依据。

本病的病理特点为淋巴结或受累组织的正常结构被肿瘤细胞破坏，淋巴结结构部分消失，滤泡退化。小至中等大小异型 T 淋巴细胞弥漫性浸润副皮质区，背景可见嗜酸粒细胞、浆细胞、免疫母细胞、组织细胞、R-S 细胞等浸润，大量分支状内皮静脉增生。高内皮小静脉（HEV）和滤泡外滤泡树突状细胞（FDC）围绕血管分布增生是本病较为特征性的病理改变。

肿瘤细胞免疫表型为 $CD3^+$、$CD4^+$、$CXCL13^+$、$CD10^+$、$CD28^+$、$CD30^+$、$CD21^+$及 PD-1 阳性。尤其是 CXCL13、BCL-6、PD-1、ICOS 作为滤泡辅助性 T 细胞的标志，对本病的诊断及与外周 T 细胞淋巴瘤非特指型的鉴别具有重要意义。组织中的大 B 细胞可被 EBV 感染。

根据滤泡增生、退化及消失程度可将 AITL 分为三种类型：

Ⅰ型：占 18.75%。淋巴结结构部分保留，淋巴滤泡高度增生，套区发育不良，淋巴结皮质区分界不清。

Ⅱ型：占 32.25%。淋巴结正常结构大部分消失，淋巴滤泡仍基本存在，FDC 呈中心性分布。

Ⅲ型：占 43.75%。淋巴结结构完全被破坏，淋巴滤泡消失，代之以 FDC 呈不规则显著增生和广泛的血管增生。

4. 细胞遗传学　最常见的遗传学改变为+3 或+5 或+X。

5. 分子生物学　TCR 重排阳性。RHOA、TET2、IDH2 及 DNMT3A 是本病最为常见的突变类型。

【疗 效 标 准】

详见“非霍奇金淋巴瘤”部分。

【评　　论】

20 世纪 90 年代之前，本病被认为是一种瘤前病变，称为血管免疫母细胞性淋巴结病。之后，由于在绝大多数病例中检出 TCRγ基因克隆性重排，才被逐渐认识到是一种 T 细胞淋巴瘤。本病是起源于滤泡生发中心 $CD4^+$辅助性 T 细胞（TFH）的一种外周 T 细胞肿瘤，具有独特的临床病理特点和生物学行为。临床进展呈侵袭性，确诊时多为Ⅲ～Ⅳ期，大多数患者同时存在免疫异常，容易被误诊为自身免疫性疾病而延误治疗，因此尽早行淋巴结或病变组织活检获得病理诊断至关重要。在病理诊断上需要注意与外周 T 细胞淋巴瘤非特指型进行鉴别。

（赵维莅）

参 考 文 献

Broccoli A，Zinzani PL. 2017. Angioimmunoblastic T-cell lymphoma. Hematol Oncol Clin North Am，31（2）：223-238.

Cheson BD，Pfistner B，Juweid ME，et al. 2007. Revised response criteria for malignant lymphoma. J ClinOncol，25：579-586.

Herrera AF，Crosby-Thompson A，Friedberg JW，et al. 2014. Comparison of referring and final pathology for patients with T-cell lymphoma in the national comprehensive cancer network. Cancer，120（13）：1993-1999.

Lunning MA，Vose JM. 2017. Angioimmunoblastic T-cell lymphoma：The many faced lymphoma. Blood，129（9）：1095-1102.

Ma H，Abdul-Hay M. 2017. T-cell lymphomas，a challenging disease：Types，treatments，and future. Int J ClinOncol，22（1）：18-51.

Schmitz N，Leval LD. 2017. How I manage peripheral T-cell lymphoma，not otherwisespecified and angioimmunoblastic T-cell lymphoma：Current practice and a glimpse into the future. British Journal of Haematology，176：851-866.

Vallois D，Dobay MP，Morin RD，et al. 2016. Activating mutations in genes related to TCR signaling in angioimmunoblastic and other follicular helper T-cell-derived lymphomas. Blood，128（11）：1490-1502.

九十三　ALK 阳性间变大细胞淋巴瘤

【诊 断 标 准】

1. 病理组织学检查为确诊本病的主要依据。本病的病理学特点为：肿瘤通常由大细胞组成，细胞核常呈马蹄形，核仁明显，有或没有核旁凹陷。肿瘤细胞常呈聚集性、片状生长，有时簇集在淋巴结窦内，外观可类似于转移性实体瘤。

2. 免疫组织化学特点为 $CD30^+$，ALK^+，$CD2^+$，$CD3^{-/+}$，$CD5^-$，$CD25^+$；CD45 和 CD45RO 可为阳性；60%～70%的病例表达细胞毒性颗粒和 EMA。

3. 细胞分子遗传学检查：肿瘤组织存在 TCR 基因克隆性重排和 t（2; 5）(p23; q35）重排，即 5 号染色体上的酪氨酸激酶受体（ALK）融合到核磷蛋白基因（NPM）上，形成 NPM-ALK 融合基因。

【分 期 标 准】

详见霍奇金淋巴瘤的 Ann Arbor 分期标准。

【疗 效 标 准】

详见“非霍奇金淋巴瘤”部分。

【评　　论】

1. 关于分型　系统性间变大细胞淋巴瘤（ALCL）是外周 T 细胞淋巴瘤（PTCL）中最常见的类型之一。根据是否存在 ALK 融合基因，系统性 ALCL 可分为 ALK 阳性 ALCL 和 ALK 阴性 ALCL。研究发现，ALK 阳性 ALCL 的临床结局明显优于 ALK 阴性系统性 ALCL（前者的 5 年生存率为 70%～90%，而后者的 5 年生存率为 40%～60%）。因此在 2008 年 WHO 的造血与淋巴组织肿瘤分类中，将“ALCL，ALK 阳性”作为一种单独的临床病理学类型。

2. 关于预后和生存　以蒽环类药物为基础的化疗方案（如 CHOP 方案）仍然是系统性 ALCL 的一线治疗方案。虽然 ALK 阳性 ALCL 在临床上常表现为侵袭性病程，但目前普遍认为其对化疗反应较好，总体预后较好。国际预后指数（IPI）是 ALK 阳性 ALCL 最重要的预后因素。当然，并非所有 ALK 阳性 ALCL 预后良好，根据 IPI 评分，对于评分 0～1、2 分的 ALK 阳性 ALCL 患者，5 年总体生存率分别为 90%和 68%，而对于评分 3 分及 4～5 分的患者，5 年总体生存率则仅分别为 33%和 23%，所以近年也推荐对高危 ALK 阳性 ALCL 患者序贯一线自体移植。儿童期出现的 ALCL 绝大多数为 ALK 阳性，其总体生存率非常好。近年 ALK 抑制剂和 brentuximab vedotin（CD30 单抗）在 ALCL 挽救治疗中表现出令人鼓舞的疗效。

3. 关于疗效标准　1999 年 Cheson 等提出的 IWG 疗效评价标准，将淋巴瘤的疗效分为

CR、CRu、PR、SD 及 PD 或复发。然而，这个疗效评价系统存在 2 个缺陷：①对于病灶仍有残留的 CRu 患者，存在两种可能，一是残留病灶无肿瘤活性即真正的完全缓解，二是确实有肿瘤残留。而对于这两种情况，后续治疗方法可能完全不同。②对于骨髓受累的患者可能难以判断疗效。针对上述两个问题，2007 年、2014 年 Cheson 等先后对 IWG 疗效评价系统进行修订，将 PET 引入淋巴瘤的疗效评价体系。然而新的 Lugano 疗效评价体系主要将 PET-CT 推荐应用于 HL、DLBCL 和 FL 三种类型的淋巴瘤，而对于外周 T 细胞淋巴瘤、边缘区淋巴瘤、MALT 淋巴瘤等类型，FDG 摄取不高且稳定性差，因此不建议使用 PET-CT 进行分期和疗效评价。

（韩 潇 张 薇）

参考文献

Hapgood G，Savage KJ. 2015. The biology and management of systemic anaplastic large cell lymphoma. Blood，126（1）：17-25.

Savage KJ，Harris NL，Vose JM，et al. ALK-anaplastic large-cell lymphoma is clinically and immunophenotypically different from both ALK^+ ALCL and peripheral T-cell lymphoma，not otherwise specified：Report from the International Peripheral T-Cell Lymphoma Project. Blood，2008，111（12）：5496-5504.

Swerdlow SH，Campo E，Harris NL，et al. 2008. World Health Organization Classification of Tumours of Haematopoietic and Lymphoid Tissues. Lyon：IARC Press.

九十四 蕈样肉芽肿

国际皮肤淋巴瘤协会（ISCL）在 2005 年推出了早期蕈样肉芽肿（mycosis fungoides，MF）诊断评分系统，第 42 届美国皮肤病学会大会进行了修订。该诊断方法以积分为基础，对临床、组织病理学、分子生物学和免疫病理学等表现分别进行评分，当总分≥4 分时，即可作出 MF 的诊断。

【诊断标准】

1. 临床标准

（1）主要表现：存在持续性和/或进行性斑片或薄斑块。

（2）次要表现：非日光暴露部位；皮损的大小/形状变化；皮肤异色症。

（3）积分：主要表现加上两个次要表现则积 2 分，主要表现加上 1 个次要表现则积 1 分。

2. 组织病理学标准

（1）主要标准：浅表淋巴样细胞浸润。

（2）辅助标准：不伴海绵水肿的淋巴样细胞亲表皮现象；异型淋巴样细胞。

（3）积分：主要标准加上两个辅助标准则积 2 分，主要标准加上 1 个辅助标准则积 1 分。

注：异型性淋巴样细胞的定义是细胞核增大、深染，伴有不规则或者脑回状核成角。

3. 分子生物学标准　TCR基因克隆性重排。

积分：克隆性阳性积1分。

4. 免疫病理学标准　少于50%的T细胞表达CD2、CD3或CD5；少于10%的T细胞表达CD7；表皮细胞和真皮细胞在CD2、CD3、CD5或CD7的表达上存在不一致。

积分：1或以上标准则积1分。

注：T细胞抗原缺乏局限于表皮。

注：确诊MF共需要临床、组织病理、分子生物学和免疫组织病理学标准中任几项积分之和达到4分。

【疗效标准】

疗效标准主要参考ISCL、USCLC和EORTC在2011年共同发布的MF和SS的疗效标准。

1. 完全缓解（CR）　皮损100%清除。

判定“完全缓解”并不需要对外观正常的皮肤进行活检。然而，存在任何疾病残留（持久的红斑或者色素改变），就应对代表性部位进行皮肤活检。如果组织学特征疑为或者提示MF/SS，则只能判定为部分缓解（参考MF组织病理学标准）。

2. 部分缓解（PR）　T1、T2或T4期患者，没有新的肿瘤（T3）皮损产生，与基线水平相比50%～99%的皮损被清除。

3. 疾病稳定（SD）　T1、T2或T4期患者，没有新的肿瘤（T3）皮损产生，与基线水平相比50%以下的皮损被清除，或者进展小于25%。

4. 疾病进展（PD）　皮损进展超过基线水平的25%，或者T1、T2或T4期患者出现新的肿瘤（T3）皮损，或者失去缓解，即完全或部分缓解期患者的皮肤评分增加超过最低值与50%基线分数的和（无论首先满足何项标准，均可作此判定）。

5. 复发　任何疾病再次出现于完全缓解的患者。

【评　论】

钻取皮损活检的最小直径是4mm。

流行区（比如日本和加勒比地区）的患者应当进行HTLV-1的血清学检查。

（刘跃华）

参考文献

Hwang ST，et al. 2008. Mycosis fungoides and Sezary syndrome. The Lancet，371（9616）：945-957.

Olsen EA，et al. 2011. Clinical end points and response criteria in mycosis fungoides and Sezary syndrome：A consensus statement of the International Society for Cutaneous Lymphomas，the United States Cutaneous Lymphoma Consortium，and the Cutaneous Lymphoma Task Force of the European Organisation for Research and Treatment of Cancer. J Clin Oncol，29（18）：2598-2607.

Pimpinelli N，Olsen EA，Santucci M，et al. 2005. Defining early mycosis fungoides. J Am Acad Dermatol，53（6）：1053-1063.

九十五　Sezary 综合征

在临床背景下对外周血和皮肤进行病理学评估，是 Sezary 综合征诊断的基础。国际皮肤淋巴瘤协会（ISCL）、欧洲癌症治疗研究组织（EORTC）及美国皮肤淋巴瘤联盟（USCLC）提出了 Sezary 综合征的诊断标准，具体如下：

1. 红皮病，即红斑覆盖至少 80%的体表面积。

2. 通过 PCR 或者 Southern blot 分析，检出血液中 TCR 克隆重排，外周血中 Sezary 细胞绝对计数≥1000 个/μl，或者满足以下两条标准中的一条：①$CD4^+$或 $CD3^+$细胞增加，伴有 CD4/CD8 比值≥10；②异常表型的 $CD4^+$细胞增加（比如 $CD4^+CD7^-$≥40%或 $CD4^+CD26^-$≥30%）。

【疗效标准】

详见“蕈样肉芽肿”部分。

【评　　论】

这个诊断标准等同于 MF 的 TNMB 分期体系中的 T4B2 期。具有 MF 组织学改变的皮肤活检可以支持 Sezary 综合征的诊断，组织学上至少应当具备的改变有：真皮淋巴细胞、不典型细胞浸润，淋巴细胞侵入表皮。若免疫组化显示浸润细胞主要为 $CD4^+$或 $CD8^+$细胞，伴有 CD7 和/或 CD5 缺失，则支持 SS 诊断。外周血 Sezary 细胞 prep 和流式细胞术分析两项检查中至少应有一项检出显著异常的淋巴细胞亚群。皮肤和血液中检出相同的克隆性 TCR 基因重排也支持诊断。

（刘跃华）

参考文献

Olsen E，et al，2007. Revisions to the staging and classification of mycosis fungoides and Sezary syndrome：A proposal of the International Society for Cutaneous Lymphomas（ISCL）and the cutaneous lymphoma task force of the European Organization of Research and Treatment of Cancer（EORTC）. Blood，110（6）：1713-1722.

九十六　皮下脂膜炎样 T 细胞淋巴瘤

【诊断标准】

临床上主要表现为四肢或躯干部的无痛性皮下结节或斑块，与脂膜炎的表现非常类似。约半数患者还可以出现发热、消瘦等全身症状，15%～20%的患者可继发噬血细胞综合征。

皮肤病变活检是确诊皮下脂膜炎样 T 细胞淋巴瘤的金标准，其特征性的病理表现为：

1. 形态学 不典型淋巴细胞浸润皮下脂肪小叶，但脂肪小叶间隔、上覆真皮和表皮通常不受累。肿瘤细胞经常包围或环绕单个脂肪细胞，形成“花环状”特征性表现。肿瘤周围特别是在脂肪浸润和坏死部位，可见较多反应性组织细胞，但通常缺乏炎症细胞，比如浆细胞、中性粒细胞等。

2. 免疫表型 肿瘤细胞具有成熟α/β T 细胞表型，CD3、CD8 和α/β TCR 阳性，CD4 和CD56 阴性。同时强表达细胞毒分子，如颗粒蛋白颗粒酶 B、T 细胞胞内抗原（T cell intracellular antigen，TIA）-1 和穿孔素等。

3. 遗传学 肿瘤细胞存在 TCR 受体基因重排，EBER 多数为阴性。

【疗效标准】

适用 2014 年 Lugano 标准，详见“非霍奇金淋巴瘤”部分。

【评论】

1. 皮下脂膜炎样 T 细胞淋巴瘤（SPTCL）是表达α/β T 细胞受体的原发性皮肤 T 细胞淋巴瘤，肿瘤起源于成熟细胞毒性 T 细胞。SPTCL 主要累及皮下组织，具有类似脂膜炎的临床表现。SPTCL 是 NHL 的一种罕见亚型，仅占所有 NHL 患者的 1%。可在各个年龄段发病，约 20%患者在 20 岁以下发病，中位发病年龄为 35 岁，女性更常见。20%的患者可合并自身免疫性疾病。

2. SPTCL 需要与其他皮肤淋巴瘤相鉴别，鉴别要点见表 96-1。

表 96-1 需要与 SPTCL 鉴别的其他皮肤淋巴瘤

疾病	临床特征	组化特点						TCR 重排	其他
		CD3	CD4	CD8	CD56	EBER	细胞毒相关		
SPTCL	病灶多局限于皮下组织	+	−	+	−	−	+	+	βF1 阳性
原发皮肤γ/δTCL	病灶多累及表皮和真皮，形成表皮溃疡	+	−	+/−	+	−	+	+	βF1 阴性
结外 NT/K	病灶不局限于皮下组织	+	−	−	+	+	+	−	
原发皮肤 ALCL	病灶可累及真皮和皮下组织	+	+	−	−	−	+	+	
蕈样肉芽肿	病灶集中于真皮和表皮，而非皮下组织	+	+	−	−	−	−	+	
BPDCN	病灶可累及表皮和真皮	−	+	−	+	+	−	−	

注：SPTCL.皮下脂膜炎样 T 细胞淋巴瘤；ALCL.间变大细胞淋巴瘤；BPDCN.母细胞性浆细胞样树突细胞肿瘤。

3. 自最初描述 SPTCL 以来，其定义经过了多次修订。2008 版 WHO 分类标准开始，SPTCL 被限定为表达α/β T 细胞受体（T cell receptor，TCR）的原发性皮肤 T 细胞淋巴瘤。而组织学类似但表达γ/δ TCR 的皮肤肿瘤被归为皮肤γ/δ T 细胞淋巴瘤。大部分 SPTCL 患者的病程进展缓慢，播散至淋巴结和其他器官非常罕见，5 年总体生存率约为 80%，偶尔可见自发缓解。合并噬血细胞综合征的患者，其预后明显不良，5 年 OS 降至 50%以下。目前针对 SPTCL 并没有统一的治疗方案，部分患者对泼尼松、甲氨蝶呤、环孢素、局部治疗等反应良好；对于持续进展或合并噬血细胞综合征的患者，可采用联合化疗，其中 CHOP 为最常用的方案。

（张　炎　张　薇）

参考文献

Cheson BD. 2014. Recommendations for initial evaluation，staging，and response assessment of Hodgkin and non-Hodgkin lymphoma：The Lugano classification. J Clin Oncol，32（27）：3059-3067.

Swerdlow HS. 2008. World Health Organigation Classification of Tumours of Haematopoietic and Lymphoid Tissues. Lyon：IARC Press.

Swerdlow SH. 2016. The 2016 revision of the World Health Organization classification of lymphoid neoplasms. Blood，127（20）：2375-2390.

Willemze R. 2008. Subcutaneous panniculitis-like T-cell lymphoma：Definition，classification，and prognostic factors：An EORTC Cutaneous Lymphoma Group Study of 83 cases. Blood，111（2）：838-845.

Willemze R. 2013. Primary cutaneous lymphomas：ESMO Clinical Practice Guidelines for diagnosis，treatment and follow-up. Annals of Oncology，24（suppl 6）：vi149-154.

九十七　淋巴瘤样肉芽肿

淋巴瘤样肉芽肿（lymphomatoid granulomatosis，LYG）是一种以血管为中心伴有血管破坏的淋巴增殖性疾病，好发于结外。多数存在 EB 病毒感染，镜下可见 EB 病毒阳性的肿瘤性大 B 淋巴细胞及周围反应性 T 淋巴细胞，根据肿瘤细胞比例不同，可表现为一系列组织学分级及临床症候群。

【诊 断 标 准】

1. 临床特点

（1）发病高峰为 30～50 岁，男性居多（男女比 2∶1）；免疫缺陷的患者患病率更高。

（2）大多数患者为结外病变，超过 90%的患者存在肺部病变，其他好发部位依次为皮肤、肾脏、神经系统。上呼吸道、胃肠道等也可受累，而脾脏、淋巴结病灶罕见。

（3）临床表现：咳嗽（60%）、发热（60%）、皮疹/结节（40%）、体重减轻、神经系统异常（共济失调、听力丧失、构音障碍等）、呼吸困难和胸痛等，个别患者无症状。

2. 实验室检查

（1）血常规多数正常；多存在非克隆性免疫球蛋白升高（IgG 和/或 IgM）。

（2）多数患者血气分析提示低氧血症。胸部 CT 表现为双肺多发大小不等的结节，结节主要沿支气管血管束或小叶间隔分布，中下肺更常见；大部分病变直径小于 1cm，但大结节容易出现中央坏死和空洞。薄壁囊性病变亦有报道。

（3）EB 病毒抗体测定提示既往 EB 病毒感染。

3. 病理表现

（1）光镜表现：多形性淋巴样浸润，通常由小淋巴细胞、浆细胞和数量不等的大的异型性单个核细胞组成。小淋巴细胞多为反应性多克隆 T 细胞，而大的异型性单核细胞多为 B 细胞。淋巴细胞大量浸润血管壁，形成淋巴细胞性血管炎，并导致梗死样组织坏死。

（2）免疫表型：EB 病毒感染阳性 B 细胞通常表达 CD20，并不同程度表达 CD30。背景淋巴细胞是 CD3 阳性 T 细胞，其中多数表达 CD4 而非 CD8。

（3）分级：根据反应性淋巴细胞中 EB 病毒阳性 B 淋巴细胞的比例，将 LYG 分为 3 级。1 级：多形性淋巴细胞浸润，不伴有细胞非典型性，无或极少见转化的大细胞，EBER 原位杂交可见少数 EB 病毒阳性细胞（＜5/HP）；1 级 LYG 很少见。2 级：多形性淋巴细胞背景中偶见大细胞或免疫母细胞，坏死常见，EBER 原位杂交容易见到 EB 病毒阳性细胞（5～20 个/HPF）。3 级：在炎症背景下，通过 CD20 染色容易见到异型细胞，并形成较大的聚集灶；EBER 原位杂交显示大量阳性细胞（＞50/HPF）。

4. 诊断　鉴于 LYG 临床表现无特异性，组织病理出现典型的三联征可作为诊断依据：多形性淋巴样细胞沿血管分布；浸润淋巴样细胞破坏血管；浸润淋巴细胞灶内存在局部坏死。通过免疫组化、EBER 原位杂交可检测到 EB 病毒阳性的异型性大 B 细胞及背景 T 细胞，有助于诊断。

本病需与下述疾病鉴别：

（1）EB 病毒阳性 DLBCL：主要累及淋巴结及非肺脏的结外器官，镜下可见均匀一致的非典型 EB 病毒阳性大 B 细胞，无多形性背景细胞聚集。

（2）结外 NK/T 细胞淋巴瘤：主要累及上呼吸道和面中部区域、皮肤，很少累及肺或中枢神经系统；EB 病毒阳性肿瘤细胞起源于 NK 细胞或 T 细胞。

（3）移植后淋巴增殖性疾病（PTLD）：镜下表现与 LYG 非常相似，基础有器官移植或造血干细胞移植病史。

（4）肉芽肿性多血管炎：可见典型肉芽肿性病变，镜下常见血管壁坏死及多核巨细胞。

（5）肺组织胞质菌病、肺结核等：镜下可发现肺肉芽肿性病变，同时多可发现相应的病原体。

【疗 效 标 准】

详见“非霍奇金淋巴瘤”部分。

【评　　论】

淋巴瘤样肉芽肿是一种罕见的淋巴增殖性疾病，临床表现不特异，诊断主要依靠病理活检。

本病临床病程差异很大，在不接受治疗的情况下，不足 20%的患者可自行缓解；大多数表现为侵袭性过程。死亡率在 38%～71%，且大部分于 2 年内死亡。组织病理分级为 2 级或 3 级疾病以及存在神经系统疾病的患者似乎预示着结局更差。因此，组织病理学分级低（如 1 级和 2 级）、病变局限于肺部的无症状患者进行连续的临床和放射学评估随访可能是合理的。干扰素α-2b 治疗也有一定的效果。有症状的患者、病变更为广泛的患者（尤其是神经系统受累的患者）及组织病理学分级高的患者，应接受治疗。治疗方案选择可按照 DLBCL 治疗方案进行。

（张 薇 周道斌）

参 考 文 献

Swerdlow HS. 2008. World Health Organigation Classification of Tumoursof Haematopoietic and Lymphoid Tissues. Lyon：IARC Press.

Katzenstein A-LA，Doxtader E，Narendra S. 2010. Lymphomatoid granulomatosis：Insights gained over 4 decades. The American Journal of Surgical Pathology，34（12）：e35-48.

Roschewski M，Wilson WH. 2012. Lymphomatoid granulomatosis. Cancer J，18（5）：469-674.

Swerdlow SH. 2016. The 2016 revision of the World Health Organization classification of lymphoid neoplasms. Blood，127（20）：2375-2390.

九十八 Castleman 病

Castleman 病（Castleman disease，CD）是一种比较罕见的淋巴组织增殖性疾病，病理学上有透明血管型和浆细胞型 2 个亚型，少数患者病变病理学兼有透明血管型和浆细胞型两型的特点，称为混合型。临床上，CD 分为局灶性（UCD）和多中心性（MCD）。UCD 表现为单个肿块，常见于纵隔及头颈部，较少表现为全身症状，通常预后良好；而 MCD 则表现为多个淋巴结肿大并常伴有全身症状，包括系统性炎性症状、多克隆性淋巴细胞和浆细胞增生、自身免疫反应和器官损伤。人疱疹病毒-8（HHV-8）相关性 Castleman 病是 MCD 的一种独特亚型，HHV-8 阴性的 MCD 病因不明，为特发性 MCD。目前，对 HHV-8 阴性/特发性MCD的临床认识还不充分，并缺少特定的生物标志。在中国绝大部分为HHV-8 阴性的特发性 MCD。

有资料显示，特发性 MCD 发病年龄为 2～80 岁，预后差。35%的患者在确诊后 5 年内死亡，60%的患者在 10 年内死亡，并且这类患者的恶性肿瘤发病率增加 3 倍。基于此，国际工作组通过回顾 244 个病例、历时 15 个多月，最终于 2017 年确立了特发性 MCD 的诊断标准。

【诊 断 标 准】

1. 主要标准（需满足以下 2 项）

（1）淋巴结病理特征与 MCD 谱一致：滤泡生发中心（GC）退化/萎缩/闭锁，可见外套层淋巴细胞呈同心圆排列，形成洋葱皮样外观。滤泡树突状细胞（FDC）明显增生。血管可穿入滤泡，血管内皮明显肿胀，形成棒棒糖状外观，或滤泡间各级浆细胞成片增生（MCD 谱特征：至少存在有 2～3 级 GC 退化或浆细胞增生）。

（2）多部位淋巴结肿大（直径＞1cm）。

2. 次要标准（至少满足以下 11 个标准中的 2 个，其中至少 1 个实验室指标）

（1）实验室检查

1）CRP（＞10mg/L）或 ESR（＞15mm/h）升高。

2）贫血（Hb 男性＜125g/L，女性＜115g/L）。

3）血小板减少（＜150×10^9/L）或血小板增多（＞400×10^9/L）。

4）低蛋白血症（血浆白蛋白＜35g/L）。

5）肾功能不全［eGFR＜60ml/（min · 1.73m^2）］或蛋白尿（总蛋白＞150mg/24h 或 40mg/100ml）。

6）多克隆高丙种球蛋白血症。

（2）临床检查

1）全身症状：盗汗、发热（＞38℃）、体重减轻、疲劳。

2）脾和/或肝大。

3）体液潴留：水肿、腹水或胸腔积液。

4）多发性樱桃红血管瘤或紫红色丘疹。

5）淋巴细胞性间质性肺炎。

3. 排除标准（排除易与 MCD 混淆的疾病）

（1）感染相关性疾病

1）HHV-8 感染（行血液 PCR，HHV-8 相关 MCD 确诊需满足免疫组化染色 LANA-1 阳性染色）。

2）EBV 相关淋巴增殖性疾病，如传染性单核细胞增多症或慢性活动性 EBV 感染。

3）其他感染引起的炎症和淋巴结肿大如急性或未控制的巨细胞病毒感染、弓形体病、HIV 及活动性结核病等。

（2）自身免疫性/自身炎症性疾病（需完整的诊断标准，不能仅靠检测自身抗体予以排除）

1）系统性红斑狼疮。

2）类风湿关节炎。

3）成人斯蒂尔病。

4）幼年特发性关节炎。

5）自身免疫性淋巴细胞增生综合征。

（3）恶性淋巴增殖性疾病，如淋巴瘤、髓外浆细胞瘤、FDC 肉瘤、POEMS 综合征等。

（4）某些情况下有助于诊断的检查（非必需）

1）检测 IL-6、sIL-2R、VEGF、免疫球蛋白、LDH 和/或β_2-MG 等。

2）骨髓网状纤维病（特别是在 TAFRO 综合征患者）。

3）MCD 相关疾病的诊断：副肿瘤天疱疮、闭塞性细支气管炎肺炎、免疫性血细胞减少、多发性神经病（未诊断 POEMS 综合征）、肾小球肾病和炎症性肌成纤维细胞肌瘤等。

【疗 效 标 准】

单中心型和累及较局限的多中心型患者如手术能完全切除，可以根治，则大多数预后良好。多中心型患者多数需要全身治疗，由于目前缺乏公认的有效治疗方案，因此针对 MCD 缺少公认的疗效标准。

由于 MCD 是一种淋巴增殖性疾病，在临床试验中通常使用判断淋巴瘤治疗效果的 Chelson 标准评价淋巴结对治疗的反应，包括完全缓解、部分缓解、疾病稳定及复发或进展。

1. 完全缓解　淋巴结肿大证据完全消失。

2. 部分缓解　病灶缩小＞50%，无新病灶出现。

3. 疾病稳定　淋巴结未达到完全或部分缓解，同时没有新病灶出现。

4. 复发或疾病进展　原病灶增大超过 50%，或任何新病灶的出现。

淋巴结以外的症状、体征和实验室指标的疗效评价标准：除淋巴结肿大引起的症状和体征之外，MCD 可累及多系统造成多种脏器功能损害及炎症所致的全身改变，在评价临床疗效时应结合淋巴结的改变和累及系统的改善情况进行全方位的判断。

1. 完全缓解　淋巴结肿大证据完全消失，各受累系统临床症状和体征全部消失，实验室指标恢复正常。

2. 部分缓解　淋巴结达部分缓解标准，受累系统症状和体征好转及实验室指标改善，但无相关症状、体征和实验室指标明显进展。

3. 疾病稳定　淋巴结达到疾病稳定标准，受累系统症状和体征及实验室指标稳定或改善，但无相关症状、体征和实验室指标明显进展。

4. 复发或疾病进展　淋巴结复发或进展，或一个或多个全身症状和特征明显进展，或实验室指标恶化。

【评　　论】

1. 本病诊断依赖于淋巴结的病理，但在淋巴结肿大不明显的患者，由于本病临床表现的复杂性，详细的病史、体格体征和实验室检查对提示本病的诊断有重要作用。由于该病可累及多个系统，与很多系统性疾病的临床表现相似，提高对该病的认识是正确诊断的关键。

2. 该诊断和排除标准是 2015 年相关专家通过回顾性分析 200 余例患者的病理和临床表现制定的，标准显得烦琐，对临床的指导性和实用性有待检验。

3. Castleman 病和 POEMS 综合征常伴随发生，但这两种疾病的因果关系目前尚不明确。一般认为 Castleman 病是反应性淋巴组织增生，其诊断肿瘤性疾病缺乏克隆性证据，而 POEMS 综合征已明确为克隆性浆细胞疾病。在该诊断标准中，已将以往诊断为 Castleman 病伴有 POEMS 综合征的病例排除在外，可能原因是考虑到两者为不同的疾病性质，也为病因、发病机制和治疗方案的研究制定统一的疾病标准。目前认为 POEMS 综合征中单克隆浆细胞产生的细胞因子可能与 Castleman 病的发生有关，因此不应认为伴有 POEMS 综合征的 Castleman 病为特发性疾病，而应考虑为 POEMS 综合征相关的 MCD。应将病理诊断为 Castleman 病而伴随明确的感染、肿瘤、自身免疫性疾病的病例诊断为 Castleman 样疾病。

4. 由于目前没有针对 Castleman 病的疗效标准，只能借助类似疾病的标准进行评价。由于该病累及系统较多，评价疗效涉及很多系统。既往临床研究分别对淋巴结疗效和各累及系统疗效和实验室指标改善分别进行评价，临床可操作性受到挑战。本标准结合淋巴结疗效和全身器官疗效及实验室指标改善情况暂定疗效标准，在临床工作中的实用性和可操作性需要实践验证。

（任汉云）

参考文献

单渊东. 2008. Castleman 病//张之南，沈悌，主编. 血液病诊断和疗效标准. 第 3 版. 北京：科学出版社，228.

Cheson BD，Pfistner B，Malik E. et al. 2007. Revised response criteria for malignant lymphoma. J Clin Oncol，25：579.

Dong YJ，Wang MY，Nong L，et al. 2015. Clinical and laboratory characterization of 114 cases of Castleman disease patients from a single centre：Paraneoplastic pemphigus is an unfavourable prognostic factor. Br J Heamatol，169：834.

Fajgenbaum DC，Uldrick TS，Bagg A，et al. 2017. International，evidence-based consensus diagnostic criteria for HHV-8 negative/idiopathic multicentric Castleman disease. Blood，129：1646.

van Rhee F，Wong RS，Munshi N，et al. 2014. Siltuximab for multicentric Castleman's disease：A randomised，double-blind，placebo-controlled trial. Lancet，15：966.

九十九　多发性骨髓瘤

多发性骨髓瘤（multiple myeloma，MM）是起源于生发中心后终末分化 B 淋巴细胞的恶性克隆性浆细胞疾病，特征为单克隆浆细胞在骨髓中增殖，导致高钙血症、肾功能损害、贫血和骨质破坏等终末器官损害，目前仍然不可治愈。

【诊 断 标 准】

1. 有症状多发性骨髓瘤诊断标准

（1）骨髓中单克隆浆细胞比例≥10%和/或活检证明有浆细胞瘤。

（2）骨髓瘤引起的相关临床表现（≥1 项）

1）靶器官损害（CRAB）

［C］血钙升高：较正常上限升高 0.25mmol/L 或者＞2.75mmol/L；

［R］肾功能不全：肌酐清除率＜40ml/min 或者肌酐＞177mmol/L；

［A］贫血：血红蛋白＜100g/L 或较正常值低限下降 20g/L；

［B］骨病：使用 X 线、CT 或 PET-CT 发现一个部位以上溶骨性损害。

2）无靶器官损害表现，但出现以下 1 项或多项指标异常（SLiM）

［S］骨髓单克隆浆细胞比例≥60%；

［Li］受累/非受累血清游离轻链比≥100；

［M］MRI 检查出现＞1 处 5mm 以上局灶性骨质破坏。

2. 冒烟型（无症状）多发性骨髓瘤诊断标准　同时符合下面两条标准：

（1）血清单克隆 M 蛋白（IgG 或 IgA）≥30g/L 或尿 M 蛋白＞500mg/24h 和/或骨髓单克隆浆细胞比例为 10%～60%

（2）无相关器官及组织的损害（无 CRAB 等终末器官损害表现，无浆细胞增殖导致的淀粉样变性）。

【临 床 分 期】

临床分期反映 MM 病程早晚和肿瘤负荷。当 MM 的诊断确定之后应进一步明确患者的临床分期。

1. 自 20 世纪 70 年代以来临床上广泛采用的 Durie-Salmon 分期体系（DS 分期）目前仍在沿用。DS 临床分期主要反映肿瘤负荷（表 99-1）。

表 99-1　MM 的 Durie-Salmon 分期

分期	分期标准
Ⅰ	符合下列各项： 1. 血红蛋白＞100g/L 2. 血钙正常 3. X 线正常或只有孤立的溶骨病变 4. M 蛋白较低（IgG＜50g/L，IgA＜30g/L，尿本周蛋白＜4g/24h）
Ⅱ	介于Ⅰ期和Ⅲ期两者之间
Ⅲ	符合下列至少一项： 1. 血红蛋白＜85g/L 2. 血钙＞12mg/dl 3. X 线检查提示多处进行性溶骨性损害 4. M 蛋白较高（IgG＞70g/L，IgA＞50g/L，尿本周蛋白＞12g/24h）

注：肾功能正常，血肌酐＜2mg/dl；肾功能不全，血肌酐≥2mg/dl。

2. 研究表明β_2-微球蛋白（β_2-MG）和白蛋白具有很强的预后判断价值。在此基础上国际骨髓瘤工作组于 2005 年提出了基于β_2-MG 和白蛋白的预后临床分期标准 ISS（international staging system）。越来越多的研究表明遗传学异常是 MM 最重要的预后因素。2015 年国际骨髓瘤工作组对 ISS 临床分期进行可修订，提出了修订的 ISS 临床分期标准 R-ISS（revised international staging system）。ISS 和 R-ISS 均具有很强的预后判断价值（表 99-2）。

表 99-2　MM 的 ISS 和 R-ISS 分期标准

分期	ISS 分期标准	R-ISS 分期标准
Ⅰ	白蛋白≥35g/L 和β_2-MG＜3.5mg/L	ISSⅠ期、细胞遗传学标危，同时 LDH 正常水平
Ⅱ	介于Ⅰ期和Ⅲ期两者之间	介于Ⅰ期和Ⅲ期两者之间
Ⅲ	β_2-MG≥5.5mg/L	ISS Ⅲ同时伴有高危遗传学异常或 LDH 升高

注：高危遗传学异常，荧光原位杂交检测出 17p-或 t（4; 14）或 t（14; 16），标危即未出现此类异常。

【危险度分层标准】

多发性骨髓瘤是一种高度异质性的肿瘤，生存时间差别较大。诊断后应该对患者进行危险度分层，进行个体化治疗。单一因素通常并不足以决定预后，需要多因素联合应用对患者进行分期和危险分层。现在已经明确，分子遗传学异常是多发性骨髓瘤最重要的预后因素，也是进行预后分层的基础。MM 的临床分期也可以用于危险度分层。ISS 和 R-ISS 均具有很强的预后判断价值。Mayo 骨髓瘤分层及风险调适治疗（Mayo stratification of myeloma and risk-adapted therapy，mSMART）分层系统的使用也较为广泛（表 99-3）。2014 年 IMWG 共识中联合应用 ISS 和荧光原位杂交（FISH）结果对患者进行危险分层（表 99-4）。

表 99-3　2013 版 mSMART 3.0 危险分层

高危组	中危组[a]	标危组[a, b]
FISH 17p 缺失 t（14；16） t（14；20） GEP 高危表型	FISH t（4；14）[c] 核型分析中有 13 号染色体缺失或亚二倍体 PCLI≥3%	其他，可以具有超二倍体 t（11；14）[d] t（6；14）

a 这类患者中有一部分会在 GEP 中归为高危。

b 乳酸脱氢酶大于正常上限和β_2-MG≥5.5mg/L 时提示预后不良。

c 合并高β_2-MG 水平和贫血时预后较差。

d t（11; 14）可能与浆细胞白血病相关。

表 99-4　IMWG 危险分层

	高危	标危	低危
参数	ISS Ⅱ/Ⅲ和 t(4; 14)或 del(17p13)	其他	ISS Ⅰ/Ⅱ，无 t（4；14）、del（17p13）和 amp（1q21），年龄＜55 岁

【疗效标准】

多发性骨髓的疗效标准见表 99-5。

表 99-5　多发性骨髓的疗效标准

疗效分级	标准
严格意义的 CR（sCR）	1. 满足 CR 标准的基础上要求 FLC 比率正常及经免疫组化或 2～4 色的流式细胞术检测证实骨髓中无克隆性浆细胞 2. 以上指标均需连续两次评估
完全缓解（CR）	1. 血清和尿免疫固定电泳阴性，软组织浆细胞瘤消失，骨髓中浆细胞＜5% 2. 对仅依靠血清游离轻链（FLC）水平作为可测量病变的患者，除满足以上 CR 的标准外，还要求 FLC 的比率恢复正常（0.26～1.65） 3. 以上指标均需连续两次评估

续表

疗效分级	标准
非常好的部分缓解（VGPR）	1. 蛋白电泳检测不到M蛋白，但血清和尿免疫固定电泳阳性；或血清M蛋白降低≥90%且尿M蛋白<100mg/24h 2. 在仅依靠血清FLC水平作为可测量病变的患者，除满足以上VGPR的标准外，还要求受累和未受累FLC之间的差值缩小>90%。以上指标均需连续两次评估
部分缓解（PR）	1. 血清M蛋白减少≥50%，24h尿M蛋白减少≥90%或降至<200mg/24h 2. 若血清和尿中M蛋白无法检测，则要求受累与非受累FLC之间的差值缩小≥50% 3. 若血清和尿中M蛋白及血清FLC都不可测定，并且基线骨髓浆细胞比例>30%时，则要求骨髓内浆细胞数目减少≥50% 4. 除上述标准外，若基线存在软组织浆细胞瘤，则要求浆细胞瘤缩小≥50% 5. 以上指标均需连续两次评估。如做影像学检查，则应无新的骨质病变或原有骨质病变进展的证据
微小缓解	1. 血清M蛋白减少25%～49%，24h尿轻链减少50%～89% 2. 若基线存在软组织浆细胞瘤，则要求浆细胞瘤缩小25%～49% 3. 溶骨性病变数量和大小没有增加（可允许压缩性骨折的发生）
疾病稳定	不符合CR、VGPR、PR及PD标准。如做影像学检查，则应无新的骨质病变或原有骨质病变进展的证据
进展	诊断至少应符合以下1项（以下数据均为与获得的最低数值相比）： 1. 血清M蛋白升高≥25%（升高绝对值须≥5g/L），若基线血清M蛋白≥50g/L，M蛋白增加≥10g/L即可 2. 尿M蛋白升高≥25%（升高绝对值须≥200mg/24h） 3. 若血清和尿M蛋白无法检出，则要求血清受累与非受累FLC之间的差值增加≥25%（增加绝对值须>100mg/L） 4. 骨髓浆细胞比例升高≥25%（增加绝对值≥10%） 5. 原有骨病变或软组织浆细胞瘤增大≥25%，或出现新溶骨性病变或软组织浆细胞瘤 6. 出现与浆细胞异常增殖相关的高钙血症（校正后血钙>2.8mmol/L或11.5mg/dl）。在开始新治疗前必须进行连续两次疗效评估
临床复发	1. 出现新的骨病变或者软组织浆细胞瘤 2. 明确的骨病变或者软组织浆细胞瘤增大。取所有可测量病灶中增大最明显者，明确增大定义为病灶两垂径乘积较前增大50%以上并至少增大1cm^2 3. 高钙血症（2.8mmol/L或11.5mg/dl） 4. Hb下降≥20g/L 5. 血肌酐上升≥176.8μmol/L（2mg/dl）
CR后复发	1. 免疫固定电泳或常规电泳检查血或尿M蛋白再次出现 2. 骨髓浆细胞比例≥0.05 3. 出现PD的任何其他指征（如新出现的浆细胞瘤、溶骨性病变或高钙血症）

【评　论】

1. 关于诊断标准　由于MM肿瘤性浆细胞局灶性分布的特点，诊断标准不再强调骨髓检查中浆细胞的具体数值，但绝大多数MM患者骨髓中浆细胞比例>10%。由于肿瘤性浆细胞分泌免疫球蛋白能力存在很大差异，部分MM细胞甚至不分泌免疫球蛋白，因此免疫球蛋白不再作为诊断的必需条件。血尿M蛋白鉴定仍然是判断浆细胞克隆性的良好手段。

2. 关于分期标准　随着蛋白酶体抑制剂等新药的应用，体现肿瘤负荷的DS临床分期对于指导治疗价值已经不大。ISS临床分期和R-ISS临床分期具有更好的预后判断和治疗指导价值。

3. 关于危险度分层标准　所有患者诊断明确后都应该进行危险度分层。分子遗传学异常是危险度分层的基石。应该强调分子遗传学检测的标准化，对MM患者进行染色体荧光原位杂交（FISH）检测前，必须进行浆细胞的富集或标记。

4. 关于疗效标准和微小残留病灶检测　随着MM治疗的进步，越来越多的患者可以获得深度缓解。缓解程度越深、保持缓解状态越长，患者生存时间越长。因此，治疗后对于疗效评估非常重要，所有患者治疗后均应该进行疗效判断。疗效判断时，应该重视尿液的检测，尤其是轻链型或IgD型MM。微小残留病（MRD）检测在MM疗效判断中的地位也越来越重要。准确进行M蛋白的检测是疗效判断的基础。多参数流式细胞术、二代测序均为检测MRD的良好手段。由于MM细胞灶性分布的特点，这些检测技术均存在一定的缺陷，并且需要标准化。MRD检测的方法及MRD状态对于治疗的指导作用仍然有待确认。

（安　刚　邱录贵）

参考文献

中国医师协会血液科医师分会，中华医学会血液学分会，中国医师协会多发性骨髓瘤专业委员会. 2015. 中国多发性骨髓瘤诊治指南（2015年修订）. 中华内科杂志，54：1066-1070.

Kumar S，et al. 2016. International Myeloma Working Group consensus criteria for response and minimal residual disease assessment in multiple myeloma. Lancet Oncol，17（8）：e328-346.

Rajkumar SV，et al. 2014. International Myeloma Working Group updated criteria for the diagnosis of multiple myeloma. Lancet Oncol，15：e538-548.

Swerdlow SH，Campo E，Harris NL，et al. 2017. WHO Classifcation of Tumours of Haematopoietic and Lymphoid Tissues. 4th ed. Lyon：IARC Press.

一〇〇　孤立性浆细胞瘤

【诊断标准】

诊断孤立性浆细胞瘤（SP）应满足以下标准：

1. 孤立性骨（solitary plasmacytomas of bone，SPB）或软组织（extramedullary plasmacytomas，EMP）病灶，经活检病理组织学证实为克隆性浆细胞浸润。

2. 骨骼X线扫描及脊椎和骨盆MRI或CT扫描无原发孤立性病灶之外的病变。

3. 无淋巴-浆细胞增殖性疾病导致的终末器官损害，如CRAB症状。

进一步根据骨髓中克隆性浆细胞的浸润状况分为两个亚型：

其一，骨髓无克隆性浆细胞浸润证据。

其二，骨髓中存在克隆性浆细胞浸润，但比例＜10%，即孤立性浆细胞瘤伴微小骨髓浸润。

【疗效标准】

1. 国际骨髓瘤工作组（IMWG）2016 年修订的疗效标准中定义的影像学缓解标准为：基线或既往 PET/CT 检查时示踪剂摄取水平增高的区域消失，或摄取水平降低至小于纵隔血池的标准化摄取值（SUV）或周围正常组织的 SUV。

2. 复发 原发部位或其他部位再次出现浆细胞瘤为复发；发展为满足诊断多发性骨髓瘤（MM）标准时即应诊断为多发性骨髓瘤（MM），而不再独立诊断孤立性浆细胞瘤（SP）。

3. 治愈 WHO 2001 年的标准为治疗后局部肿瘤消失并且 10 年未复发。

【评 论】

（一）关于诊断标准

孤立性浆细胞瘤（SP）是一种少见类型的浆细胞病，占浆细胞病的 2.8%～5%。以上诊断标准是基于国际骨髓瘤工作组 2014 年修订的诊断标准，其诊断要点是单个、孤立的骨或软组织病灶经病理诊断为克隆性浆细胞浸润，而无其他临床表现，不符合多发性骨髓瘤（MM）的诊断标准。

孤立性骨浆细胞瘤（SBP）最常发生的部位为中轴骨如椎骨，约占 SP 患者的 2/3；而孤立性髓外浆细胞瘤（EMP）常见的部位为头颈部。随着现代影像学的发展，SP 的诊断更加精准。当拟诊脊柱 SBP 和疑似存在脊索或神经根压迫时，国际骨髓瘤工作组推荐的影像学检查至少应包括中轴骨 MRI 联合全身骨骼 X 线扫描，以除外存在其他病灶。由于 ^{18}F-FDG PET/CT 能够更加敏感地识别髓内和髓外活性病灶，在 SP 的诊断和鉴别诊断中得到越来越多的应用。国际骨髓瘤工作组 2017 年专家共识中推荐 ^{18}F-FDG PET/CT 作为 SP 初诊的一线影像学检查方法之一，特别是全身 MRI 检查存在限制时。研究显示，应用 ^{18}F-FDG PET/CT 在 30%～50%的患者中发现更多的骨损害或软组织包块，因而改变了初始诊断和治疗策略。同时，PET 影像中存在骨损害而 CT 影像中未发现溶骨性病变的患者，较 PET/CT 阴性的患者更易发展为活动性 MM。

国际骨髓瘤工作组 2014 年修订的诊断标准中将 SP 分为两个亚型，即 SP 无骨髓克隆性浆细胞浸润和 SP 伴微小骨髓浸润。随着高敏感流式细胞学检测的应用，半数患者可检出隐性骨髓浸润。国际骨髓瘤工作组进一步将其分成两种亚型的目的在于其预后不同，以及指导不同治疗策略的探讨。

SP 主要的治疗手段为局部放疗（受累野照射 40～50Gy）或联合手术切除；化疗的作用存在争议，特别是对于骨髓浆细胞瘤和/或伴有微小克隆性浆细胞浸润亚型。尽管放疗有较高的治疗反应率，仍有相当比例的患者进展为 MM，其中 SBP 患者的发生率（约 50%，中位 2～4 年）高于 EMP。3 年复发或进展为 MM 的比例在单纯的 SP 亚型约为 10%，而 SP 伴微小骨髓浸润亚型中高达 20%～60%。

（二）关于疗效标准

由于 ^{18}F-FDG PET/CT 能够更加敏感地识别髓内和髓外活性病灶，国际骨髓瘤工作组 2016 年修订的疗效标准中将 PET/CT 检查引入影像学缓解标准中，以便更加精准地判断缓解和微小残留病灶状态。

（邹德慧　邱录贵）

参考文献

Cavo M. 2017. Role of ^{18}F-FDG PET/CT in the diagnosis and management of multiple myeloma and other plasma cell disorders：A consensus statement by the International Myeloma Working Group. Lancet Oncol，18（4）：e206-217.

Finsinger P. 2016. Clinical features and prognostic factors in solitary plasmacytoma. Br J Haematol，172（4）：554-560.

Kumar S. 2016. International Myeloma Working Group consensus criteria for response and minimal residual disease assessment in multiple myeloma. Lancet Oncol，17（8）：e328-346.

Paiva B. 2014. Multiparameter flow cytometry for staging of solitary bone plasmacytoma：New criteria for risk of progression to myeloma. Blood，124（8）：1300-1303.

Rajkumar SV. 2014. International Myeloma Working Group updated criteria for the diagnosis of multiple myeloma. Lancet Oncol，15（12）：e538-548.

一〇一　髓外浆细胞瘤

【诊断标准】

1. 活检证实为克隆性浆细胞所导致的软组织损害。
2. 骨髓正常，无克隆性浆细胞证据。
3. 骨扫描和脊柱及骨盆 MRI（或 CT）正常。
4. 无淋巴及浆细胞增殖性疾病相关的终末器官损害，如高钙、肾功能不全、贫血或者骨损害。

注：如果骨髓中存在克隆性浆细胞，但比例＜10%，则定义为髓外浆细胞瘤伴有微小骨髓浸润。

【疗效标准】

详见多发性骨髓瘤中髓外肿块的疗效标准。

【评　　论】

髓外浆细胞瘤多发生于上呼吸道，也可发生在胃肠道、中枢神经系统等几乎任何器官。本文参考的诊断标准是 2014 年公布的 IMWG 标准。在这一标准中，孤立性骨骼浆细胞瘤和孤立性髓外浆细胞瘤被合并称为孤立性浆细胞瘤，但二者在临床特征及预后上确有差异。髓外浆细胞瘤预后较好，优于孤立性骨骼浆细胞瘤，更优于多发性骨髓瘤，10 年总生存率 50%～80%，15%～30%可进展为多发性骨髓瘤，进展时间差异较大。

（邱录贵）

参考文献

International Myeloma Working Group. 2003. Criteria for the classification of monoclonal gammopathies, multiple myeloma and related disorders: A report of the International Myeloma Working Group. Br J Haematol, 121（5）: 749-757.

Rajkumar SV. 2014. International Myeloma Working Group updated criteria for the diagnosis of multiple myeloma. Lancet Oncol, 15（12）: e538-548.

一〇二 华氏巨球蛋白血症

【诊断标准】

1. 华氏巨球蛋白血症（Waldenström macroglobulinemia，WM）的诊断同时要满足以下4条标准：

（1）血中存在单克隆IgM型免疫球蛋白（不论数量）。

（2）骨髓中发现淋浆细胞浸润或骨髓活检小淋巴细胞、浆细胞、浆样淋巴细胞浸润（不论数量）。

（3）除外其他类型非霍奇金淋巴瘤。

（4）存在肿瘤浸润或M蛋白引起的相关症状。

2. 冒烟型WM的诊断标准　满足上述诊断标准前三条，但无肿瘤浸润或M蛋白引起的相关症状。

【疗效标准】

1. 完全缓解（CR）　免疫固定电泳显示血清和尿M蛋白消失（需两次阴性，间隔至少6周）；骨髓无淋浆样细胞；淋巴结和脏器肿大消失（需CT证实）；无WM相关的症状和体征。

2. 非常好的部分缓解（VGPR）　蛋白电泳血清M蛋白下降≥90%，淋巴结和脏器肿大消失（需CT证实）；没有新出现的症状和体征。

3. 部分缓解（PR）　蛋白电泳血清M蛋白下降50%～90%；查体或CT检查提示淋巴结/脏器肿大减小≥50%；没有新出现的症状和体征。

4. 微小缓解（MR）　蛋白电泳血清M蛋白下降25%～50%，没有新出现的症状和体征。

5. 稳定　蛋白电泳血清M蛋白下降或增长＜25%；无进展的淋巴结/脏器肿大、血细胞减少或临床无明显的WM相关的症状和体征。

6. 进展（PD）　蛋白电泳血清M蛋白增长≥25%（需第二次复查证实）或临床明显的疾病进展（如贫血、血小板减少、白细胞减少或巨大淋巴结/脏器肿大）或明显的WM相关的症状（B症状，高黏滞血症，神经病变，有症状的冷球蛋白血症）。

【评 论】

1. WM 是一种少见的惰性 B 细胞淋巴瘤。临床表现多样，包括肿瘤直接侵犯出现的相关症状，如贫血、白细胞减少、肝脾大、淋巴结肿大、发热、盗汗、体重减轻等；以及由单克隆免疫球蛋白 IgM 所致症状，如高黏滞症状、继发性淀粉样变、周围神经病、冷球蛋白血症和冷凝集素病等。只有患者有上述临床表现时，才能诊断 WM，否则应诊断冒烟型 WM。

2. WM 是一种特殊类型的淋巴浆细胞淋巴瘤（LPL）。累及骨髓并分泌单克隆 IgM 型免疫球蛋白的 LPL 应诊断为 WM。

3. IgM 型 MGUS 更容易进展为 WM，而不是 IgM 型 MM。

4. 典型的骨髓免疫分型为：$CD5^-/CD10^-/CD19^+/CD20^+/CD23^-/CD79b^+/sIgM^+/CD138^-$；部分患者可以 CD5、CD10、CD23、CD38 阳性。

5. 骨髓活检典型表现为小淋巴细胞、浆细胞及浆样淋巴细胞在骨髓内结节状、弥漫和/或间质，或小梁旁浸润。

6. 90%以上 WM 患者存在 $MYD88^{L265P}$ 突变，$MYD88^{L265P}$ 突变阳性患者预后较阴性患者好。此突变有助于 WM 与其他惰性淋巴瘤及 IgM 型多发性骨髓瘤的鉴别诊断，MYD^{L265P} 突变定量检测可用于疾病监测。

7. 30%WM 患者存在 $CXCR4^{WHIM}$ 突变，目前尚未发现 $CXCR4^{WHIM}$ 突变与预后相关。

（曹欣欣　沈　悌）

参考文献

中国抗癌协会血液肿瘤专业委员会，中华医学会血液学分会白血病淋巴瘤学组，中国抗淋巴瘤联盟. 2016. 淋巴浆细胞淋巴瘤/华氏巨球蛋白血症诊断与治疗中国专家共识（2016 年版）. 中华血液学杂志，37（9）：729-734.

Dimopoulos MA，Kastritis E，Owen RG，et al. 2014. Treatment recommendations for patients with Waldenström macroglobulinemia（WM）and related disorders：IWWM-7 consensus. Blood， 124（9）：1404-1411.

Owen RG，Treon SP，Al-Katib A，et al. 2003. Clinicopathological definition of Waldenstrom's macroglobulinemia：Consensus panel recommendations from the Second International Workshop on Waldenstrom's Macroglobulinemia . Semin Oncol，30（2）：110-115.

Treon SP，Cao Y，Xu L，et al. 2014. Somatic mutations in MYD88 and CXCR4 are determinants of clinical presentation and overall survival in Waldenström macroglobulinemia. Blood，123：2791-2796.

Treon SP，Xu L，Yang G，et al. 2012. MYD88 L265P somatic mutation in Waldenström's macroglobulinemia. N Engl J Med，367：826-833.

一〇三 重 链 病

【诊 断 标 准】

重链病的诊断依赖于血清和尿液免疫固定电泳检测。仅有单克隆的免疫球蛋白重链，而没有相应轻链的即可诊断为重链病。依据重链的类型，可以分为α、γ和μ重链病。

【疗效标准】

由于重链病的罕见性，目前缺乏相应的疗效标准。临床实践中可以参考多发性骨髓瘤的疗效标准。

【评　　论】

1. 重链病是一组罕见的B淋巴细胞肿瘤。体突变造成免疫球蛋白重链中用于结合轻链的CH1区域大片缺失，形成单克隆的不能结合轻链的免疫球蛋白重链。

2. α重链病：最为常见。主要累及胃肠道，表现为吸收不良综合征。部分患者的肠道病理可以表现出结外边缘区黏膜相关淋巴组织淋巴瘤的特点。血清免疫固定电泳可以发现单纯的α重链。肠道感染可能是α重链病的重要发病因素。对于早期患者，可以采用抗生素治疗；对于进展期患者，可以采用联合化疗。

3. γ重链病：多合并自身免疫性疾病或者淋巴浆细胞肿瘤。其临床表现多样，多有发热、乏力等全身症状，其他症状取决于受累器官。血清/尿液免疫固定电泳可以发现单纯的γ重链，血清IgG水平升高。组织病理可以类似淋巴浆细胞淋巴瘤，但是MYD88^{L265P}突变为阴性。无标准化治疗，推荐利妥昔单抗联合化疗。

4. μ重链病：极为罕见，目前报道不足40例。病因不清，大部分合并有淋巴瘤。临床表现取决于淋巴瘤受累器官，肝大相对多见。治疗方面应按照淋巴瘤进行联合化疗。

（李　剑）

参考文献

Bianchi G，Anderson KC，Harris NL，et al. 2014.The heavy chain diseases：Clinical and pathologic features. Oncology（Williston Park），28：45-53.

Wahner-Roedler DL，Kyle RA. 2005.Heavy chain diseases. Best Pract Res Clin Haematol，18：729-746.

一〇四　意义不明的单克隆免疫球蛋白血症

【诊断标准】

IgA/IgG型意义不明的单克隆免疫球蛋白血症（MGUS），需要符合以下3条标准：

1. 血清M蛋白阳性，且＜30g/L。

2. 骨髓浆细胞＜10%。

3. 无贫血、肾功能不全、溶骨性病变和高钙血症；异常FLC/正常FLC值＜100，MRI发现的局灶性病灶≤1个。

IgM型MGUS，需要符合以下3条标准：

1. 血清存在单克隆IgM型M蛋白。

2. 骨髓内无淋巴浆细胞。

3. 缺乏器官损害证据。

轻链型 MGUS，需要符合以下所有标准：

1. 血清或尿存在单克隆轻链。

2. 血清 FLCR 异常。

3. 异常 FLC 超过正常值。

4. 24 小时尿 M 蛋白＜500mg。

5. 无器官损害证据。

【疗 效 标 准】

随访。

【评　　论】

1. MGUS 是一种癌前病变，＞50 岁人群的发生率约为 3.2%，所有 MM 患者在其病程中存在 MGUS 阶段。IgA/IgG 型 MGUS 主要应和 MM 及冒烟型 MM 进行鉴别诊断，有无器官损害及定义性的生物学标志物是鉴别 MGUS 和 MM 的主要依据。IgM 型 MGUS 主要应和冒烟型/症状性巨球蛋白血症进行鉴别，骨髓内有无经典的淋巴浆细胞及是否存在相应的器官损害是鉴别要点。另外，MGUS 还需要和一些其他少见的 M 蛋白相关性疾病相鉴别。

2. MGUS 患者存在进展为多发性骨髓瘤、轻链型淀粉样变、巨球蛋白血症和非霍奇金淋巴瘤的转化风险，其年进展率约为 1%。依照 Mayo 危险模型的三个危险因素：①M 蛋白≥15g/L；②非 IgG 型 M 蛋白；③血清 FLCR 异常，无危险因素患者的 20 年进展率为 5%，1 个危险因素的为 21%，2 个危险因素的为 37%，3 个危险因素的为 58%。

3. 对于低危患者，可以每 1～2 年随访一次；高危患者每年随访一次。而对于伴有游离轻链比异常的 MGUS 患者，要警惕患者向轻链型淀粉样变的进展。

（李　剑）

参 考 文 献

Bladé J. 2006. Monoclonal gammopathy of undetermined significance. N Engl J Med，355：2765-2770.

Dispenzieri A，Katzmann JA，Kyle RA，et al. 2010. Prevalence and risk of progression of light chain monoclonal gammopathy of undetermined significance：A retrospective population-based cohort study. Lancet，375：1721-1728.

Kyle RA，et al. 2007. Monoclonal gammopathy of undetermined significance and smouldering multiple myeloma：Emphasis on risk factors for progression. Br J Haematol，139：730-743.

一〇五　POEMS 综合征

【国际诊断标准】

1. 强制性主要标准

（1）多发性周围神经病。

（2）单克隆浆细胞增殖性疾病。

2. 主要标准

（1）高水平血清或血浆血管内皮生长因子（VEGF）。

（2）Castleman 病。

（3）硬化性骨病。

3. 次要标准

（1）内分泌病变（单纯的甲状腺功能减低或 2 型糖尿病不足以作为诊断标准）。

（2）皮肤改变（包括皮肤变黑、毳毛增多、皮肤粗糙、血管瘤、白甲等）。

（3）器官肿大（肝大、脾大或淋巴结肿大）。

（4）视乳头水肿。

（5）肢体水肿或浆膜腔积液。

（6）红细胞增多症或血小板增多症。

诊断需要同时符合 2 项强制性主要标准、至少 1 项主要标准，以及至少 1 项次要标准。

【疗效标准】

1. 血液学疗效

（1）完全缓解：血清蛋白电泳阴性、血/尿免疫固定电泳阴性和血清游离轻链比正常。

（2）未缓解：不符合完全缓解和进展/复发的定义。

（3）疾病进展或复发：血/尿免疫固定电泳从阴性再次变为阳性；或者血清蛋白电泳提示 M 蛋白量增加 50%，且绝对值增加 5g/L。

2. VEGF 疗效

（1）完全缓解：血清 VEGF 下降到正常水平。

（2）部分缓解：血清 VEGF 下降超过 50%。

（3）稳定：血清 VEGF 下降和增加均未超过 50%。

（4）进展：血清 VEGF 增加超过 50%。

3. 神经病变缓解　依照总体神经病变限制性量表进行评价，评分下降 1 分为神经病变缓解；增加 1 分为神经病变进展；评分无变化为神经病变稳定。

【评　论】

1. POEMS 综合征是一种少见的、独立的单克隆浆细胞疾病。其发病机制尚不清楚，但是骨髓浆细胞分泌的高水平血清 VEGF 可能是引起 POEMS 综合征中多种症状的致病因素。

2. 证实存在单克隆浆细胞增殖性疾病的证据可以包括：①血清蛋白电泳或免疫固定电泳阳性；或②尿免疫固定电泳阳性；或③血清游离轻链比异常；或④病理组织活检证实存在浆细胞瘤。4 条中符合 1 条即可判断存在单克隆浆细胞增殖性疾病。

3. 血 VEGF 增高是 POEMS 综合征的重要诊断和疗效评价标志物。依据实验室情况，可以选择血清或者血浆进行 VEGF 测定。我们的结果显示，当血清 VEGF 水平＞1200pg/ml 时，其诊断 POEMS 综合征的特异性和敏感性分别为 90.2%和 83.7%。另外，有研究显示，血清 VEGF 的缓解水平与患者的无进展生存相关。

4. 骨骼 X 线评价硬化性骨病的特异性和敏感性均较低，全身低剂量 CT 可以发现更多的骨骼病变，PET-CT 同样可以用于骨骼的评价。

5. Castleman 病是一种病理学诊断的淋巴增殖性疾病，其与 POEMS 综合征之间存在一定的交叉性。目前认为，如果 Castleman 病患者能够符合 POEMS 综合征的诊断标准，那么 Castleman 病就作为 POEMS 综合征表现的一部分，而不单独诊断。

6. 内分泌病变中比较特异的表现是男性的乳腺发育、泌乳素增高及雌激素水平增高。

7. 皮肤的肾小球样血管瘤是最为特征性的皮肤改变。

8. POEMS 综合征缺乏公认的疗效标准，一般认为其疗效评价应该分为血液学疗效、血清 VEGF 疗效和重要器官疗效。但是，由于 POEMS 综合征患者的 M 蛋白量都比较低，且血清游离轻链比值异常的比例很低，因此其血液学疗效评价较为困难。同时，血液学缓解状态和症状缓解之间也缺乏特别紧密的关系。

9. 重要器官的评价取决于患者的受累器官和症状。对于神经病变而言，建议采用神经功能量表进行评价，目前最为常用的量表是总体神经病变限制性量表（Overall Neuropathy Limited Scale），其包括上肢部分（0～5 分）和下肢部分（0～7 分），总分为 0～12 分，分数越高表明神经病变越重。

（李　剑）

参考文献

曹欣欣，王琛，蔡昊，等. 2015. 血清血管内皮生长因子水平对 POEMS 综合征的诊断意义及其临床相关性研究. 中华血液学杂志，35：1065-1068.

Dispenzieri A. 2007. POEMS syndrome. Blood Review，21：285-299.

Li J，Zhang W，Jiao L，et al. 2011. Combination of melphalan and dexamethasone for patients with newly diagnosed POEMS syndrome. Blood，117：6445-6449.

Li J，Zhou DB. 2013. New advances in the diagnosis and treatment of POEMS syndrome. British Journal of Haematology，161：303-315.

Pan Q，Li J，Li F，et al. 2015. Characterizing POEMS syndrome with ^{18}F-FDG PET/CT. Journal of Nuclear Medicine，56：1334-1337.

一〇六　朗格汉斯细胞组织细胞增生症

朗格汉斯细胞组织细胞增生症（Langerhans cell histiocytosis，LCH），原名组织细胞增生症 X，是一组病因不明、以朗格汉斯细胞增殖并破坏局部组织为特点的疾病。本病儿童多见，成人患者临床表现和预后均与儿童有所不同。

【诊 断 标 准】

1. 临床表现　有多系统症状，例如发热、皮疹、口腔及耳鼻喉病变；中枢性尿崩症、垂体、下丘脑甚至其他部位中枢神经系统病变；呼吸道症状；肝脾可以肿大，可以出现黄疸、肝功能异常、肝衰竭和门静脉高压；淋巴结可见肿大；骨质损害常见于颅骨、四肢骨、脊柱、骨盆等，眼眶骨质病变所致突眼为儿童患者典型表现之一。

2. 实验室检查　炎症指标如血沉增快和C反应蛋白（CRP）升高，可能反映疾病的活动性。

3. 内分泌指标　生长激素缺乏（GHD）、性激素缺乏、ACTH缺乏、TSH缺乏等都是常见异常。

4. 骨髓检查　极少数患者骨髓中可见朗格汉斯细胞，但不能作为唯一的诊断证据。

5. 骨病变　X线和CT（如全身低剂量CT）均可作为首选方法。全身骨质均可以发生溶骨性骨质破坏。

6. 肺部检查　高分辨率CT可见肺部弥漫性网状或点网状阴影，也可见局限或颗粒状阴影，类似于粟粒型肺结核。严重病例可见肺气肿或蜂窝状肺囊肿、纵隔气肿、气胸或皮下气肿。也可做肺功能及支气管肺泡灌洗液检查，支气管肺泡灌洗液中CD1a阳性细胞＞5%支持诊断。胸腺增大在儿童患者中也可见到，尸检证实肿大的胸腺是组织细胞浸润的结果。

7. 病理活检　病理标本可以来自皮疹细胞学印片或病灶组织活检切片，是确诊本病的依据。LCH典型病理表现：光镜下可见分化较好的组织细胞增生，此外可见泡沫样细胞、嗜酸粒细胞、淋巴细胞、浆细胞和多核巨细胞。不同类型可以有不同细胞组成，严重者可致原有组织破坏，但没有分化较差的恶性组织细胞。慢性病变中可见大量含有多脂质性的组织细胞和嗜酸粒细胞，形成嗜酸细胞肉芽肿，增生中心可有出血和坏死。除了上述光镜下特点外，确诊还需要免疫组化检查，巨细胞的CD68、CD1a、S100及Langerin（CD207）均为阳性。电镜检查可见朗格汉斯巨细胞，这种细胞是一种体积较大的单个核细胞，直径可达13μm，胞体不规则。胞质中可见被称为朗格汉斯颗粒或者Birbeck颗粒的分散的细胞器，颗粒长190～360nm、宽33nm，末端可呈泡沫样扩张，形态如网球拍。细胞核不规则，常呈扭曲状，核仁明显，多为1～3个。

8. 诊断　分为确诊和疑诊，标准如表106-1。

表106-1　朗格汉斯细胞组织细胞增生症确诊和疑诊标准

确诊	疑诊
光镜下临床病理提示诊断，并下述至少一项	仅基于临床及放射学证据，缺乏病理活检
Langerin（CD207）阳性	例如：吸烟者肺部CT扫描出现典型囊性和结节性病灶（确诊需要考虑活检）
CD1a阳性	
电镜下Birbeck颗粒阳性	

9. 基因突变检查　可以采用免疫组化或者PCR技术检测病理组织中的BRAFV600E突变情况，有助于诊断及鉴别诊断。

【疗效标准】

1. 疾病状态标准（国际组织细胞协会LCH-I研究）

（1）无活动病灶（NAD）：所有病灶消失，所有症状、体征消失。

（2）活动病灶（AD）

1）疾病好转：没有新的病灶，症状、体征好转。

2）稳定：症状、体征持续，但没有新的病灶。

3）进展：症状、体征加重和/或出现新病灶。

2. 疾病疗效标准

（1）良好

1）完全缓解（NAD）。

2）好转（良好 AD）。

（2）中等

1）混合（出现新病灶与旧病灶好转同时存在）。

2）稳定（没有改变）。

（3）恶化：进展性活动病灶。

【评　论】

1. 本病传统分为 3 型

（1）莱特勒-西韦综合征（Letterer-Siwe syndrome，LS）。

（2）汉-许-克综合征（Hand-Schüller-Christian syndrome）。

（3）骨嗜酸细胞肉芽肿（eosinophilic granuloma of bone，EGB）。

近年来，随着对本病病因、发病机制、病理学认识的进步，已将本病统一称为朗格汉斯细胞组织细胞增生症。

2. LCH 是罕见疾病，年发病率估计为（0.5～5.4）/100 万，男性稍多，本病常见于儿童，临床特征和治疗研究也多集中于儿童，成人 LCH 发病率更低，相关研究更少。LCH 临床表现谱极广，病情从轻至重差异很大，因此常常被误诊和漏诊。

3. 扁骨病灶为虫食样至巨大缺损，颅骨巨大缺损可呈地图样。脊柱多为椎体破坏，呈扁平椎，但椎间隙不变窄。长骨多为囊状缺损，无死骨形成。MRI 和 PET-CT 也是可以选择的检查方法，其优势在于可以同时发现骨质外病变，并且对治疗效果进行评价。由于存在假阳性可能，放射性核素骨显像不宜作为单一评价手段。

4. LCH 发病机制不明，一些研究认为朗格汉斯细胞的异常聚集是免疫失调的结果。病毒感染也被认为在 LCH 发病机制中是诱导细胞因子产生的重要因素，例如 CMV、EBV、人疱疹病毒等，但是目前该论点受到较多质疑。随着近年来关于 BRAF 基因与 LCH 之间研究的深入，这种观念受到挑战。BRAF 是一种新的癌基因，与肿瘤存在密切的关系，在多种肿瘤中均存在 BRAF 基因的体细胞点突变。近年的研究发现，LCH 患者病变组织中，BRAF V600E 突变检出率显著增高，在 BRAF V600E 突变阴性时，33%～50%的患者可以发现 MAP2K1（编码 MEK1 的基因）突变，少数病例可以发现该通路其他基因突变，例如 ARAF 和 ERBB3。最终可以得出推论，几乎所有 LCH 均由 RAS-RAF-MEK 通路相关基因异常所致的 ERK 磷酸化引起，所有的突变位点均可能作为 LCH 靶向治疗的靶点。这些发现提示，LCH 可能是一种克隆性肿瘤性疾病，从而颠覆了 LCH 系反应性疾病的观念。

5. 研究证实，如果 BRAF V600E 突变发生在造血细胞的不同发育阶段，将会影响 LCH 的临床表现和分型。例如，如果突变发生于骨髓干祖细胞阶段，临床多表现为多系统高危型；而仅发生于朗格汉斯细胞阶段时，则多表现为单系统低危型。这些研究同时证实，LCH 细胞来源于髓系干祖细胞，而不是表皮来源的朗格汉斯细胞。因此，目前的治疗方案多采用针对髓系肿瘤的药物组成，例如阿糖胞苷和依托泊苷等。

6. 危险分层

（1）单系统（SS）。

（2）多系统低危（无危险器官受累，MS-RO−）。

（3）多系统高危（有危险器官受累，MS-RO+）。危险器官定义如下：

1）血液系统

A. 贫血：Hb＜100g/L（婴儿 90g/L），需排除其他原因，例如缺铁性贫血。

B. 白细胞减少：WBC＜4×10^9/L。

C. 血小板减少：PLT＜100×10^9/L。

2）肝脏受累：肋下＞3cm 和/或肝功能异常（黄疸，低蛋白，GGT、ALP、ALT、AST 等增高，腹水，水肿），肝脏活检病理学可以确诊。

3）脾脏受累：肋下＞2cm。

4）肺脏受累：HRCT 典型表现和/或病理组织学证据。

（4）极高危：高危患者标准治疗 6 周无效者。

（段明辉）

参考文献

段明辉，韩潇，李剑，等. 2013. 17 例成人朗格汉斯细胞组织细胞增生症患者放射治疗的疗效分析. 中华血液学杂志，34（6）：482-484.

高举，袁粒星. 2006. 朗格汉斯细胞组织细胞增生症的诊断和治疗. 实用儿科临床杂志，21（15）：1037-1040.

韩潇，周道斌，焦力，等. 2010. 成人朗格罕斯细胞组织细胞增生症 40 例临床表现分析. 中华血液学杂志，31（10）：699-701.

吴方方，高怡瑾，潘慈，等. 2016. 儿童多脏器受累朗格汉斯细胞组织细胞增生症 131 例临床研究. 中华儿科杂志，54（5）：349-353.

杨士元. 1983. 组织细胞增生症 X 470 例分析. 中华儿科杂志，21（5）：265.

赵新民，胡亚美，邹道韫. 1993. 朗格汉斯细胞组织细胞增生症临床和实验研究. 中华儿科杂志，31（5）：266-268.

Alayed K，Medeiros LJ，Patel KP，et al. 2016. BRAF and MAP2K1 mutations in Langerhans cell histiocytosis：A study of 50 cases. Hum Pathol，52：61-67.

Badalian-Very G，Vergilio JA，Degar BA，et al. 2010. Recurrent BRAF mutations in Langerhans cell histiocytosis. Blood，116（11）：1919-1923.

Berres ML，Lim KP，Peters T，et al. 2014. BRAF-V600E expression in precursor versus differentiated dendritic cells defines clinically distinct LCH risk groups. J Exp Med，211（4）：669-683.

Donadieu J，Piguet C，Bernard F，et al. 2004. A new clinical score for disease activity in Langerhans cell histiocytosis. Pediatr Blood Cancer，43（7）：770-776.

Gadner H，Grois N，Arico M，et al. 2001. A randomized trial of treatment for multisystem Langerhans' cell histiocytosis. J Pediatr，138（5）：728-734.

Girschikofsky M，Arico M，Castillo D，et al. 2013. Management of adult patients with Langerhans cell

histiocytosis：Recommendations from an expert panel on behalf of Euro-Histio-Net. Orphanet J Rare Dis，8：72.
Hervier B，Haroche J，Arnaud L，et al. 2014. Association of both Langerhans cell histiocytosis and Erdheim-Chester disease linked to the BRAFV600E mutation. Blood，124（7）：1119-1126.
Hutter C，Minkov M. 2016. Insights into the pathogenesis of Langerhans cell histiocytosis：The development of targeted therapies. Immunotargets Ther，5：81-91.
Nelson DS，Quispel W，Badalian-Very G，et al. 2014. Somatic activating ARAF mutations in Langerhans cell histiocytosis. Blood，123（20）：3152-3155.

一〇七 Erdheim-Chester 病

【诊 断 标 准】

尽管 Erdheim-Chester 病（Erdheim-Chester disease，ECD）诊断的金标准为病理诊断，但是由于 ECD 独特的临床和影像学表现，诊断最好是基于临床表现和受累组织病理结果的综合判断。

1. 临床表现　ECD 的临床表现因受累部位不同而表现各异。但是，绝大多数 ECD 患者在诊断时候都有骨骼受累，同时多数患者还至少有一处骨外部位受累，包括上颌窦、大血管、腹膜后、心脏、肺、中枢神经系统、皮肤、垂体和眶周等。

2. 影像学表现　骨骼 X 线为双侧长骨骨干的对称性骨硬化表现，骨扫描可见特征性的股骨远端和胫骨近端的放射性浓聚。

3. 病理　受累部位活检可发现组织中存在成片泡沫状组织细胞，伴有炎性细胞和多核巨细胞（Touton 细胞）浸润，以及纤维组织混合其中或包绕在外。组织细胞表达 CD68 和 CD163，但不表达 CD1a 或 CD207，电镜下无 Birbeck 颗粒，S100 可以阳性。50%以上患者的病变组织可检测到 $BRAF^{V600E}$ 突变。

【疗 效 标 准】

目前尚缺乏公认的疗效标准，PET-CT 有助于判断疾病活动程度；受累部位的影像学评估可能有助于判断治疗效果。

【评　　论】

1. ECD 是一种少见的组织细胞疾病。50%以上患者的病变组织都存在 $BRAF^{V600E}$ 突变，MAPK 通路其他基因突变（如 MAP2K1、NRAS、KRAS 和 ARAF 突变等）也在 ECD 中被发现。突变类型与 LCH 中的基因突变类型相似，因此 2016 版 WHO 组织细胞疾病分类标准将 ECD 和 LCH 归为一大类，认为是一组炎性髓系肿瘤。

2. 一些 ECD 和 LCH 病变可以共同存在。混合性组织细胞疾病可发生在同一患者不同部位或相同部位，也可以先后出现。

3. ECD 患者的临床表现多样，约半数患者有骨痛表现，主要为下肢；血管病变最常见的表现为主动脉鞘形成；腹膜后受累可表现为瘤样浸润或肾周形成鞘膜样改变，可导致急性或慢性肾功能不全；心脏最常见的表现为右心占位，另外可以表现为心包大量积液；中枢神经系统受累最常见的表现为垂体性尿崩症；另外，眶周受累也不少见，临床表现为突眼伴或不伴视力受损。眼睑的黄色瘤也常有报道。

4. 由于 ECD 临床表现的高度异质性，例如一些患者仅有单个器官受累、进展缓慢，如单独垂体受累表现为尿崩症，经手术切除后病情可稳定多年不需要治疗；而另一些有重要脏器受累，如中枢神经系统、心血管等，进展迅速，需要积极干预。一线治疗为大剂量干扰素。BRAF 抑制剂在 $BRAF^{V600E}$ 突变的 ECD 患者中已被证实有效。

（曹欣欣　李　剑）

参考文献

Arnaud L，Gorochov G，Charlotte F，et al. 2011. Systemic perturbation of cytokine and chemokine networks in Erdheim-Chester disease：A single-center series of 37 patients. Blood，117：2783-2790.

Arnaud L，Malek Z，Archambaud F，et al. 2009. ^{18}F-fluorodeoxyglucose-positron emission tomography scanning is more useful in followup than in the initial assessment of patients with Erdheim-Chester disease. Arthritis Rheum，60：3128-3138.

Cao XX，Sun J，Li J，et al. 2016. Evaluation of clinicopathologic characteristics and the BRAF V600E mutation in Erdheim-Chester disease among Chinese adults. Ann Hematol，95：745-750.

Diamond EL，Dagna L，Hyman DM，et al. 2014. Consensus guidelines for the diagnosis and clinical management of Erdheim-Chester disease. Blood，124：483-492.

Emile JF，Abla O，Fraitag S，et al. 2016. Revised classification of histiocytoses and neoplasms of the macrophage-dendritic cell lineages. Blood，127：2672-2681.

一〇八　Rosai-Dorfman 病

Rosai-Dorfman 病（Rosai-Dorfman disease，RDD）是另一种少见的组织细胞疾病，特征为 S100 阳性组织细胞在淋巴结窦内和内脏淋巴管中的良性增生。曾被称为“窦组织细胞增生伴有巨大淋巴结病”。但近年发现部分遗传性疾病、自身免疫性疾病及肿瘤均可伴发 RDD 样表现，因此目前认为 RDD 可能并非一个独立疾病，而是一种病理表现。基于此观点，可以将 RDD 分为 5 类：家族性 RDD、经典型 RDD、结外 RDD、肿瘤相关性 RDD 和自身免疫性 RDD。

【诊断标准】

病理诊断是 RDD 诊断的金标准。窦内组织细胞增生伴有噬细胞现象（红细胞、淋巴细胞和浆细胞被组织细胞吞噬）是 RDD 的特征性表现。免疫组化显示 CD68、CD163 和 S100 阳性，而 CD1a 阴性。

【疗效标准】

目前尚缺乏公认的疗效标准。

【评　　论】

1. RDD最常见的临床表现为对称性无痛性颈部淋巴结大，可伴有发热、盗汗和体重减轻。纵隔、腹股沟、腹膜后淋巴结也可受累。约43%的患者有结外受累，常见部位包括皮肤、软组织、上呼吸道、骨骼、眼和眶后组织。也可发生单独中枢神经系统受累，多数为硬脑膜病变，仅少数病例可以出现脑实质浸润。

2. 由于目前认为 RDD 可能并不是一个独立疾病，而是一种病理表现。因此在病理诊断 RDD 后，应该筛查患者是否存在其他潜在疾病，如肿瘤和自身免疫性疾病。

3. 由于 RDD 病理表现并非特异，在一些 ECD 患者中也可出现类似表现，导致个别病例鉴别诊断困难。目前尚未发现 RDD 患者中存在 BRAF 突变，因此 BRAF 突变检测有助于两者的鉴别诊断。

（曹欣欣　李　剑）

参 考 文 献

Emile JF，Abla O，Fraitag S，et al. 2016. Revised classification of histiocytoses and neoplasms of the macrophage-dendritic cell lineages. Blood，127：2672-2681.

Foucar E，Rosai J，Dorfman R. 1990. Sinus hisitocytosis with massive lymphadenopathy（Rosai-Dorfman disease）：Review of the entity. Semin Diagn Pathol，7：19-73.

一〇九　幼年黄色肉芽肿

幼年黄色肉芽肿（javenile xanthognanuloma，JXG）是最常见的一种儿童发病的非朗格汉斯细胞组织细胞增生症，常常自发缓解。JXG 主要累及皮肤。2016 版 WHO 组织细胞疾病分类标准中将伴皮肤外表现或播散性 JXG 伴 MAPK 激活突变或 ALK 易位者划分为 ECD 的一个亚型。

【诊 断 标 准】

1. 临床表现　典型的 JXG 皮损为 1 个到多个、直径 0.5～1cm 的红色或黄色结节，可自发缓解。

2. 病理诊断　JXG 的诊断依靠病理活检，需排除 LCH 或其他良性组织细胞增生、皮肤纤维瘤或肥大细胞增生症。JXG 的典型病理改变为伴有环形细胞核的大细胞（Touton 巨细胞）。免疫组化特征为 CD1a 和 Langerin 阴性，S100 多数阴性，但少数情况也可以阳性。

【疗 效 标 准】

目前尚缺乏公认的疗效标准。

【评　　论】

1. 皮肤 JXG 可以表现为单发（最常见表现）或多发的丘疹或结节，主要局限于面部、头和颈部，也可累及躯干上部和四肢。1 岁以内儿童最多见。皮肤 JXG 通常为一良性病程，通常经过数月至数年逐渐发展为黄褐色病灶。

2. JXG 的发病机制不明，未发现 BRAF-V600E 突变，但存在 PI3KCD 突变和 NF1 突变。

3. 皮肤 JXG 的预后良好。少数患儿可发生全身性病变，最新诊断标准认为全身性 JXG 可能为 ECD 的一个亚型，治疗和随诊应遵循 ECD 的诊疗原则。

（曹欣欣　李　剑）

参考文献

Emile JF，Abla O，Fraitag S，et al. 2016.Revised classification of histiocytoses and neoplasms of the macrophage-dendritic cell lineages. Blood，127：2672-2681.

一一〇　噬血细胞性淋巴组织细胞增多症

噬血细胞性淋巴组织细胞增多症（hemophagocytic lymphohistiocytosis，HLH），又称噬血细胞综合征，是一种由遗传性或获得性免疫功能异常导致的、以病理性炎症反应为主要特征的临床综合征。

【诊 断 标 准】

（一）HLH-2004 诊断标准

HLH-2004 诊断标准由国际组织细胞协会于 2004 年修订。符合以下两条标准中任何一条时可以诊断 HLH：

1. 分子诊断符合 HLH　在目前已知的 HLH 相关致病基因，如 PRF1、UNC13D、STX11、STXBP2、Rab27a、LYST、SH2D1A、BIRC4、ITK、AP3B1、MAGT1、CD27 等发现病理性突变。

2. 符合以下 8 条指标中的 5 条

（1）发热：体温＞38.5℃，持续＞7 天。

（2）脾大。

（3）血细胞减少（累及外周血两系或三系）：血红蛋白＜90g/L，血小板＜100×10^9/L，中性粒细胞＜1.0×10^9/L 且非骨髓造血功能减低所致。

（4）高三酰甘油血症和/或低纤维蛋白原血症：三酰甘油＞3mmol/L 或高于同年龄的 3 个标准差，纤维蛋白原＜1.5g/L 或低于同年龄的 3 个标准差。

（5）在骨髓、脾脏、肝脏或淋巴结中找到噬血细胞。

（6）NK 细胞活性降低或缺如。

（7）血清铁蛋白升高：铁蛋白≥500μg/L。

（8）sCD25（可溶性白介素-2 受体）升高。

（二）HScore 诊断标准

HScore 诊断标准由 Fardet 等于 2014 年制定，用于继发性 HLH。对下列参数进行积分（表 110-1），积分越高诊断 HLH 的可能性越大。最佳截断值为 169 分，敏感性为 93%，特异性为 86%，可以对 90%的患者进行精确的分类。

表 110-1 HScore 诊断标准中的参数和积分标准

参数	积分标准
已知潜在的免疫抑制[a]	无（0 分）；有（18 分）
体温（℃）	＜38.4（0 分）；38.4～39.4（33 分）；＞39.4（49 分）
器官肿大	无（0 分）；肝肿大或脾肿大（23 分）；肝脾肿大（38 分）
细胞减少[b]	1 系（0 分）；2 系（24 分）；3 系（34 分）
铁蛋白（ng/ml）	＜2000（0 分）；2000～6000（35 分）；＞6000（50 分）
三酰甘油（μmol/L）	＜1.5（0 分）；1.5～4（44 分）；＞4（64 分）
纤维蛋白原（g/L）	＞2.5（0 分）；≤2.5（30 分）
谷草转氨酶（IU/L）	＜30（0 分）；≥30（19 分）
骨髓穿刺发现噬血现象	无（0 分）；有（35 分）

a 人类免疫缺陷病毒阳性或接受长期的免疫抑制治疗（糖皮质激素、环孢素、硫唑嘌呤等）。

b 血红蛋白≤92g/L、白细胞＜5.0×10^9/L、血小板＜110×10^9/L。

【疗 效 标 准】

（一）HLH-2004 疗效评价标准

1. 临床有效

（1）体温正常。

（2）脾脏缩小。

（3）血小板≥100×10^9/L。

（4）纤维蛋白原水平正常。

（5）铁蛋白水平下降＞25%。

2. 临床缓解

（1）体温正常。

（2）脾脏大小恢复正常。

（3）血细胞计数恢复正常（血红蛋白≥90g/L、中性粒细胞≥0.5×10^9/L、血小板≥100×10^9/L）。

（4）三酰甘油＜3mmol/L。

（5）血清铁蛋白＜500μg/L。

（6）脑脊液检查正常（治疗前脑脊液异常者）。

（7）血浆 sCD25 下降

（二）美国 HLH 协作组疗效评价标准

将以下 6 项指标作为临床疗效评价的参考依据：①血清 sCD25；②血清铁蛋白；③血

细胞计数；④三酰甘油；⑤噬血现象；⑥意识水平（如有中枢神经系统症状的 HLH 患者）。

1. 完全应答　上述所有指标均恢复正常，定义为完全缓解。

2. 部分应答　≥2 项症状/实验室指标改善至少 25%以上者定义为部分缓解，其中各单项指标还需符合以下特定标准：

（1）sCD25 下降 2/3 以上。

（2）铁蛋白和三酰甘油下降＞25%。

（3）不输血情况下：中性粒细胞计数＜0.5×10^9/L 者，需增加 1 倍，并＞0.5×10^9/L；中性粒细胞 0.5×10^9/L～2.0×10^9/L，需增加 1 倍并恢复正常。

（4）谷丙转氨酶＞400U/L 者，需下降 50%以上。

【评　　论】

HLH 主要由淋巴细胞、单核细胞和吞噬细胞系统异常激活、增殖，分泌大量炎性细胞因子，引起的一系列炎症反应。临床以持续性发热、肝脾大、全血细胞减少，以及骨髓、肝、脾、淋巴结组织发现噬血现象为主要特征。根据是否存在明确的基因缺陷将其分为原发性 HLH 和继发性 HLH。原发性 HLH 患者具有明确的家族遗传或基因缺陷，多于婴幼儿和年幼时发病，被认为是有固定的细胞毒性功能缺陷。继发性 HLH 患者则无家族病史或已知的遗传基因缺陷，由感染、恶性肿瘤或风湿性疾病等多种免疫触发因素导致 HLH 的发生。

国内外的研究资料均显示无论在儿童还是成人，感染相关 HLH 是最常见的类型。而恶性肿瘤相关 HLH 在成人 HLH 中的发生率明显高于儿童患者，并且绝大多数由血液系统恶性疾病引起，其中淋巴瘤是最常见的病因，并且以 T 细胞来源多见。风湿免疫病相关 HLH 在儿童以青少年特发性关节炎为主，而在成人以成人 Still 病和系统性红斑狼疮多见。原发性 HLH 是一种常染色体/性染色体隐性遗传疾病，目前的研究已证实原发性 HLH 不仅在婴幼儿发病，也可延迟至成人期发病。

目前公认的 HLH 诊断标准由国际组织细胞协会 1991 年制定，2004 年修订，对于疑似 HLH 的患者应该尽早完善与诊断相关的各项检查。HLH 患者的 NK 细胞活性的降低或缺乏被认为是具有里程碑意义的发现，成为诊断 HLH 的重要指标之一。无论是原发性 HLH 还是继发性 HLH，在疾病过程中均有可能出现 NK 细胞活性的减低和缺失。在原发性 HLH 患者，即使 NK 细胞数量正常，也可以出现细胞毒性颗粒成分、转运、释放的严重受损；继发性 HLH 的患者在疾病活动期可能 NK 细胞数量较低，NK 细胞功能下降，在治疗后可能可恢复正常。NK 细胞功能缺陷由细胞毒性检测测定，如 NK 细胞活性、CD107a 的激发及 HLH 相关缺陷基因的蛋白表达水平等。当患者出现 NK 细胞活性的极度降低、CD107a 表达量降低及 HLH 相关蛋白表达水平的下降时，应考虑进行 HLH 相关的基因测序。此外，值得一提的是，尽管 HLH 一直以来以噬血现象作为特点而命名，但噬血现象已经被许多研究认为不能作为排除和诊断 HLH 的必要条件。

近年来关于 HLH-2004 诊断标准适用性的讨论日趋热烈，例如儿童和成人群体、不同类型 HLH 群体、各项指标的截断值等。目前 HScore 积分标准被认为比 HLH-2004 更适用于继发性 HLH。该积分系统由 9 个临床简单易得的参数组成，积分越高，发生 HLH 的概率就越大。HScore＞169 分被认为是最佳的截断值，研究认为该积分系统对 90%的继发性 HLH 患者可以做出精准的诊断。但是 HScore 的研究结果来自于回顾性研究，使得研究结果不可避免地存在偏倚，HScore 对 HLH 的诊断意义及其与 HLH-2004 诊断标准的优劣有待更多的前瞻性研究证实。

活动期的 HLH 病情进展迅速，若不及时进行合理、有效的干预治疗，死亡率极高。目前标准的 HLH 治疗方案，即 HLH-94 或 HLH-04 方案，采用足叶乙苷、地塞米松联合或不联合环孢素治疗活动期 HLH。10 年随访研究结果表明 HLH-04 与 HLH-94 的疗效没有明显的差异。当患者对目前的标准治疗方案无应答时，往往死于无法控制的疾病活动。目前国内外缺乏统一推荐的挽救治疗方案，主要的前瞻性临床研究包括阿伦单抗、干扰素-γ中和剂及 DEP 方案等。主流学术意见认为若患者在治疗开始后 2～3 周内，未表现出至少部分应答疗效，应考虑予以抢救治疗。无论是原发性 HLH 还是继发性 HLH，患者初诊时均以过度炎症反应为突出表现，其短期治疗策略是一致的，都以控制过度炎症状态为主，初始诱导治疗的应答率影响着患者的近期生存；而远期治疗策略为纠正潜在的免疫缺陷和免疫刺激，防治疾病本身进展和再活化，原发病的控制状况影响着患者的长期存活。

总而言之，HLH 不是一个独立的疾病，而是一个广泛的临床条件下达到共同点——过度的病理性炎症反应。了解 HLH 的临床特点，掌握 HLH 临床诊断的思路和手段并鉴别潜藏在 HLH 背后的原发病，做出及时正确的诊断，是制定合理治疗方案、提高生存预后的关键。

（王　昭）

参 考 文 献

Bryceson YT，Pende D，Maul-Pavicic A，et al. 2012. A prospective evaluation of degranulation assays in the rapid diagnosis of familial hemophagocytic syndromes. Blood，119（12）：2754-2763.

Fardet L，Galicier L，Lambotte O，et al. 2014. Develoment and validation of a score for the diagnosis of reactive hemopagocytic syndrome（HScore）. Arthritis Phumotal，66：2613-2620.

Gupta A，Weitzman S，Abdelhaleem M. 2008. The role of hemophagocytosis in bone marrow aspirates in the diagnosis of hemophagocytic lymphohistiocytosis. Pediatr Blood Cancer，50（2）：192-194.

Henter JI，Horne AC，Arico M，et al. 2007. HLH-2004：Diagnostic and therapeutic guidelines for hemophagocytic lymphohistiocytosis. Pediatr Blood Cancer，48（2）：124-131.

Jordan MB，Allen CE，Weitzman S，et al. 2011. How I treat hemophagocytic lymphohistiocytosis. Blood，118（15）：4041-4052.

Lehmberg K，Sprekels B，Nichols KE，et al. 2015. Malignancy-associated haemophagocytic lymphohistiocytosis in children and adolescents. Br J Haematol，170（4）：539-549.

Marsh RA，Allen CE，McClain KL，et al. 2013. Salvage therapy of refractory hemophagocytic lymphohistiocytosis with alemtuzumab. Pediatr Blood Cancer，60（1）：101-109.

Nikiforow S，Berliner N. 2015. The unique aspects of presentation and diagnosis of hemophagocytic lymphohistiocytosis in adults. Hematology Am Soc Hematol Educ Program，（1）：183-189.

Wang Y，Huang W，Hu L，et al. 2015. Multi-center study of combination DEP regimen as a salvage therapy for adult refractory hemophagocytic lymphohistiocytosis. Blood，126（19）：2186-2192.

一一一　组织细胞恶性肿瘤

组织细胞恶性肿瘤（恶性组织细胞病，简称恶组）是一组来源于组织细胞的恶性疾病，是组织细胞疾病分类中重要的一类疾病。“恶组”的命名曾消失了很长的时间。随着现代病理学技术的发展，国际组织细胞协会“2016 年修正组织细胞疾病分类”，重新采用了组织细胞恶性肿瘤的命名（表 111-1）。

表 111-1　组织细胞恶性肿瘤分类（2016 年国际组织细胞协会修订）

分类	部位	亚型
原发性组织细胞恶性肿瘤	皮肤	组织细胞
	淋巴结	或
	消化系统	交指树突状细胞
	中枢神经系统	或
	其他或弥漫性	朗格汉斯细胞
继发性组织细胞恶性肿瘤	继发于滤泡淋巴瘤	或
	继发于淋巴细胞白血病 / 淋巴瘤	未定型细胞
	继发于毛细胞白血病	或
	继发于急性淋巴母细胞白血病	非特定细胞
	继发于组织细胞病（朗格汉斯细胞组织细胞增生症、Rosai-Dorfman 病、其他）	
	继发于其他的血液系统恶性肿瘤	

【诊断标准】

1. 根据是否继发于其他血液系统恶性疾病，分为原发性和继发性。

（1）原发性组织细胞恶性肿瘤：指原发于组织细胞的、有细胞退行性变化并且细胞恶性增生的肿瘤。原发性组织细胞恶性肿瘤十分少见，其诊断为排除性诊断，根据肿瘤细胞的免疫表型，排除其他肿瘤，并表达至少两个组织细胞和/或树突状细胞的表面标志，包括 CD68、CD163、CD4、LYS。

（2）继发性组织细胞恶性肿瘤：继发性组织细胞恶性肿瘤可在血液系统疾病的同时或之后发生，可继发于滤泡淋巴瘤、毛细胞白血病、慢性淋巴细胞白血病、急性淋巴细胞白血病。也有报道发生于慢性粒单核细胞白血病和朗格汉斯细胞组织细胞增生症。已经证实继发性组织细胞恶性肿瘤与其原发病之间存在克隆联系：共同的基因突变或染色体改变。

2. 根据肿瘤细胞的来源及免疫表型，分为组织细胞肉瘤、交指树突状细胞肉瘤、朗格汉斯细胞肉瘤、未定型组织细胞肉瘤。

（1）组织细胞肉瘤（histiocytic sarcoma，HS）：好发部位以结外居多，其中肠道受累最为常见。临床症状常常更具侵袭性。光镜下肿瘤细胞呈圆形至椭圆形，胞核轻度异型，核仁小且明显，胞质嗜酸性。肿瘤细胞有轻至中度异型性，例如纺锤样细胞和/或多核巨细胞。可见噬血现象，但可随疾病进展而消失。电镜下肿瘤细胞胞质中可见溶酶体，但无Birbeck颗粒、桥粒或指突状连接。组织细胞肉瘤的特异性免疫表型：$CD68^+$，LYS^+，$CD1a^-$，$S100^{-/+}$，FDC标志阴性。因活化的正常吞噬细胞可表达S100，所以在组织细胞肉瘤中偶可出现S-100阳性。髓系特异性标志（MPO，CD33）缺失，这对组织细胞肉瘤与髓系肿瘤鉴别很重要。

（2）交指树突状细胞肉瘤（interdigitating dendritic cell sarcomas，IDCS）：临床上主要表现为单发的结内病灶、结内外病灶合并及单发结外病灶。颈部及腋窝淋巴结最常受侵。大多数病例仅表现为一个无痛性肿物，但在结内外合并病灶病例中，常可出现系统症状、体征，如发热、体重下降、盗汗、乏力。肿物大小不一，一般不超过5cm。镜下基本特征与其他的树突状细胞肉瘤相同，即纺锤细胞和卵圆形细胞呈螺旋状排列，或恶性细胞成簇排列。核分裂象一般较少（小于5个/HP），Ki-67增殖指数通常亦较低，均值在10%左右，但当病变恶性程度较高时，也可能出现较多的核分裂象，Ki-67增殖指数可能＞70%。

（3）朗格汉斯细胞肉瘤（Langerhans cell sarcomas，LCS）：朗格汉斯细胞肉瘤与朗格汉斯细胞组织细胞增生症的区别主要在于其形态学及临床表现的恶性程度的不同。镜下表现：大细胞，胞核裂隙或扭曲，核仁不清，胞质嗜酸性，与数个嗜酸粒细胞混合存在。胞核轻/中度异型性表现：核仁明显，核质比不定，多形现象，分裂象多见。电镜下，朗格汉斯细胞肉瘤的特征性表现即为Birbeck颗粒。免疫表型特点：CD1a及S-100阳性是朗格汉斯细胞肉瘤的特异性免疫表型，偶可出现CD68及LYS弱阳性。

（4）未定型细胞肉瘤（indeterminate dendritic cell sarcomas，INDCS）：INDCS临床上多表现为累及躯干、颜面部或四肢的一个或多个丘疹、结节或斑块。病灶较为局限，很少出现播散性病变。INDCS的诊断主要依靠病理活检。细胞形态类似朗格汉斯细胞，细胞核有裂隙和凹槽。根据肿瘤细胞的免疫表型，即$S\text{-}100^+$和$CD1a^+$就可与非朗格汉斯细胞组织细胞疾病鉴别。与朗格汉斯细胞来源的组织细胞疾病的鉴别，包括朗格汉斯细胞组织细胞增生症和朗格汉斯细胞肉瘤，则需要电镜下分析：朗格汉斯细胞有Birbeck颗粒而未定型细胞没有。此外，langerin（CD207）的免疫组化染色在INDCS中为阴性。根据以上两点可有效进行鉴别诊断。

【评　　论】

1. 恶性组织细胞病（malignant histiocytosis）简称为恶组（MH），1939年由Scott及Robb-Smith首次报告定名为“组织细胞性髓性网状细胞增生症”，1966年Rappaport改名为恶性组织细胞病。该病是组织细胞及其前体细胞异常增生并呈系统性、进行性浸润的恶性疾病。临床症状及体征主要是高热、淋巴结和肝脾肿大、黄疸、出血等，病理发现是全血细胞减少及骨髓或淋巴结、肝脾等组织中见到恶性组织细胞，疾病进展极其凶险，患者往往在6个月内因多器官衰竭而死亡。近年来，随着医学科学技术的进步，尤其是免疫学、分子生物学、细胞遗传学技术的发展，医学专家开始重新分析既往诊断为恶性组织细胞病的病例，发现过去诊断为恶组的患者多数实为噬血细胞综合征和间变性大细胞淋巴瘤，而真正起源于单核-吞噬细胞系统的恶性组织细胞病极其少见。有些学者甚至认为恶组是一种正在消失的疾病，也有学者认为它可以归属于间变性大细胞淋巴瘤，但是也有专家认为确实存在来源于组织细胞的真性恶性组织细胞病，只是极为罕见。2016 年国际组织细胞协会修订的组织细胞疾病分类中重新使用了"组织细胞恶性肿瘤（恶性组织细胞病）"这一名称，其定义为包括组织细胞肉瘤、交指树突状细胞肉瘤、朗格汉斯细胞肉瘤和未定型细胞肉瘤的一组恶性疾病，而滤泡树突状细胞肉瘤目前不在此范畴内。

2. 因为随着免疫分型技术的发展，淋巴瘤等易于与恶组混淆的疾病已经可以被排除。而在此分类中的恶组则是强调该组疾病的"恶性"，因此，并不包括之前经常被提及的组织细胞和树突状细胞来源的良性肿瘤，而仅是来源于组织细胞、朗格汉斯细胞、交指树突状细胞及分类未明的树突状细胞的肉瘤。值得注意的是，同为树突状细胞的滤泡树突状细胞来源的肿瘤，并未被划分到恶组中。其原因可能是滤泡树突状细胞并不是来源于骨髓造血干细胞，而是来源于不参与造血的间充质细胞。相反，朗格汉斯细胞、组织细胞及交指树突状细胞均被认为是由骨髓造血干细胞分化而来的。因此，滤泡树突状细胞起源的肿瘤被排除在该分类之外。

3. 根据组织细胞恶性肿瘤是否继发于其他血液系统恶性疾病，可将恶组分为原发性和继发性。根据肿瘤细胞的来源和表面标志，又可细分为四个亚型：组织细胞肉瘤、交指树突状细胞肉瘤、朗格汉斯细胞肉瘤和未定型细胞肉瘤。

随着免疫组化、分子和细胞遗传学技术的广泛应用，对恶组的认识较以往有了很大的提高。目前认为恶组为一组原发或继发于其他血液病的恶性肿瘤，可以通过原发部位和/或巨噬细胞、树突细胞标志进一步分类。目前能确诊的病例仍然较少，必须经过进一步的研究对恶组的诊断和治疗才会有更清晰的认识。

（王　昭）

参考文献

张之南，沈悌. 2007. 血液病诊断及疗效标准. 第 3 版. 北京：科学出版社，245-248.

Emile JF，Abla O，Fraitag S，et al. 2016. Revised classification of histiocytoses and neoplasms of the macrophage-dendritic cell lineages.Blood，127（22）：2672-2681.

一一二　原发性骨髓纤维化

【诊断标准】

1. 骨髓纤维化病理分级共识标准（欧洲骨髓纤维化分级共识标准），见表 112-1。

表 112-1　骨髓纤维化病理分级共识标准

分级	标准
MF-0	散在线性网状纤维，无交叉，相当于正常骨髓
MF-1	疏松的网状纤维，伴有很多交叉，特别是血管周围区
MF-2	弥漫而且浓密的网状纤维增多，伴有广泛交叉，偶尔仅有局灶性胶原纤维和/或局灶性骨硬化
MF-3	弥漫且浓密的网状纤维增多，伴有广泛交叉，有粗胶原纤维束，常伴有显著的骨硬化

2. 原发性骨髓纤维化（primary myelofibrosis，PMF）的 WHO（2016）诊断标准　原发性骨髓纤维化，纤维化前/早期和原发性骨髓纤维化，明显期诊断标准分别见表 112-2 和表 112-3。

表 112-2　原发性骨髓纤维化，纤维化前/早期（PrePMF）诊断标准

诊断需符合 3 条主要标准和至少 1 条次要标准：
主要标准
1. 有巨核细胞增生和异型巨核细胞，无显著的网状纤维增多（≤MF-1），骨髓增生程度年龄调整后呈增高，粒系细胞增殖而红系细胞常减少
2. 不能满足真性红细胞增多症、慢性粒细胞白血病（BCR-ABL 融合基因阴性）、骨髓增生异常综合征（无粒系和红系病态造血）或其他髓系肿瘤的 WHO 诊断标准
3. 有 JAK2、CALR 或 MPL 突变，或无这些突变但有其他克隆性标志[a]，或无轻度反应性骨髓网状纤维[b]
次要标准
1. 非合并疾病导致的贫血
2. WBC≥11×10⁹/L
3. 可触及的脾大
4. 血清乳酸脱氢酶水平增高，高于正常参考值的上限

a 在无 3 种主要基因突变的情况下，检测最常伴发的突变（ASXL1、EZH2、TET2、IDH1/2、SRSF2、SF3B1）有助于确定疾病的克隆性。

b 轻度（MF-1）网状纤维可继发于感染、自身免疫病或其他慢性炎性疾病、毛细胞白血病或其他淋系肿瘤、转移性肿瘤或中毒性（慢性）骨髓病。

表 112-3　原发性骨髓纤维化，明显期诊断标准

诊断需符合 3 条主要标准和至少 1 条次要标准：
主要标准
1. 有巨核细胞增生和异型巨核细胞，常伴有网状纤维或胶原纤维增多（MF-2 或 MF-3）
2. 不能满足真性红细胞增多症、慢性粒细胞白血病（BCR-ABL 融合基因阴性）、骨髓增生异常综合征（无粒系和红系病态造血）或其他髓系肿瘤的 WHO 诊断标准
3. 有 JAK2、CALR 或 MPL 突变，或无这些突变但有其他克隆性标志[a]，或无反应性骨髓纤维化证据[b]
次要标准
1. 非合并疾病导致的贫血
2. WBC≥11×10⁹/L
3. 可触及的脾大
4. 幼粒幼红血象
5. 血清乳酸脱氢酶水平增高

a 在无 3 种主要基因突变的情况下，检测最常伴发突变（ASXL1、EZH2、TET2、IDH1/2、SRSF2、SF3B1）有助于确定疾病的克隆性。

b 轻度（MF-1）网状纤维可继发于感染、自身免疫病或其他慢性炎性疾病、毛细胞白血病或其他淋系肿瘤、转移性肿瘤或中毒性（慢性）骨髓病。

3. 预后判断标准　PMF 患者确诊后应根据国际预后积分系统（IPSS）、动态国际预后积分系统（DIPSS）或 DIPSS-Plus 预后积分系统（表 112-4）对患者进行预后分组。IPSS 适合初诊患者，而 DIPSS 和 DIPSS-Plus 则适合患者病程中任一时间的预后判定。针对中国 PMF 特征修订的 IPSS（IPSS-Chinese）或 DIPSS（DIPSS-Chinese）积分如下：①IPSS 或 DIPSS 低危组（0 分）；②中危-1、触诊无脾大或 PLT＜100×10^9/L（1 分）；③IPSS 或 DIPSS 中危-2（2 分）；④IPSS 或 DIPSS 高危（3 分）。依据积分分为低危（0～1 分）、中危（2～3 分）和高危（4～5 分）三组。

表 112-4　国际预后积分系统（IPSS）和动态国际预后积分系统（DIPSS）

预后因素	IPSS 积分	DIPSS 积分	DIPSS-Plus 积分
年龄＞65 岁	1	1	
体质性症状	1	1	
Hb＜100g/L	1	2	
WBC＞25×10^9/L	1	1	
外周血原始细胞≥1%	1	1	
PLT＜100×10^9/L			1
需要红细胞输注			1
预后不良染色体核型[a]			1
DIPSS 中危-1			1
DIPSS 中危-2			2
DIPSS 高危			3

注：IPSS 分组：低危（0 分）、中危-1（1 分）、中危-2（2 分）、高危（≥3 分）。DIPSS 分组：低危（0 分）、中危-1（1 或 2 分）、中危-2（3 或 4 分）、高危（5 或 6 分）。DIPSS-Plus 分组：低危（0 分）、中危-1（1）、中危-2（2 或 3 分）、高危（4～6 分）。

a 不良预后染色体核型包括复杂核型或涉及+8，-7/7q-，i（17q），-5/5q-，12p-，inv（3）或 11q23 重排的单个或 2 个异常。

【疗 效 标 准】

欧洲骨髓纤维化网（EUMNET）与骨髓增殖性肿瘤研究和治疗国际工作组（IWG-MRT）共识标准见下：

1. 完全缓解（CR）

（1）骨髓组织学：符合年龄校准的正常增生等级，原始细胞＜5%，骨髓纤维化分级≤1 级（欧洲分级标准）。

（2）外周血 Hb≥100g/L，PLT≥100×10^9/L，ANC≥1×10^9/L，且上述指标均不高于正常值上限；幼稚髓系细胞＜2%。

（3）症状、体征（包括肝脾大）完全消失，无髓外造血的证据。

2. 部分缓解（PR）

（1）外周血 Hb≥100g/L，PLT≥100×10^9/L，ANC≥1×10^9/L，上述指标均不高于正常值上限；＜2%的不成熟的髓系细胞；症状、体征（包括肝脾大）完全消失，无髓外造血的证据。

（2）骨髓组织学：符合年龄校准的正常增生等级，原始细胞＜5%，骨髓纤维化分级≤1 级；外周血：85g/L≤Hb＜100g/L，50×10^9/L≤PLT＜100×10^9/L，ANC≥1×10^9/L 但小于正常值上限；＜2%的不成熟的髓系细胞；症状、体征（包括肝脾大）完全消失，无髓外造血的证据。

3. 临床改善（CI）　取得贫血、脾大或症状的改善，无疾病进展或无贫血、血小板减少和中性粒细胞减少程度的加重。

（1）贫血疗效

1）非输血依赖患者：Hb 升高≥20g/L。

2）输血依赖患者：脱离输血（在治疗期间连续 12 周以上未输注红细胞，且 Hb≥85g/L）。

（2）脾脏疗效

1）基线时可触及的脾大为肋下 5～10cm 者，变为肋下不可触及。

2）基线时可触及的脾大为肋下＞10cm 者，减少≥50%。

3）基线时可触及的脾大为肋下＜5cm 者，不进行脾脏疗效评估。

4）脾脏疗效需要通过磁共振成像或计算机断层扫描证实脾脏容积减少≥35%。

（3）症状疗效：MPN 症状评估表症状总积分（MPN-SAF TSS）减少≥50%。

4. 疾病进展（PD） 符合以下条件之一：

（1）基线时可触及的脾大为肋下＜5cm 者，出现新的进行性脾大。

（2）基线时可触及的脾大为肋下 5～10cm 者，可触及的长度增加≥100%。

（3）基线时可触及的脾大为肋下＞10cm 者，可触及的长度增加＞50%。

（4）骨髓原始细胞＞20%，证实为向白血病转化。

（5）外周血原始细胞≥20%，且原始细胞绝对值≥1×10^9/L 并持续至少 2 周。

5. 疾病稳定（SD） 不符合上述任何一项。

6. 复发

（1）取得 CR、PR 或 CI 后，不再能达到至少 CI 的标准。

（2）失去贫血疗效持续至少 1 个月。

（3）失去脾脏疗效持续至少 1 个月

7. 细胞遗传学缓解 在评价细胞遗传学疗效时至少要分析 10 个分裂中期细胞，并且要求在 6 个月内重复检测证实。

（1）完全缓解（CR）：治疗前存在细胞遗传学异常，治疗后消失。

（2）部分缓解（PR）：治疗前异常的中期分裂细胞减少≥50%（PR 仅限用于基线至少有 10 个异常中期分裂细胞的患者）。

8. 分子生物学缓解 分子生物学疗效评价必须分析外周血粒细胞，并且要求在 6 个月内重复检测证实。

（1）完全缓解（CR）：治疗前存在的分子生物学异常，治疗后消失。

（2）部分缓解（PR）：等位基因负荷减少≥50%（PR 仅限用于基线等位基因负荷至少有 20%突变的患者）。

9. 细胞遗传学/分子生物学复发 重复检测证实既往存在的细胞遗传学/分子生物学异常再次出现。

【评　　论】

1. 关于诊断标准

（1）PMF 的诊断有赖于骨髓活检，为了保证准确的病理分析，活检组织长度至少应 1.5cm，采用石蜡包埋，切片厚度为 3～4μm。骨髓切片嗜银染色应列入常规，采用欧洲骨髓纤维化分级共识标准进行骨髓纤维组织增生分级，该标准较既往类似标准更具有可操作性和可重复性，并且有很好的临床预后价值。

（2）PMF 的诊断已从过去的临床病理诊断过渡到了临床病理伴分子诊断，JAK2、CALR 或 MPL 突变检测应列为诊疗常规，此 3 个基因突变均阴性即所谓三阴（triple negative）PMF 应进行 ASXL1、EZH2、TET2、IDH1/2、SRSF2、SF3B1 等基因突变检测，以寻找疾病克隆性证据。

（3）PMF 的诊断难点是纤维化前/早期与 ET 的鉴别，二者的鉴别主要是依靠骨髓活检病理组织学形态分析："真正"ET 患者年龄调整后的骨髓增生程度无或轻微增高，髓系和红系造血无显著增生，巨核细胞胞质和细胞核同步增大，体积大至巨大，细胞核高度分叶（鹿角状），嗜银染色纤维化分级常为 MF-0；纤维化前期 PMF 患者年龄调整后的骨髓增生程度显著增高，髓系造血显著增生，红系造血减低，巨核细胞胞核体积的增大超过胞质，体积小至巨大，成簇分布，细胞核低分叶呈云朵状，嗜银染色纤维化分级常为 MF-0 或 MF-1。

（4）有血细胞减少的纤维化前期和纤维化期 PMF 应与 MDS 合并骨髓纤维化进行鉴别诊断：近 50%的 MDS 患者骨髓中有轻至中度网状纤维增多，其中 10%～15%的患者有明显纤维化（MF-2/MF-3），与原发性骨髓纤维化症不同的是，MDS 合并骨髓纤维化常为全血细胞减少，异形和破碎红细胞较少见，骨髓常示明显的三系发育异常，胶原纤维形成十分少见，而且常无肝脾大。

2. 关于疗效标准　2005 年欧洲骨髓纤维化网（EUMNET）提出了一个疗效判断标准，将疗效从 3 个层面来进行判断：临床血液学疗效、骨髓组织学疗效和细胞遗传学疗效。2006 年骨髓增殖性肿瘤研究和治疗国际工作组（IWG-MRT）针对该疗效判断标准的不足，又提出了一个疗效判断标准。随着对 PMF 分子学解析，2013 年 EUMNET 和 IWG-MRT 形成了一个共识标准，从临床血液学疗效、骨髓组织学疗效、细胞遗传学和分子生物学疗效等不同层面来加以定义。该标准虽然是为规范 PMF 临床治疗试验而制定的，但也可供日常 PMF 治疗工作中参考使用。

（肖志坚）

参 考 文 献

肖志坚. 2014. 骨髓增殖性肿瘤和骨髓增生异常综合征/骨髓增殖性肿瘤：开启分子诊断新时代. 中华血液学杂志，35：385-386.

中华医学会血液学分会白血病淋巴瘤学组. 2015. 原发性骨髓纤维化诊断与治疗中国专家共识（2015 版）. 中华血液学杂志，36：721-725.

Arber DA，Orazi，A，Hasserjian R，et al. 2016. The 2016 revision to the World Health Organization classification of myeloid neoplasms and acute leukemia. Blood，127（20）：2391-2405.

Cervantes F，Dupriez B，Pereira A，et al. 2009. New prognostic scoring system for primary myelofibrosis based on a study of the International Working Group for Myelofibrosis Research and Treatment. Blood，113：2895-2901.

Gangat N，Caramazza D，Vaidya R，et al. 2011. DIPSS plus：A refined Dynamic International Prognosis Scoring System for primary myelofibrosis that incorporate prognostic information from karyotype，platelet count，and transfusion status. J Clin Oncol，29：392-397.

Passamonti F，Cervantes F，Vannucchi AM，et al. 2010. A dynamic prognostic model to predict survival in primary myelofibrosis：A study by the IWG-MRT（International Working Group for Myeloproliferative Neoplasms Research and Treatment）. Blood，115：1703-1708.

Tefferi A，Cervantes F，Mesa R，et al. 2013. Revised response criteria for myelofibrosis：International Working Group-Myeloproliferative Neoplasms Research and Treatment（IWG-MRT）and European LeukemiaNet（ELN）consensus report. Blood，122：1395-1398.

Thiele J，Kvasnicka HM，Facchetti F，et al. 2005. European consensus on grading bone marrow fibrosis and assessment of cellularity. Haematologica，90：1128-1132.

Xu Z，Gale RP，Zhang Y，et al. 2012. Unique features of primary myelofibrosis in Chinese. Blood，119：2469-2473.

一一三 血 色 病

由于体内铁负荷过多，使含铁血黄素广泛沉积于各脏器组织，常伴纤维组织明显增生，导致多种脏器功能损害即为血色病（hemochromatosis）。血色病有原发性与继发性之分，本文主要介绍原发性者，这是一种遗传性疾病。

【诊 断 标 准】

（一）国内诊断标准

1. 血色病的临床表现

（1）皮肤广泛色素沉着，呈古铜色。

（2）性功能减退甚至丧失，阴毛、腋毛稀少，男性睾丸萎缩。

（3）肝、脾轻度肿大，肝功异常，可出现黄疸、肝硬化甚至肝癌。

（4）心脏扩大或限制型心肌病，心功能不全。心电图呈低电压、ST-T 异常、各种期前收缩等心律失常。

（5）以掌指关节为主的疼痛、肿胀，X 线检查示软组织肿胀，关节面不规整，骨密度降低，皮质下囊肿，晚期软骨、韧带及关节周围有钙质沉积影。

（6）糖耐量降低、血糖增高、尿糖阳性；可伴糖尿病周围神经炎。

（7）可有阳性家族史，或有铁负荷过多的家族成员。

2. 血色病时的铁代谢指标异常　①血清铁＞180μg/dl；②转铁蛋白饱和度＞60%；③血清铁蛋白＞1000ng/ml；④去铁胺试验：肌内注射去铁胺 10mg/kg 后 24 小时尿排铁＞2mg。

脏器组织学检查有含铁血黄素沉积的证据，并伴两项或两项以上的临床表现，以及两项或两项以上的铁代谢异常，同时又能除外继发性血色病，即可诊断为原发性血色病。

（二）国外诊断标准

1. 体内实质性器官铁负荷过度

（1）血清转铁蛋白饱和度＞80%。

（2）血清铁蛋白＞1000μg/L。

（3）去铁胺排铁试验：24 小时尿排铁＞2mg。

（4）肝活检示含铁血黄素在肝实质中沉积和/或肝铁＞70μmol/g 干重。

（5）家族中有铁负荷过多成员。

2. 组织损伤

（1）微小结节性肝硬化。

（2）糖尿病。

（3）性功能低下。

（4）心肌病，射血分数减少。

3. 排除其他原因所致的铁负荷过度。

【疗效标准】

目前国内外均无可参考的疗效标准，现试拟订如下：

1. 缓解　临床表现明显改善，铁代谢异常的实验室检查结果基本正常。

2. 进步　临床表现有所改善，铁代谢异常的实验室检查至少有 1 项下降 50%以上。

3. 无效　未达进步标准者。

【评　　论】

1. 对检验指标的评价

（1）转铁蛋白饱和度在体内铁负荷过多前，往往已升高；而此时血清铁蛋白及肝铁仍正常，故其为一项反映体内铁负荷过多的敏感指标，临床也已普遍应用。

（2）血清铁蛋白能较好地代表体内的总铁储备，但如合并慢性感染、炎症、肿瘤时也明显升高，故其特异性较差。

（3）有部分患者仅组织学显示含铁血黄素沉积，而无脏器受损的临床及实验室异常，则仅能诊断为含铁血黄素沉积症。但如组织学上同时伴纤维组织增生，即使临床及实验室检查尚不够上述标准者，也可诊断为血色病。然而此种病例甚少见，因没有临床症状很少就医。

（4）肝活检是诊断本病更直接的方法，通过质谱法测量肝活检标本的铁干重是检测肝铁浓度（LIC）的“金标准”。磁共振成像（MRI）检查可精确地评价血色病患者肝脏及心肌铁负荷定量，为目前诊断血色病无创检测的最可靠手段，通过 MRI 定量检测不同脏器铁负荷的情况，可以协助诊断并判断治疗的疗效。遗传性血色病突变基因未完全明了，遗传学与分子生物学的检查目前尚不能用于早期诊断。

（5）临床上继发性血色病远多于原发性者，常见原因有：①需长期输血的各种严重贫血，包括再生障碍性贫血、纯红细胞再生障碍性贫血、骨髓增生异常综合征、慢性肾衰竭长期血液透析者。②重型β-地中海贫血、丙酮酸激酶缺乏、遗传性球形红细胞增多症等溶血性贫血，即使不长期输血也可并发血色病。③铁粒幼细胞贫血。④脾肾或门腔静脉分流术后。⑤继发性血色病，如酒精中毒、药物、其他疾病引起等，在诊断原发性血色病时必须除外上述疾病。

（6）本病进展缓慢，各种治疗措施起效也十分缓慢，故短期内难以观察疗效，治疗至少坚持 3 个月以上甚至达半年才能评价疗效。

2. 遗传性血色病（hereditary hemoehromatosis，HH）　系常染色体隐性或显性遗传性疾病，由于血色病蛋白（HFE）基因突变，转铁蛋白-转铁蛋白受体机制紊乱，多种细胞缺乏了从血浆中限制铁摄取的正常调控机制，导致肠道铁吸收过多，体内铁负荷增多。

目前根据突变蛋白种类不同将遗传性血色病分为5种类型，最常见的1型是由于第6号染色体短臂上HFE基因突变，包括Cys282Tyr和His63Asp两种突变。其余四型均是非HFE相关性，其中2型为HJV和HAMP突变导致的幼年型血色病；3型由转铁蛋白受体2基因（TfR2）突变所致；4型由铁转运蛋白基因（FPN）突变所致；5型由血浆铜蓝蛋白基因突变引发。

3. 早期诊断的重要性　当出现遗传性血色病典型症状时诊断应无困难，但临床上不应当等待直至出现器官损伤的证据（如肝硬化、糖尿病或关节炎）才作出诊断，因为上述并发症常常难以逆转，及早做出本病诊断对于预防严重并发症，尤其是预防肝癌的发生至关重要。

（韩　冰）

参考文献

单渊东. 1990. 我国22例血色病综合分析. 中华内科杂志，29：155.

张倩，侯波，王璐，等. 2013. 磁共振成像技术定量检测铁过载的临床意义. 中华医学杂志，93（44）：3506-3509.

张倩，侯波，王璐，等. 2015. MRI在铁过载诊断及监测中的意义. 中华血液学杂志，36（4）：302-306.

Brissot P，Cavey T，Ropert M，et al. 2016. Hemochromatosis：A model of metal-related human toxicosis. Environ Sci Pollut Res Int［Epub ahead of print］.

Hoffman R，Benz EJ，Silberstein LE，et al. 2013. Hematoligy：Basic Principles and Practice. 6th ed. Philadelphia：Saunders，443-446.

Lv T，Li X，Zhang W，et al. 2016 . Recent advance in the molecular genetics of Wilson disease and hereditary hemochromatosis. Eur J Med Genet，59（10）：532-539.

Sikorska K，Bernat A，Wroblewska A. 2016. Molecular pathogenesis and clinical consequences of iron overload in liver cirrhosis. Hepatobiliary Pancreat Dis Int，15（5）：461-479.

Wang Y，Du Y，Liu G，et al. 2016. Identification of novel mutations in HFE，HFE2，TfR2，and SLC40A1 genes in Chinese patients affected by hereditary hemochromatosis. Int J Hematol［Epub ahead of print］.

一一四　原发性轻链型淀粉样变

【诊断标准】

1. 原发性轻链型淀粉样变（pAL）的诊断同时要满足以下5条标准：

（1）具有受累器官的典型临床表现和体征。

（2）血和尿中存在单克隆免疫球蛋白。

（3）组织活检可见无定形粉染物质沉积，且刚果红染色阳性（偏振光下可见苹果绿双折光或荧光下可见红色荧光）。

（4）沉积物经免疫组化、免疫荧光、免疫电镜或质谱蛋白质组学证实为免疫球蛋白轻链沉积。

（5）除外多发性骨髓瘤、华氏巨球蛋白血症或其他淋巴浆细胞增殖性疾病。

2. 受累器官的诊断标准　见表 114-1。

表 114-1　受累器官的诊断标准

脏器	器官受累判断标准
肾脏	24 小时尿蛋白＞0.5g，主要为白蛋白尿
心脏	超声心动图提示室间隔＞12mm（无其他病因）；或 NT-proBNP＞332ng/L（无肾功能不全）
肝脏	肝脏总界＞15cm（无心功能不全时）；或碱性磷酸酶超过正常上限的 1.5 倍
周围神经	存在对称性的下肢感觉运动异常
胃肠道	需经活检证实

【疗 效 标 准】

pAL 的疗效标准分为血液学疗效标准和器官疗效标准两部分，器官疗效依据受累器官情况进行评价，见表 114-2 和表 114-3。

表 114-2　pAL 的血液学疗效标准

血液学疗效	定义
完全缓解（CR）	血/尿免疫固定电泳阴性；以及血清游离轻链比正常
非常好的部分缓解（VGPR）	dFLC 下降到＜40mg/L
部分缓解（PR）	dFLC 下降超过 50%
疾病稳定（SD）	疗效未达到 PR 和 PD 标准
疾病进展（PD）	对于 CR 患者，新出现的 M 蛋白或者游离轻链比值异常（致淀粉样变游离轻链水平必须加倍）；对于 PR 患者，血清 M 蛋白增加≥50%并超过了 5g/L，或者尿 M 蛋白增加≥50%并超过了 200mg/d，或者受累 FLC 水平增加≥50%并超过了 100mg/L

表 114-3　pAL 的器官疗效标准

器官	器官疗效	定义
心脏	缓解	基线 NT-proBNP 水平≥650ng/L 者的 NT-proBNP 水平下降＞300ng/L 并＞30%；或基线 NYHA 心功能 3 级或 4 级者的心功能改善≥2 个级别
	进展	NT-proBNP 水平增加＞300ng/L 并＞30%；或肌钙蛋白水平增加≥33%；或射血分数下降≥10%
肾脏	缓解	基线 24 小时尿蛋白＞0.5g 患者的 24 小时尿蛋白水平下降＞50%（≥0.5g/d），且血清肌酐水平增加不超过 25%或血清肌酐较基线值有所下降
	进展	24 小时尿蛋白水平较基线增加≥50%（≥1g/d）；或血清肌酐水平或肌酐清除率较基线增加或下降≥25%

续表

器官	器官疗效	定义
肝脏	缓解	碱性磷酸酶下降≥50%和/或经影像学评价的肝脏缩小≥2cm
	进展	碱性磷酸酶水平较最低值增加≥50%
周围神经	缓解	经肌电图/神经传导速度检测证实的神经改善
	进展	经肌电图/神经传导速度检测证实的神经病变进展

【评　论】

1. 应该联合血清蛋白电泳、血/尿免疫固定电泳和血清游离轻链的检测来鉴定是否存在单克隆免疫球蛋白。其中血清游离轻链的检测尤为重要，可以显著增加 M 蛋白检出率，同时也可以作为后续疗效监测的主要指标。

2. 组织活检发现刚果红染色阳性的无定形物质沉积是诊断淀粉样变的金标准。受累器官（例如肾脏、心脏、肝脏和周围神经）的活检有着较高的诊断阳性率。对于不适合行受累器官活检的患者，腹壁脂肪、舌体、齿龈和骨髓部位的活检也是一种诊断选择。多个微创部位的组合活检可以提高诊断阳性率。但是，微创部位活检阴性不能除外淀粉样变的诊断。

3. 由于淀粉样变蛋白种类繁多，不同致淀粉样变蛋白的沉积可以造成相似的临床表现和体征，但有着截然不同的治疗手段和预后。因此，准确地鉴定致淀粉样变蛋白类型是治疗的基础。可以采用免疫组化、免疫荧光、突变基因检测、免疫电镜和质谱蛋白质组学方法鉴定致淀粉样变蛋白类型。对于部分免疫组化或荧光不能确诊的疑难病例可以采用免疫电镜或者质谱蛋白质组学方法进行鉴别。突变基因检测有助于诊断遗传性淀粉样变类型。

4. 除外多发性骨髓瘤、华氏巨球蛋白血症和其他淋巴浆细胞肿瘤，10%～15%的多发性骨髓瘤可以出现继发性轻链型淀粉样变。华氏巨球蛋白血症或惰性淋巴瘤例如边缘带淋巴瘤也可以出现继发性轻链型淀粉样变。pAL 与继发性 AL 淀粉样变的主要鉴别在于，患者是否能够达到相关疾病的诊断标准。如果排除淀粉样变因素外仅能诊为 MGUS 的患者则为 pAL。

5. 注意区分局灶性和系统性淀粉样变：将单纯发生在上呼吸道、泌尿道、胃肠道和皮肤的淀粉样变定义为局灶性淀粉样变。局灶性淀粉样变往往缺乏单克隆免疫球蛋白证据。病程惰性，很少发展到其他器官组织。以局部治疗为主。

6. 治疗目标：理想的 pAL 治疗目标是获得器官缓解，但是现有的治疗都只是靶向于克隆性浆细胞，降低血清单克隆免疫球蛋白水平，并最终通过人体的自我清除机制获得器官缓解。因此，现阶段的 pAL 治疗目标是高质量的血液学缓解，即达到非常好的部分缓解（VGPR）及以上的血液学缓解。器官缓解往往发生在获得血液学缓解的 3～12 个月后。

（李　剑）

参 考 文 献

沈恺妮，孙维绎，孙健，等. 2015. 利用激光显微切割联合质谱蛋白质组学方法进行系统性淀粉样变性分型. 中华血液学杂志，36（2）：99-102.

张聪丽，冯俊，沈恺妮，等. 血清游离轻链检测在原发性轻链型淀粉样变中的诊断及预后价值. 中华血液学杂志，accepted.

Comenzo RL，Reece D，Palladini G，et al. 2012. Consensus guidelines for the conduct and reporting of clinical trials in systemic light-chain amyloidosis. Leukemia，26（11）：2317-2325.

Gillmore JD，Wechalekar A，Bird J，et al. 2015. Guidelines on the diagnosis and investigation of AL amyloidosis. Br J Haematol，168（2）：207-218.

Leung N，Nasr SH，Sethi S. 2012. How I treat amyloidosis：The importance of accurate diagnosis and amyloid typing. Blood，120（16）：3206-3213.

一一五　脾功能亢进

脾功能亢进是一种综合征，定义为：脾大伴有一系或多系血细胞减少，脾切除后血象恢复正常。

【诊 断 标 准】

（一）国内诊断标准

据国内文献归纳如下标准：

1. 脾大：脾大程度不一，除依赖一般的体检测量外，必要时，特别是对轻度肿大的肋缘下未触及的脾脏，还可以借助于超声、放射性核素显像、电子计算机断层扫描或磁共振成像等检查手段测定。

2. 外周血细胞减少：红细胞、白细胞或血小板可一种或多种（两种或三种）同时减少。

3. 骨髓造血细胞增生活跃或明显活跃：部分患者可出现轻度成熟障碍表现。

4. 脾脏切除后可使外周血象接近或恢复正常。

5. ^{51}Cr 标记的红细胞或血小板注入体内后，体表放射性测定，发现脾区放射性比率大于肝脏 2～3 倍，提示标记的血细胞在脾内过度破坏或滞留。

在考虑脾功能亢进（脾亢）诊断时，一般情况下，以综合考虑前四项更为常用，且更为实用。

（二）国外诊断标准

综合国外的诊断条件归纳如下标准：

1. 脾大。

2. 外周血中红细胞、白细胞或血小板一种或多种同时减少，排除其他原因引起的血细胞减少。

3. 骨髓增生程度正常或在正常以上，外周血中减少的细胞系列，在骨髓中增生程度正常或更为显著。

4. 脾切除后可使外周血象恢复正常。

5. 有受累细胞系转换率增加的证据，如在外周血中网织红细胞增多，白细胞分类中的中性杆状核比例增多，或出现年轻的大血小板。用放射性核素标记及体表测定，可看到血循环中成熟红细胞的半衰期缩短，同时有脾/肝放射性比率增加（＞2）。

【疗效标准】

综合国内外资料拟定疗效标准如下：

1. 治愈　治疗后已稳定的血象接近或恢复正常。

2. 好转　治疗后已稳定的血象较治疗前有明显改善，但未能接近或恢复正常。

3. 无效　治疗后已稳定的血象较治疗前无明显改善。

【评　　论】

（一）有关诊断标准

1. 上述诊断标准虽可适用于绝大多数病例，但也有少数例外，应用时应予注意。

（1）脾大并不总伴有脾亢。脾大程度与外周血细胞减少程度并不完全成正比，但一般说来，脾脏越大，脾亢所致的外周血细胞减少程度越明显。脾亢早期多表现为单一白细胞或血小板减少，随着疾病的进展，出现全血细胞减少。

（2）部分患者骨髓造血细胞可出现轻度成熟障碍表现，主要累及粒系和巨核细胞系，原因可能为外周血细胞大量破坏、骨髓中成熟细胞释放过多。

（3）隐匿性脾亢患者可通过骨髓造血的代偿功能，使外周血未显示血细胞减少。但当合并感染或由于理化等其他因素的影响，抑制造血功能时，即可表现出单一乃至全血细胞减少。脾亢患者发生全血细胞减少时，不同系列细胞的减少程度也不一致。

（4）鉴于脾亢患者存在上述不典型表现，有人提出脾亢的简单定义为：当某一患者切除脾脏后血象改善或恢复，即可诊断为有脾亢存在，然而因患者往往需在脾切除术前即做出诊断，故这条标准在临床上的价值有很大的局限性。

2. 脾亢又可按其病因分为原发性与继发性。只有原因不明的脾亢属于原发性脾亢。绝大多数脾亢均属继发性，其临床症状与体征按其原发病的不同而各异。

（二）有关疗效标准

1. 脾亢患者治疗后，特别是脾切除后，一般在短期内可见到血象的改善，甚至超过正常水平，特别是血小板，甚至偶可高达 1000×10^9/L（极易发生血栓），需经过一段时间方能使血象趋于稳定，临床疗效的观察应以稳定后的血象作为判定的标准。最好能对稳定后的血象观察数月，注意诸如脾切除后由于未被切除的副脾而引起再次出现脾亢表现。

2. 继发性脾亢患者行脾切除术后，受原发病的影响，血象不一定能完全恢复正常。此种情况下欲单独评判脾切除术疗效实为困难，需结合原发病综合考虑。

（高春记　张伯龙）

参考文献

张薇，单渊东，张之南．2011．脾功能亢进//张之南，郝玉书，赵永强，主编．血液病学．第2版．北京：人民卫生出版社，663-665.

Caro J，Outschoom M. 2010. Hypersplenism and Hyosplenism//Kaushansky K，Williams WJ，eds. Williams Hematology. 8th ed. New York：McGraw-Hill Medical，815-821.

Connell NT，Shurin SB，Schiffman FJ. 2013. The spleen and its disorders//Hoffman R，ed. Hematology：Basic Principles and Practice. 6th ed. Philadelphia：Saunders/Elsevier，2252-2265.

Mesa R. 2008. Myeloproliferative disorder-associated massive splenomegaly. Clin Adv Hematol Oncol，6（4）：278，281-272.

Mesa RA. 2009. How I treat symptomatic splenomegaly in patients with myelofibrosis. Blood，113（22）：5394-5400.

Pozo AL，Godfrey EM，Bowles KM. 2009. Splenomegaly：Investigation，diagnosis and management. Blood Rev，23（3）：105-111.

一一六　移植物抗宿主病

移植物抗宿主病（graft-versus-host disease，GVHD）分为急性移植物抗宿主病（aGVHD）和慢性移植物抗宿主病（cGVHD）。

【急性移植物抗宿主病诊断标准】

（一）国内标准

国内标准暂无，基本参考国外标准。

（二）国外标准

急性GVHD的诊断和分级标准多采用西雅图诊断标准（表116-1）。基本原则：首先分别对皮肤、胃肠、肝脏等受损器官进行分级，然后依据各个器官受损分级程度对急性GVHD进行总体分级（表116-1）。

表116-1　西雅图急性GVHD分级诊断标准

器官受损	皮肤	肝脏	胃肠
1	皮疹面积＜25%[a]	总胆红素34～50μmol/L[b]	腹泻＞500ml/d[c]或持续恶心[d]
2	皮疹面积25%～50%	总胆红素51～102μmol/L	腹泻＞1000ml/d
3	全身皮疹	总胆红素103～255μmol/L	腹泻＞1500ml/d
4	全身皮疹伴水疱、脱皮	总胆红素＞255μmol/L	严重腹痛伴肠梗阻

续表

器官受损	皮肤	肝脏	胃肠
GVHD 总分级			
0	0	0	0
Ⅰ	1～2	0	0
Ⅱ	3 或	1 或	1
Ⅲ	—	2～3 或	2～4
Ⅳ[e]	4 或	4	—

a 采用烧伤表法评估皮疹面积。

b 如果有别的原因与总胆红素升高有关，则下调一级。

c 儿童的腹泻量需要根据体表面积计算；如果有别的原因与腹泻有关，则下调一级。

d 持续的恶心需要胃镜检查证实为 GVHD 所致。

e Ⅳ度 GVHD 包括虽然器官受累程度较轻，但患者的体力状况极度虚弱。

此外，国际骨髓移植登记组（IBMTR）根据脏器受累严重指数也制定了急性 GVHD 分级诊断标准（表 116-2）。

表 116-2 国际骨髓移植登记组急性 GVHD 分级诊断标准

分级指数	皮肤受损		肝脏受损		胃肠受损	
	程度	皮疹面积（%）	程度	总胆红素（μmol/L）	程度	腹泻量（ml/d）
0	0	0	0	0	0	0
A	1	＜25	0	＜34	0	＜500
B	2	25～50	或 1～2	34～102	或 1～2	550～1500
C	3	＞50	或 3	103～255	或 3	＞1500
D	4	水疱	或 4	＞255	或 4	腹痛伴肠梗阻

【疗 效 标 准】

1. 完全缓解　所有受累脏器的症状和体征完全消失。
2. 部分缓解　至少一个脏器的严重程度减少至少一个级别，且其他脏器无恶化。
3. 无效　各个脏器症状进展或无改善。

【慢性移植物抗宿主病诊断标准】

（一）国内诊断标准

国内标准暂无，基本参考国外标准。

（二）国外诊断标准

慢性 GVHD 根据起病方式、是否需要系统免疫抑制治疗及死亡危险进行分类。大多数慢性 GVHD 患者此前曾有急性 GVHD，可以从急性 GVHD 直接演变而来（进展型），预后差；或中间有一段缓解期（静止或间断），预后中等；有些慢性 GVHD 患者此前没有急性 GVHD（新发型），预后相对好。慢性 GVHD 基本采用西雅图工作组 1980 年提出的依据受累器官分为局限/广泛类诊断标准（表 116-3），而 IBMTR 提出的慢性 GVHD 分级系统则弥补了该标准不能反映疾病预后的不足（表 116-4）。

但随着移植技术的发展，这两个标准还是存在一定的局限性。为此，美国国立卫生研究院（NIH）于 2005 年提出了新的慢性 GVHD 的诊断及严重程度积分标准，其中将慢性 GVHD 的临床表现分为诊断性、特征性、其他及共同的征象（表 116-5）。

1. 诊断性征象　指只要这些症状和体征出现即可诊断为慢性 GVHD，无须其他器官具有慢性 GVHD 的证据。

2. 特征性征象　指这些症状和体征常见于慢性 GVHD 且并不常见于急性 GVHD，但还不足以明确诊断慢性 GVHD。

3. 其他征象　指罕见的、矛盾的或非特异的症状和体征，不能据此诊断慢性 GVHD。

4. 共同的征象　指在急性 GVHD 和慢性 GVHD 中都常出现的症状和体征。

表 116-3　西雅图慢性 GVHD 局限/广泛分类诊断标准

原分类	修改后分类
局限	临床局限
一项或两项	与慢性 GVHD 一致的口腔异常，皮肤或唇黏膜活检阳性，无其他慢性 GVHD 表现
局限皮肤损害	轻度肝功能损害（ALP≤2×ULN，AST 或 ALT≤3×ULN，总胆红素≤1.6mg/dl），皮肤或唇黏膜活检阳性，无其他慢性 GVHD 表现
慢性 GVHD 引起肝功能异常	丘疹鳞屑斑、斑丘疹或苔藓样皮疹少于 6 处，少于 20%BSA，色素脱失少于 20%BSA，或红斑少于 50%BSA，皮肤活检阳性，无其他慢性 GVHD 表现
	眼干（Schirmer 试验≤5mm，仅有轻微眼部症状），皮肤或唇黏膜活检阳性，无其他慢性 GVHD 表现
	阴道或外阴异常，活检阳性，无其他慢性 GVHD 表现
广泛	临床广泛
下列之一	两个或两个以上器官受累表现，并有任一器官活检证实慢性 GVHD
全身皮肤受累	Karnofsky 或 Lansky 临床积分＜60%，体重减轻≥15%，以及非其他因素导致的反复感染，并有任一器官活检证实慢性 GVHD
局限皮肤受累和/或慢性 GVHD 引起的肝功能损害，和肝组织学显示慢性活动性肝炎、桥接坏死或肝硬化，或眼部受累（Schirmer 试验≤5mm），或唇黏膜活检显示唾液腺或口腔黏膜轻微受累，或其他靶器官受累	皮肤受累多于局限型慢性 GVHD 定义的范围，并被活检证实硬皮病或硬斑病
	脱甲或甲营养不良能代表慢性 GVHD，并有任一器官活检证实慢性 GVHD
	因慢性 GVHD 筋膜炎引起的腕或踝伸展受限
	挛缩能代表慢性 GVHD
	闭塞性细支气管炎，非其他原因引起
	肝活检阳性，或肝功能异常非其他因素引起（ALP＞2×ULN，AST 或 ALT＞3×ULN，胆红素＞1.6mg/dl），并有任一器官活检证实慢性 GVHD
	胃肠活检阳性
	黏膜炎或浆膜炎能代表慢性 GVHD，非其他因素引起

注：ULN. 正常值上限；ALP. 碱性磷酸酶；ALT. 谷丙转氨酶；AST. 谷草转氨酶；BSA. 体表面积。

表 116-4　IBMTR 严重指数慢性 GVHD 诊断标准

诊断时 KPS	轻微（低危）	中等（中危）	严重（高危）
≥80 分	无体重减轻，无腹泻	体重减轻或腹泻	体重减轻和腹泻
＜80 分	无体重减轻，无皮肤受累，或有其中 1～2 项及口腔受累	腹泻，体重减轻和/或皮肤受累（1～2 项）	腹泻，体重减轻和皮肤受累，或有其中 1～2 项，无口腔受累

注：KPS.Karnofsky 积分。

表 116-5　慢性 GVHD 的症状和体征

部位	诊断性征象	特征性征象[a]	其他征象[b]	共同征象[c]
皮肤	皮肤异色病	色素脱失	排汗障碍	红斑
	扁平苔藓（样）特征	丘疹鳞屑性皮损	鱼鳞病	斑丘疹
	硬皮病（样）特征		毛囊角化症	皮肤瘙痒症
	苔藓硬化（样）特征		色素减退	
			色素沉着	
指甲		萎缩		
		纵嵴、纵裂或易碎的特征		
		甲剥离		
		甲胬肉		
		甲缺失（常累及全部指甲）		
头皮和毛发		新发的瘢痕性或非瘢痕性头皮	头发稀疏，典型表现为斑状、粗糙、干枯（不能用内分泌或其他原因解释）	
		脱发（放化疗恢复后再次出现）	少白头	
		体毛脱失		
		鳞屑		
口腔	扁平苔藓样改变	口腔干燥		牙龈炎
		黏液囊肿		黏膜炎
		黏膜萎缩		红斑
		溃疡		疼痛
		假膜		
眼睛		新出现的眼干、眼部砂粒感或疼痛	畏光	
		瘢痕性结膜炎	眶周色素沉着	
		干燥性角结膜炎	睑缘炎（眼睑红斑伴水肿）	
		点状角膜病变的融合病灶		
生殖道	扁平苔藓样特征	糜烂		
	苔藓硬化样特征	裂纹		
女性生殖器	阴道瘢痕，或阴蒂/阴唇粘连	溃疡		

续表

部位	诊断性征象	特征性征象[a]	其他征象[b]	共同征象[c]
男性生殖器	包茎，或尿道/口瘢痕或狭窄			
消化道	食管蹼 食管上中段瘢痕或狭窄		胰腺外分泌功能缺陷	厌食 恶心 呕吐 腹泻 体重下降 生长受限（婴儿或儿童） 总胆红素或碱性磷酸酶＞2×ULN 谷丙转氨酶＞2×ULN
肺	活检诊断闭塞性细支气管炎 闭塞性细支气管炎综合征[d]	胸部 CT 提示气体陷闭和支气管扩张	隐源机化性肺炎 限制性肺病	
肌肉、筋膜、关节	筋膜炎 继发于筋膜炎或硬化的关节僵硬或挛缩	肌炎或多肌炎[e]	水肿 肌肉痉挛 关节痛或关节炎	
血液和免疫系统			血小板减少 嗜酸粒细胞增多 淋巴细胞减少 低或高γ-球蛋白血症 自身抗体（自身免疫性溶血性贫血或血小板减少） 雷诺现象	
其他			心包积液或胸腔积液 腹水 周围神经病 肾病综合征 重症肌无力 心脏传导系统异常或心肌病	

注：ULN. 正常值上限。

a 必须排除感染、药物作用、恶性肿瘤及其他原因。

b 如果慢性 GVHD 诊断已经成立，可以作为慢性 GVHD 临床表现的一部分。

c 通常指慢性和急性 GVHD 共有的临床表现。

d 只要在其他器官存在特征性症状或体征的时候，慢性闭塞性支气管炎综合征才可以作为肺部慢性 GVHD 的诊断性征象。

e 需要活检结果才能诊断慢性 GVHD。

慢性 GVHD 诊断的成立需要至少具备一个诊断性征象；或者至少具备一个特征性征象，同时通过活检、实验室或影像学检查在同一个脏器或其他脏器找到慢性 GVHD 的证据。

该标准通过积分系统评估慢性 GVHD 的严重程度，首先对各受累脏器的严重程度由轻到重按 0～3 分计算，其中 0 分代表没有受累，3 分代表功能严重受损（表 116-6），最后通过计算受累脏器的数目及其严重程度积分得到患者慢性 GVHD 总体的严重程度（global severity of chronic GVHD）。慢性 GVHD 总体的严重程度分为轻度、中度和重度：

轻度：1 个或 2 个脏器受累，且受累脏器的最高积分不超过 1 分，且肺部积分为 0。

中度：3 个或 3 个以上脏器受累，且受累脏器的最高积分不超过 1 分；或至少一个脏器（不含肺）的积分为 2 分；或肺的积分为 1。

重度：至少一个脏器的积分为 3 分；或肺的积分为 2 分或 3 分。

表 116-6　慢性 GVHD 器官的严重程度积分

	0 级	1 级	2 级	3 级
活动评分	ECOG 0；KPS 或 LPS 100%	ECOG 1，KPS 或 LPS 80%～90%	ECOG 2，KPS 或 LPS 60%～70%	ECOG 3～4，KPS 或 LPS＜60%
皮肤	无受累，无硬化特征	BSA 1%～18%	BSA 19%～50% 或有浅表硬化特征，无紧绷感（可捏起）	BSA＞50% 或有深层硬化特征，或紧绷感（不能捏起），或活动度受损，或溃疡
口腔	无症状	轻度症状，有体征，进食没有明显受限	中度症状，有体征，伴有进食部分受限	重度症状，有体征，伴有进食严重受限
眼	无症状	轻度干眼，不影响日常活动（滴眼≤3 次/天）	中度干眼，部分影响日常活动（滴眼＞3 次/天） 而且没有因为干燥性角膜结膜炎引起的视力受损	严重干眼，严重影响日常活动（需要特殊的护目镜缓解眼部疼痛） 或因干燥性角膜结膜炎导致视力下降或因眼部症状不能工作
胃肠道	无症状	有症状，体重下降＜5%	有症状，体重下降 5%～15% 或者有中等程度的腹泻，没有明显影响日常生活	有症状，体重下降＞15%（需要营养补充剂以维持日常所需的能量） 或食管扩张 或严重腹泻，明显影响日常生活
肝脏	总胆红素正常，或 ALT/ALP＜3×ULN	总胆红素正常 同时 ALT≥(3～5)×ULN 或 ALP≥3×ULN	总胆红素升高但≤51μmol/L 或 ALT＞5×ULN	总胆红素＞51μmol/L
肺	无症状 FEV_1≥80%	轻度症状（上一层楼气短）FEV_1 60%～79%	中度症状（走平地气短） FEV_1 40%～59%	重度症状（安静时气短，需要吸氧） FEV_1 ≤39%
关节筋膜	无症状	手脚关节轻度僵硬 关节活动范围正常或轻度受限 且日常生活不受影响	手脚关节僵硬 或关节挛缩，伴活动范围中度受限 且轻至中度影响日常生活	关节挛缩伴活动范围明显下降 而且日常生活受到严重影响（不能自己系鞋带、扣钮扣、穿衣等）

续表

	0 级	1 级	2 级	3 级
阴道	无体征	轻度体征 妇科检查时有或无不适	中度体征 妇科检查可有不适	体征严重（狭窄，阴唇粘连或严重溃疡） 伴或不伴症状
其他表现：也可根据功能情况分为 0～3 级（无，轻度，中度，重度）				
腹水：				
心包积液：				
胸腔积液：				
肾病综合征：				
重症肌无力；				
周围神经病：				
多肌炎：				
体重下降超过 5%且不伴消化道症状：				
血小板＜100×10^9/L：				
嗜酸粒细胞＞0.5×10^9/L：				
其他：				

注：ALT. 谷丙转氨酶；ALP. 碱性磷酸酶；BSA. 体表面积；ULN. 正常值上限。

【疗 效 评 价】

1. 完全缓解　所有脏器的全部临床表现消失。

2. 部分缓解　至少一个脏器有改善，且其他脏器没有进展。

3. 缺乏反应　包括混合反应、无改变和疾病进展。

（1）混合反应：至少一个脏器达到完全或部分缓解，但其他脏器出现进展。

（2）疾病进展：各个脏器症状进展。

（3）无改变：不满足完全缓解、部分缓解、混合反应及疾病进展。

【评　　论】

急性 GVHD 诊断分级标准全世界多采用西雅图诊断标准。早期 IBMTR 另有一套完全独立的积分系统，使用起来比较麻烦，近年已经很少使用。目前的西雅图诊断标准基本上能反映疾病预后，如Ⅲ～Ⅳ级 GVHD 患者预后较Ⅰ～Ⅱ级差。尽管移植相关死亡率和治疗失败率随着级别提升而升高，但对受累器官不同的同级 GVHD，结局可能截然不同；而分级不同的 GVHD 结局却可能相近。例如，无论皮肤受累程度如何，只要小于 4 级，胃肠或肝脏为 1 级，GVHD 总分级都为Ⅱ级，但是研究发现治疗失败的危险与皮肤受累程度是相关的：1～2 级和 3 级皮肤 GVHD 治疗失败的相对危险度分别为 1.11 和 1.95（P＜0.0001）；胃肠和肝脏未受累、皮肤为 2 级即总分级为Ⅰ级的 GVHD 与胃肠和/或肝脏为 2 级、皮肤≤2 级即总分级为Ⅲ/Ⅳ级的 GVHD 治疗失败的相对危险相似，相对危险度分别为 1.17 和 1.43（P=0.24）。而且对于总分级为Ⅲ/Ⅳ级的 GVHD，随着器官受累程度的加重，临床结局有明显统计学差异并有重要的临床意义。此外，IBMTR 在 1997 年依据大宗病例的移植结果重新修改了西雅图诊断标准，形成了依据器官受累严重指数进行急性 GVHD 分级诊断的标准（见表 116-2），该标准避免了西雅图原标准的缺陷，不用主观指标，采用的均为客观指标。

既往急性和慢性 GVHD 主要以症状出现距移植的时间来划分，即 100 天以内的为急性 GVHD，100 天以后为慢性 GVHD。但随着移植技术的发展，这种划分的局限性越来越明显，例如在接受减低强度预处理造血干细胞移植的患者中，急性 GVHD 可以在移植后 100 天才出现；而在接受供者淋巴细胞输注的患者中，急性 GVHD 和慢性 GVHD 的临床表现可以同时出现。因此，NIH 诊断标准根据临床表现而不是 GVHD 症状出现距移植的时间来划分急性和慢性 GVHD（表 116-7）。其中，重叠综合征指诊断慢性 GVHD 的患者出现了至少一种急性 GVHD 的临床表现，它可以出现在慢性 GVHD 诊断的同时或者之后。有研究发现，重叠综合征可能是一过性的疾病过程，许多患者在急性 GVHD 的临床表现缓解后慢性 GVHD 的临床表现仍持续存在。另一方面，对于持续存在、反复出现或者新发的皮肤、胃肠道及肝脏异常，在不能满足慢性 GVHD 诊断标准的情况下，无论症状在移植后什么时间出现，均诊断为急性 GVHD。

表 116-7　急性和慢性 GVHD 的划分

分类	症状出现距移植或 DLI 的时间	急性 GVHD 的特征	慢性 GVHD 的特征
急性 GVHD			
经典的急性 GVHD	≤100 天	有	无
持续、再发或晚发急性 GVHD	＞100 天	有	无
慢性 GVHD			
经典的慢性 GVHD	无时间限制	无	有
重叠综合征	无时间限制	有	有

注：DLI.供者淋巴细胞输注。

慢性 GVHD 的西雅图标准是依据早年的 20 例长期随访病例，在 1980 年由 Schulman 提出，简单易行，在全世界得到广泛的应用。但随着慢性 GVHD 异常表现的时间和范围的改变，早期诊断和免疫抑制治疗疗效的提高，该标准的局限性日益突出。虽然其多中心重复性好，但并不能反映疾病预后；另外，该标准更多反映的是器官受累的数目，对器官功能损害的评估比较欠缺。而 NIH 标准更强调了对器官功能损害的评估，通过采用积分的方式以更好地反映不同脏器功能的受损程度及评价慢性 GVHD 总体的严重程度。该分级系统和慢性 GVHD 患者的生存和生活质量均有较好的相关性。目前国外对 NIH 标准的使用越来越普遍，但在国内慢性 GVHD 的诊断和分级仍是以西雅图标准为主，为了国内外移植中心之间能更好地开展学术交流与合作，今后需要在国内逐步推广 NIH 标准的应用。

在西雅图的诊断标准中强调活检在慢性 GVHD 诊断中的作用。在 NIH 的新版指南中，对于有条件的患者依然鼓励进行活检。但由于活检在很多情况下并不可行，因此如果患者已经具备一项以上诊断性的慢性 GVHD 征象，活检不再作为必需的检查手段。

许多病因，例如感染、药物等都可以引起和慢性 GVHD 相似的临床表现。因此，在进行慢性 GVHD 严重程度评价的时候需要考虑到这些因素的干扰。如果某个脏器的病变可以完全由非 GVHD 的病因解释（例如带状疱疹引起的皮疹），则在最后计算总体严重程度时，该脏器需要被剔除。但是，如果该脏器的异常由包括 GVHD 在内的多种病因引起，在最后计算总体严重程度时，该脏器的异常将被认为是完全由 GVHD 所致。

肺部慢性 GVHD 唯一的诊断性征象是经过活检证实的闭塞性细支气管炎。但是，许多移植后的患者无法耐受肺活检。因此，NIH 标准提出了基于肺功能诊断的闭塞性细支气管炎综合征。在其他器官存在特征性慢性 GVHD 征象的情况下，诊断闭塞性细支气管炎综合征即可认为存在肺部慢性 GVHD。但是如果闭塞性细支气管炎综合征是患者唯一的临床表现，要确诊肺部慢性 GVHD 仍需通过活检证实。

对于皮肤、眼、食管及上下消化道，当 NIH 积分从 0 分变成 1 分时通常不认为是疾病的进展，因为这很可能只是细微的临床变化，反映的是轻微的、非特异的、一过性的症状和体征的变化，通常可自愈，无须改变治疗方案。但对于关节/筋膜，即使是从 0 分变成 1 分，也应该认为是疾病进展，因为有研究认为这种变化是有临床意义的，需要改变治疗方案。

（黄晓军）

参考文献

Filipovich AH，Weisdorf D，Pavletic S，et al. 2005. National Institutes of Health consensus development project on criteria for clinical trials in chronic graft-versus-host disease: I. Diagnosis and staging working group report. Biol Blood Marrow Transplant，11（12）：945-956.

Jagasia MH，Greinix HT，Arora M，et al. 2015. National Institutes of Health consensus development project on criteria for clinical trials in chronic graft-versus-host disease：I. The 2014 Diagnosis and Staging Working Group report. Biol Blood Marrow Transplant，21（3）：389-401.

Lee SJ，Wolff D，Kitko C，et al. 2015. Measuring therapeutic response in chronic graft-versus-host disease. National Institutes of Health consensus development project on criteria for clinical trials in chronic graft-versus-host disease：IV. The 2014 Response Criteria Working Group report. Biol Blood Marrow Transplant，21（6）：984-999.

Przepiorka D，Weisdorf D，Martin P，et al. 1995. 1994 consensus conference on acute GVHD grading. Bone Marrow Transplant，15（6）：825-828.

Rowlings PA，Przepiorka D，Klein JP，et al. 1997. IBMTR severity index for grading acute graft-versus-host disease：Retrospective comparison with Glucksberg grade. Br J Haematol，97（4）：855-864.

一一七 移植后淋巴增殖性疾病

移植后淋巴增殖性疾病（post-transplant lymphoproliferative disorder，PTLD）是指接受实体器官移植或造血干细胞移植后患者由于免疫抑制而发生的一组由良性淋巴组织增殖到恶性肿瘤的淋巴系统增殖性疾病。50%~70%的 PTLD 发病与 Epstein-Barr 病毒（EBV）感染相关。根据是否与 EBV 感染相关可分成 EBV 相关 PTLD（EBV-PTLD）和非 EBV 相关 PTLD。

【诊断标准】

（一）EBV-PTLD

1. 临床表现　发热、淋巴结肿大、肝脾大或其他终末器官疾病的表现。

2. 病理学检查　组织活检具备以下至少两条，且其中一条必须是（3）。

（1）原有细胞结构被增生的淋巴组织破坏。

（2）通过细胞和/或病毒标记发现单克隆或寡克隆细胞群。

（3）通过 DNA、RNA 或蛋白的方法在许多组织细胞发现 EBV 感染的证据；但单纯血的 EBV 核酸阳性并不足以诊断 EBV-PTLD

（二）非 EBV 相关 PTLD

1.临床表现　发热、淋巴结肿大、肝脾大或其他终末器官疾病的表现。

2.病理学检查　组织活检具备以下标准：

（1）原有细胞结构被增生的淋巴组织破坏。

（2）通过细胞标记发现单克隆或寡克隆细胞群。

【病理分型】

根据 WHO 2016 标准，可以将 PTLD 分成四大类（表 117-1）。

表 117-1　PTLD 的组织病理分型（WHO 2016）

PTLD 类型	组织病理学		免疫表型/原位杂交	遗传学	
	结构破坏	主要表现		IGH/TCR 克隆重排	细胞遗传学/基因异常
浆细胞增生型	无	小淋巴细胞和浆细胞浸润	多克隆 B 细胞和混合 T 细胞，EBV+	多克隆或非常小的单克隆 B 细胞群	无
传染性单核细胞增多样病变	无	混合的小淋巴细胞、浆细胞及免疫母细胞	多克隆 B 细胞及混合 T 细胞，EBV+	多克隆或非常小的单克隆 B 细胞群，可以有克隆/寡克隆 TCR 基因	简单的细胞遗传学异常（少见）
滤泡增生型	无	明显增生的生发中心	多克隆 B 细胞及混合 T 细胞，EBV+	多克隆或者非常小的单克隆细胞群	无特异性 简单的细胞遗传学异常（少见）
多型性	有	淋巴细胞成分呈现全谱性的变化，不符合非霍奇金淋巴瘤的标准	多克隆±单克隆 B 细胞及混合 T 细胞，大部分 EBV+	多克隆 B 细胞，非克隆性 T 细胞	部分可以有 BCL6 的高频变异
单型性	通常有	符合 WHO 分型中非霍奇金淋巴瘤（除外惰性 B 细胞肿瘤）或浆细胞肿瘤的诊断标准	表型根据不同亚型而各异 EBV 阳性或阴性	克隆性 B 细胞和/或 T 细胞	不一定
经典霍奇金淋巴瘤	有	符合经典霍奇金淋巴瘤的标准	与其他经典霍奇金淋巴瘤相似，EBV+	不容易监测到 IGH	不清楚

【疗效标准】

根据病理类型参考相应淋巴瘤和浆细胞肿瘤的疗效标准。

【评　　论】

1. 关于EBV的检测方法　目前有多种方式检测EBV，以原位杂交检测EBV编码RNA（EBER-ISH）为最佳。免疫组化检测组织的 EBV 蛋白的特异度高，但敏感度不佳，因为这些蛋白在 PTLD 不同部分的表达可能不一样；活检组织匀浆行 EBV-PCR 的敏感度很高，但因为阳性预测值（即检出的全部 EBV 阳性的例数中，真正诊断 PTLD 的例数所占的比例）低，故不作为推荐的检测手段（表 117-2）。

表 117-2　EBV 检测方法的比较

检测方法	标本来源	评价
PCR 检测 DNA	全血、血浆、血清	高敏感度及特异度，阳性预测值低
	组织	高敏感度，阳性预测值低
EBER-ISH	组织	高敏感度和特异度
病毒蛋白	组织	高敏感度，低特异度

2. 关于活检　EBV-PTLD 临床表现多样，早期可缺乏典型的临床表现（例如疾病早期可仅表现为发热而没有肝脾、淋巴结肿大），但通常进展迅速，如果不及时处理死亡率极高。而且 EBV-PTLD 的确诊依赖病理，但病理结果往往需要等待一段时间；更重要的是不少移植后的患者因为体质虚弱无法接受活检。因此，有作者提出 EBV 病和临床诊断的 EBV-PTLD 的定义。EBV 病指患者在临床上存在发热，具有明显的 EBV 病毒血症，但暂时没发现肝脾、淋巴结肿大及终末器官疾病。而临床诊断的 EBV-PTLD 指具有明显的 EBV 病毒血症，而且具有明显的淋巴结病、肝脾大或终末器官疾病，虽然没有活检结果，但可以排除其他原因引起。EBV 病和临床诊断的 EBV-PTLD 的诊断使得一部分难以达到确诊 PTLD 标准的患者可以得到及时的治疗，有助于进一步改善这些患者的预后。有研究发现，临床诊断的 EBV-PTLD 和确诊 EBV-PTLD 在疗效上并无显著差别。

（黄晓军）

参 考 文 献

Swerdlow SH，Webber SA，Chadburn A，et al.2008. Post-transplant lymphoproliferative disorders.WHO Classification of Tumors of Haematopoietic and Lymphoid Tissues. IARC，343-349.

Styczynski J，van der Velden W，Fox CP，et al. 2016.Management of Epstein-Barr virus infections and post-transplant lymphoproliferative disorders in patients after allogeneic hematopoietic stem cell transplantation: Sixth European Conference on Infections in Leukemia (ECIL-6) guidelines. Haematologica，101(7)：803-811.

Styczynski J，Gil L，Tridello G，et al. 2013.Response to rituximab-based therapy and risk factor analysis in Epstein Barr virus-related lymphoproliferative disorder after hematopoietic stem cell transplant in children and adults：a study from the Infectious Diseases Working Party of the European Group for Blood and Marrow Transplantation. Clin Infect Dis，57(6)：794-802.

